实用临床疾病的诊疗方法及护理

刘志芳 段青山 鹿桂波 黄自强 冯涛 王静 主编

天津出版传媒集团

天津科学技术出版社

图书在版编目 (CIP) 数据

实用临床疾病的诊疗方法及护理 / 刘志芳等主编 .
天津：天津科学技术出版社 , 2024. 7. -- ISBN 978-7
-5742-2381-3

Ⅰ. R4

中国国家版本馆 CIP 数据核字第 2024EA1269 号

实用临床疾病的诊疗方法及护理
SHIYONG LINCHUANG JIBING DE ZHENLIAO FANGFA JI HULI
责任编辑：梁旭

出　　版：天津出版传媒集团
　　　　　天津科学技术出版社

地　　址：天津市和平区西康路 35 号
邮　　编：300051
电　　话：（022）23332369（编辑部）
网　　址：www.tjkjcbs.com.cn
发　　行：新华书店经销
印　　刷：天津印艺通制版印刷有限责任公司

开本 787×1092　1/16　印张 23　字数　600 000
2024 年 7 月第 1 版第 1 次印刷
定价：88.00 元

编委会

主 编

刘志芳	济南市第四人民医院
段青山	广州白云山医院
鹿桂波	诸城市人民医院
黄自强	资阳市人民医院
冯 涛	广元市中心医院
王 静	广元市中心医院

副主编

初媛媛	博兴县纯化镇便民服务中心
黎瑞兰	成都医学院第一附属医院
张 键	成都市第六人民医院
廖 单	绵阳市妇幼保健院
冉玉霞	广元市中医医院
刘 彬	成都市第七人民医院
雷 蕾	成都市妇女儿童中心医院
张 利	资阳市第一人民医院
熊 园	资阳市第四人民医院
康 强	中国人民解放军北部战区总医院急诊医学科
于易平	中国人民解放军北部战区总医院急诊医学科
张博运	中国人民解放军北部战区总医院急诊医学科
谢睿盈	中国人民解放军北部战区总医院急诊医学科
王静荣	内蒙古医科大学第三附属医院(内蒙古包钢医院)
曹利娜	郑州大学第三附属医院

编 委 会

编 委

前　言

　　近年来，我国的社会经济和医疗专业建设迅速发展，医疗和护理队伍的整体素质有了较大的改善，患者对临床医疗与护理服务的期望值持续提高，临床诊疗与护理理念也随之不断创新和发展。本书内容涵盖面广，注重基础，又突出重点，力求反映临床疾病的诊疗方法和护理研究的最新成果。本书全体编者均以高度认真负责的态度参与编写工作，由诸多专家依据丰富的教学和临床指导经验，结合医务人员在理论、技术和职业素养等方面实际需要编写而成。由于时间和水平所限，书中难免存在错误和疏漏之处，恳请各位同仁提出宝贵意见和建议。

目 录

第一章 心脑血管疾病

第一节 冠状动脉痉挛

一、概述

冠状动脉痉挛是指冠状动脉短暂异常收缩，导致心肌缺血。如果冠脉痉挛引起管腔部分狭窄或完全闭塞，将引起心肌透壁性缺血改变，心电图表现为一过性 ST 段抬高；如果痉挛引起管腔部分狭窄，或虽然完全闭塞，但远端有充分的侧支循环，则引起非透壁性缺血性改变，心电图表现为 ST 段一过性压低。冠脉痉挛不仅是引起变异性心绞痛的主要原因，也是导致不稳定性心绞痛、急性心肌梗死和猝死的原因之一。

二、病因和流行病学

（一）环境因素

吸烟与冠脉痉挛有关。变异性心绞痛患者中，吸烟者约占 75%。吸烟引起冠脉痉挛的机制尚不清楚，烟中含有一些毒性物质，包括尼古丁、一氧化碳以及促炎性物质，可引起血管平滑肌痉挛性改变。紧张焦虑可引起自主神经功能紊乱，促发冠脉痉挛。服用某些药物如可卡因、安他非命、5-氟尿嘧啶、抗肿瘤药卡培他滨以及舒马曲坦、劳累、寒冷、过度通气、镁缺乏等都与痉挛发作有关。

（二）遗传因素

一些基因突变可能与血管痉挛有关，主要是编码 NO 合酶的基因发生突变，使 NO 合成减少。也有一些调控血管张力的蛋白，如肾上腺素受体，血清素受体以及抗氧化物酶、血管紧张素转化酶、和一些炎症因子的基因突变与冠脉痉挛相关。然而目前研究结论尚不完全一致。

（三）发病率

冠脉痉挛在缺血性心脏病中并不少见。一项新近研究显示 124 例有典型劳力性心绞痛症状，冠状动脉无显著狭窄的患者，行乙酰胆碱激发试验，三分之二的患者存在冠脉痉挛，其中 45% 有心脏表面冠脉痉挛，55% 存在微血管痉挛。

研究显示日本人和白种人在冠脉痉挛发病率上存在显著差异。一项研究显示德国白种人无冠脉显著狭窄的急性冠状动脉综合征患者，49% 乙酰胆碱激发试验试验阳性，而日本人高达 79%。这种差异可能是由于生活方式及基因遗传背景不同所致。

三、发病机制

目前冠脉痉挛的发病机制尚不完全清楚，可能有多种因素参与，其中内皮功能障碍和血管平滑肌高反应性是两个最主要的机制。

（一）内皮功能障碍

内皮功能障碍主要表现为内源性血管扩张因子NO合成和分泌减少而缩血管物质内皮素–1等分泌增加，从而导致血管舒缩调节功能障碍。NO是由左旋精氨酸经NO合酶的作用在内皮细胞中合成分泌，NO通过cGMP通路松弛血管平滑肌，扩张血管。一些血管活性物质如乙酰胆碱、血清素、组织胺可通过诱导内皮细胞释放NO扩张血管，但同时也可直接刺激血管平滑肌引起血管收缩。

Shimokawa等研究者采用猪模型去除冠脉内皮细胞，并进行高胆固醇食物喂养，血清素和组织胺可刺激其冠脉产生痉挛，证明内皮功能失调在冠脉痉挛中发挥重要作用。硝酸酯类药物可通过产生NO扩张冠状动脉，冠脉痉挛的患者对硝酸酯类药物高度敏感，可能是由于内源性NO活性缺乏造成。然而也有研究者对这一理论质疑，因为有些冠脉痉挛的患者并没有内皮功能受损，也未出现NO合酶基因突变，因此可能有其他机制参与了冠脉痉挛的发生。

（二）血管平滑肌细胞高反应性

现在更多的证状显示，血管平滑肌收缩反应性增高是引起冠状动脉痉挛的主要原因。肌球蛋白轻链（MLC）磷酸化是引起血管平滑肌收缩的关键。肌球蛋白轻链激酶（MLCK）使MLC磷酸化，肌球蛋白轻链磷酸化酶（MLCph）使MLC去磷酸化，二者共同调控MLC磷酸化水平，决定血管平滑肌的收缩。血管收缩刺激因子引起MLC磷酸化的经典途径是通过增加细胞内钙离子浓度，钙离子与钙调蛋白形成复合体激活肌球蛋白轻链激酶（MLCK），导致肌球蛋白轻链（MLC）磷酸化。同时研究发现钙离子通路也可通过抑制肌球蛋白轻链磷酸化酶（MLCph），调控肌球蛋白轻链（MLC）磷酸化水平。RhoA/ROCK途径和PKC途径均参与了MLCK的激活和（或）MLCph活性的抑制，导致冠脉痉挛的发生。

动物模型显示，血管平滑肌高反应性与Rho-kinase活性增加有关。它可通过直接作用或间接抑制肌球蛋白轻链磷酸化酶（MLCph），使MLC（肌球蛋白轻链）磷酸化水平增加，并提高钙离子对收缩刺激因子的敏感性，促进血管平滑肌收缩。Rho-kinase在这种动物模型中过度表达。Rho-kinase抑制剂可以阻止变异性心绞痛患者乙酰胆碱诱发的冠状动脉痉挛，Rhokinase是一个重要的治疗靶点。Kikuchi Y等研究者发现，血管痉挛性心绞痛患者中性粒细胞Rho-kinase活性显著增加，经过三个月药物治疗后，Rho-kinase活性显著下降。冠脉痉挛还通过蛋白激酶C（PKC）产生。PKC也通过抑制肌球蛋白轻链磷酸化酶（MLCph）增加MLC磷酸化及钙的敏感性。PKC激动剂可以诱发血管痉挛，而PKC抑制剂可以抑制血清素和组织胺诱发的冠脉痉挛。

（三）自主神经功能紊乱

自主神经与冠脉痉挛的关系非常复杂，因为交感神经和副交感神经张力增高均可诱发冠脉痉挛。冠状动脉上有 α、β 两种肾上腺素能受体，α 受体被激活时，引起冠状动脉收缩，β 受体被激活时引起冠状动脉舒张。交感神经兴奋时可同时激活 α 和 β 受体。但在一般情况下交感神经对冠状动脉的缩血管作用占优势。迷走神经兴奋时，其节前纤维所释放的乙酰胆碱，也可使交感神经的节后纤维释放去甲肾上腺素。交感神经和副交感神经的失衡导致冠脉痉挛。

1. 交感神经活动度 去甲肾上腺素，交感神经纤维传出神经的神经递质，能够通过刺激 α 肾上腺素受体引起血管收缩。临床研究显示儿茶酚胺或引起交感神经活动度增加的刺激如运动、寒冷、冷加压试验可诱发冠脉痉挛。而一些药物如可卡因、安他非命诱发血管痉挛与交感神经活性增强，及血管平滑肌对儿茶酚胺敏感度增加有关。β 受体阻滞剂可加重变异性心绞痛的发作，原因在于通过阻滞儿茶酚胺与冠脉 β2 受体的结合，而使 α 受体缩血管作用失去抗衡，作用增强，引起血管收缩。

2. 副交感神经 变异型心绞痛经常在夜间至清晨发作，夜间副交感神经张力更高。冠脉内注入副交感神经递质乙酰胆碱可诱发冠脉痉挛。Yause 等报告静息时副交感神经活性增强，刺激交感神经，激活冠状动脉的 α 受体，引发冠脉痉挛。另一项研究显示交感神经及迷走神经的失衡，清晨交感神经活性增强，而迷走神经活性无相应增强，引起冠脉痉挛。冠脉痉挛引起的心肌缺血可伴发室颤、室速和完全房室传导阻滞。短暂的交感和迷走神经的失衡，在 Holter 监测中，ST 段移位之前心率变异性明显下降，是缺血时发生猝死的促发因素。然而乙酰胆碱诱发冠脉痉挛与迷走神经激活促发冠脉痉挛的关系尚不十分清楚。冠状动脉痉挛经常在夜间发作并不提示是由迷走神经张力增高引起的，研究显示，自发的 ST 段抬高的缺血发作经常出现在迷走神经张力降低之前，而非迷走张力增高。而且，夜间，血管痉挛性心绞痛发作经常在快速动眼期，这一时期，迷走神经活性降低，而交感神经活性增强。

（四）氧化应激

活性氧自由基可引起内皮功能受损和炎症反应，降解 NO，增强血管平滑肌收缩。有研究显示变异性心绞痛患者氧负荷水平增加，抗氧化物维生素 E 水平下降。烟草中含有大量的氧自由基，损伤血管内皮，导致血管痉挛。

（五）炎症

尸检结果显示痉挛的冠状动脉存在炎症细胞特别是肥大细胞浸润提示炎症可能在冠脉痉挛中发挥重要作用。而且，在动物模型中炎症因子刺激冠状动脉外膜可以诱发血管平滑肌痉挛。有研究显示冠脉痉挛的患者 C 反应蛋白水平增高。

（六）镁离子缺乏

镁离子是内源性钙离子拮抗剂，镁剂可以缓解高通气诱发的冠脉痉挛。45% 的变异性心绞痛患者镁缺乏，提示镁在冠脉痉挛中可能发挥一定作用。

四、诊断

（一）临床表现

根据 2010 年日本血管痉挛诊疗指南：血管痉挛性心绞痛的诊断标准为心绞痛发作经含硝酸甘油可以很快缓解，并符合以下五个条件之一，无需冠状动脉造影即可诊断：①休息时发作，特别是在夜间及清晨发作；②一天中运动耐量有周期性变化，特别是清晨运动耐量明显降低；③发作时心电图 ST 段抬高；④高通气诱发的心绞痛；⑤钙离子拮抗剂可抑制心绞痛发作，β 受体阻滞剂不能抑制。

（二）辅助检查

1. 心电图 发作时相应导联 ST 段抬高，对应导联 ST 段压低，胸痛缓解后 ST 段迅速恢复等电位线；通常会伴有 T 波高尖；发作前 ST 段压低或 T 波倒置者，发作时可表现为伪正常化；有时可见 u 波倒置。变异性心绞痛发作期间可伴随出现严重窦性心动过缓、窦房阻滞、窦性停搏、房室传导阻滞、室性期前收缩、室速甚至室颤。发作时间较长者可出现病理性 Q 波。有些冠脉痉挛患者只表现为 ST 段压低，这主要取决于冠脉痉挛的严重程度。

2.24 小时动态心电图 因为冠脉痉挛多见于夜间至凌晨，而且可出现无痛性心肌缺血发作。因此 24 小时动态心电图非常重要，它可捕捉到 ST 段改变，以协助诊断，还可发现心绞痛发作时心律失常发生情况。

3. 运动试验 对病情尚稳定的患者，可进行运动试验。而近期发作频繁的患者不宜行运动试验。血管痉挛的患者在早晨进行运动试验心电图可表现为 ST 段压低或抬高大于等于 0.1mv，或早晨和白天其他时间比较，运动耐量不同。或运动中出现倒置 u 波，休息时消失。

4. 核医学检查 用铊心肌灌注显像可观察到冠状动脉痉挛时相应部位的缺血区有核素灌注不足性缺损，痉挛缓解后，灌注缺损部位可出现再充填。

5. 冠状动脉造影 冠脉造影时符合以下条件即可确诊冠脉痉挛：①正常冠状动脉出现一过性狭窄或完全闭塞，或者冠状动脉粥样硬化性狭窄部位出现一过性进一步狭窄或完全闭塞；②硝酸盐类或钙拮抗剂类及其他扩冠药物使上述狭窄或闭塞迅速消失或自行消失。冠脉痉挛可发生在正常冠脉也可发生在有固定狭窄的冠脉。

6. 化验 心肌酶和肌钙蛋白大多正常，个别患者冠脉痉挛时间过长导致心肌梗死，可出现心肌酶及肌钙蛋白升高。

7. 激发试验 变异型心绞痛可根据自发型心绞痛发作时 ST 段暂时性抬高而诊断，如临床怀疑，而心电图未捕捉到 ST 段变化，亦可作激发试验来协助诊断。激发试验引起典型胸痛发作伴心电图 ST 段变化或冠状动脉造影显示冠脉痉挛即可诊断。激发试验的安全性一直是人们关注的问题。

新近一项多中心注册研究显示：1244 名变异性心绞痛患者行乙酰胆碱（57%）或麦角新碱（40%）激发试验，室速 / 室颤及缓慢性心律失常发生率分别为 3.2% 和 2.7%。对于冠脉解剖结构不清、严重左主干病变、三支病变、严重狭窄病变、严重心衰或肾功能不全的患者应避免做激发试验。

（1）麦角新碱激发试验：静脉法：一般静脉使用的初始计量为 0.05mg，以后每隔 3 ~ 5 分钟增加 0.05 ~ 0.15mg，总剂量不超过 0.4mg。选择性冠状动脉内推注：将 0.2mg 麦角新碱溶于 20ml 的生理盐水中，即浓度为 10μg/ml，以 1ml/min（10μg/min）缓慢推注 5 分钟，总剂量为 50μg。本试验敏感性、特异性较高，但有一定的危险性，临床应用应谨慎，并做好药物抢救及心肺复苏准备。

（2）乙酰胆碱激发试验：近年来冠状动脉内注射乙酰胆碱诱发冠状动脉痉挛已引起重视。因该药半衰期短，并发症少，有人建议将该法作为变异型心绞痛的主要激发试验。乙酰胆碱试验国际国内尚无统一标准。

欧洲乙酰胆碱激发试验通常标准为在 50 ~ 60μg 的激发剂量下冠脉出现 75% ~ 90% 的可逆性缩窄；而日本标准为在 100μg 的激发剂量下冠脉出现 99% 的可

逆性缩窄。我国学者采用临床症状（胸痛）和冠脉受激发收缩双标准，认为国内乙酰胆碱激发试验标准应为在 $60\mu g$ 的激发剂量下冠脉出现 90% 的可逆性缩窄伴胸痛（有或无心电图改变），这个标准是安全有效的，可以借鉴。

（3）过度换气：嘱患者用力呼吸 3 分钟，30 次 / 分钟。由于此方法为非创伤性，较麦角新碱激发试验更安全、简单，但敏感性较低。

（4）运动试验：于早晨做运动试验，诱发冠状动脉痉挛的阳性率为 40% ~ 50%，也可作为较实用的激发试验方法。

（5）冷加压试验：将双手腕以下置于 0 ~ 4℃ 的冰水中持续 1 ~ 2 分钟。由于此试验诱发的敏感性和特异性均较差，现已不主张采用。

五、治疗

（一）预防措施

吸烟是引起冠脉痉挛的主要诱因之一，也是影响预后的因素，因此戒烟对冠脉痉挛患者非常重要。同时应避免大量饮酒、受凉、情绪激动。

（二）药物治疗

对变异性心绞痛初发期，必须强化药物治疗，预防冠脉痉挛反复发作，降低心肌梗死及猝死的发生率。

（1）急性发作时应舌下含化硝酸甘油或硝苯地平粉，首次以 1 片为宜，如 5 分钟仍不缓解，应立即追加 1 片。急性发作时强调处理必须迅速，防止因时间拖延造成心肌梗死。严密监测血压、心律变化。同时吸氧、静脉点滴硝酸酯类药物，胸痛严重者可给予吗啡静脉注射。

（2）预防发作可应用以下药物　钙离子拮抗剂是治疗和预防血管痉挛最有效的药物，包括硝苯地平或地尔硫，上述两种药物的选择可根据血压、心率的情况。如发作时心率偏慢，血压偏高，建议应用硝苯地平，反之则建议选用地尔硫，在发作频繁期，一般六小时给药一次，硝苯地平每次 10 ~ 20mg，合心爽每次 30 ~ 60mg，如单用不能有效控制心绞痛发作，可二者联用。

在应用上述药物治疗时主要须监测患者血压、心率耐受情况。硝酸酯类药物与钙离子拮抗剂联合有协同作用。在不稳定期首选硝酸异山梨酯（消心痛），每 4 ~ 6 小时用药一次，每次 10 ~ 30mg。变异性心绞痛最初发作 6 个月内最易发生心脏事件，因此应强化上述药物治疗。待病情稳定后再逐步更换为长效钙离子拮抗剂和 5- 单硝酸异山梨酯缓释剂睡前服用。上述药物均不能骤然停用，否则可诱发血管痉挛。变异型心绞痛不稳定期还应给予肠溶阿司匹林和低分子肝素，预防冠脉内血栓形成。冠状动脉造影正常者应避免使用 β 受体阻滞剂，如冠状动脉存在严重固定性狭窄可酌情适量给予 β 受体阻滞剂。他汀类药物可以改善内皮功能、稳定斑块，因此变异性心绞痛患者应长期服用。

镁离子是内源性钙离子拮抗剂，镁离子缺乏可能是导致冠脉痉挛的一个促发因素，有研究显示长期补充镁可能预防冠脉痉挛。一些研究显示维生素 C 和维生素 E 有抗氧化作用，可治疗冠脉痉挛。滥用可卡因引起的冠脉痉挛酚妥拉明非常有效。RhoA/ROCK 通路在冠脉痉挛中发挥重要作用，Rho-kinase 抑制剂有可能成为治疗冠脉痉挛的有效药物。

（三）变异型心绞痛

一般不须紧急介入或外科手术治疗，待病情稳定后，根据冠状动脉造影结果再决定治疗策略。如冠状动脉无严重固定狭窄，一般药物治疗即可，不主张进行介入治疗。有个别文献报道药物难治性的、威胁生命的变异性心绞痛患者，成功进行内乳动脉搭桥手术。

（四）对变异性心绞痛合并室速、室颤的患者

是否需要植入 ICD 尚有争议。对药物治疗反应差的顽固变异性心绞痛合并室速、室颤的患者可考虑植入。

（五）顽固性变异性心绞痛的治疗经验

部分变异性心绞痛患者应用常规剂量钙离子拮抗剂和硝酸酯类药物，心绞痛仍反复发作，称为顽固性变异性心绞痛。治疗这类患者的经验如下。

（1）首选钙离子拮抗剂，主要包括地尔硫和硝苯地平。如心率偏慢，血压不低，宜选择硝苯地平 5 ~ 15mg，4 ~ 6 小时一次；硝苯地平是作用最强的抗痉挛药物，如血压能够耐受应作为首选。如心率偏快也可选用地尔硫，15 ~ 45mg，4 ~ 6 小时一次。如上述两种药物单用不能有效控制心绞痛发作，也可联合使用。

（2）联合应用硝酸酯类药物，首选硝酸异山梨酯，10 ~ 30mg，4 ~ 6 小时一次。

（3）给药时间原则为使血药浓度达峰时间与心绞痛频发时间相吻合。根据变异性心绞痛发作特点一般选择 9AM、3PM、9PM、3AM，也可根据个体情况作相应调整。最好能在发作前 2 小时服药，如以上治疗仍不能控制心绞痛发作，可以 4 小时给药一次。

（4）在心绞痛频发期，短效药物疗效明显优于长效药物。宜选择异山梨酯（消心痛）、硝苯地平或合心爽，待病情稳定一段时期后再选择 5- 单硝酸异山梨酯，硝苯地平缓释片或合贝爽。

（5）受体阻滞剂、长效钙离子拮抗剂、利尿剂等降压药物，在顽固性心绞痛发作期间，应停用上述药物，首选硝苯地平，如血压仍控制不满意，再加用其他类降压药。

在应用上述口服药物的同时，静脉点滴硝酸酯类药物，但仍应以调整口服药物为主。

六、预后

变异性心绞痛患者长期预后良好，日本一项研究对 245 例患者平均随访 80.5 个月、1 年、3 年、5 年、10 年的生存率分别为 98%、97%、97% 和 93%。一项研究对 364 例患者随访 9 年，男性和女性死亡率分别为 4%，10%，多支血管病变和吸烟是死亡和心肌梗死的独立预测因子。新近研究显示变异性心绞痛患者激发试验多支血管局限或弥漫性痉挛是心脏事件的独立预测因子。钙离子拮抗剂较其他药物可显著提高无心肌梗死生存率。然而研究显示，即使应用钙离子拮抗剂，曾在院外发生心脏骤停的患者仍是高危人群。有心脏骤停史的患者，无心脏事件生存率显著低于无心脏骤停史患者（5 年生存率为 72% vs 92%，P<0.001）。

七、特殊类型

（一）微血管心绞痛

微血管性心绞痛是指有典型劳力性心绞痛症状，运动试验阳性，但冠状动脉造影无明显冠脉狭窄。目前认为微血管性心绞痛是由于小的冠状动脉扩张储备功能下降，微小冠脉痉挛引起。微血管性心绞痛不能从冠状动脉造影直接诊断，必须间接通过激发试验来诊断。如果在冠脉激发试验时，尽管没有大的冠状动脉痉挛，但出现心绞痛，冠脉血流减慢，或心电图缺血性改变，或心肌产生乳酸，冠脉微血管性心绞痛也可诊断。微血管性心绞痛长期预后良好。

新近一项研究连续入选 370 例稳定性可疑心绞痛患者，冠状动脉造影无显著狭窄（<50%），进行乙酰胆碱激发试验，同时测定心脏乳酸含量及冠脉血流的变化。共诊断 50 例微血管性心绞痛患者，均采用钙离子拮抗剂治疗，随访 47.8 个月，无一例发生心脏事件。女性、低体重指据、静息时心电图轻度缺血性变化、ATP 诱导的血流储备下降，舒张流速/收缩流速受限与微血管性心绞痛相关。

本病治疗主要以缓解心绞痛症状、改善微循环为主。钙离子拮抗剂可以改善心肌血流灌注，硝酸酯类药物能部分缓解症状，但不能提高运动耐量。在变异性心绞痛患者中 β 受体阻滞剂可能加重冠脉痉挛，但对微血管性心绞痛仍有效。

（二）冠状动脉旁路移植术

术后血管痉挛冠状动脉旁路移植术术中和围手术期可发生冠脉痉挛，有可能产生严重后果，甚至危及生命，因此必须予以重视。冠脉痉挛的发生可能与以下因素有关，直接的冠状动脉操作、儿茶酚胺水平升高、高通气状态碱中毒、低温、血小板产生的血管收缩因子如 TXA_2、低镁，自主神经功能失调。冠脉痉挛往往发作突然，引起较大面积缺血，有时可伴有肺动脉高压。因为术中停跳液不充分或桥血流不充分也可引起心肌缺血，因此必须注意和冠脉痉挛进行鉴别。冠脉本身血管及桥血管均可以发生痉挛。

（三）Takotsubo 综合征

Takotsubo 综合征是一种暂时的心肌损伤，临床表现类似于急性冠状动脉综合征。胸痛发作突然，心电图表现为 ST 段抬高，异常 Q 波，T 波倒置，经常以生理或心理创伤为诱因，老年女性多发。心肌酶轻度升高，左室壁运动异常，左室心尖部球样改变，在乳头肌附近左室壁异常扩张，心脏基底部明显收缩，冠状动脉造影正常，这种室壁运动异常是暂时的，据天或据周后可以恢复。一般预后良好，但部分患者可合并充血性心力衰竭、心脏破裂、低血压状态、左室心尖部血栓形成和尖端扭转性室速。目前发病机制尚不完全清楚，可能与多支冠脉痉挛或弥漫性微小血管痉挛，儿茶酚胺毒性及心肌炎改变有关。

第二节 心绞痛

一、稳定型心绞痛

稳定型心绞痛是在冠状动脉严重狭窄的基础上，由于心肌负荷的增加引起心肌急剧的、暂时的缺血与缺氧的临床综合征，但无心肌坏死。本症患者男性多于女性，劳累、饱食、受寒、情绪激动、急性循环衰竭等为常见诱因。

（一）诊断标准

1．临床表现

（1）症状：本症典型发作为胸骨中上段之后或心前区压迫性疼痛，界限不很清楚，有时可放射到上肢（左上肢多见）、肩、背、颈、咽、下颌、牙齿，甚至下肢或腹部，持续几分钟或十几分钟。症状发作时患者往往被迫停止活动，休息及去除诱因后能迅速缓解，或舌下含服硝酸甘油也能在数分钟内缓解。除了典型心前区压迫感和疼痛外，还可表现为胸闷、憋气、气短、乏力，尤其多见于老年人。严重心绞痛发作时，常可出现面色苍白、表情焦虑、出冷汗，偶伴有濒死感。

（2）体征：心绞痛发作时，轻者可无明显阳性体征，程度严重者可出现心率加快，血压升高，听诊可闻及第四或第三心音，有时可有暂时性心尖部收缩期杂音。部分老年患者或原有心肌梗死患者可出现心功能不全的体征。

2．辅助检查

（1）静息心电图：非发作时心电图多为正常，心绞痛发作时少部分患者心电图仍可正常，但绝大多数发作时心电除了 aVR 导联外，各肢体导联或心前区导联可出现特征性缺血型 ST-T 改变。心绞痛发作严重者可出现一过性异常 Q 波、心律失常。心绞痛发作缓解后数分钟内上述 ST-T 改变消失，并恢复至发作前状态。

（2）心电图运动负荷试验：常用的方法有亚极量踏车运动试验和活动平板运动试验，阳性标准为在 R 波为主的导联中，ST 段水平型或下斜型压低 $\geqslant 0.1mV$（J 点后 $60 \sim 80ms$），并持续 2 分钟，或伴有胸痛发作，或收缩压下降 $> 10mmHg$。运动耐力低，运动时 ST 压低显著，同时伴血压下降者提示冠状动脉病变严重或预示存在多支病变。抗心绞痛治疗，尤其是 β 受体阻滞剂，影响运动试验的敏感性，因此如有可能应停服抗心绞痛药物（尤其是 β 阻滞剂）后再进行运动试验，但具体患者是否停服药物应由医生作出判定。本试验有一定比例的假阳性或假阴性，单纯运动试验阳性或阴性不能作为诊断或排除冠心病的依据。

（3）超声心动图：超声心动图对评价冠心病的患者是有用的，不论是否缺血发作，均可评估左室整体和局部功能。心脏超声心动图激发试验，即在运动后或药物负荷时（双嘧达莫，多巴酚丁胺），立即进行超声显像，可通过探测室壁运动异常来明确心肌缺血部位。

（4）放射性核素检查。

1）201TI- 心肌灌注显像对检出冠心病，估测心肌缺血部位，以及心室壁运动异常部位的心肌活力均优于单独做运动负荷心电图。对于不能运动患者，可采用药物负荷心肌灌注显像。

2）99mTc放射性核素心腔造影可测定左心室射血分数，并显示心肌缺血区域室壁运动障碍。

3）正电子发射断层心肌显像除可判断心肌血流灌注情况，尚可了解心肌代谢情况，通过对心肌血流灌注和代谢显像匹配分析可准确评估心肌活力。

（5）冠状动脉造影：冠状动脉造影是确诊冠心病最可靠的方法，能显示冠状动脉病变的狭窄程度、范围、病变支数，以及病变特点。冠状动脉造影时发现至少有一支主支或主要分支管腔狭窄＞50％即可诊断冠心病。冠状动脉造影的目的首先是明确诊断，其次是确定治疗方案。

3．胸痛的鉴别诊断 许多疾病伴有的胸痛和不适需与冠心病心绞痛鉴别，需鉴别的疾病有：急性心肌梗死、胃食管反流、食管动力性疾病、胆绞痛、颈椎病、肋间神经炎、肋软骨炎、心脏神经官能症、严重肺动脉高压、急性心包炎等。上述疾病通过仔细询问病史和辅助检查后均能除外。一般来讲，非冠心病心绞痛的胸痛有如下特点。

1）短暂（几秒钟）的刺痛，或持续（几小时或几天）的隐痛、闷痛。

2）胸痛部位不呈片状，而是固定于某一点，可明确指出位置。

3）胸痛多于劳累后出现，而不是劳累当时。

4）胸痛与呼吸或其他影响胸廓的运动有关，可存在明确的局部压痛。

5）含服硝酸甘油无效或在10分钟以上才能缓解。

（二）治疗原则

1．去除诱因 许多常见的因素能增加心肌耗氧量，减少供氧量。例如，精神紧张、劳累、工作压力负荷重、贫血、甲亢、发热、心动过速、心功能不全等。这些因素可诱发心绞痛或使原有的心绞痛加重。

2．冠心病易患因素的干预 包括戒烟，控制体重，适当体育运动，合理膳食，控制高血压、高脂血症和糖尿病。

3．抗心肌缺血药物治疗 药物治疗应根据每个患者的年龄、性别，心绞痛发作程度和特点、心脏功能及治疗反应选择不同药物剂型和剂量，并随时调整。

（1）心绞痛发作时治疗。

1）休息。

2）舌下含服硝酸甘油或硝酸异山梨酯，也可采用喷雾制剂。

3）心绞痛发作严重时，可用吗啡等药物镇静止痛。

（2）缓解期治疗

1）抗血小板聚集药物：可选用下列药物中任何一种：阿司匹林、噻氯匹定、氯吡格雷，服用期间观察有无出血，并监测白细胞、血小板计数。

2）硝酸酯类：可选用以下制剂：硝酸异山梨酯、硝酸异山梨酯缓释片、5-单硝酸异山梨酯、5-单硝酸异山梨酯缓释片。

3）β受体阻滞剂：常用制剂有阿替洛尔、美托洛尔、比索洛尔。

4）钙拮抗剂：常用药物有地尔硫䓬、地尔硫䓬缓释剂、硝苯地平、硝苯地平缓释剂、维拉帕米、非洛地平、氨氯地平等。

4. 冠状动脉血运重建 根据冠脉造影结果和特点，可选择经皮冠状动脉介入治疗（PCI）、冠状动脉旁路移植术（CABG）。

（1）PCI：对于药物治疗后仍有心绞痛发作，且狭窄的血管供应中到大面积存活心肌的患者或介入治疗后症状再发、管腔再狭窄的患者，可考虑行 PCI 治疗，包括经皮冠状动脉腔内成形术（PTCA）、冠状动脉内支架植入术、冠状动脉内旋切术、旋磨术等。目前 PTCA 加支架植入术已成为治疗本症的重要方法，其中支架包括裸支架和药物洗脱支架，药物洗脱支架再狭窄率较低，但由于血管内皮化延迟造成支架内血栓发生率较裸支架增高，需根据患者的病变特点选择合适的治疗方法。

（2）CABG：手术适应证。

1）左主干狭窄病变。

2）左前降支和回旋支近端严重狭窄病变。

3）冠状动脉三支病变伴左室功能下降。

4）药物治疗效果不佳，影响生活。

5）有严重室性心律失常伴左主干病变或三支病变。

6）介入治疗失败，仍有心绞痛发作或血流动力学不稳定。

二、变异型心绞痛

变异型心绞痛是一种特殊类型的心绞痛，最早由 Prinzmetal 描述，主要特征为心绞痛发作时心电图表现为一过性 ST 段抬高。变异型心绞痛也称血管痉挛性心绞痛，其本质是冠脉痉挛，它可使心外膜冠状动脉直径发生突然的一过性显著减小，从而引起心肌缺血。严重发作时可引起急性心肌梗死、严重心律失常甚至猝死。冠状动脉痉挛确切的发病机制尚不清楚，它是多种因素相互作用的结果。自主神经张力的异常改变和冠脉内皮细胞功能异常是两个重要原因。

（一）诊断标准

1. 临床表现 静息时出现心绞痛，常见于后半夜至凌晨，多为周期性发作；清晨起床后轻微活动（如穿衣、洗漱和大小便）易诱发，但同等活动量于下午则不易诱发；疼痛程度较重，持续时间长短不一，约 5 ~ 30 分钟，舌下含化硝酸甘油或硝苯地平心绞痛可很快缓解；有时可伴发严重心律失常甚至晕厥。

2. 辅助检查

（1）心电图：发作时相应导联 ST 段抬高，对应导联 ST 段压低，胸痛缓解后 ST 段迅速恢复等电位线；通常会伴有 T 波高尖；发作前 ST 段压低或 T 波倒置者，发作时可表现为伪正常化；有时可见 U 波倒置。变异型心绞痛发作期间可伴随出现严重窦性心动过缓、窦房阻滞、窦性停搏、房室传导阻滞、室性期前收缩、室速甚至室颤。发作时间较长者可出现病理性 Q 波。

（2）24 小时动态心电图：因为变异型心绞痛多见于夜间至凌晨，而且可出现无痛性心肌缺血发作。因此 24 小时动态心电图非常重要，它可捕捉到 ST 段改变，以协助诊断。

（3）冠状动脉造影：变异型心绞痛患者冠状动脉造影正常者约占 10% ~ 25%，存在严重固定性狭窄者约占 50% ~ 70%，临界狭窄约占 10% ~ 15%。右冠状动脉痉挛更常见。

（4）化验：心肌酶和肌钙蛋白大多正常，个别患者冠脉痉挛时间过长导致心肌梗死，可出现心肌酶及肌钙蛋白升高。

（5）激发试验：变异型心绞痛可根据自发型心绞痛发作时 ST 段暂时性抬高而诊断，如临床怀疑，而心电图未捕捉到 ST 段变化，亦可作激发试验来协助诊断。激发试验引起典型胸痛发作伴心电图 ST 段抬高或冠状动脉造影显示冠脉痉挛即可诊断。

1）麦角新碱激发试验。

静脉法：一般静脉使用的初始剂量为 0.05mg，以后每隔 3～5 分钟增加 0.05～0.15mg，总剂量不超过 0.4mg。

选择性冠状动脉内注射：将 0.2mg 麦角新碱溶于 20ml 的生理盐水中，即浓度为 $10\mu g/ml$，以 1ml/min（$10\mu g/min$）缓慢推注 5 分钟，总剂量为 $50\mu g$。

本试验敏感性、特异性较高，但有一定的危险性，临床应用应谨慎，并做好药物抢救及心肺复苏准备。

2）过度换气：嘱患者用力呼吸 3 分钟，每分钟 30 次。由于此方法为非创伤性，较麦角新碱激发试验更安全、简单，但敏感性较低。

3）运动试验：于早晨做运动试验，诱发冠状动脉痉挛的阳性率为 40%～50%，也可作为较实用的激发试验方法。

4）冷加压试验：将双手腕以下置于 0℃～4℃的冰水中持续 1～2 分钟。由于此试验诱发的敏感性和特异性均较差，现已不主张采用。

5）乙酰胆碱激发试验：近年来冠状动脉内注射乙酰胆碱诱发冠状动脉痉挛已引起重视。有研究报道，右冠状动脉的乙酰胆碱用量依次为 $20\mu g$ 和 $50\mu g$，左冠状动脉为 $20\mu g$、$50\mu g$ 和 $100\mu g$ 时，其诱发冠状动脉痉挛的敏感性为 90%，特异性为 99%，因该药半衰期短，并发症少，有人建议将该法作为变异型心绞痛的主要激发试验。

（二）鉴别诊断

变异型心绞痛主要应与急性心肌梗死鉴别。二者胸痛发作时均表现为 ST 段抬高，但变异型心绞痛持续时间较短，ST 段很快回落，不伴心肌酶及肌钙蛋白升高，发作有周期性特点。

（三）治疗原则

1. 预防措施　受凉、吸烟、饮酒最易诱发血管痉挛，应注意避免。同时应规律服用下述药物，避免任意停药。干预冠心病易患因素：控制血压、血糖、血脂。

2. 药物治疗原则　对变异型心绞痛初发期，必须强化药物治疗，预防冠脉痉挛反复发作、降低心肌梗死及猝死的发生率。

（1）急性发作时应迅速舌下含化硝酸甘油或硝苯地平片，首次以 1 片为宜，如 5 分钟仍不缓解，应立即追加 1 片。严密监测血压、心律变化。同时吸氧、静脉点滴硝酸酯类药物，胸痛严重者可给予吗啡静脉注射。

（2）预防发作可应用以下药物。

1）硝酸酯类药物：硝酸异山梨酯（消心痛），每 6 小时用药一次，每次 10～30mg。

2）钙离子拮抗剂：可口服硝苯地平或地尔硫卓，如仍有发作可二者联合应用。

变异型心绞痛最初发作 6 个月内最易发生心脏事件，因此应强化上述药物治疗。待病情稳定后再逐步更换为长效钙离子拮抗剂和 5- 单硝酸异山梨酯缓释剂睡前服用。

3）β 受体阻滞剂：冠状动脉造影正常者应避免使用。如冠状动脉存在严重固定性狭窄可酌情适量给予 β 受体阻滞剂。

4）抗血小板聚集类药物：肠溶阿司匹林应常规服用。频繁发作者可联合应用肠溶阿司匹林和氯吡格雷。

5）低分子肝素：频繁发作者应给予低分子肝素皮下注射每 12 小时 1 次。

6）他汀类药物：他汀类药物可以改善内皮功能、稳定斑块，因此变异型心绞痛患者应长期服用。

变异型心绞痛一般不需紧急介入或外科手术治疗，待病情稳定后，根据冠状动脉造影结果再决定是药物治疗还是介入或外科治疗。如冠状动脉无严重固定狭窄，药物治疗即可。

第三节 冠状动脉微血管功能障碍

心肌缺血通常是由心外膜冠状动脉的异常情况引起的。在过去的几十年里，几项研究表明冠脉微循环的异常同样可以导致心肌缺血。因而 Camici and Crea 最近基于心肌缺血发生的临床情况对冠状动脉微血管功能障碍（CMVD）提出了一种新的分类：①无心外膜冠状动脉疾病（CAD）及心肌疾病的 CMVD；②有心肌疾病的 CMVD；③有阻塞性 CAD 的 CMVD；④医源性的 CMVD。

目前，关于 CMVD 的病因仍然了解甚少。传统的心血管危险因素（例如高血压、高脂血症、糖尿病、吸烟）被认为可能是 CMVD 的病因，但是有研究表明，这些危险因素和 CMVD 的严重程度相关性差。心脏肾上腺素能神经活性的增加被认为在 CMVD 的发展中起到了一个重要的致病角色。另外，在一些研究中被报道，改变的自主神经张力、内皮功能失调、增加的胰岛素抵抗、增加的内皮素 -1 的水平、妇女雌激素缺乏、膜 Na^+-H^+ 交换体活性的提高和亚临床炎症也推动了 CMVD 的发生和发展。

临床对 CMVD 的评估主要采用侵入性和非侵入性的检查。侵入性的检查包括冠脉造影和血管内超声。由于冠脉分支血管太小，单纯通过造影的方法无法观察小的冠脉分支血流对内皮依赖及非依赖的血管扩张剂的反应，进而无法评估冠脉微循环的功能。血管内超声可以通过测量冠脉血流储备（CFR）来评估微血管功能。通过冠脉内或静脉注射腺苷或其他的应激剂来诱导冠脉充血，来测量 CFR。然而 CFR 受心率及收缩性影响较大，其基线水平下测量的血流速度被影响，进而导致 CFR 的波动性较大，大多情况下无法真实反映微血管的功能。

有研究报道，在进入冠脉的导丝中连接一个温度和压力感受器，在冠脉近端注入冰盐水，在远端靠近微血管处利用温度感受器感受温度的变化，通过冠脉热稀释法原理可以测量冠脉充血时的转运时间，与此同时压力感受器测量远端冠脉的压力，两者的乘积即为微循环阻力指据（IMR），其波动性小，在不同的血流动力学情况下不易受影响，较 CFR 可以更好的反映微循环的功能。由于在应激状态下，冠脉微循环功能失调导致心肌供血不足，因而可以测量冠脉窦中关于代谢标志物的水平如脂质氢过氧化物来反映心肌缺血。

非侵入性的检查包括多普勒超声心动图、心肌对比超声心动图（MCE）、心脏磁共振（CMR）正电子发射断层扫描（PET）等。超声心动图通过测量 CFR 来评估冠脉微循环的功能。CFR 通常由冠脉血管最大舒张时舒张期的峰值速率与静息时舒张期的峰值速率的比值来估测，其中多巴胺和双嘧达莫被用来诱导冠脉充血。此比值 <2 提示 CMVD，但是此方法限于心外膜冠脉血管正常，同时因传统的血管危险因素、吃饭、激素水平等会干扰在基线状态下的冠脉流速，进而影响其结果的可靠性。MCE 通过测量心肌血流容积，作为评估微血管功能的指标。MCE 通过测量超声信号的强弱来反映微循环中对比的浓度，进而通过测量感兴趣心肌的时间－浓度曲线来反应灌注缺损的程度，此也可以作为微循环功能的指标之一。

CMR 可以通过静脉注射钆作为一种慢的追踪剂通过检测心肌血流来评估 CMVD。但检测出的心肌灌注缺损既可以是由心外膜冠脉疾病引起的，也可以有微循环功能障碍所导致。CMR 结合药物激发试验如腺苷通过测量心外膜血流及心内膜血流的信号强度来评估是否存在 CMVD。应用腺苷后，若心内膜血流相对心外膜血流增加较低，且心内膜呈持续的低信号，从而推断存在 CMVD。PET 由于可以精确测量每克心肌每分钟的血流量，因而在评估心肌血流中被认为是金标准，故应用于鉴定 CMVD。在临床实践中，由于成本高，应用受到限制。

在有心绞痛发作而同时却没有明显的心脏和全身疾病的患者中，CMVD 被认为是出现这些症状的唯一的病因。这些症状被认为是微血管性心绞痛（MVA），并且还可以被更好地定义为原发性 MVA，以用来区别因为其他疾病而引起的继发性 MVA。当病人出现典型的胸痛，ECG 检查或应激试验提示有心肌缺血的证状，而冠脉造影检查未发现在心外膜血管中无堵塞性病变时，此时原发性 MVA 应该被怀疑。因原发性 MVA 包含有具有不同的病理和病理生理特征的 CMVD 患者，不同的 CMVD 患者临床预后也不同，需要诊断和治疗措施也不相同。故将原发性 MVA 分成两种主要的形式：稳定型的（慢性的）和不稳定型的（急性的），这两者之间可以通过不同的临床表现基础加以鉴别。

一、原发性稳定型 MVA

1.定义 原发性稳定型 MVA 是以一系列心绞痛事件为特征，其临床特征与之前认定的心脏 X 综合征相吻合。在此定义的基础上，在这些病人中，应该没有心脏或系统性的疾病被检测到。

2.病理生理机制 几项研究已经表明在有稳定型 MVA 的患者中，有 CMVD 的存在。冠脉阻力血管的功能性改变包括血管平滑肌细胞增生肥大在大量的研究中已经被报道。由于一氧化氮（nitric oxide，NO）合成的减少及由于超氧离子的作用降解的加速导致其生物活性的降低从而使内皮依赖的舒张功能受损被认为是稳定型 MVA 的患者中 CMVD 形成的最重要的机制之一，另外最近一些证据也表明内皮祖细胞的异常特性推动了

CMVD 的病程进展。

其他的一些研究表明在稳定型 MVA 的患者中，其微循环中也存在收缩活性的提高。麦角新碱注射、压力应激和通气过度导致了冠脉血流的损害。值得一提的是在心房起搏时，发现血清中内皮素 1 的水平增高。在一些典型的心脏 X 综合征的患者中，冠状动脉慢血流（slow coronary flow，SCF）显示了存在微血管收缩的证状。对直接的血管扩张剂（双嘧达莫、腺苷）冠脉血流的降低，同时伴随着缺血性 ST-T 的改变和心绞痛，表明了小的阻力血管收缩性增加。这些区域对血管舒张剂反应差导致了正常血管窃血现象的发生，会加重微血管缺血。

3. 诊断 原发性 MVA 的诊断首先需要通过冠脉造影排除心外膜冠脉的异常。对一些有心绞痛但冠脉正常的患者，需排除由于心外膜冠脉痉挛所导致。这部分患者，经常会出现静息心绞痛，同时运动试验或许会有 ST 段的抬高，但是通过扩血管治疗后，症状能很快得到好转。

重要的是，冠状动脉痉挛有时候和 MVA 并存，表明了微循环功能的弥漫性损害。当病人通过扩血管治疗控制冠脉痉挛后，仍出现持续的心绞痛时，应该怀疑 MVA。尽管 MVA 的症状经常与阻塞性 CAD 难以区分，但是当胸痛持续几分钟，服用硝酸甘油无效或较差时，应该怀疑 MVA。通过双嘧达莫超声心动图或多巴胺应激试验观测到心绞痛的发生及 ST-T 的压低但是不伴有左室收缩功能障碍，强烈提示微血管功能障碍。压力应激试验后对冠状窦中脂质过氧化产物的评估对于检测 MVA 引起的心肌缺血可能是一种敏感的方法。其缺点是有创性检测，容易给患者带来难预测的风险；在应激试验中可以利用 CMR 频谱检测磷代谢中缺血的异常特性，此方法的缺点是价格昂贵，实用性差，而且仅可用于检测心脏的前壁。

4. 治疗措施 因为原发性稳定型 MVA 的病因不明，故其治疗措施也是凭借临床经验来进行。传统的抗心肌缺血的药物是治疗的第一步，因其主要的症状由于劳累引起的心绞痛，因而 β 受体阻断剂是一个理想的选择，特别适用于肾上腺素能活性增高的患者（例如静息或工作时心跳频率快）；当症状控制不佳时，可以加用非二氢吡啶类钙离子拮抗剂；当心绞痛发作时可以应用硝酸酯类药物，但是其疗效不确切。血管紧张素转换酶抑制剂（ACEI）及血管紧张素 II 受体拮抗剂（Ang II）可能通过拮抗 Ang II 的引起收缩血管及促氧化效应从而提高微血管的功能。他汀类药物及雌激素被报道可以提高内皮细胞的功能，可以应用于有高胆固醇血症或围绝经期或绝经后的患者。

另外对于难治性心绞痛，也可以与抗缺血的药物联合应用。黄嘌呤的衍生物（氨茶碱、巴米茶碱）不但可以阻断腺苷受体具有减轻疼痛的作用，也可以使冠脉血流的血流重新分配到缺血区域发挥抗缺血的作用。单纯的内脏疼痛阻断剂丙咪嗪尽管有明显的不良反应，也可以用来治疗难治性 MVA。

5. 临床预后 对有典型的心脏 X 综合征患者的流行病学研究显示，大部分稳定型 MVA 的临床预后良好。然而仍有 20% 到 30% 的病人因为 CMVD 的逐渐进展出现逐渐进展的恶化心绞痛，导致生活质量下降。

二、原发性不稳定型 MVA

1.定义 原发性不稳定型 MVA 被定义为一种新发的或逐渐恶化的心绞痛，其特征是由于冠脉微循环异常特性的改变导致心绞痛发作的时间延长或静息及轻微活动时反复发作的心绞痛。当患者出现典型的胸痛，心电图提示为非 ST 段抬高型急性冠脉综合征（non ST segment elevation acute coronary syndrome，NSTE-ACS），然而造影显示冠脉血管正常时，不稳定型的 MVA 应该被考虑。

2.病理生理机制 目前不稳定型 MVA 的机制仍没有完全搞清楚，但是其病因可能为多方面的，例如短暂的血栓的形成，心外膜血管痉挛，CMVD。目前认为小阻力血管的收缩性增强是 CMVD 的主要原因，这在一些患者中，通过冠脉造影检测到 SCF 得到了证实。因而，在微循环中，基础的微血管收缩性和对血管收缩剂易感性的增加导致的SCF 可能是其病因。

3.诊断 不稳定型 MVA 的患者其心肌缺血的证状可以通过心电图的异常特性（例如 ST 段的压低，T 波的倒置）来反映。值得注意的是，一些患者中可能会出现心肌损伤标志物的增加，特别是肌钙蛋白。另外诊断 MVA 需结合 CMVD 存在的证状，同时排除冠脉痉挛及短暂的冠脉血栓所致。冠脉痉挛的患者其表现一般比较典型，如有静息时的胸痛伴随 ST 段的抬高或者痉挛激发试验阳性。冠脉血栓所致的胸痛可以通过胸痛后即刻血管造影进行排除。可以利用药物（如乙酰胆碱、麦角新碱）刺激血管收缩的同时行冠脉造影检查对 CMVD 进行评估，若出现典型的心绞痛以及 ST 段和 T 波的改变，同时造影排除了明显的心外膜血管痉挛所致则提示 MVA。

4.治疗措施 在一组因不稳定型心绞痛被入院的 SCF 患者中，钙离子通道阻断剂咪拉地尔可以通过提高微血管功能改善心绞痛症状，提示钙离子通道阻断剂或其他舒张血管药物可能有效，应作为第一选择。然而一项研究表明冠脉内注射硝酸酯类药物没有影响 SCF，提示改善微循环功能有局限性。

5.临床预后 目前关于不稳定型 MVA 病人的预后并不是十分清楚。在一项前瞻性的研究中，41 例不稳定型 MVA 的患者及 41 例稳定型 MVA 的患者，经过 36 个月的随访，两组中均没有主要的心血管事件发生。关于症状的再发生率，报道也不一致。Beltrame 等报道在有 SCF 的患者中因为经常发作的胸痛急诊入院率明显高于正常冠脉血流的患者（74% 比 21%）；相反在 Chauhan 等的报道中，在稳定型 MVA 有 71% 的患者，但是在不稳定型 MVA 中只存在 32% 的患者有经常发作的或持续的心绞痛（P=0.008），两组之间因为胸痛再入院率是相近的。

三、CMVD 的其他临床表现形式

1.ST 段抬高的原发性 CMVD 尽管 CMVD 经常局限于小范围的心肌，导致轻度的心肌缺血，无法检测到局部的心肌运动异常，但是在一些病例中，也存在弥漫性小的冠脉血管收缩，出现重度的心肌缺血，这种情况下则可检测到心功能异常。

2.微血管性变异性心绞痛 Mohri 等报道静息心绞痛发作的患者中有的会出现自发性或在激发试验中有 ST 段的抬高，提示为透壁性心肌缺血，冠脉造影示血管正常。冠脉内注射乙酰胆碱时会诱发心绞痛发作及 ST 段的抬高，心外膜冠脉却不存在痉挛。进而揭示了弥漫性微血管痉挛。其机制可能是 Rho 激酶的活性增高，进而导致钙离子内流增加所致。Rho 激酶抑制剂法舒地尔会抑制乙酰胆碱诱导的冠脉痉挛，与钙离子拮抗剂联用有效。

3. 应激相关的心肌病　应激相关的心肌病（stress related cardiomyopathy，SRCM）又称心尖球形综合征或 takotsubo 疾病。其通常被突然紧张的情感或躯体应激所诱发，好发于绝经后的女性，其临床症状和体征与急性冠脉综合征相似，包括典型的胸痛，心电图上有 ST 段抬高，T 波变化，及 Q 波。SRCM 患者冠脉造影通常正常，左室造影显示左室功能降低，其心尖和心室中段通常失去运动，而基底段收缩功能尚正常。目前关于 SRCM 的病理机制尚不清楚，考虑到 SRCM 在应激中发病，由肾上腺素能介导的机制被提及，在患者血中，也发现了儿茶酚胺水平的增多，且心肌活检证实了在一部分患者中存在儿茶酚胺介导的心脏毒性作用。过度的交感神经激活不仅损伤心肌，而且诱导冠脉血管收缩。持续紧张的冠脉收缩导致心肌缺血和心肌顿抑，促进了 SRCM 的发生和发展。

另外一些报道中也显示受累的心肌段心肌灌注异常，在 SRCM 的急性期血管舒张试验显示冠脉血流的降低揭示了 CMVD 的存在。在随后的几周时间伴随着临床状况的改善，CMVD 也明显好转。尽管需要深入的研究来阐明 CMVD 在 SRCM 中起的角色，但是前期的据数已经证实了急性严重的冠脉微血管收缩可以导致这种临床综合征。

总之，在过去的研究中已经证明了 CMVD 在心肌缺血综合征占有重要地位，在评估是否存在 CMVD 时，经胸心脏超声多普勒检查因为其简单、无创，仍是一线检查方法，同时在特定的病人中可以应用更多复杂的检查方法来鉴定 CMVD 的存在。因为 CMVD 包含有不同的病理和病理生理机制，因而与 CMVD 有关的临床疾病包括原发性 MVA，需根据不同的临床表现采取不同的治疗措施。

第四节　原发性脑出血

一、概述

自发性脑出血包括脑实质出血、脑室出血及蛛网膜下腔出血。脑出血患者占了所有脑卒中患者的 15% ~ 20%。根据出血原因的不同，脑出血通常分为原发性脑出血和继发性脑出血。原发性脑出血通常是由血压控制不佳或者淀粉样脑血管病的小血管破裂所致。继发性脑出血大多数情况下是由结构性的原因所致，例如动脉瘤、动静脉畸形和肿瘤。

本节主要讨论原发性脑出血，与缺血性脑卒中相比，脑出血具有更高的死亡率，治疗进展更加缺乏。尽管如此，我们相信随着研究的不断深入，脑出血的治疗将会得到改善。

二、诊断

仅通过临床症状来区分脑出血与缺血性脑卒中是很困难的。虽然脑出血患者出现头痛、呕吐、意识不清的可能性更高，但是它们的神经系统症状可以完全相同。因为临床体征存在敏感性及特异性问题，易造成漏诊及误诊，故不能单纯凭借其诊断脑出血。

影像学检查是诊断脑出血必不可少的工具。目前 CT 仍是初步检查的常用手段。除了诊断脑出血，CT 还可对患者的预后做一个初步评估。作预后评估时，治疗措施应被纳入考量，因为当预后评估不佳时，会导致治疗措施不够积极，由此导致预后更差。再者，预后评估是建立在已有的回顾性资料的基础之上，它没有把治疗方案的新进展纳入考虑范围之内，因此它不能衡量或者预测患者的生存质量。事实上，准确预测患者的结局是不可能的。然而，这些评分至少在衡量临床征象的严重程度方面还是有用的。

预后因素主要包括血肿体积及临床体征，其他因素还有患者年龄及有无脑室内出血。通过 CT 影像图谱，可使用简易公式估算血肿的大小 [血肿量 =0.5× 最大面积长轴（cm）× 最大面积短轴（cm）× 层面数，扫描层厚：1cm]，但对于不规则血肿病灶，欠准确。

三、病情评估与处理

脑出血患者病情评估与处理方法同其他急诊的处理方法是一样的，即先进行 ABC（A 气道、B 呼吸、C 循环）的评估。

（一）ABC

首先要保持呼吸道（Airway）通畅。检查咽反射是否存在，考虑咽反射丧失原因是意识障碍还是脑干、脑神经损害所致；是否存在气道阻塞，比如舌根后坠或者食物、假牙等阻塞。气道阻塞物应予以及时清除，并对需要呼吸支持的患者进行气管插管，气管插管只能用短效麻醉药，这样做是为了在插管后临床医生能尽快对患者的神经功能状态进行观察。

改善呼吸功能（Breathing）：判断患者有无气体交换障碍，常见原因包括呼吸驱动力下降、机械性呼吸衰竭、肺实质疾病（如慢性阻塞性肺疾病）、肺水肿或吸入性肺炎等。必要时需对以上患者进行气管插管及机械辅助通气。

维持循环（Circulation）的稳定：判断血容量能否维持足够的血压及脑灌注压。不过在早期阶段，大多数的脑出血患者血压将会上升，可能需要降压处理。

（二）血流动力学的管理

对于脑出血患者的血压管理有一些争议。患者血压通常是升高的，血压的升高可能是机体在急性出血后的保护性自我反射，如果干预过度，可能会导致侧支循环的灌注不足，以及血肿周围缺血半暗带的进一步恶化。如果不处理，众所周知，高血压是脑出血的危险因素之一，且血压升高的幅度通常超过缺血性脑卒中患者，这与死亡、残疾、血肿扩大、神经功能恶化等风险增加相关。一项系统评价和最近一项中国的大样本多中心研究表明，脑出血发病后 12 小时内收缩压超过 140 ~ 150mmHg（1mmHg=0.133kPa）可使随后的死亡或生活依赖风险明显增加。急性脑出血降压研究（ATACH）和急性脑出血积极降压治疗研究（INTERACT）为脑出血患者早期降压提供了重要依据。

研究显示，将收缩压控制在 140mmHg 以下可以降低血肿扩大的发生率而不增加不良事件的发生，但对 3 个月的病死率和致残率没有明显改善。一项对超急性期脑出血患者进行的 3 小时内降压治疗研究表明，经规范化降压治疗后的高收缩压值与不良临床结局独立相关。另一项研究针对中等出血体积的自发性脑出血患者 24 小时内进行积极降压治疗，发现血肿周围脑血流量并未减少，脑缺血事件也未增加。

INTERACT Ⅱ 为一项前瞻随机开放性（非安慰剂对照）研究，共纳入自发性脑出血

6小时内的患者 2839 例，均伴有收缩压升高。上述患者随机分为两组，分别接受积极降压治疗（1小时内使收缩压降至 <140mmHg 并维持 7 天）和基于美国 2010 版脑出血指南推荐的降压治疗（收缩压降至 <180mmHg）。

其结果表明，积极降压治疗没有显著降低主要结局死亡率或严重致残率；而再次进行有序分析表明积极降压治疗降低了改良 Rankin 量表（mRS）评分，可改善功能预后；欧洲五维度健康量表（EQ-5D）评定结果表明，积极降压能改善患者自理、日常活动、疼痛或不适、焦虑或抑郁等预后。INTERACT Ⅱ 的后续研究提示，收缩压的变异性可以预测急性脑出血患者的预后，收缩压变异性越大，预后越差。早期通过平稳与持续地控制好血压，特别是规避收缩压的峰值可增强早期积极降压治疗措施的临床获益。说明在脑出血早期平稳管理血压的重要性。早期积极降压治疗仅限于个体化进行，尚不能常规普遍使用，应严格选择合适的患者。

2014 年《韩国原发性脑出血内科及外科管理临床实践指南》及《欧洲卒中组织自发性脑出血管理指南》推荐中均表明，对于发病 6 小时以内的患者，1 小时内将血压降至 140mmHg 可能是安全的，且优于将收缩压控制在低于 180mmHg。我国制定的《中国急性脑出血诊治指南 2014》对急性期脑出血的降压治疗推荐如下：当急性脑出血患者收缩压 >220mmHg 时，应积极使用静脉降压药物降低血压；当患者收缩压 >180mmHg 时，可使用静脉降压药物控制血压，根据患者临床表现调整降压速度，160/90mmHg 可作为参考的降压目标值；早期积极降压改善患者预后的有效性还有待进一步验证。

（三）手术和脑室引流

（1）脑实质出血。

1）开颅血肿清除术：多中心大型临床试验 STICH 研究早在 2005 年发表初步结果，认为早期实施外科手术并不能使患者明显获益，仅亚组分析显示早期外科手术对距离脑表面 <1cm 的脑叶血肿患者可能有益，但差异未达统计学意义。随后进行的 STICH Ⅱ 研究共纳入 601 例不伴有脑室出血的自发性浅表脑出血患者，仅发现对发病 12 小时内的患者早期手术治疗没有增加患者死亡和残疾率，或许有微弱的临床相关的生存优势。2 项 STICH 研究并未获得令人鼓舞的研究结果，究其原因可能是手术本身带来的创伤抵消了获益。关于小脑出血，以往研究认为对那些血肿 >3cm，伴脑干受压或脑积水的患者行手术治疗预后较好。

2）微创手术（minimal invasive surgery，MIS）：具有减少手术创伤、缩短手术时间，局部麻醉操作降低麻醉风险等优势，近年来精准立体定向穿刺设备的应用、溶栓药物促进血肿液化引流、手术通道建立后局部药物应用、局部监测等在脑出血的微创诊治研究中得到了发展。近年来国内外均开展了一些 MIS 相关临床研究，MISTIE（Minimally Invasive Surgery plus rt-PA for Intracerebral Hemorrhage Evacuation）Ⅱ 研究确定了 72 小时内微创术联合 rt-PA 液化引流在超过 20ml 的高血压幕上脑出血治疗中的安全性和适宜剂量，同时证实 MIS 联合 rt-PA 液化引流清除血肿有助于减轻出血灶周水肿。

目前 MISTIE Ⅲ 研究（NCT01827046）仍在扩大病例数探讨该治疗方式的有效性及安全性。国内一项早期的 RCT 研究对比了微创术联合尿激酶与小骨窗开颅血肿清除术治疗 30 ～ 80m l 基底节区脑出血的疗效与安全性，纳入了 22 个中心的 304 例患者，结果发现微创术联合尿激酶显著降低了术后再出血风险（8.8% 比 21.4%）和 90 天时的死亡率，显著改善了患者 90 天时的日常活动能力。另一项研究对比了微创术联合尿激酶与内科治疗小量基底节区脑出血（25 ～ 40ml）的疗效，纳入了来自 42 个中心的 465 例患者，证实微创治疗明显改善了脑出血患者发病 14 天时的神经功能和 3 个月时的功能预后，不增加病死率。

此外，一项荟萃分析比较了微创术与其他方法（内科治疗、外科开颅手术）治疗自发性幕上脑出血的疗效，发现与其他治疗方式相比，患者从微创术治疗中获益较大，尤其是年龄在 30 ～ 80 岁伴表浅血肿、GCS 评分 ≥ 9 分、血肿体积 25 ～ 40ml、发病 72 小时内的患者。此外，由于微创手术为盲穿操作，目前国内各临床中心在操作前均实施头 MRA/CTA 或 DSA 检查进行病因筛查，以最大限度降低操作中由于血管病变所致再出血的发生。目前中国每年有超过万例的高血压脑出血患者接受微创手术治疗，有数以百计的关于其有效性及安全性的研究报告，然而目前国内外仍缺乏有关微创手术治疗脑出血的大样本高质量 RCT 或队列研究证据，需要进一步深入研究。

3）去骨瓣减压术：目前研究还探索了单纯去骨瓣减压在脑出血患者中的可行性。研究表明，去骨瓣减压或可减少死亡率，但尚需大样本前瞻性队列研究评估其安全性及有效性。

（2）脑室引流：脑室出血可见于 45% 的自发性脑出血患者，可以是原发性或继发性，大多数为继发性，且与累及基底节和丘脑的高血压性脑出血有关。虽然脑室插管可引流出脑室内的血液和脑脊液，但难以保持引流管通畅，同时脑室内血液引流缓慢，单纯使用脑室插管可能是无效的。研究者尝试对脑室出血使用溶栓药作为脑室插管的一种辅助手段。

血块溶解：加速脑室出血血液清除评价试验（Clot Lysis：Evaluating Accelerated Resolution of IVH，CLEAR-IVH）前瞻性评价了脑室出血患者脑室内应用开放剂量 rt-PA 的安全性。

症状性出血的发生率为 8%，细菌性脑室炎发生率为 0，30 天病死率为 8%。CLEAR Ⅱ 接着研究了 rt-PA 使用剂量、区域及其对凝血功能的影响等，证实其未干扰系统性抗凝治疗。CLEAR Ⅲ 研究目的为评价其有效性，试验仍在进行中。在这种治疗方案常规应用于临床实践之前，其疗效仍然需要进一步证实。一项荟萃分析比较了侧脑室引流联合溶栓药物与单独行侧脑室引流的效果，结果表明，对于严重侧脑室出血来说，年龄较轻、原发脑出血体积较小的患者有较好的生存及功能结局。一些学者还建议使用其他一些方法治疗脑室出血，如脑内镜血肿清除和脑室造口术、脑室腹腔分流术或腰椎穿刺引流术等，但支持这些治疗策略的资料有限。

（四）颅内压管理

如果知道了颅内压，那么根据下面的公式。

CCP=MAP-ICP

注：CCP，脑灌注压；MAP，平均动脉压；ICP，颅内压

在条件允许的情况下，监测颅内压有利于调整血流动力学管理方案，以使 CCP 保持在足够水平（一般 >60mmHg）。有时脑出血患者需要使用升压药物，来维持足够的

脑灌注压。

颅内压升高的处理措施有以下几条：①床头抬高 30°；②过度换气：增加呼吸频率，使 PCO_2 达到 25 ～ 30mmHg（国内缺乏临床经验）；③呋塞米（速尿）10mg；④静脉滴注甘露醇 1mg/kg，使血浆渗透压达到 300 ～ 320mOsm/（kg·H２O）（避免肾功能损伤，注意监测肾功能），注意避免使用类固醇药物。

（五）脑出血并发症的处理

脑出血的主要并发症——癫痫常在出血后的 24 小时内出现，皮质出血患者出现癫痫的风险更高。出血后 2 周内发生率为 2.7% ～ 17.0%。迟发性痫性发作（脑卒中后 2 ～ 3 个月）是卒中后癫痫的预测因子，大多数的痫性发作在脑卒中后 2 年发生。脑出血后痫性发作与较高的 NIHSS 评分、较大的脑出血体积、既往癫痫病史、中线移位相关。一项研究发现 28% ～ 31% 的患者于脑出血后出现脑电图痫样放电。基于人群的前瞻性研究显示未发现临床痫性发作与神经系统功能恶化和死亡有关。一项脑出血患者癫痫相关研究表明，既往无癫痫病史的脑出血患者接受抗癫痫治疗无明显获益，但尚无 RCT 证实。

《中国急性脑出血诊治指南 2014》推荐意见如下。

（1）有癫痫发作者应给予抗癫痫药物治疗。

（2）疑为癫痫发作者，应考虑持续脑电图监测。如监测到痫样放电，应给予抗癫痫药物治疗。

（3）不推荐预防性应用抗癫痫药物。

（4）脑卒中后 2 ～ 3 个月再次出现痫性发作的患者应接受长期、规律的抗癫痫药物治疗。

脱水、血糖水平升高、发热与患者的预后差有关联。无论既往是否有糖尿病，入院时的高血糖均预示脑出血患者的死亡和不良转归风险增加。目前认为应对脑出血后高血糖进行控制，但还需进一步研究明确降糖药物种类及目标血糖值。低血糖可导致脑缺血损伤及脑水肿，严重时导致不可逆损害。需密切监测，尽早发现，及时纠正。不过脑出血患者的最佳血糖管理方案和目标值尚未确定。

脑出血患者早期可出现中枢性发热，特别是在大量脑出血、丘脑出血或脑干出血者。入院 72 小时内发热持续时间与临床转归相关，这为积极治疗发热以使脑出血患者的体温维持正常提供了理论依据。然而，尚无资料表明治疗发热能改善临床转归。有临床研究结果提示，经血管诱导轻度低温对严重脑出血患者安全可行，可以阻止出血灶周水肿扩大。但低温治疗脑出血的疗效和安全性还有待深入研究。需注意的是，发病数天后，可因感染等原因引起发热，此时应该针对病因治疗。因此，维持合理血容量、适当的体温及正常的血糖水平很有意义。

第五节　蛛网膜下腔出血

原发性蛛网膜下腔出血，简称蛛网膜下腔出血，约占各类型脑卒中的 6% ～ 8%，是指脑表面血管破裂后，血液直接流入蛛网膜下腔，与外伤性蛛网膜下腔出血或脑实质出血破入蛛网膜下腔引起的继发性蛛网膜下腔出血不同，最常见的原因是颅内动脉瘤、脑动静脉畸形，以及高血压脑动脉硬化、各种原因的脑动脉炎、Moyamoya病、颅内肿瘤、血液病、溶栓或抗凝治疗后等。部分患者出血原因不明。

一、诊断

（一）病史采集

1. 起病情况　各种年龄均可发病，多见于30岁以上成年人，先天性颅内动脉瘤和动静脉畸形常在青壮年发病。少数发病前有头痛、头晕、视物模糊或长期间歇慢性头痛史。

2. 主要临床表现　突然起病，可有剧烈运动、情绪激动、咳嗽、用力等诱因，头部剧烈胀痛或炸裂样痛，常伴恶心、喷射状呕吐，或有短暂意识障碍或烦躁、谵妄等精神症状，少数有癫痫发作。动脉瘤破裂致大出血者，在剧烈头痛、呕吐后随即昏迷，出现去大脑强直，甚至立刻呼吸、心跳停止。常见并发症有再出血、脑积水、脑动脉痉挛等。

3. 既往病史　可能发现引起蛛网膜下腔出血的各种病因：颅内动脉瘤、血管畸形、高血压动脉硬化、Moyamoya病、各类动脉炎、血液病等。

（二）体格检查

1. 生命体征　起病后2~3天内可出现血压增高、脉搏加快、低热等，呼吸一般正常。

2. 脑膜刺激征明显，可有一侧动眼神经麻痹和眼底玻璃体后片状出血。少数患者可有神经系统局灶定位体征，如偏瘫、偏盲、失语、偏身感觉缺失等。

（三）门诊资料分析

血常规可有白细胞增高，可能出现尿糖阳性或蛋白尿，血糖大多正常，也可见合并疾病的表现。

（四）进一步检查项目

1. 影像学检查　头颅CT检查是本病的首选检查方法。一般在出血5日内可发现脑池、脑沟或脑室内有高密度的出血影，增强扫描有时可发现较大的动脉瘤或血管畸形。DSA、MRA及CTA可明确动脉瘤或动静脉畸形的部位和供血动脉，了解侧支循环和动脉痉挛情况，并指导治疗，又以DSA的价值最大。

2. TCD可了解颅内动脉血流状况，并可获取脑血管痉挛信息。

3. 腰穿脑脊液检查　可见脑脊液呈均匀血性或黄变。

（五）鉴别诊断

1. 脑出血　多有明显的局灶定位体征，如偏瘫、偏身感觉缺失、失语等。原发性脑室出血、小脑出血、脑叶出血、尾状核头部出血等无明显偏瘫，不易与蛛网膜下腔出血区分，CT、MRI、DSA等有助于鉴别。

2. 颅内感染　多先有发热，然后出现头痛、呕吐和脑膜刺激征，脑脊液提示为感染性改变，头颅CT无出血表现。

（六）临床类型

动脉瘤性蛛网膜下腔出血的Hunt和Hess临床分级标准。

1. 0级　神志清楚，未破裂动脉瘤。

2. Ⅰ级　神志清楚，无或轻微头痛和颈强直。

3. Ⅱ级　神志清楚，中度头痛和颈强直，部分有轻微神经功能缺失（如颅神经麻痹）。

4. Ⅲ级　意识模糊，部分有局灶性神经功能缺失。

5. Ⅳ级　昏睡，部分有局灶性神经功能缺失。

6. Ⅴ级　昏迷，部分呈去大脑强直状态。

二、治疗

（一）治疗原则

主要是病因治疗，去除蛛网膜下腔出血的病因，防止复发。

（二）治疗计划

1. 一般治疗　就地诊治，保持安静，避免搬动。必须绝对卧床休息 4 ～ 6 周，保持大小便通畅，避免一切用力因素或情绪激动。

2. 严重头痛、躁动不安者，给予适当镇痛、镇静或抗精神病药物。有肢体抽搐时，应及时用抗癫痫药物。

3. 止血治疗　为防止动脉瘤破裂口血块溶解引起再出血，应使用抗纤维蛋白溶解药物以延迟血块的溶解，使纤维组织和血管内皮细胞有足够时间修复破裂伤口。常用药物有以下几种。

（1）6- 氨基己酸：初次剂量 4 ～ 6g 溶于 100ml 生理盐水或 5% ～ 10% 葡萄糖液静脉滴注，15 ～ 30 分钟滴完，以后维持剂量为 1g/h，维持 12 ～ 24 小时，7 ～ 10 日后逐渐减量，可根据病情用 2 ～ 3 周。

（2）氨甲苯酸（抗血纤溶芳酸，止血芳酸）：剂量为 100 ～ 200mg 加入 5% 葡萄糖液或生理盐水 100ml 内静脉滴注，每日 2 ～ 3 次，维持 2 ～ 3 周。

4. 脱水治疗　可选用甘露醇、呋塞米、白蛋白或甘油制剂等（同脑出血的脱水治疗）。

5. 手术治疗　为降低颅内压、挽救生命或减少并发症，可行清除血肿、脑脊液引流及置换术等。动脉瘤或血管畸形破裂所致者，除全身情况甚差，病情极严重者外，一般应早期手术治疗。手术方法主要有：血管内介入栓塞治疗和开颅直接处理病变血管。

6. 防治并发症　与脑出血的并发症防治基本相同，但应注意以下几点。

（1）防治脑积水：脑脊液置换可减少脑积水发生。治疗病因后，急性梗阻性脑积水应行脑室穿刺引流，并加强脱水降颅压治疗。交通性脑积水可选用醋氮酰胺 0.25 ～ 0.5g 口服，每日 2 ～ 3 次，以减少脑脊液分泌，症状无缓解者必须行脑室 - 腹腔分流。

（2）防治脑血管痉挛：早期手术处理动脉瘤、脑脊液置换、避免过度脱水可减少脑血管痉挛的发生。治疗病因后，尼莫地平 20 ～ 40mg 口服，每日 3 次或按 0.5 ～ 1mg/h 速度持续静脉滴注，连用 7 ～ 10 日，可能缓解脑血管痉挛。

（三）治疗方案的选择

1. 未破裂动脉瘤　无症状性小动脉瘤可保守治疗，年轻、有动脉瘤破裂家族史可考虑手术。

2. 破裂动脉瘤　手术可改善 Hunt 和 Hess 分级 Ⅰ ～ Ⅲ级患者的预后，对Ⅳ ～ Ⅴ级患者效果不确切。

三、病程观察及处理

（一）病情观察

1. 治疗期间注意观察患者生命体征、神志以及神经系统定位体征是否改变，以随时调整治疗措施。

2. 再出血、脑血管痉挛、脑积水、癫痫发作、稀释性低钠血症等并发症可使蛛网膜下腔出血病情加重，导致死亡，须注意加强防治。再出血、脑血管痉挛多发生于病后2周内，而脑积水可发生于病后数周内。

（二）疗效判断与处理

急性期经绝对卧床、止血、脱水降颅内压和并发症防治等措施，患者意识障碍减轻或转清，CT复查蛛网膜下腔出血吸收，部分患者可考虑择期进行手术治疗。对于治疗无效或出现严重并发症的重症患者，应予积极的对症支持治疗，挽救生命。

四、预后评估

预后与病因、年龄、动脉瘤部位和大小、出血量以及全身状况有关，通常动脉瘤破裂者预后差，再出血较多，死亡率高，而动静脉畸形出血预后较好，再出血较少。

第二章 关节外科疾病

第一节 髌股关节不稳

一、髌股关节不稳的相关因素

（一）Q 角异常

Q 角的存在，使髌骨受到向外侧的剪切应力；而 Q 角的变化可以改变剪切应力大小，导致髌骨接触区出现向外或向内的移行，最终影响到髌骨接触应力的分布。研究表明 Q 角的增大和髌股关节疾病有显著相关性，陈世益等在对 111 名中国男排优秀运动员 Q 角测量时发现，患有髌股关节疾病的运动员，其 Q 角均值明显增大。在随后对 10 例新鲜尸体标本的富士压敏片压力试验中发现，Q 角的异常增大或减小，都可能导致髌骨软骨面的压力分布不均。承受过高压力的关节面会导致软骨的损伤；压力过低者软骨失载荷也将发生软骨的退变软化。增大的 Q 角会导致髌骨外移，引起髌骨外侧压力增高或成为髌骨不稳的易患因素。

（二）股骨滑车发育不良

股骨滑车发育不良是导致髌骨不稳的原因之一。一项最近的 MRI 研究显示，胫股关节上方 3cm 处测量的滑车深度小于 3mm，可以作为股骨滑车发育不良的标准，该方法在诊断滑车发育不良上具有 100% 的敏感性和 96% 的特异性。滑车发育不良通常不需要治疗。对于髌骨不稳伴严重的滑车发育不良，许多方法可以增加滑车的深度（滑车成形术）。包括截骨术和通过骨移植抬高滑车外侧面，或者修整和加深滑车沟槽。即使存在滑车发育不良，滑车成形术并不是必须的。大多数的髌骨不稳可以通过近端软组织重排或胫骨结节的截骨移位而解决。

（三）内侧髌股韧带松弛

研究发现内侧髌股韧带（MPFL）是稳定髌骨外移的最重要的结构。Hautamaa 等通过对尸体连续切片进行生物力学研究发现，MPFL 的作用占髌骨稳定性的 50%。Desio 等类似的研究表明：MPFL 的作用占髌骨稳定性的 60%，内侧髌骨半月板韧带增加 1% 的稳定性。对髌骨脱位的患者进行临床研究也证实了这个发现，通过手术和 MRI 研究证实，髌骨脱位后 MPFL 存在撕裂，多发生在韧带的髌骨或股骨髁止点。

（四）股骨与胫骨力线因素

股骨、胫骨可以造成髌股关节相对位置的异常，影响髌骨对合，并通过使髌骨支持带局部应力的增高，造成髌股关节接触应力的增加。张权等通过 CT 扫描结果测量胫骨扭转角，发现胫骨扭转畸形患者，膝关节容易发生早期退变，且多伴有髌股关节对合不良和髌骨不稳。另外，他还在动物模型和尸体研究中都证明了胫骨扭转畸形能使髌股关节应力分布严重失衡，是引起髌股关节退变的原因之一。

1.股骨前倾过大 股骨前倾增加导致相对的胫骨外旋，使 Q 角增大，髌骨外移趋势加大。在这种情况下，理论上可以通过股骨截骨术矫正髌骨排列紊乱，然而由于股骨截骨术创伤和风险较大，多不推荐进行这种式式。治疗可以针对相对的胫骨外旋，方法是通过胫骨结节内移截骨以减小 Q 角。

2.胫骨过度外旋　过度的胫骨外旋会导致胫骨结节外移和 Q 角的增大。当确定是该因素引起髌骨不稳时，可以通过截骨和胫骨结节内移来矫正。

3.足过度旋前　足过度旋前导致膝外翻增加，这可能是为什么过度旋前引起髌骨疼痛的原因之一。足的过度旋前导致胫骨内旋增大，进一步引起股骨代偿性内旋，导致继发相对的髌骨外移的增加。另外足过度旋前可能影响股四头肌的收缩。肌电图数据表明：股四头肌收缩开始于足跟着地前，直到中期和步态的旋前期重叠，在足过度旋前时股四头肌活动增强。足过度旋前引起的相对髌骨外移，和步态旋前期的股四头肌活动增加，可能导致髌骨压力增高。

4.股内侧肌无力　如前所述，股内侧肌是对抗髌骨向外移位的动力性稳定因素。股内侧肌的无力以及与外侧肌收缩失同步，必然导致髌骨在股四头肌收缩时出现排列异常。股内斜肌是股内侧肌的一部分，它由不同的神经支配，并且整个纤维止于髌骨的内上面与纵轴的夹角约 65 度。在髌骨的止点可能存在解剖学的变异。纤维止点越偏内侧，内侧稳定作用越大。偏上部的纤维止点改变力的矢量，减少了内侧稳定力，可导致外侧不稳。股内斜肌无力消除了髌骨重要的动力性稳定作用。加强此肌的肌力是任何康复计划中的重要组成部分。股内斜肌在伸膝末期有最大收缩，并且在伸膝末期短弧伸直练习时可以最大的增强肌力。

二、髌股关节不稳的诊断

有关急性髌骨脱位发病率的报道较少。McManus 等回顾了急诊室 4 年内 94875 儿童病例，其中 55 例有髌骨脱位的证据（0.05%），只有 33 例（0.03%）可以明确诊断急性脱位。Cash 和 Hughson 报道在 30 年内治疗了 399 例髌骨脱位患者，平均每年约 13.3 例。Castelyn 和 Handelberg 报道，急性髌骨脱位在其治疗的膝损伤病例中约 2.44%。Nietosvaara 等报道每年 100,000 例青少年中有 43 例发生急性髌骨脱位，发病率约 0.04%。

急性髌骨脱位常发生在年轻人，平均年龄大约在 20 岁，首次脱位时年龄偏小的患者复发概率更高。早期研究曾显示女性更易发生髌骨脱位。然而近期有资料表明，髌骨脱位的发病率似乎没有性别差异。

（一）临床表现

髌股关节不稳主要表现为急性或慢性髌骨脱位。髌骨可以发生上方、下方、内侧、外侧的移位，但最常见的还是髌骨向外侧脱位。慢性髌骨不稳病因区分是创伤性髌骨不稳还是非创伤性髌骨不稳。创伤性髌骨不稳在首次脱位时有明确外伤史，伤后有关节肿痛、活动受限、关节腔积血等临床表现。

髌股关节不稳临床表现为上、下楼梯，行走或跑步时膝关节突然打软腿和无力，有时难以与髌骨软化症鉴别。患者最常见的主诉是旋转运动中膝关节不稳或错位感，如弯道奔跑、直行时突然转向的情况下突然髌骨向外滑脱或摔倒，膝关节疼痛，发生交锁、不能主动屈伸活动，没有经验的医生可能被误诊为半月板损伤或交叉韧带损伤，常常发生漏诊或误诊。如果髌骨固定于脱位的状态，诊断并不困难。然而，很多情况下髌骨多自行复位，使得诊断比较困难。尤其是慢性髌骨不稳病例，患者主诉更加模糊。

临床检查发现膝关节肿胀，首次脱位的急性期或创伤导致的复发脱位，患者常表现为大量的关节内积血，浮髌试验阳性，骨软骨骨折的病例中，膝关节穿刺可抽出新鲜的血性液体，穿刺液中有骨髓脂肪滴存在，可作为骨软骨骨折的证据。

压痛可出现在股骨内髁内收肌结节至髌骨内缘的连线上，向外推动髌骨并屈膝，可能引起恐惧感，害怕髌骨发生再脱位，称恐惧试验阳性。髌骨倾斜试验外侧支持带紧张，髌股关节摩擦试验阳性。

髌骨不稳的检查，将髌骨纵向分成四等分，尽可能将髌骨向内和向外推移，髌骨向外侧滑动 3/4 或更多时提示内侧结构松弛。向内侧滑动 1/4 说明外侧结构紧张，滑动 3/4 或更多时说明髌骨过度活动。

（二）影像学检查

影像学检查有助于诊断，有助于发现高位髌骨或滑车发育不良。髌骨轴位 X 线片显示髌股关节间隙不对称，髌骨向外倾斜伴移位。Q 角是从胫骨结节到髌骨中点画一线，再延长到髂前上棘形成的角，传统的 Q 角测量是一个有价值的测量方法，计划实施髌骨手术时，应测量 Q 角（正常值：男性 8° ~ 10°，女性 15° ±5°）。部分患者髌骨外侧可扪及条索状紧张的外侧支持带，髌骨研磨时疼痛提示髌股关节软骨损伤，可能已继发骨关节炎改变。

MRI 显示外侧髌骨和股骨外髁骨内信号增高，髌股关节软骨下骨信号异常。CT 扫描显示髌骨向外侧偏移，自行复位的髌骨脱位病例 X 线片可能正常，发现关节内骨片影，应怀疑来源于髌骨内侧面或外侧滑车的骨软骨骨折碎片，支持带从髌骨内侧边缘撕裂引起的撕脱性骨折更具诊断价值。在急性髌骨脱位患者中软骨和骨软骨骨折发生率高达 46%，大多数只能通过关节镜和 MRI 评估才能证实。大多数情况下 MRI 只能发现关节腔积液和内侧支持带撕裂的证据。MRI 诊断的敏感性约 81% ~ 87%，而通过手术明确诊断内侧支持带撕裂的敏感性约 94% ~ 100%。

三、髌股关节不稳的治疗

髌股关节由髌骨和股骨对应的关节面构成，股骨髁间切迹形如凹槽，股四头肌腱、髌骨和髌韧带等伸膝装置如同滑车上的缆绳将髌骨稳定在股骨滑车内。任何增加 Q 角的因素和维持髌股关节动力与静态稳定装置的平衡失调，都可造成髌骨不稳。

非创伤性髌骨不稳引起的习惯性髌骨脱位，常合并有严重的解剖发育不良或遗传缺陷，如 Q 角过大、股骨滑车发育不良、下肢旋转异常等。因此创伤性髌骨不稳和非创伤性髌骨不稳的治疗方法是有区别的。

髌股关节异常、股四头肌异常牵拉、骨软骨游离碎片、髌骨软化症、半月板撕裂及退行性变均可使膝关节的病情进行性加重。有学者指出在髌骨复发性脱位中，关节面退变的主要原因不是髌骨时常脱位，而是因为在膝关节的任何活动中髌骨的移动轨迹都是异常的。

髌骨不稳的治疗原则是减少向外牵拉的力量，增加向内的牵拉力量，恢复并维持髌股关节的正常运动轨迹，避免髌股关节软骨继发性损伤。学者们在纠正髌骨不稳方面设计了上百种手术方法，这些手术大体上分为五类：松解紧张的外侧支持带、伸膝装置的近端重排、伸膝装置远端重排、伸膝装置远近端联合重排、髌骨切除并伸膝装置的重排。但总体疗效并不满意，髌骨不稳的治疗没有金标准。

（一）非手术治疗

尽管对保守治疗的疗效还存在一定的争议，保守治疗还是急性髌骨脱位的传统方法。多数文献建议制动后并进行合理的康复。然而，目前没有证据表明髌骨脱位后制动具有益处，并且制动和早期活动的结果大体一致。而且，制动的时间与疗效间无明显的相关性。

非创伤性髌骨不稳可以尝试进行非手术治疗缓解症状。主要是通过对症治疗、理疗、外固定和功能锻炼等方式，进行股四头肌的牵引、肌力的平衡和本体感觉的训练。病程较长的患者，需要通过理疗和手法松解髌骨外侧支持带、髂胫束、腘绳肌、跟腱等挛缩的软组织。外固定可以选择护具和粘胶带，主要目的是改变髌股关节面的接触区域，避免关节运动中对损伤部位的进一步磨损；另外还可以对抗股外侧肌牵拉髌骨向外侧移位的异常应力。股四头肌内侧头的力量训练，是康复训练的重要环节，应着重加强股内侧肌的肌力，并恢复股四头肌收缩的同步性。在功能锻炼中应根据软骨损伤部位，决定训练时膝关节的屈伸范围；避开引起疼痛的角度，以尽量减少损伤部位的载荷。由于非手术治疗存在较高的复发率，对于创伤性髌骨脱位的手术治疗已引起越来越多的关注。

（二）开放手术矫形

随着技术的发展以及非手术治疗复发率高，越来越多的学者建议手术治疗。手术治疗髌骨不稳的相对指征包括：保守治疗的失败，骨软骨的骨折（游离体），复发性不稳，以及 Merchant 位 X 线片显示复位后仍然存在明显的排列紊乱。

髌骨重排术有近端重排列和远端重排列术。对有严重的排列紊乱，复发性不稳，Q 角过大，或先前行近端软组织重排失败的患者需要进行远端骨性重排手术。近端重排列纠正髌骨侧方移位，如松解外侧支持带、紧缩内侧支持带、内侧髌股韧带修复重建和股四头肌内侧头的加强术等。

远端重排列可以纠正髌骨在三维空间的异常对位，有髌韧带内移、胫骨结节前内移、髌韧带紧缩术等。上述手术方式可以通过改变力线，减少髌骨的移位趋势达到治疗的目的。髌骨重排术多是根据纠正 Q 角的异常而设计的；但应注意的是，Q 角是正常存在的解剖特征，应避免 Q 角的矫枉过正，造成髌股关节运动轨迹的异常，导致手术失败。陈世益等已经证明，髌骨重排术的治疗机制，是通过改变髌股关节面的习惯性接触区域，降低软骨损伤部位的摩擦挤压应力，从而缓解了疼痛的症状。

胫骨结节移位术是对成年患者伴有严重 Q 角以及明显的胫骨外旋或股骨前倾设计的。通过胫骨结节内移进行远端重排是合理的。当不稳合并有髌骨软骨损伤时，如 Fulkerson 描述的胫骨结节前内移可以在重排同时减轻髌骨生物力学负荷。

滑车截骨术很少应用，但在先前重排手术失败以及有滑车发育不良记录的病例中应该考虑。必须注意避免过度关注影像学上的滑车发育不良。尽管有些学者主张 X 线片表现的发育不良与脱位的危险性之间存在一定联系，但许多其他学者试图将影像学上的发育不良同习惯性脱位预后联系起来，均未能发现其明显的相关性。

滑车成形术指通过滑车沟的磨削加深，或通过截骨抬高外侧滑车崤来加深滑车，然而，鲜有文献报告其长期效果。从生物力学方面来考虑，这些操作增加了髌骨外侧面的接触力。最近研究表明，尽管加深了滑车的深度，但滑车成形术的临床疗效并不满意。

（三）关节镜微创治疗

选择手术治疗时，建议首先进行关节镜检查，既可以明确诊断，又可清理软骨游离体或骨软骨骨折。关节镜检查可通过膝前和髌上外侧入口，观察髌股关节形态和匹配性，判断是否有股骨滑车发育不良、观察髌股关节软骨是否损伤和髌骨内侧韧带损伤的部位。

急性创伤或亚急性损伤局部有明显出血，慢性期可见损伤局部含铁血黄素沉着或瘢痕形成。进一步在屈伸膝关节过程中，推挤髌骨并观察髌骨活动轨迹和髌股关节的动态匹配关系，髌骨不稳者，膝屈曲30°～45°时髌骨明显向外侧移位，骑跨于股骨外髁，或者完全脱位。关节镜下常规检查和处理膝关节内半月板、关节软骨损伤。对于症状轻者，可采用内侧支持带紧缩。严重病例或紧缩失败者，可采用内侧髌股韧带重建。内侧髌股韧带松弛伴有严重复发性不稳的病例，可考虑重建内侧髌股韧带。

髌骨发育畸形，慢性非创伤性髌骨不稳者，如果Q角<20°，并且内侧髌股韧带完整，可选用近端内侧支持带皱缩，合并外侧支持带挛缩者可行松解术。对于骨骼发育未成熟的患者，不论其发育不良的严重程度，均建议采用软组织手术而不是骨性手术以避免损害生长板。

当选择手术治疗髌骨不稳时，大多数学者建议进行近端软组织重排，进行内侧髌股韧带的修复与重建。复杂的手术例如Insall描述的广泛的切开重建已经被摒弃，通过微创直接解剖修复内侧支持带和髌骨内侧韧带的方法，现已成为更好的修复方法。关节镜下辅助重建髌骨内侧韧带是最常用的技术。

急性髌骨脱位保守治疗的效果不佳，再脱位发生率达20%～40%，常持续存在髌骨不稳的症状或再脱位。急性髌骨脱位如未经有效治疗，可发展成习惯性髌骨脱位，又称为慢性髌骨不稳。对于有髌股关节不稳症状的患者应及时治疗，否则病人可能变得恐惧和害怕使用患膝，复发性脱位可使关节软骨严重受损。

创伤性髌骨不稳的治疗是修复创伤导致的结构损伤，而非创伤性髌骨不稳的治疗可能需要采用胫骨结节截骨术，极少数情况下还需要行滑车截骨术。我们认为创伤性髌骨不稳病例，即使在解剖上存在各种髌骨脱位的因素，不要过于积极地、激进的矫正其先天发育中的解剖缺陷，以免手术创伤过大而影响手术效果。通过术前查体、MRI、关节镜检，综合判断内侧髌股韧带损伤部位，根据损伤部位不同决定重建方式。随着关节镜微创外科技术的进展，对本病的诊断和治疗提供了良好的空间。

1.关节镜下外侧髌骨支持带松解　自然状态下，膝关节伸直位，髌骨向外骑跨，在此位置观察尚不能确定髌骨是半脱位还是向外骑跨。膝关节从完全伸直到屈曲30°～40°时，髌骨进入滑车沟，此时髌骨应居中，髌股关节匹配良好。在此位置髌骨持续外倾或外侧关节面越过股骨外髁缘，提示为髌股关节运动轨迹不正常。髌骨软骨面与股骨外髁摩擦，滑车关节面有不同程度的软骨磨损。

外侧支持带松解的适应证：临床上发现有明显的髌骨运动轨迹或动力学异常者；髌股关节X线片显示髌骨向外骑跨或倾斜，提示外侧髌骨运动轨迹异常；髌骨向外侧半脱位或脱位。

对髌骨不稳伴有髌骨过度活动，或 Q 角过大、接近或超过 20° 的患者，在做外侧松解的同时做力线调整术。

经标准的前外侧入口插入 30° 关节镜，经上或下入口均能很好地观察髌股关节，交替向上和向下旋转镜头，观察髌骨和股骨远端滑车沟的关节面。有脱位伴关节内出血者，关节囊上有黄褐色的含铁血黄色沉着，关节内有软骨碎片游离。髌股关节运动轨迹向外位移，屈膝活动时髌骨向外侧移位、倾斜半脱位。

做外侧支持带松解前，应进行全面系统的检查膝关节以发现是否存在其他病变，修整髌股关节面严重软化的部位。用拇指和示指活动髌骨以观察整个髌股关节面。经上入口能更好地动态观察髌骨的轨迹及髌股关节。完成关节镜检查和软骨成形部位的切削后，从关节内取出关节镜器械，排空灌洗液。触摸股外侧肌腱的下缘，在髌骨上极用 18 号腰穿针在股外侧肌腱在髌骨的止点处做标记。如不能触及股外侧肌腱的边缘，可简单地在髌骨外上角插针。

在皮下组织与关节囊外，采用关节镜监视下等离子刀潜行松解挛缩、紧张的外侧髌骨支持带，视野清楚，松解准确，保持关节囊的完整性，避免关节内粘连。外侧髌骨支持带有助于恢复髌股关节的正常运动轨迹，解除外侧髌股关节的压力，避免外侧髌股关节软骨磨损。同时，关节镜下可观察和处理关节软骨损伤情况，取出脱落的软骨碎片和游离体，修整髌股关节软骨创面，避免剥脱的软骨碎片造成关节内交锁症状。

早期的文献报告主张外侧支持带松解主要用于髌骨不稳定。Schonholtz 等报告了 35 例经外侧小切口做外侧支持带松解术的情况，其中 22 膝平均随访了 4 年。术前诊断有髌骨脱位史 8 膝、有复发性髌骨半脱位史 7 膝、有髌骨痛但没有髌骨不稳定 7 膝。外侧支持带松解后，有髌骨脱位或半脱位的 67% 得到了改善，有髌骨痛但无不稳的 7 例中仅有 1 例获得满意的结果。Sherman 等报告了 45 例有复发性髌骨半脱位或脱位史的患者，关节镜下行外侧松解术。平均随访 28 个月，11.1% 的膝获得极好效果，64.4% 的有症状改善，24.5% 的效果差。复发性脱位较半脱位效果差。Aglietti 等报告了 45 例关节镜下外侧松解术，平均随访 4 年，因髌骨痛而接受手术的患者中 60% 获得了满意结果，伴有不稳定的患者中 68.5% 获得了满意结果。疼痛组预后不理想的因素是由于松解不完全所致髌股关节运动轨迹不到位。Kolowich 等总结了 117 例外侧松解的结果，认为术前诊断为外侧髌骨压迫综合征者结果最好，髌骨不稳定的手术结果无法预测。髌股关节不稳的常见原因有外侧髌骨支持带和关节囊紧张、髂胫束和股二头肌挛缩，在临床上我们发现多数髌骨不稳的患者，除了有外侧髌骨支持韧带紧张外，膝内侧髌骨支持带松弛和股内侧肌斜头的力量低下是常见的原因。因此，调整髌骨支持带的平衡具有重要的价值。

在关节镜下用等离子刀切开滑膜、关节囊和支持带结构，向近侧切到股外侧肌纤维处，等离子刀可使小血管和膝外上血管达到止血目的，可减少术后出血并发症。经外上或前内入口插入关节镜，先将等离子刀插入前外入口，在关节镜引导下从髌骨外上角向下延伸到髌腱外缘扩展部，将滑膜和外侧支持带切开。有时等离子刀必须在内上或外上入口才能完成最下部分的松解。松解时可沿股外侧肌腱外缘向近侧延伸。也可在髌骨外侧缘切开 5mm 置入关节镜穿刺锥，沿髌骨支持带与皮下组织之间插入关节镜和等离子刀，潜行松解髌骨外侧缘的髌骨支持带。向近侧和远侧完成松解后，膝关节完全伸直，用拇指和示指抓住髌骨，使它与滑车表面成 90° 倾斜。如髌骨不能倾斜，应仔细查看松解情况，可进一步松解。

手术松解成功的最佳标准是没有髌骨被动倾斜，髌骨向内侧和外侧滑动 2/4 或更少，屈膝 90° 时结节 - 沟角正常。松解完成后，关节镜监视下动态观察髌骨的运动轨迹情况，如果仍有不稳和向外脱位的倾向，则应进行内侧髌股韧带重建术。

2. 肌腱游离移植重建内侧髌股韧带　临床上发现单纯的外侧髌骨支持带松解术后，多数病例在屈膝活动时髌骨仍有向外倾斜和不稳的表现，其原因是髌内侧支持带松弛，缺乏牵制髌骨向外位移的力量。因此，内侧髌骨支持带重建，增加牵制向外位移的力量，维持其稳定性具有重要的作用。传统的方法多采用开放手术，肌肉附着点移位来增加内侧的力量，手术创伤大，疗效不甚满意。我们采用半腱肌腱游离移植，重建内侧髌骨支持带取得了满意的疗效。

取自体半腱肌肌腱游离移植作为内侧髌骨支持带重建材料。肌腱在髌骨的固定方法有三种：髌骨横行双隧道法 U 型固定法、髌骨缘钻孔缝线缝合捆绑固定法和金属锚钉缝合固定法。

（1）髌骨横行双隧道 U 型固定法：采用直径 3.0mm 的钻头与髌骨的横轴平行钻 2 个孔，间距 5mm，取自体半腱肌腱游离移植，两端编织缝合，从髌骨的内侧骨孔穿到髌骨外侧缘，再从另一个骨孔的外侧缘牵入骨道，肌腱游离移植呈 U 形或半环形将髌骨牵向内侧，肌腱尾通过皮下隧道于深筋膜层引至股骨内髁，以可吸收界面螺钉固定。

（2）髌骨内缘垂直钻孔缝合捆绑固定法：小切口切开皮肤，暴露髌骨内缘，采用直径 1mm 粗的克氏针于髌骨内缘钻 3 ~ 4 个孔，孔间距 5mm，距髌骨内缘 5mm，每个骨孔中分别穿过 1 股爱惜邦 2 号不可吸收线，将肌腱分别缝合打结固定。肌腱尾端通过皮下隧道于深筋膜层引至股骨内髁，可吸收界面螺钉固定于股骨髁隧道。

（3）金属锚钉固定法：常规显露髌骨内缘，于 MPFL 的正常髌骨止点处选取进钉点，间距 2cm，进钉方向平行于髌骨横轴，置入缝合锚钉。将取好的自体半腱肌肌腱两端编织缝合后，中段附着于髌骨内缘，将锚钉尾线分别打结固定。肌腱尾通过皮下隧道于深筋膜层引至股骨内髁，以可吸收界面螺钉固定。

股骨端肌腱固定方法是在股骨内收肌结节处打入导针，6mm 空芯钻钻入股骨髁 25mm 将肌腱端编织缝合线经膝内侧皮下组织与关节囊之间牵引到股骨内髁隧道内，从股骨外髁穿出，助手牵拉缝线，调整其张力，在关节镜监视下观察髌骨的运动轨迹情况，然后用可吸收界面螺钉固定肌腱于股骨内髁骨隧道内。

（四）术后康复治疗

（1）术后膝关节内置入负压吸引管，引流液体少于 50ml/24 小时可以拔出。

（2）术后在髌骨外侧及大腿远端的上外侧部分，放一个厚半月形的橡胶海绵垫作为膝外上压力垫，以便压迫减少松解术后出血。一周后支具解锁使患者开始一定范围内的活动训练，但支具继续应用 3 ~ 4 周直到股四头肌肌力恢复。患者在 4 周内不允许屈曲超过 90°，但可以在支具的保护下负重。

（3）术后膝关节冷敷 24 小时，以便止血、止痛。

（4）膝关节制动 48 小时后开始轻柔的活动和功能练习，早期活动可防止粘连。

（5）鼓励进行股四头肌等长收缩锻炼，如能耐受则可以允许负重活动。

（6）术后复查膝关节正侧位及髌骨轴位 X 线片，观察髌骨的复位情况。

如何将游离移植肌腱固定在髌骨缘和股骨内髁是一个十分重要的环节。我们先后设计并应用了三种不同的髌骨侧肌腱固定方法。肌腱髌骨双隧道 U 型半环固定法，本方法固定牢靠、费用低廉。但是，髌骨钻孔后，可降低髌骨的强度，有发生髌骨骨折的危险，本组 1 例髌骨发育不良的患者，术后锻炼时发生髌骨隧道孔处骨折，经再手术没造成严重的不良后果。因此，双隧道法不适合于髌骨发育不良的患者。髌骨内缘植入钛合金锚钉固定肌腱法，手术操作简便，创伤小，对骨质干扰少，固定牢靠，适合于髌骨发育不良的患者。但是，钛合金缝线锚钉价格昂贵，增加医疗费用，金属锚钉将永久存留体内是其缺点。我们设计的髌骨内缘垂直钻孔，爱惜邦缝线捆绑肌腱固定法手术创伤小、固定确切、无异物存留和节约成本费用等优点，收到了良好的效果。生物力学试验证明，缝线捆绑固定法固定后髌骨侧抗拉强度平均 230N 时出现远端和（或）近端骨道切割，平均 285.8N 时所有缝线切出骨道或造成髌骨内缘骨折，移植肌腱完全游离。而同时所测得的国人正常 MPFL 平均最大抗拉强度为 150.5N。由此可见，此方法可以满足髌骨稳定的生理需要，值得推广应用。Schottle 也报道了使用金属锚钉固定自体半腱肌肌腱进行 MPFL 重建的方法。不同点在于他的方法中，他以咬骨钳咬除了髌骨内缘移植肌腱的接触位置的骨皮质，形成粗糙骨面。他认为这样可能会增加腱骨愈合率。在他的研究中有 12 例（15 膝）患者，均以此方法进行 MPFL 重建，术后平均随访 47 个月。有一例患者术后报告了双侧的再脱位，但临床物理检查无阳性体征。所有患者术后功能评分有显著提高。轻度的股骨滑车发育不良对预后没有影响。他认为以自体半腱肌肌腱重建 MPFL 的手术方法是成功的，可以有效地恢复髌骨稳定性，且不会发生髌骨后疼痛以高接触力等并发症。我们在临床实践中未去除髌骨皮质骨，因为生物力学实验证实失去皮质骨会影响锚钉的固定强度。同时 Schottle 没有给出去除皮质骨能增加肌骨愈合率的客观证据。

总之，关节镜下手术，可准确评估关节软骨损伤的部位、范围和程度并对软骨损伤进行微创治疗；关节镜下外侧髌骨支持带潜行松解创伤小，有助于保持关节囊的完整性，防止关节内粘连；肌腱游离移植内侧髌股韧带重建，关节镜下平衡调整术，可有效调控髌骨的运动轨迹，避免盲目性，防止矫枉过正或不足。同时，现有任何一种术式均不能解决所有不同病因引起的髌股关节不稳。单纯的软组织手术对于伴有严重的股骨外髁发育不良或 Q 角明显增大病例是否同样有效，还有待于进一步研究、观察。笔者建议手术者根据患者的具体情况制定具体的治疗方案，选择合理的术式或联用几种术式，以获得最佳的临床疗效。

第二节 膝关节内侧与后内侧副韧带损伤

一、膝关节内侧结构的解剖

内侧副韧带（MCL）由内侧副韧带浅层（sMCL）和内侧副韧带深层（dMCL）构成，内侧副韧带浅层起自股骨内收肌结节前下方，纤维呈纵向平行下行，止于关节线下6～8mm胫骨骨膜。内侧副韧带深层（dMCL）起于sMCL股骨附着部下方，与内侧半月板周缘相附着，止于关节线下胫骨平台内侧缘。sMCL纵向平行纤维的后方，深、浅两层融合，对此结构有不同的认识。Warren和Marshall将此部分统称为"后内侧关节囊"（postero medial capsule，PMC），而Hughston和Eilers认为此部分有着明确的纤维走向，是一种独立的韧带，称之为后斜韧带。PMC在股骨上的附着部较宽大，由sMCL的后方跨越股骨内侧髁后侧凸起，伸膝位股骨髁撑顶PMC，并将其拉紧，限制胫骨后移和内旋。屈膝时PMC松弛，深度屈膝位时该结构移至sMCL后缘的深部。在关节线远侧，PMC纤维向后下行走，附着于内侧副韧带浅层后侧。总之，这部分纤维的走向，在膝关节完全伸直位即被拉紧，而在屈膝位时松弛。

Robinson等将膝关节后内侧韧带结构统称为后内侧角（postero medial corner，PMC）或称内侧副韧带复合体，包括sMCL、dMCL和PMC（后内侧关节囊）三部分。后斜韧带为关节囊后部的增厚部分，此结构的近端附着于股骨内收肌结节，远端附着于胫骨后部。此韧带亦是关节囊的一部分，附着在半月板后部的纤维缘。腓肠肌是最强有力的小腿肌肉，跨越膝的后部，与后关节囊紧密相连，止于股骨内、外髁的后部。腘肌起于胫骨后上方，呈三角形，上行变成腱性围绕膝关节的后外侧，止于关节缘股骨外髁沟。腘肌有三个起点，主要部分起自股骨外侧髁，其他起点起自腓骨（腘腓韧带）和外侧半月板后角。股骨和腓骨的起点形成斜Y形韧带（弓形韧带）的臂，各臂通过关节囊和半月板的起点连接在一起。腘肌在屈膝开始阶段主要是内旋胫骨，同时在屈膝时可将半月板回拉。它还提供股骨在胫骨上的稳定性，并协助后交叉韧带阻止股骨向前脱位。

半膜肌是膝关节后侧和后内侧重要的稳定结构。半膜肌的远端有五条扩张部，牢固地和内侧半月板的后角连接。腘斜韧带，自半膜肌在胫骨后内侧的止点斜向外上到腓肠肌外侧头止点，它是膝后部的一个重要稳定结构，半膜肌收缩时可拉紧此韧带。当向内、向前牵拉腘斜韧带时，可使膝后部关节囊紧张。在手术修复时，可用此方法拉紧膝后内侧角的关节囊。另一条腱附着于后部关节囊和内侧半月板后角，在屈膝时此腱滑动可拉紧后关节囊，并将内侧半月板拉向后方。半膜肌的浅头或深头沿着胫骨髁的扩张部继续向内，止于关节间隙远侧的浅层胫侧副韧带之深面。半膜肌的直头附着于关节间隙下方胫骨内髁后部的结节上。这一腱性附着部为后内侧关节囊修复提供了牢固的缝合点。半膜肌的远侧部分继续行向远端，在腘肌上方形成一纤维扩张部，与胫骨内侧骨膜融合，从功能上看，它是膝关节的屈肌和胫骨的内旋肌。半膜肌收缩时，可拉紧后部关节囊和关节囊的后内侧结构，从而为关节提供重要的稳定性。

研究获得MCL的强度数据不等，Kennedy等报告MCL强度为665N，Marinozzi等报道为465N，Trent等报道为516N，以上数据均是测定的整个后内侧结构。Robinson等分别对后内侧结构进行力学测试，dMCL 平均拉长 7mm 时断裂，其强度为 194N；sMCL 平均拉长 10.2mm 时断裂，强度为 534N；PMC 平均拉长 12.0mm 后断裂，强度为 425N。这显示平均 77 岁人的标本后内侧结构的总强度超过 1KN，要比以前想象的强度要高，高于同年龄段 ACL 的强度。

二、后内侧结构的功能

（一）限制胫骨后移

Ritchie 等发现若切断 PCL 屈膝 90° 位的条件下，胫骨保持内旋位，胫骨后移减少，切断后内侧关节囊可造成胫骨移位增加 4.1 ~ 4.5mm，若进一步切断 sMCL 则使胫骨移位增加 20.3mm。因此，sMCL 似乎是 PCL 缺失屈膝位情况下最重要的限制胫骨后移结构。膝关节伸直位，PMC 拉紧，限制胫骨后移。无论 PCL 完整或断裂，后内侧结构在胫骨内旋位对阻止胫骨后移均具有重要作用。Robinson 等发现在伸膝位胫骨内旋，PMC 抵抗 150N 后抽屉试验应力的 42%。

（二）限制胫骨内外旋转

PMC 和 sMCL 在膝关节完整的情况下是限制胫骨内旋的重要结构，伸膝位切断 sMCL 和 dMCL 对胫骨内旋稳定性无显著影响，但切断 PMC 胫骨内旋增加 8° ~ 23°。当屈膝 30° 以上时，PMC 抵抗胫骨内旋的作用减弱，而 sMCL 的作用增强，成为主要的限制胫骨内旋的结构，屈膝 60° ~ 90° 时，单纯切断 sMCL 胫骨内旋增加 7°。总之，伸膝位或接近伸膝位时 PMC 是限制胫骨内旋主要结构，而屈膝位 sMCL 是限制胫骨内旋的主要结构。

dMCL 和 sMCL 在正常膝关节均具抵抗胫骨外旋的作用，dMCL 在深度屈膝时作用更明显，虽然 dMCL 并不是内侧韧带复合体最强壮的部分，但由于它所处的位置深在，长度较短，故在外旋应力的作用下，它的张力快速升高。sMCL 在伸屈范围内均具有限制外旋的重要作用。而 PMC 的纤维走行在胫骨外旋位是松弛的，故不能限制胫骨外旋。Pritsch 等发现切断 MCL 可以导致与 PLC 损伤类似的胫骨外旋异常增加，故在临床检查时应注意内、外翻应力试验，以区别两种损伤的情况。

（三）限制胫骨外翻

Mains 等分别切断 sMCL、dMCL、PMC，施加 3.5Nm 的外翻力矩后测定松弛度，切断 sMCL，膝关节 0° 位时外翻张开 2.5°，屈膝 20° ~ 25° 时为张开 5°，屈膝 45° 时为 4°；切断 dMCL，在屈膝 45° 时也造成 4° 外翻，松弛度增加。sMCL 被认为是外翻稳定的主要结构，而 dMCL 相对作用较小。PMC 于膝关节过伸位发挥抵抗膝外翻的作用，但其作用大小并未测定。Nielsen 等发现屈膝 60° 位膝外翻松弛度最大，切断 MCL 外翻松弛度增加 2°，进一步切断 PMC 松弛度增加至 9°，再进一步切断 ACL 松弛度增加至 24°，但 Nielsen 的研究并未分析各结构的作用大小。Grood 等发现屈膝 25° 位，内侧胫股关节间隙张开 6mm 时，MCL 是限制外翻的主要结构，抵抗负荷的 78%，但没有分别测定 dMCL 和 sMCL。他们注意到屈膝 25° 位时 PMC 松弛，其限制膝外翻的作用仅占 4%，在屈膝 5° 位时，PMC 开始拉紧，其作用增加至 18%。ACL、PCL 和后关节囊是膝外翻稳定的次要结构。

sMCL 的纵向平行纤维在整个膝关节伸屈活动弧都是限制膝外翻的主要结构。此结构损伤后，伸膝位出现 3° 外翻增加，而屈膝 30° 位表现为 5° 的增加，这与临床检查所见相符合。在屈膝 30° 位更易发现 sMCL 损伤，因为在伸膝位后关节囊拉紧，不容易检查出外翻松弛。dMCL 对外翻稳定性的作用较小，屈膝 15° ~ 90° 时，大约为 3°。尽管在整个膝关节伸曲范围内，sMCL 是主要的限制膝外翻的结构，但 PMC 在伸膝位对外翻稳定性有重要作用。完全伸膝时 PMC 抵抗 29% 的外翻力矩，屈膝 30° 时减少为14%，屈膝 90° 时小于 5%。与尸体切断研究不同，临床上所见的病例很少是单纯某一个结构的损伤。即便是仅一个主要韧带束断裂，其他相关结构也会受到不可逆的牵拉而松弛，这意味着临床检查会见到更明显的不稳定。

三、后内侧结构损伤的治疗

（一）后内侧结构缝合修复术

患者仰卧位，髋关节外旋，屈膝 30 度。切口起自股骨内上髁后缘，向下垂至于内侧胫骨平台纵行切开，直至 MCL 胫骨止点。分离皮下组织直至缝匠肌筋膜，纵行切开缝匠肌，用缝线牵引，留待以后缝合。暴露后内侧关节囊，辨认浅层 MCL 后缘和深层MCL 的半月板股骨部分和胫骨部分，确定有无损伤。分别将后斜韧带的近端止点和远端止点向前移，用带线锚钉固定于股骨和胫骨的骨粗糙面上。固定之前伸屈膝关节，观察韧带是否等长。将其余部分缝合于完整的 MCL 上。两端止点的距离可比原先距离稍稍增大，以保持韧带的张力。进行屈膝 30 度时外翻应力试验和前内侧抽屉试验，检查后内侧角的稳定性，如果仍残留不稳，将半膜肌腱关节囊与后斜韧带缝合。也可将后侧关节囊绕过后内侧角向前、向内侧推移，使其覆盖于内侧关节囊上，在屈膝状态下将内侧关节囊和后内侧关节囊边缘重叠缝合，以加强该区域的稳定性。

对于膝关节后内侧结构损伤者，可以采用缝合锚钉固定于股骨内髁附着点，然后将撕脱的组织端缝合固定在附着处。

（二）Bosworth 自体肌腱重建术

首先在鹅足分离出半腱肌腱，用取腱器切取近端肌腱并游离，远端止点仍保持完整，将肌腱自前向后绕过固定于股骨内上髁的螺钉。再向远端走行，缝合于胫骨后内侧角。可借助克氏针来定位内上髁，并屈伸膝关节来确定是否为等长固定点。也可采用阔筋膜进行自体重建，把阔筋膜自膝关节的外侧经后方骨孔穿过，在膝关节的内侧穿出，向上到达股骨内上髁，绕过栓桩，然后向远端走行到达 MCL 胫骨附着处。

（三）鹅足移位术

Slucom 将鹅足移位作为膝关节慢性内侧韧带松弛重建的最后步骤，尤其是当存在前内侧旋转不稳时，这一手术显得更为重要。将鹅足远端止点的 2/3 联合止点剥下，向上翻转，缝合在髌腱内缘和股骨内髁的下方，使其变为水平走行，从而并增强对胫骨内旋的影响。除了能更好地抵御胫骨外旋，增加膝关节前内侧稳定之外，鹅足在胫骨干骺端的走行还能对抗膝关节的前移和外翻。他认为此手术方法可提供动力性外翻、前向及旋转稳定性，并可加强内侧重建。采用此手术的先决条件是后关节囊和后交叉韧带完整，且外侧结构正常。任何后方和外侧不稳，都会加重移位。由于鹅足移位术是一种动力性修复手术，在术后进行体检时，可能仍会存在 MCL 松弛的体征，因此评定手术效果时，应以功能改善为主要依据。

（四）同种异体肌腱移植重建 MCL

将异体肌腱上的骨块用螺钉固定到股骨内侧髁上，肌腱沿 MCL 排列并将之缝合到 MCL 前缘，把肌腱的胫骨侧附着于鹅足深层的胫骨止点远端，用带齿垫螺钉或 U 型钉将其固定于骨粗糙面上。肌腱后面部分呈扇形缝到后方关节囊，这样呈楔形重建 MCL。固定前应全范围活动膝关节以确定移植的肌腱是否等长固定。如果还存在轻微松弛，可再用缝线重叠缝合，紧缩韧带。将后内侧关节囊和后斜韧带缝到紧缩的韧带的后缘。对于患肢膝关节严重外翻畸形的病例，由于在行走时膝关节受到强大的外翻应力，勉强进行韧带重建往往会导致手术失败，此时应首先行内 / 外截骨矫形术，待下肢正常力线恢复后，再进行侧副韧带的重建手术。

重建术后膝关节固定于伸膝位，但膝关节宜早期伸屈活动，这样可防止膝关节术后粘连，并促进韧带愈合，但必须避免膝关节外翻应力。术后 6 周内不能负重。术后 7 至 10 周逐步负重。术后 10 周可去除支具，弃拐行走，开始进行闭链肌力练习。待关节活动度、肌力、本体感觉恢复至正常侧的 90% 以上，可参加重体力劳动和对抗性体育活动。一般恢复正常运动需在术后 9 ~ 12 个月。对于多条韧带复合性损伤重建的病例，可能会有 10° ~ 15° 的关节活动度丧失，但通常不表现出明显的功能异常。

第三节 膝关节骨关节炎

一、概述

膝关节骨关节炎是骨关节炎中最为常见的一种，也是关节炎最为常见的形式，约有 1/3 的老年人会罹患此病，是一种关节软骨的退行性变。美国风湿病协会将膝关节骨关节炎定义为：膝关节疼痛伴影像学上骨赘形成，或膝关节疼痛，大于 40 岁，晨僵小于 30 分钟。它与髋关节骨关节炎一样，都能造成患者不同程度疼痛下肢功能障碍。

二、流行病学

随着人口老龄化，骨关节炎的发病将继续增加。据估计，在美国，到 2020 年时，将有 6 千万人罹患骨关节炎。膝关节骨关节炎在不同种族之间发病存在差异，美籍非洲裔妇女的体重相对较大，也具有更高的膝关节骨关节炎发病率。经常从事负重、跪姿工作或蹲位工作者膝关节骨关节炎发病率可以达到正常人的两倍。职业运动员的发病率亦高于一般体育运动者。

三、病理生理机制

与膝关节骨关节炎发病相关的因素包括：年龄、遗传倾向、高体重指数和女性，其中年龄是最主要的危险因素。

最初的导致膝关节骨关节炎的力学或生物化学危险因素可引起软骨受损、缺损，而局部重复性的损伤如机械应力、肥胖或重复性、累积性损伤，积累到一定时候最终导致关节软骨发生退变。详见本章第一节病理生理学部分。

骨关节炎进展至一定时期后，出现关节不稳，或既往损伤已经导致关节不稳存在时，将导致出现关节内翻畸形，或外翻畸形，一侧软组织、韧带松弛、另一侧挛缩。

关节周围的神经系统在膝关节正常功能维护中发挥重要作用。当出现膝关节骨关节炎时，通过神经反馈机制，可以产生疼痛进而保护关节，避免进一步受到危险因素的作用。当发生骨关节炎时，神经系统功能会发生小的改变，这种小的改变可能是骨关节炎的启动或促进因素。

四、临床表现

疼痛、肿胀、僵硬、畸形和功能丧失是膝关节骨关节炎最显著的临床表现。疼痛与活动有关，逐渐加重，后期出现关节畸形、功能受限，静息痛见于严重的骨关节炎患者。晨僵现象很常见，时间较短，凭此点与类风湿关节炎等鉴别。关节周围滑囊炎和肌腱炎等常见，并可有肌肉萎缩无力。

膝内翻畸形常出现于晚期膝关节骨关节炎患者。疼痛、僵硬进一步限制膝关节伸、屈活动，导致软组织挛缩、膝关节屈曲畸形。关节积液或滑膜炎相关的肿胀可以间歇或者持续存在。关节内存在游离体时可出现关节交锁。部分病例可能存在关节不稳，内、外应力试验可阳性。

五、相关检查

X 线检查：膝关节 X 线片包括负重位前后位、侧位片，髌骨轴位片。前后位片观察软组织有无异常及内、外翻畸形、关节间隙改变、骨赘及软骨下骨改变（硬化、囊性变）；侧位片除观察以上改变外，还应注意髌骨位置（高位、低位、正常）以及股骨髁是否存在畸形；包括髋、膝、踝关节的下肢负重位全长片，用于评估下肢力线、截骨矫形前或膝关节置换前畸形及矫正评估、计划。

典型的膝关节骨关节炎在 X 线片上可见关节边缘骨赘、关节间隙非对称性狭窄、软骨下骨硬化及囊性变。膝关节骨关节炎患者症状与影像学改变的程度常不一致。

根据病情不同阶段影像学表现，不同的学者将膝关节骨关节炎 X 线影像表现采用不同的分级，以表示病情进展的严重程度。

六、诊断

当年龄在 40 岁以上，膝关节出现疼痛、晨僵，活动后出现疼痛或加重，休息后缓解或消失，无明显红、肿时，应考虑诊断膝关节骨关节炎。膝关节骨关节炎诊断按美国风湿病学会（ARC）1986 年修订的诊断标准诊断。

七、鉴别诊断

膝关节骨关节炎应与类风湿关节炎、Charcot 关节、膝关节结核等疾病鉴别。此外，膝关节有腰 3、4 神经根支配。当这 2 个神经受到刺激时可出现类似膝关节骨关节炎疼痛。但神经性疼痛为烧灼样，神经牵拉试验阳性，同时伴有运动和反射异常。其他膝关节周围肌腱炎、滑囊炎也可出现局部疼痛，但这种情况下局部有压痛、或肿胀，且疼痛为自限性。此外，还应与股骨髁、胫骨平台骨坏死、肿瘤鉴别，骨坏死、肿瘤疼痛通常为持续性、夜间静息痛，与活动无关。

八、治疗

（一）非手术治疗

预防及一般性治疗药物治疗同其他部位关节骨关节炎。

（二）手术治疗

非手术治疗无效、不能缓解疼痛、畸形，影响膝关节功能时，则选择手术治疗。手术方式包括关节镜手术、截骨术和膝关节置换术。

1. 关节镜　关节镜手术的适应证是关节内游离体导致关节机械性交锁症状；髌骨向外倾斜导致膝前痛。关节镜手术对于存在明显关节畸形、既往有膝关节手术史、关节间隙变窄的晚期膝关节骨关节炎和静息性疼痛者效果差或无效。通过关节镜可清除关节内游离体、可在关节镜下行外侧软组织松解纠正髌骨倾斜。

2. 截骨术　膝关节周围截骨术的指征是年龄小于 50 岁，膝关节存在内、外翻畸形的单间室膝关节骨关节炎，关节活动正常或接近于正常、关节屈曲度不小于 90°，截骨前对侧关节间室应正常，无关节不稳。股骨或胫骨截骨术的主要目的是通过截骨纠正 5°～7° 胫股关节不正常的力线关系，并使其恢复至正常生理外翻。常采用的截骨方式：胫骨高位截骨术和股骨远端截骨术。禁忌证包括：膝关节屈曲挛缩 ≥ 100°，胫股关节半脱位在 1cm 以上。

3. 膝关节置换术　膝关节置换包括单髁置换和全膝关节置换。膝关节置换术的指征包括是疼痛明显，严重影响患者休息、生活、工作，经非手术治疗无效，影像学上膝关节关节面大部分破坏。膝关节置换的目的是解除关节疼痛、重建关节功能。

（1）膝关节单髁置换术：单髁置换适应证是膝关节单间室骨关节炎（常为内侧间室），影像学检查提示对侧间室正常且髌股关节未受累，术前至少有 90° 的活动度，屈曲挛缩小于 5°，内翻畸形小于 15°，外翻畸形小于 15°；交叉韧带完整、无膝关节半脱位。髌骨关节疼痛是相对禁忌证，对侧关节间室存在明显骨关节炎病变是绝对禁忌证。

（2）全膝关节置换术：全膝关节置换术指征是晚期膝关节骨关节炎经严格保守治疗无效，关节疼痛、畸形，严重影响患者日常生活、工作。禁忌证同全髋关节置换术。

4. 膝关节融合术　适应证是全膝关节置换术失败的补救、各种原因无法进行膝关节骨结构重建、伸膝装置破坏无法接受进行全膝关节置换，关节感染。

第四节　后交叉韧带损伤的重建

一、后交叉韧带对膝关节稳定作用

膝关节胫骨和股骨关节面匹配度小，稳定机制复杂。稳定结构可分为静态稳定结构和动态稳定结构。主要的静态稳定结构包括：PCL、ACL、MSL、LCL、关节囊等，动态稳定结构由关节周围肌肉及其扩展部构成。

Burstein 认为：内外翻稳定机制发挥作用的先后顺序是：负荷导致内或外侧胫骨间室压力增加；反射性肌肉紧张；侧副韧带、ACL 及 PCL 紧张。膝关节后方稳定性主要由 PCL 及关节囊维持，PCL 提供 95% 的限制胫骨向后滑移的力，主要在膝关节屈曲时控制后方稳定性，过伸时则无此作用。

目前关于 PCL 及后外侧结构的生物力学研究，对它在不同运动和负荷下相互联系的认识不断提高。在膝关节屈曲过程中 PCL 对胫骨后移起到初级限制作用。除非合并关节后外侧角结构的复合损伤，单纯丧失 PCL 只会造成很小程度的胫骨旋转松弛和内翻角度的增大。PCL 和后外侧角复合结构损伤会在屈膝 90 度时明显增加胫骨内翻和外旋角度，但膝关节完全伸直时影响很小。若 PCL 完整后外侧结构损伤则在膝关节屈曲超过 45 度时胫骨内翻或旋转应力正好作用于 PCL。

PCL 与 ACL、内外侧半月板存在着解剖联系，并表现一定联系性。ACL 与内侧半月板前角相连，两半月板又有膝横韧带相连，板股韧带与外侧半月板后角相连，与 PCL 一起止于股骨内侧髁外面。PCL 与 ACL 及内、外侧半月板在膝关节内形成一 8 字稳定结构，以制导膝关节的旋转运动。

当小腿在膝关节屈曲位外旋时，PCL 与 ACL 分离，同时居于矢状面上并稍显松弛。外侧半月板移至胫骨平台前部，内侧半月板移至胫骨平台后部，此时胫骨稍离开股骨。当小腿内旋时，ACL 与 PCL 轴缘相贴并互相缠绕、变短，两半月板向相反方向移位，胫骨紧压于股骨髁上，内旋仅进行 10 度即受到限制。

解剖学膝关节属于屈成关节，但具有屈成关节和滑车关节两种特征是由一系列多轴心三维运动组成，包括：屈伸活动、旋转活动和侧方活动。

膝关节屈伸运动的横轴贯穿于股骨内、外髁，在膝关节线上方偏后，但具体位置并不恒定，横轴本身有一定的移动距离。膝关节屈伸时，在股骨髁上可以描绘出许多曲率半径的中心点，实际是不同屈曲角度下的横轴位置。曲率中心移动的轨迹，是横轴移动的距离和方向，在不同的屈伸角度描出的瞬时旋转中心可连成一个 J 形曲线。

股骨髁在矢状面上弧线长度是胫骨平台的 2 倍，膝关节屈伸活动是股骨髁在胫骨平台上滚动伴有滑动，从伸直位到屈曲 20 度以滚动为主，屈曲 20 度到完全屈曲以滑动为主。2 种运动形式的转变是逐渐产生的。在屈曲早期，滚动与滑动的比例为 1：2，屈曲终止时为 1：4。膝关节从完全伸直到屈曲 90 度，股骨内外髁与胫骨平台的接触点会逐渐从平台前方移到后方，但内外髁移动距离不同，根据体内荧光检查法测算的结果，外髁通常后移 14 ~ 19mm，而内髁后移距离不到 5mm。

造成内外髁位移距离差别的原因包括：①解剖学因素。股骨内外髁大小不等，内外侧胫骨平台形状不同，即内髁较大，弧线长度较长进而使股骨内、外髁相对于胫骨平台由滚动变为滑动并不同步；②韧带的制约作用不同。在屈膝过程中，PCL、ACL、MCL 始终有一部分纤维保持紧张，而 LCL 斜度大，在股骨髁移动时紧张较晚，屈膝时松弛故而膝关节伸直时旋转纵轴偏向内侧在伸直运动过程中股骨髁发生内旋；③内外踝受力不平衡，外旋肌力大于内旋肌力，ACL 位于旋转轴外侧，ACL 紧张可导致股骨髁外旋。在伸膝过程中，关节旋转活动的纵轴位于相对稳定的内侧髁，伸膝时纵轴前移。

旋转活动：屈膝时内外髁后移距离不同，导致股骨在胫骨上旋转，这种旋转运动为不随意运动，以股骨髁为参照，膝关节屈曲 90 度，可出现胫骨 20 度内旋，伸膝时伴有胫骨 20 度外旋。Palmer 认为胫骨外旋通过股骨外髁的前移使 ACL 松弛，PCL 受到牵拉，内旋时 PCL 松弛，ACL 受到牵拉。旋转活动参与了膝关节"扣锁"和"解锁"机制。

膝关节过伸位无侧方活动，伸膝时关节内外翻活动范围约 2 度，屈膝时约 8 度。侧方活动因人而异，但屈曲时不应超过 15 度。膝关节前后活动幅度较小，屈膝 45 度位前后活动范围约 3mm，膝关节其他位置前后活动范围均减小。

PCL 的功能主要是在屈膝过程中限制胫骨后移，维持膝关节的后直向稳定。单纯切断 PCL，屈曲位胫骨后移平均 9.6mm，伸直位为 1.2mm，可出现中立位及外旋位后抽屉试验阳性（即后外侧旋转不稳定）。选择性切断 PCL，后抽屉试验的移位增加，而前抽屉试验正常。膝关节伸直时旋转稳定性不变。Noyes 报告 PCL 张力占控制胫骨后移抵抗力的 89%。一般认为 PCL 限制胫骨后移，尤其在屈曲时这种作用更为重要。后交叉韧带主要通过限制胫骨后移、限制膝关节过伸、限制小腿内旋、限制膝关节内收和外展作用，达到稳定膝关节、保持旋转轴的作用。

限制膝关节过伸：Kennedy 在实验中发现膝关节过伸 30 度时可导致 PCL 断裂，该作者认为，在对抗过伸的静力结构中，首先是关节囊，其次是后交叉韧带，然后是前交叉韧带。也有人认 PCL 仅在 ACL 断裂后才起到阻止过伸作用。只有切断 ACL 后 PCL 才有对抗后伸的作用。限制膝过伸以 ACL 为主，PCL 居次要地位。

限制小腿内旋：PCL 在小腿内旋时紧张，使得股骨髁和胫骨平台关节面紧密对合，同时也是稳定关节的重要机制。在新鲜尸体标本上切断 PCL，屈曲位外旋活动平均增加 8 度，内旋活动增加 3 度。PCL 有明显的限制膝关节旋转的作用。

限制膝关节内收和外展：PCL 限制膝关节内收和外展活动中与 ACL 同等重要，内外侧副韧带和关节囊起更重要作用。

扣锁机制：膝关节距完全伸直还差 30 度时胫骨外旋，距完全伸直还差最后 10 度时，胫骨外旋最快，膝关节完全伸直时 PCL、ACL、MCL、LCL 均被拉紧膝关节获得牢稳固定，不再发生旋转和侧方活动，此过程称为"扣锁"机制，伸膝时则表现为"解锁"过程。扣锁机制受 PCL 影响较大。PCL 是膝关节旋转运动轴，在膝关节伸展终末胫骨外旋过程中引导"扣锁"机制。

二、后交叉韧带损伤与重建

运动损伤和车祸挡板伤是 PCL 损伤的最常见原因。Kennedy 统计 60 例 PCL 损伤有 25 例（42%）是体育运动所致的 PCL 慢性损伤。损伤原因通常是屈膝、踝跖屈时胫骨结节受到强大的向后应力所致。PCL 损伤也可因为膝关节过屈应力所致，由于屈曲时来自大腿下方的应力，作用于几乎全部处于紧张状态的 PCL 纤维。有很多损伤机制都可造成 PCL 损伤，如胫骨的旋转力量、内外翻应力、过伸力均可造成单纯 PCL 损伤。过伸力可在 ACL 损伤后进一步损伤后关节囊和 PCL，内外翻应力可造成 PCL 合并 ACL 损伤或侧方结构损伤。向后应力作用于胫骨近端关节囊内侧可产生过伸合并外翻力量，造成后外侧结构复合损伤。此外，还有各种作用于胫骨的外旋应力等少见机制。

PCL 胫骨附着部撕脱骨折多为孤立性损伤，损伤暴力相对较小，多因胫骨结节受撞击如跪地摔倒所致，多无内、外翻应力；内外翻应力通常导致 PCL 韧带断裂或股骨部撕脱。

临床查体十分重要，后抽屉试验阳性，坠落试验阳性，Lachman 试验阳性。

（一）PCL 重建手术指征

PCL 损伤是否手术治疗需要根据 PCL 损伤程度，合并其他结构损伤情况及患者的年龄、职业需求综合考虑。采用应力位 X 线测量，研究 PCL 损伤不同程度胫骨向后移位情况：I 度：部分 PCL 损伤（前外侧束），在屈膝 30° 位胫骨后移 4 ~ 9mm，屈膝 80° 位胫骨后移小于 7 ~ 12mm；Ⅱ 度：完全 PCL 损伤，在屈膝 30° 位胫骨后移小于 3mm，屈膝 80° 位胫骨后移小于 6mm；Ⅲ 度：合并周围结构损伤（LCL，PLC，MCL，PMC），在屈膝 30° 位胫骨后移大于 9mm，屈膝 80° 位胫骨后移大于 12mm。

目前公认的 PCL 重建指征包括：① PCL 完全断裂合并后外侧角结构损伤，胫骨后移超过 15mm；②单纯 PCL 断裂，胫骨后移在 10 ~ 15mm，特别是运动员、年轻患者、有症状性的不稳定和有功能障碍的患者。

单纯 PCL 损伤是否手术治疗仍有争论。很多文献报告称单纯 PCL 损伤采用保守治疗可取得较好疗效。但长期随访表明单纯 PCL 损伤保守治疗远期疗效并不理想。Dandy 和 Pusey 报道了 20 例 PCL 损伤患者，平均随访 7 年，其中 14 例单纯损伤合并有疼痛，9 例有错动感。Heller 等统计了 40 例 PCL 损伤患者，随访 6 年其中 36 例（90%）单纯损伤患者活动时有疼痛，而且有 17 例（43%）存在行走障碍。他们发现膝关节功能减退与损伤后的时间密切相关，受累膝关节 X 线退变程度与损伤后的时间成正比。Dejour 等报告了一组 45 例 PCL 损伤患者，其中 40 例（89%）平均在膝关节伤后 25 年，在内侧胫股关节或整个膝关节出现退变。

他们把单纯 PCL 损伤后的演变分为 3 个阶段：①功能适应期：伤后 3 ~ 18 个月；②功能耐受期：伤后 15 ~ 20 年；③骨关节退变期：伤后 25 年可能出现严重关节退变，导致关节功能障碍。

PCL 损伤后，髌骨和髌韧带被迫充当抵抗胫骨后移的角色，而胫骨后移导致四头肌力矩变短，髌股关节压力增加导致运动学异常，Skyher 等通过关节接触点压力研究发现，韧带损伤后膝内侧和髌股关节压力明显增大而最终导致关节退行性变。理论上，PCL 损伤后通过提高股四头肌的动态稳定性可代偿 PCL 的静态稳定，但加强股四头肌力量训练疗效并不明显。

单纯后直向不稳定，胫骨后移 <10mm，应考虑 PCL 部分损伤，PCL 不同于 ACL，周围有支持结构（前后板股韧带及后髁间隔），部分损伤时，断裂纤维通常移位不明显。PCL 部分损伤急性期用支具保护，保守治疗疗效满意。早期治疗不当，后期出现韧带松弛、关节有症状性不稳定或有其他症状时，也需要手术治疗，黄华扬报告部分 PCL 损伤行部分重建获得良好疗效，陈旧性 PCL 部分损伤，断裂纤维迂曲、增生，可能出现髁间窝撞击。

后交叉韧带重建，标准的前内、前外入路可完成镜下操作。经后内侧入路能更清楚地观察后关节囊及 PCL 胫骨附着部情况，有助于精确的显示胫骨附着部和重建点定位，减少神经血管损伤的风险。如果股骨端使用由内向外定位技术，需要较低的前外侧入路，同时前内侧入路较高，便于经髁间窝处理 PCL 胫骨附着部。如果要清理完全断裂的 PCL 残端，最好保留附着部组织，PCL 残端的血运较前交叉韧带丰富，保留部分残端纤维，可以增加移植物术后成活，残端也是确定骨道位置的重要参照物。特别要注意保护有张力的 PCL 纤维及 Wrisberg 韧带。

（二）单束重建

单束重建有标准化的手术器械，操作简便，成功率高，是 PCL 重建最常用的方法。PCL 单束重建多采用功能重建，但有不少学者在等长重建方面做了有益的探索。

1. 功能重建　前外侧束是 PCL 的主要功能部分，PCL 单束重建模拟的是前外侧束，即所谓功能重建，目的是恢复膝关节功能性稳定，而并非要完全恢复 PCL 的生理解剖。近期研究结果表明：PCL 功能重建取得了良好的临床疗效，认为功能重建，移植物机械、运动性能及胫骨的运动也更符合生理条件下的运动情况；此外，PCL 损伤往往还残留有部分或全部后外侧束纤维和板股后韧带，它们对单束重建有重要的加强作用。

2. 等长重建　等长重建是指替代物两端的固定点间的距离，在术后膝关节活动中保持恒定，以避免术后因受到不同张力被过度拉伸而松弛或两端固定失败。由于 PCL 胫骨附丽部对等长的影响很小，影响等长的决定因素是股骨附丽部上各点。学者们通过对正常成人的新鲜膝关节标本研究发现，绝对等长点实际上并不存在，PCL 在断裂以前可被拉长约 2 ~ 3mm，替代物长度在术后 2mm 以内的变化仍被视为等长，使替代物长度变化最小的点，即近似等长点。由于不同学者采用的实验方法不同，对膝关节周围软组织保留情况不同，以及对膝关节所加应力状态各异，导致他们之间的结果差异较大。Markolf 发现 PCL 股骨附丽部中、远两点可为临床接受等长点；Grood 通过计算机感应系统发现 PCL 股骨附丽部的上缘各点为等长点；Friedrich 等认为最等长的位置在股骨附着处的后部分，占整个后交叉韧带的 5%；Kurosawa 发现中束最等长；Covey 认为后纵、后斜两束最等长，但只占整个后叉韧带的 5% ~ 15%。等长重建一直处于理论探索与实验阶段。

（三）双束重建

PCL 双束重建即同时重建前外侧束和后内侧束，双束 PCL 重建有理论上的优点，理论上第二束提供一个更均匀的负荷分布，减少移植物延伸。通过比较单束重建和双束重建术后膝关节稳定性、韧带的张力变化以及施加负荷后韧带变形情况，研究结果表明：双束重建在解剖和生物力学方面更接近正常的 PCL。部分临床研究对比研究，将单束重建和双束重建术后进行客观稳定性和主观功能恢复评价，发现这两种术式的临床疗效并没有统计学差异。有文献报告通过常规的后抽屉试验及 KT-2000 等常规检查方法，双束重建与单束重建的临床疗效相似，而通过高速立体放射成像术表明：只有双束重建才能恢复膝关节在全范围活动时正常稳定。

1. Y 形重建　1999 年 Clancy、Petrie、Harner 等首次报告此技术。股骨双隧道，胫骨单隧道，移植物呈 Y 形，是最常用的双束重建方法。

2. 胫骨双隧道技术重建　Makino 等 2006 年报告胫骨双隧道技术重建 PCL，经后内侧入路清理 PCL 胫骨附着部，显露"足印区"，经前内侧入路置入导向器，在后内侧入路置入关节镜监视下，经胫骨结节内下方打入定位针，前外侧束在足印的内上方，后内侧束在足印的后下方，用 8 ～ 10mm 空心钻钻骨隧道，隧道间保留 3 ～ 4mm 骨壁，该作者认为此技术可在膝关节全范围活动中较好的模拟正常解剖。但胫骨双隧道如何定位尚无一致意见，在 PCL 前外侧束和后内侧束胫骨解剖附着部钻骨隧道，不可避免"杀手转弯"问题，特点决定了胫骨双隧道面积较小。

（四）PCL 定位

正确的骨隧道定位是韧带植入的前提，关系到手术的成功与否以及术后的恢复效果。Bellelli 等以 MRI 检测隧道位置，结合临床随访结果分析认为，胫骨隧道相对于胫骨端附着处中心点稍偏内或偏外并无临床意义，而股骨隧道是否正确则与术后恢复时间、关节稳定及 IKDC 评分明显相关。

（1）股骨隧道定位

股骨隧道定位多采用"由外向内"方法，隧道与移植物走向呈钝角，可减少移植物对骨道的切割，但需要在股骨内髁前内侧做辅助切口；也可采用"由内向外"定位技术，不需要辅助切口，但容易导致移植物对骨道的切割。单束重建主要采用功能重建，重建前外侧束，双束重建同时重建前外侧束和后内侧束，双束重建前外侧束定位与单束重建定位相似，定位位置争议较少，但双束重建后内侧束定位位置尚有争议。两束均置于较浅部位，最大限度发挥移植物限制屈膝时胫骨后移位；后内侧束置于较深位置，有助于控制膝关节全程活动中的后侧移位。

1. 表盘法　把髁间窝看成圆形表盘，髁间窝顶部正中为 12 点，髁间窝两侧壁中点分别为 9 点和 3 点。单束重建及双束重建前外侧束股骨定位点通常选择左侧 11 点，右侧 1 点。双束重建后内侧束定位点为：左侧 9 点，右侧 3 点。表盘法定位是最常用的定位方法，但此方法为平面定位，定位不精确。

2. 测量法　用定位点到髁间窝顶和前方髁软骨最前缘的距离来定位，但不同作者报告的数据并不一致，对于单束重建或双束重建前外束定位定点通常距软骨缘 5 ～ 6mm，而在后内束则为 8 ～ 9mm。不同个体股骨髁大小不同，测量法相关数据仅能作参考。

3. 坐标法　2003 年 Noyes 应用坐标法描述 PCL 股骨附着部：膝关节屈曲 90 度位，髁间窝从深到浅，分为近、中远三部分；从高到低分为前、中、后三部分；在矢状面还有小的后斜部分，由此提供了一个坐标方格，便于确定 PCL 隧道定位点。前外侧束置于 PCL 附着部前 1/3，远近层面在远中 1/3；后内侧束隧道应置于前后分区的中后 1/3 区，远近分区的中远 1/3。坐标法定位主要依靠股骨附着部残端定位，陈旧性 PCL 损伤，股骨附着部残端轮廓不清楚，应用此法定位困难。

三种测量方法各有不足之处，临床上把三种方法结合起来，才能确定比较精确的定位点。在双束重建时，两骨道之间的骨桥最好不小于 4mm、骨道边缘距股骨髁软骨边缘的最近距离最好不小于 4mm，避免造成骨隧道骨壁骨折或塌陷。

（2）PCL 胫骨止点骨道的定位

在应用隧道法 PCL 重建时，胫骨附着部解剖特点，决定了胫骨附着点定位难以做到解剖定位。在解剖附着部钻骨隧道，不可避免造成"杀手转弯"，因此无论是单束重建还是双束重建，胫骨部位多采用单隧道方法，胫骨定位点位于胫骨平台后缘中线下方约 1cm 处，定位针与胫骨平台平面角度不小于 60 度，可有效避免"杀手转弯"。前侧进针点通常位于胫骨平台前缘下方 5 ～ 6cm、中线内侧 1cm，在胫骨结节内下方，可利用此部位切口切取腘绳肌腱。Ohkoshi 等将隧道外口选在胫骨结节平面下外侧 1 ～ 2cm 处，将胫骨隧道由前内侧方向改为前外侧方向不仅对关节稳定性无影响，而且有助于减少"杀手转弯"，取得了良好的临床效果。

（五）骨隧道的钻取

骨隧道直径主要根据移植物直径确定，钻骨隧道方法要根据定位方法及固定方式选择。

1. 股骨骨道的钻取

（1）由外向内技术：经股骨内髁前内侧辅助切口向关节内钻骨道，Handy 等人的研究表明，"由外向内"钻骨道能减小它与关节内移植体走行之间的夹角，固定时更容易使韧带保持张力。在双股骨隧道重建时，两个隧道间骨桥可进行移植物附加固定，可增强牢固性。它是进行双束重建以来应用时间最长的技术。患者取屈膝位，在股骨内髁前内上方做一个辅助切口，逐层暴露直至见到股骨内髁。用或不用定位器，由关节外向关节内分别钻入两根导针。它们在内侧髁间窝壁上的出点遵循前面所介绍的双骨道定位方法。当然，也可以先用导针钻孔，定好位后再作辅助切口。但这样不能准确地把握导针在内髁皮肤侧骨皮质上的进针点。因为有经验表明，两枚导针进针点之间与关节软骨缘的距离不能太短，否则容易造成骨道壁骨折或塌陷。这个技术与 Inside-out 技术相比需要多做一个切口，但也有它的优势。

（2）由内向外技术：1991 年 Kim 等采用低位前外侧入路在标准前外入路下方、半月板的上缘钻取股骨骨道，可不钻透前内侧皮质骨，不需要做股骨内髁前内侧辅助切口，不干扰股内侧肌，术后肌力和屈膝角度恢复快。

2. 胫骨骨道的钻取 胫骨单骨道是 PCL 重建最常采用的技术。手术应注意以下几个重要的问题。

（1）胫骨骨道与胫骨平台间的夹角一般不宜小于 50°，否则易增加切割角。

（2）建议术中采用 X 线透视定位，骨道方向最好与上胫腓关节面平行。

（3）建议加用后内侧入路，可直视下观察胫骨止点及钻头钻孔时的情况，有利于准确定位并保护后方血管神经。

（4）用电钻时可采用不钻透后方皮质的方法，在余下很薄的皮质时改为手钻，以避免损伤后方血管神经。

（5）双骨道技术分别从胫骨结节内外侧用 50° 定位器向胫骨足迹处钻两个直径 8mm 的骨道，其出口处少部分重叠。它可用来分别容纳带髌骨块的股四头肌腱的两个肌腱端。

（6）无论采用何种方法，应特别注意：当完成骨道钻取后，一定要用骨锉处理骨道在关节内口的周缘，使其比较圆滑，以减少对移植物的磨损。这一点几乎在每篇文献报道中都被特别提出。

（六）移植物的固定

1. 固定材料

（1）金属挤压螺钉：主要用于带骨块的移植物固定，固定牢稳可靠。挤压钉直径可与骨道直径相同或比骨道直径细1mm。

（2）可吸收挤压螺钉：主要用于肌腱端固定。可吸收挤压螺钉直径与骨道直径相同或相差1mm。可吸收螺钉在吸收过程中强度会迅速减弱，对移植物的挤压效果也会减弱，有可能在移植物尚未愈合时即出现松动，可吸收挤压钉不宜单独使用，最好与隧道外固定联合应用，如应用拴桩、垫圈、门形钉或骨桥加强固定。带鞘的可吸收挤压钉可有效防止挤压钉对肌腱的切割，固定强度更高，可用于胫骨端腱骨固定。

（3）Endobutton：主要用于袢状肌腱与股骨端隧道固定，最大断裂强度为800~900N，不需要辅助切口，但移植物与钮扣之间有Mersilene或聚酯带连接物，降低了固定物强度和刚度，而隧道外悬吊固定不可避免产生"钟摆效应"。目前认为理想的固定方式是全长挤压螺钉固定或全长栓固定，不仅固定牢靠，而且可避免隧道韧带间隙，防止韧带隧道之间摩擦使韧带磨损、拉长而引起关节松弛，甚至重建失败。Foukas等和In等应用全长固定技术，在术后及早期功能锻炼方面取得的效果均优于其他固定方法。

2.移植材料固定时膝关节位置　PCL的张力随膝关节活动而不断发生变化，在膝关节不同位置拉紧固定移植物，移植物张力不同。单束重建及双束重建前外侧束固定时，绝大多数研究者主张在屈膝90°位固定移植物，部分研究者采用70°~80°位固定移植物。双束重建后内侧束固定时膝关节角度尚有争议，不同作者报告的角度不同：Mariani15~20度，Harner、Houe30度，Nyland、Noyes90度，Race130度，笔者认为固定后内侧束时膝关节角度应在20~30度位。

PCL重建术后康复措施必须结合重建方法及固定方法，牢稳的固定可采用更积极的康复措施。完全伸直位支具固定3周，48小时后25%负重行走，6周，7~8周全负重，术后24小时CPM，0~70度，前4周，即刻股四头肌等张练习，4周闭链，继而开链，3月腘绳肌训练，9月重返运动。

3.移植物张力　PCL重建术移植物在适当张力下固定非常重要，过低张力可能出现关节不稳，过高张力可能导致术后膝关节活动受限。腘绳肌腱移植物必须做预张力处理，所有的移植物，特别是一端或两端不带骨块的移植物，固定时必须保持10~15磅的张力，固定前必须做10~30次全范围的关节活动，减少移植物在骨道中的松弛和微动，并检查有无屈膝或伸展受限。固定时要对胫骨施加一定大小的由后向前的应力，以使股骨和胫骨尽量维持在正常的解剖位置上。

三、后交叉韧带损伤并胫骨撕脱骨折的治疗

PCL胫骨附着部撕脱骨折是一种少见的损伤，在所有PCL损伤中PCL胫骨附着部撕脱骨折约占10%。PCL胫骨附着部撕脱骨折多发生在中老年人，Kim报告一组14例PCL胫骨附着部撕脱骨折患者平均年龄35岁，Griffith报告PCL撕脱骨折平均年龄42.9岁，而ACL撕脱骨折平均年龄21.5岁。PCL胫骨附着部撕脱骨折多为孤立性损伤，损伤暴力相对较小，多因胫骨结节受撞击或跪地摔倒所致，多无内、外翻应力；内外翻应力通常导致PCL韧带断裂或股骨部撕脱。

Meyers等1970年将PCL胫骨附着部撕脱骨折分为三型：Ⅰ型：无明显移位的撕脱

骨折；Ⅱ型：一侧有连接，另一侧移位的悬吊撕脱骨折；Ⅲ型：完全分离的撕脱骨折。Zaricznyj 把Ⅲ型骨折进一步分为 A、B 两个亚型，ⅢA 即骨折完全分离并有部分移位；ⅢB 即骨折块旋转或排列不齐或骨折块完全粉碎。

PCL 附着部撕脱骨折不同于 PCL 断裂，韧带结构完整，撕脱骨折复位，骨折愈合后可完全恢复韧带的稳定功能，Ⅱ型或Ⅲ型类型的骨折可因软组织或半月板阻挡骨折块，骨折移位闭合复位困难，如果治疗不当，可导致 PCL 功能部分或完全丧失，并容易发生骨不连或畸形愈合，导致膝关节后侧不稳或屈曲位撞击，影响膝关节功能。所以，Ⅱ型或Ⅲ型 PCL 附着部撕脱骨折应早期复位内固定治疗。

Kim 于 1999 年首先报告了关节镜下复位固定治疗后十字韧带胫骨部撕脱骨折，不需要切开后侧关节囊及显露腘窝结构，手术创伤小，恢复快，骨折愈合良好，关节稳定性完全恢复，PCL 结构完整的新鲜撕脱骨折，胫骨后侧结构完整，有良好支撑，可在关节镜下复位固定。

（一）关节镜入路

膝关节后侧结构复杂，后关节腔狭小，后十字韧带及后侧隔膜将膝关节后关节腔分成两部分，后侧邻近腘窝部神经血管，关节镜下操作比较困难。选择好关节镜入路是完成关节镜操作的重要环节，如果入路选择不当，完成镜下操作困难，并有损伤腘窝部神经血管的危险。

1. 后内侧入路　首先建立标准髌下前外侧入路和髌下前内侧入路，清理 PCL 与股骨内髁外侧壁之间滑膜组织及增生的骨赘，建立内侧穿髁间窝入路，经此入路置入关节镜，在半膜肌腱前缘与内侧关节间隙交叉点上 10mm 作为后内侧入路定位点，在关节镜监视下，先将穿刺针穿入后内侧关节腔，位置满意后沿穿刺针纵行切开皮肤 8mm，沿穿刺针用直钳扩大入口至后内侧关节腔。

2. 后外侧入路　经标准髌下前外侧入路和髌下前内侧入路，清理 ACL 与股骨外髁内侧壁之间滑膜组织及增生的骨赘，建立外侧穿髁间窝入路，经此入路置入关节镜，在股二头肌腱前缘与外侧关节间隙交叉点上 10mm 作为后外侧入路定位点，在关节镜监视下，先将穿刺针穿入后外侧关节腔，位置满意后沿穿刺针纵行切开皮肤 8mm，沿穿刺针用直钳扩大入口至后外侧关节腔。

3. 穿后纵隔入路　1989 年 Kim 首先报告了穿后纵隔入路，通过打开后髁间隔，使后内侧和后外侧关节腔相通，经此入路可以观察膝关节后室的所有结构，包括：股骨内外髁及其上后部分，整个后纵隔，双侧半月板后角，PCL 下后部分，后关节囊以及胫骨平台后关节面。可较好显露 PCL 胫骨附着部撕脱骨折，并完成关节镜下复位和固定。

打通髁间隔有两种方法如下。

（1）从内侧向外法（Louisia 法）：镜视下经后内侧入路刨除后关节腔及 PCL 表面的滑膜组织，直至清晰显示 PCL 与后纵隔的交界，将转换棒贴近 PCL 中部后上缘处的后纵隔缓慢地向外侧穿刺，直至皮肤，沿穿刺棒切开皮肤，即可建立后外侧入路。部分切除后髁间隔，打通后关节腔，显露后关节腔结构。PCL 可以作为为镜下定位的一种"内标志"。从内侧向外法需要非常准确地建立后内侧入路，偏前会导致后外侧入路偏后，有损伤股二头肌腱及腓总神经的可能，偏后会导致转换棒碰擦股骨外后髁，有损伤关节面软骨的可能。所以，做好后内侧入路是从内侧向外法穿髁间隔入路的关键。

（2）由外侧向法（Ahn法）：经后内侧入路置入关节镜，视野调整到对着后纵隔；从后外侧入路引入钝头穿刺棒，轻柔地向内侧推顶后纵隔；从前内侧穿髁间窝入路置入滑膜刨刀，刨削顶起的后纵隔处的滑膜及其下的软组织，显露出钝头穿刺棒。部分切除后髁间隔，即完成穿髁间窝入路。该方法的缺点是穿刺棒向后内侧推顶是非直视下操作，有一定的盲目性，有损伤PCL的危险。此外受髁间窝形态和胫骨髁间棘骨赘的影响，从前内侧入路刨削后纵隔并不是总能成功，尤其是刨削PCL后上方部分的后纵隔较困难。

4. 高位后内侧入路　高位后内侧入路在常规后内侧入路上方约3cm，建立方法与常规后内侧入路相似，高位后内侧入路与常规后内侧入路联合应用，在膝关节后内侧建立高低两个通道，同样能够进行PCL下止点骨折的复位和内固定术。对于肥胖或身材矮小的病例，由于关节腔小、软组织厚，建立双通道困难，操作空间狭小，不可避免会造成器械拥堵，操作不便，有时难以成功完成手术。

5. 高位后外侧入路　Veselko等2003年报告通过高位后外侧入路，关节镜下置入松质骨螺丝钉固定PCL胫骨附着部撕脱骨折。2007年胡勇等将建立此入路的方法加以改进，提高了安全性，在穿通后髁间隔入路基础上，经后内侧入路置入钝头穿刺棒进入后外间室，并斜向后上外于股骨远端髂胫束后缘、股二头肌腱前缘之间穿出，在关节镜下"由内向外"建立高位后外侧入路。为避免腓总神经及腘窝区神经血管损伤，高位后外侧入路必须建立在"安全区"内，即在股二头肌腱上端前侧与股骨后侧之间，入路体表位置与股骨远端外侧面软组织覆盖量有关，通常位于标准后外侧入路前侧和头侧2cm以上。

（二）关节镜下复位固定技术

1. 钢丝固定技术　2001年Kim首先报告了关节镜下钢丝固定技术，2006年黄迅悟等报告用穿通后髁间隔入路，切除后关节腔及后十字韧带附着部滑膜组织，显露骨折端。在胫骨结节内下方切开皮肤及皮下组织2cm，经髌下前内侧入路置入探针，并向前提拉胫骨（前抽屉试验），协助复位，经后内侧入路置入滑臂式导向器定位，并固定骨折端，在半腱肌腱胫骨附着点下方用2.0mm克氏针钻孔，分别穿入0.7mm单股钢丝及0.5mm袢状钢丝，用袢状钢丝套住并拉出单股钢丝，在胫骨结节前内侧拧紧钢丝固定，必要时可用2根钢丝固定。针对较小骨折片，钢丝可不穿过骨折片，钢丝套扎骨折片即可。术中骨折部位仅做有限度清理，不需要完全游离撕脱骨折块，尽可能保留撕脱骨折块与撕脱部位的连接，便于镜下复位固定。术中助手向前提拉胫骨（前抽屉试验），使后十字韧带松弛，经髌下前内侧入路置入探针可协助复位，撕脱骨折块直径大于10mm，固定钢丝可穿过骨折片固定；撕脱骨折块直径小于10mm或骨折片较薄或有碎裂，固定钢丝经撕脱骨床两侧穿入，跨越PCL附着部固定。固定钢丝选用0.7mm缝合胸骨专用钢丝，此钢丝柔软，便于镜下操作。钢丝绑扎固定，固定牢稳可靠，不受骨折片大小的影响。

2. 缝线固定技术　2005年赵金忠等报告缝线固定技术：采用腰麻或硬膜外麻醉，在大腿近段外侧安装阻挡板，常规消毒、铺无菌巾。屈膝90度，将大腿略外旋靠于外侧的阻挡板上，将足部固定在手术床面以利于操作。将关节镜镜头自高位前外侧入路经PCL和股骨内髁间隙插入后内侧室，监控下做高位后内侧入路和低位后内侧入路。高位后内侧入路位于关节线近侧4cm，低位后内侧入路位于关节线水平。自高位前内侧入路将镜头经 PCL 和股骨内髁间隙插入后内侧室，监控下自高位后内侧入路插入刮匙、刨刀，清理骨床。更换自高位后内侧入路插入关节镜镜头，监控下自低位后内侧入路插入器械，清理对骨折显露有影响的部分后纵隔。随后在胫骨结节内侧做一个长约 2cm 的切口。自前内侧入路插入胫骨隧道定位器，从胫骨结节内侧向胫骨后侧、撕脱骨折骨床下部的腓侧缘钻一枚直径 2.5mm 克氏针，沿克氏针钻深约 2cm 骨洞。再利用定位器，从该骨洞向骨床下部的胫侧缘钻直径 2.5mm 克氏针。骨隧道内口位于骨床远腓侧和远胫侧，即 4：30 和 7：30 的位置。沿两枚克氏针用 4.5 钻头钻通，做出一个 Y 形骨隧道。自高位后内侧入路进关节镜进行监控，自前外侧入路将双根 Aesculap6 号聚乙烯线从前向后围拢 PCL，从低位后内侧入路拉出。双根 Aesculap6 号聚乙烯线在韧带后侧、骨块上方系扎，结扎 PCL 和止点撕脱骨块。顺骨隧道插入缝线夹持器，将固定线两端分别经胫、腓侧骨洞拉出，将固定线穿入直径 14mmAesculap 钛质纽扣中。如果无缝线夹持器，可以将两个细钢丝襻或导引缝线套（2 号 Aesculap 聚乙烯线）经骨隧道送入关节腔。通过钢丝襻或导引缝线套将固定缝线从骨洞拉出。做前抽屉试验，同时拉紧固定线，复位骨块。将固定线在纽扣上打结，完成初步固定。反复屈伸膝关节，检查膝关节后向稳定性，旋转纽扣，绞紧固定线，加强固定效果。因钛质纽扣旋紧后缝线产生的回旋力远小于增加的摩擦力，故不会产生回旋。

3. 螺丝钉固定技术 2003 年 Veselko 经高位后外入路，应用松质骨螺丝钉固定，沿着由内向外穿出皮肤钝头穿刺锥置入 6.5mm 的特制保护套管至膝关节后间室。经后内侧入路置入 70° 关节镜，经前内侧入路置入探针向后推前移骨块，由套管插入导针下压骨块，根据骨块大小和粉碎情况，打入 1～2 枚导针。术中 X 线透视证实骨折整复及导针位置满意后，经保护套管顺导针直接拧入 1～2 枚带垫片、直径 3mm 空心松质骨螺钉。

四、前后交叉韧带损伤同期重建

膝关节前、后交叉韧带同时断裂多见于高空坠落伤或交通事故伤，往往合并膝关节脱位。临床检查：膝关节周围软组织肿胀，腘窝区皮下淤血斑，Lachman 试验和前、后抽屉试验阳性。影像学有助于 ACL 和 PCL 损伤的诊断。

前、后交叉韧带损伤同期重建曾经广受争议。有人认为前、后交叉韧带同期重建在技术上要求比较困难，而且术后康复训练难以同时两者兼顾，故主张分期重建。对膝关节脱位后前、后交叉韧带同时重建的文献报道相对较少，只有少量报道。

1990 年 Lipscomb 等报告了 26 例通过关节切开同时重建前、后交叉韧带的病例，强调同时重建可以防止关节内结构的进一步损伤。1995 年 Shapiro 等报告了一组切开手术，采用异体韧带同时重建前、后交叉韧带的病例。1996 年 Fanelli 等首先报告了完全在关节镜下进行的前、后十韧带重建，重建材料采用自体或异体组织，取得了很好的疗效。他强调了关节镜技术的安全性和关节周围其他稳定结构修复重建的重要性。

2001 年 Mariani 等报告了完全关节镜下双侧髌韧带同时前、后交叉韧带重建的方法，取得了良好疗效。他强调术后早期积极康复训练的重要性。Morgan 等认为前、后交叉韧带是一体化结构，前、后交叉韧带之间由一束神经支配的纤维连接，在膝关节伸屈活动中通过前、后交叉韧带之间的相互作用来维持胫骨相对于股骨的中立位转动。有研究发现，一旦前后交叉韧带的某根韧带损伤后，一体化结构被破坏，另一韧带也随之出现异常变化。因此，前、后交叉韧带损伤后，只重建某韧带则很难保证重建的韧带恢复其正常结构和功能。

前、后交叉韧带同时重建如何保证胫骨相对于股骨处于中立位有不同的方法。最普通的方法是在屈膝 70° 时确定胫骨结节相对于股骨髁的位置，即保持胫骨结节在股骨髁前方 1cm，但是膝关节肿胀的情况下，目测难以准确可靠。有人认为后内侧角韧带结构或者后外侧角韧带结构完整的情况下，完全伸膝位能够恢复胫骨相对于股骨的中立位。因此，在完全伸膝位拉紧前、后交叉韧带移植物足以维持膝关节的中立位。有人主张在屈膝 20° 的同时拉紧两根重建的韧带进行固定。Mariani 等在屈膝 30° ~ 45° 同时拉紧前、后交叉韧带。我们采用屈膝 30° 位固定前后交叉韧带。术后采用支具维持膝关节在屈曲 30° 位 3 周之后再调整度数。

五、胫骨 inlay 技术重建后交叉韧带

后交叉韧带（posteriorcruciateligament，PCL）损伤是目前学术界的热门话题，围绕其生物力学及临床治疗产生了许多引人关注的题目，如单束与双束重建、后外复合体（posterolateralcorner，PLC）损伤、手术技术的探讨、保守与手术治疗等。其中，关于PCL 重建手术技术中移植物的胫骨侧固定方法，是经胫骨隧道还是直接固定，一直受到关注。隧道技术是经典方法，为大多数医生所熟悉，可在关节镜下完成，手术损伤小，手术时间短，但存在隧道与移植物成角小于 90° 的问题，移植物在隧道口出现机械性磨损、变薄、张力下降、逐渐松弛，即所谓杀手转弯。针对这一不足，一些学者作了相应的改进，如：利用高角度隧道加大隧道与移植物的成角，避免锐角形成；尽可能选择低位隧道内口（关节面下方 1.2 ~ 1.5cm）；隧道外口在胫骨结节外侧等。尽管如此，同时保证精确的隧道内口位置和最佳的隧道方向是较为困难的，手术操作者之间的差异很大。另一派学者则完全放弃了胫骨隧道技术，1995 年，Berg 首先提出了利用将移植物的胫骨侧直接固定在骨槽内的 inlay 方法，并由此派生出了一批专门做此类手术的医生。这种方法结合了切开与关节镜两种手术技术的方法，使得移植物的胫骨侧构型更接近于解剖形态，彻底消除了"杀手转弯"。同时直视下手术使得胫骨侧的固定点更加精确，固定方式更加牢靠。

手术适应证的选择：骨骺未闭合、轻、中度 PCL 损伤可选用保守治疗。重度后向不稳、PCL 松弛度均 >10mm，多数 >12mm；复合韧带损伤，包括 PLC 损伤、ACL 损伤、MCL 损伤需采用手术治疗。术前评估包括病史采集、临床查体、应力 X 线片、KT-1000 测量、MRI 片。

（一）手术体位

手术过程中需要在"inlay 手术体位"和"关节镜手术体位"两种体位间相互转换。手术开始前首先摆放"inlay 手术体位"，即健侧卧体位，患肢在上，允许患肢尽可能内旋，内踝处用手术单垫高，手术台向健侧倾斜 20°。术者戴头灯或利用关节镜光源作术野照明。"inlay 手术体位"摆放后应保证患侧髋关节可以外旋、外展、屈髋、屈

膝 90°，转换成为"关节镜手术体位"。

（二）移植物准备

自体移植物首选骨-髌韧带中 1/3-骨（B-PT-B），异体移植物可选择跟腱或 B-PT-B。自体 B-PT-B 取材时，髌骨侧骨块取材为 10mm×20mm×8mm 大小，直径 10mm，髌韧带取材 9 ～ 11mm 宽度，胫骨侧取材为 10mm×20mm×8mm。胫骨侧骨块拟作为移植物的胫骨侧，预制两个 2.5mm 直径钻孔，方向与骨面成角 60°，保证螺钉固定时与胫骨平台关节面平行。如选择异体 B-PT-B 制备方法同上。如选择异体跟腱，将腱性部分制备成直径 9 或 10mm 作单束重建，或劈开两束制备成直径 8 ～ 9mm 及 7mm 两束，作双束重建，骨块制备同上。

（三）关节镜检查与股骨隧道制备

患者置于"关节镜手术体位"。关节镜手术进行标准的关节镜检查，观察 PCL 的连续性，标记股骨侧的解剖附丽区。尽可能保留 PCL 残存腱束及半月板股骨韧带的完整性，标记 PCL 前外束点，位于 11 点或 1 点钟、距关节软骨边缘 5 ～ 6mm 的位置。

内侧作 3 ～ 4cm 切口，骨膜下剥离股内侧肌的最远端部分。于髌骨近极 1/3、股骨滑车关节面与内收肌结节中点处标记股骨隧道外口的位置，保证隧道前缘距关节软骨面至少 1.5cm。安放前交叉韧带胫骨导向器，用 outside-in 的方法钻取直径 9 或 10mm 的股骨隧道。双束重建则需钻取股骨双隧道。将移植物引导钢丝通过该隧道置入，放置于后关节囊前方备用，股骨隧道塞入防水塞。

（四）胫骨 inlay 步骤

患者转换为"inlay 手术体位"。腘窝内侧取 5cm 长纵形切口，2cm 于腘横纹近端，3cm 于远端。钝性分离腓肠肌内侧头与半膜肌间隙，将腓肠肌内侧头连同血管束拉向外侧，显露后关节囊。用 3 至 4 枚 2.0mm 克针氏自后向前钻入胫骨后方皮质，外露部分折弯，用于牵开腓肠肌。此时可触及 PCL 胫骨附丽区所特有的凹陷区域及内外侧嵴，可见斜行的腘肌肌腹及其上缘走行的小静脉，结扎该静脉。纵行切开后关节囊并将引导钢丝拉出。PCL 胫骨附丽的凹陷区行骨膜下剥离以充分显露。用小骨刀及打磨钻头在该区域开骨槽，大小与移植物骨块相同，通常为 20mm×10mm×8mm。将移植物骨块嵌入骨槽，克氏针临时固定。用两枚 4.0mm×36mm 空心钉加小垫片固定。

（五）移植物固定

再次转换为"关节镜手术体位"。移植物另一端通过上述引导钢丝引入关节内。此时再次翻转为关节镜手术体位，关节镜监视下将移植物另一端引入股骨隧道内。牵拉移植物股骨端，作 20 次全程屈伸膝活动。屈膝 90° 位做前抽屉实验，牵拉移植物股骨端，用 7mm×20mm 金属挤压螺钉（B-PT-B）或 9mm×30mm 可吸收挤压螺钉加辅助固定（跟腱移植物时）。关节镜下观察重建后 PCL 的情况。

（六）复合韧带损伤的处理

合并膝关节后外复合体损伤（PLC）时，根据损伤类型选择重建方式。按照 Fanelli 的分型，对于 A 型（单纯外旋增加）者，选择 L 形腘腓韧带解剖重建术；对于 B 型（外旋增加伴有轻度外侧副韧带松弛）者，采用 Larson 的 8 字术式重建腘腓韧带及外侧副韧带；对 C 型（外旋增加伴有明显外侧副韧带松弛）者，进行腘腓韧带、腘肌腱和外侧副韧带解剖重建。移植物选异体跟腱或胫前肌腱、自体半腱肌腱。

（七）术后处理与康复

手术后患肢伸膝位支具固定，支具内于小腿后方加衬垫防止胫骨后沉。术后24～48小时拔除引流管，早期开始股四头肌等长收缩、直腿抬高功能训练。加强髌骨被动活动。术后3～4周后开始进行被动屈膝功能训练，要求术后8～9周达到90°，12周达到120°，6个月后进行大于120°的屈曲锻炼。3个月内禁忌腘绳肌主动收缩屈膝，避免外旋、盘腿，侧压等动作。术后3个月开始部分负重，术后4个月完全负重。

第三章 运动医学

第一节 运动对骨骼、关节软骨、肌肉的影响

一、运动对骨骼的影响

骨为坚硬的结缔组织，其基本结构与其他结缔组织类似，是由细胞、纤维和基质（细胞间质）三种成分组成。而骨的生长发育是破坏和建造两者对立统一的结果，当建造占优势时，骨骼便生长。科学合理的运动可对骨产生良性影响，反之则会产生不良影响，总结起来运动对骨骼产生的影响和作用主要有以下几个方面。

（一）运动对骨形态的影响

长期、系统、科学的运动可对骨的形态、结构产生深远的影响，这些影响主要体现在骨的形态学适应性变化上。1884年Wolff提出了骨变换定律即后来著名的Wolff定律。该定律认为骨的外形及其内部空隙度、矿物质含量、结构排列等经常按其所受应力而改变。一般来说，长期接受运动刺激的骨骼，其骨密质增加，骨径变粗，骨面肌肉附着处明显凸起，骨密度增加，骨小梁的排列按张力和压力的变化更加清晰规律，从而在形态结构上产生良好的适应性变化，随着形态结构的改进，使其承受外界抗折、抗压、抗扭转方面的性能均有所提高。而制动则引起骨钙、磷流失，骨强度下降。此外，由于运动的影响，骨的新陈代谢加强，血液循环得以改善，使骨变得更加强壮和坚固。

虽然运动会对骨产生上述影响，但不同的运动方式对骨的影响并不相同。在对不同运动项目的运动员调查后发现，运动员骨骼的发育有着各自不同的特点。跳跃运动员和举重运动员的胫骨均发生适应性的变化，跳跃运动员是胫骨前缘骨壁增厚显著，而举重运动员则是胫骨内侧壁增厚明显；拳击运动员和体操运动员的手骨都发生着一定的变化，体操运动员常以掌骨干或指骨近节承受负荷，故骨干部变化较大，拳击运动员则以掌骨头和指骨近节底承受负荷，故运动员骨骺变化较大；在马拉松等超长距离竞速项目的运动员中，发现其下肢长骨干骨壁尚有相对变薄的情况。

（二）运动对儿童骨骼生长发育的影响

骨在儿童少年时期的新陈代谢旺盛，在这个时期进行科学的体育锻炼和适当的劳动有利于骨的生长发育。研究表明，对长骨适当施加纵向压力有利于维持骨正常的矿物质代谢，而体育运动能在垂直方向给骨以负荷，该影响有利于骨细胞的增殖，加速钙化过程，对骨盐的增加有着重要的意义。但若在运动时施以不适宜的、强度过大的体育运动，则骨会向不正常的方向发展。

儿童体育锻炼还应当避免骺软骨损伤的发生。儿童、少年骨骼中软骨成分较多，水分和有机物质较多，无机盐少，骨密质较差，骨富于弹性而坚固不足，因此，骺软骨的损伤成为儿童、少年在体育运动中特有的一种损伤。该病主要发生在腰椎、膝关节和肘关节。如下腰练习，若教练员在练习中随意地用力挤压或上提练习者腰部，或过多地以

静力性练习发展腰部的韧性而忽视了同步发展腰背肌肉的力量，则会引起椎骨骺软骨损伤。又如篮球、排球等运动，运动员常处于半蹲位，可使膝关节的韧带松弛，而儿童、少年股四头肌力量尚弱，稳定膝关节的能力差，加之髌骨较股骨完成骨化早，在此种情况下，膝关节反复摇晃扭曲或常在半蹲位突然发力，使髌骨与股骨下端经常发生摩擦撞击，可致股骨下端髌软骨病变。再如在较硬的场地上经常做踏跳动作，则更容易引起髌软骨损伤。因此，儿童、少年半蹲位练习频率不宜过高，每次时间不宜过长，并应积极发展股四头肌的力量，这对预防膝关节损伤有良好的作用。

总的说来，运动有利于儿童骨骼的生长发育，但切记避免运动量过大和不恰当的运动训练。

（三）运动对骨折康复的影响

1.运动可减少骨量丢失，避免再次骨折　在骨折固定早期应适当做等长收缩等运动刺激，而骨折后肢体完全制动会使骨骼失去应力刺激，某些断端因内固定而缺乏接触，这些原因均可造成骨质疏松。制动主要造成负重部位的骨量丧失，松质骨明显多于皮质骨。特别是对于老年人而言，制动 1 周丧失的骨量与一般骨质疏松症患者 1 年丧失的骨量相当。其中，肌腱、韧带附着处的骨质疏松更为显著，导致骨的机械强度大大降低，去除外固定后易致再次骨折。而运动可以明显缓解骨质疏松的产生，减少骨量的丢失。

2.适量运动可刺激骨痂生长，有利于加速骨折愈合　除减少骨量丢失外，运动所产生的应力会对骨细胞形成应力刺激。由成骨细胞演变而来的早期骨细胞对力学刺激较为敏感，成熟骨细胞对应力刺激几乎不产生反应。在骨组织中有可能感知刺激信号的细胞仅占整个细胞群体的一小部分，而其余大部分细胞主要执行应答任务。骨组织中 95%的细胞为骨细胞，位于骨陷窝内，伸出细长的突起，走行于骨小管中。通过细胞突起间的缝隙联合，骨细胞相互及其与衬里细胞、成骨细胞和破骨细胞相连接，从而构成细胞感受刺激信号和相互传递信息的网络结构。当负荷施加于骨组织时，窝－管中的液体产生流动，被部分骨细胞感知，并经细胞间连接将刺激信号传递至成骨细胞、破骨细胞。由于接收力学刺激后的细胞进一步将刺激信息转化为细胞内信号流，从而引起细胞的适应性反应，故继发骨组织改建、塑建等。

因此，我们认为，在骨折固定早期即应开始肌肉运动，以减少骨量的丢失，避免骨折的再发生。在骨折外固定的情况下早期进行适当运动，所形成的应力刺激能促进骨痂形成，对骨折愈合过程起到有效的加速作用。而严格、长期制动则推迟骨痂的形成。

（四）疲劳性骨折

疲劳性骨折又称应力性骨折，是体育运动和军事训练中常见的过度使用性损伤，是因低于骨骼强度极限的应力反复持久地作用于骨骼引起的局部骨质累积性损伤。机体骨组织在承受运动负荷刺激时，其骨的破坏和修复是同时进行的，当骨组织承受的应力刺激不断增加时，通过成骨活动增加骨骼本身重新改造塑形以适应增加的负荷。当破骨活动超出骨正常生理代谢速度，而成骨活动的速度达不到及时修复时，局部会发生微细骨折，微细骨折累积发展可导致疲劳性骨折。

在短时间内进行一系列的剧烈、高强度运动或长时间单一式的高强度运动，往往会导致疲劳性骨折的发生，不正确的运动方式是其发生的重要原因。另外，运动场地太硬或太粗糙也是引起疲劳性骨折的危险因素。而骨密度降低，譬如骨质疏松，也易引起疲劳性骨折的发生。

（五）运动对骨质疏松的影响

运动是预防和治疗骨质疏松及骨质疏松症的一种重要方法。运动可以对引起骨质疏松的多个方面和因素产生影响。

1. 对骨密度产生影响　运动对骨密度有着重要的影响，运动产生的应力刺激对骨的生成、改建有重要的作用。在缺乏应力作用时，人体骨骼会出现明显的骨钙丢失。不同性别、不同年龄的人群，运动对骨密度的影响各有不同；不同运动方式和运动强度对骨密度的影响也不同。

从年龄上讲，青少年运动对于骨密度的影响相对显著，而老年人的骨形成对应力刺激反应显得迟钝；从性别上讲，运动对女性骨骼密度的影响不如男性，这可能是影响发病率的原因之一，同时也会使得男、女骨质疏松症病人的疗效不同；从运动方式上讲，不同的运动方式对骨密度的影响不同，冲击性训练和抗阻力运动目前被认为是最有效的运动干预方式；从运动强度上讲，过大或过小的运动强度都会导致骨密度的下降，老年人出现骨质疏松的原因之一是运动量下降，而过度的运动如长跑同样会危害骨密度维持和提高。

2. 对骨代谢产生影响　运动负荷是骨生长、发育、成熟及老化的重要因素。力学刺激减少既可增加骨吸收，又可减少骨形成，最终造成骨量减少、骨质疏松。根据骨的代谢机制，骨代谢的过程往往是由破骨细胞、成骨细胞的活动及骨基质、骨矿物质的变化决定的。运动能降低血钙含量，增加机体对矿物质钙的吸收，同时提高雌激素和血睾酮水平，增加骨皮质血流量，促进骨的形成。

总的说来，运动在治疗和预防骨质疏松中具有不可替代的作用，任何骨质疏松的治疗方法都应以运动为基础。应力刺激可以增加骨的密度和强度，相反，退行则引起骨的萎缩。不运动是引起骨质疏松的危险因素。骨质疏松症的预防首先是通过各种运动来延缓骨量的丢失，促进骨质疏松的改善，同时也有利于提高整个机体的适应性、肌肉强度、协调和平衡能力。对因伤病不得不制动、卧床休息的患者，若能在病期内尽早开始肌肉运动乃至肢体负重运动，对预防骨质疏松和恢复肌肉功能都是有很大帮助的。

二、运动对关节软骨的影响

关节软骨覆盖于构成活动关节的两个相对骨质的表面，具有传递、负重、缓冲和减少摩擦等作用，在维持正常的关节活动中起着重要的作用。关节软骨是一种特殊的结缔组织，由软骨细胞和软骨基质组成，没有血管、神经和淋巴管。

不同的运动刺激对关节软骨的影响可以大体归纳为以下两种情况。

1. 运动强度太大或运动量太大会引起关节软骨不可逆性损伤　关节软骨有缓冲震荡，保护关节骨面的作用，但如果运动过度、运动强度太大或运动量太大，超过了软骨所承受的载荷就会引起关节软骨的损伤。人的关节面可以承受25MPa的冲击力，超过临界值的单次冲击或小于临界值多次大幅度的钝性损伤均可导致关节软骨的损伤，而且关节软骨损伤是不可逆的。在传导载荷的过程中，如果压应力过度集中、压强过高、摩擦力也相应增高，从而破坏关节软骨基质的纤维拱形结构，拱形结构的塌陷将使局部压应力更高，进一步破坏基质和软骨细胞，使软骨细胞发生退变甚至坏死、基质合成受阻、软骨无法修复，加剧软骨细胞的破坏，形成恶性循环。

2. 不运动会引起关节软骨退行性病变　不运动而引起的关节软骨的退变与关节软骨的营养机制有关。有研究表明，关节制动大于 30 天，关节软骨即可出现退变。由于关节缺乏运动，滑液中的营养成分不能通过关节进入软骨内。另外，关节固定还能促使结缔组织增生，阻塞弥散作用的通道。同时，关节周围软组织痉挛可使关节面压力增加，阻止滑液在细胞间质弥散。在软骨营养缺乏性损伤之时，滑液与纤维蛋白原的相互作用降低了趋化因子和促细胞分裂因子的作用，最终致使软骨细胞退化。

三、运动对肌肉的影响

肌肉具有适应其需要完成工作的能力。随着外界环境的变化，肌肉在正常生长发育的过程中不断进行着适应性的变化，肌肉的结构和功能均发生改变，以适应外界工作环境的需要。

（一）热身运动与肌肉的物理特性

骨骼肌有其特有的性质，主要包括收缩性、弹性和黏滞性三种。

1. 收缩性　收缩性主要表现为肌肉可以主动缩短自身的长度，肌肉的这个特性使机体能够进行各种运动，是机体运动的基础。即使机体处于静止状态也并不表示肌肉完全放松，其中少数运动单位还轮流起作用，使肌肉保持一定的紧张度，维持人体姿势。

2. 弹性　弹性主要表现为骨骼肌在受到外力作用下可以被拉长，撤去外力肌肉可以恢复到原来的长度。

3. 黏滞性　骨骼肌的弹性与普通的弹性体并不相同，肌肉被拉长的程度和所受外力大小并不呈线性关系，而是当外力逐渐增大时，其长度增加幅度逐渐降低。而当外力取消后肌肉的长度也不是立即恢复。这种现象是其所含肌浆内各分子间摩擦造成的，肌肉的这种特性被称为黏滞性。这种特性使肌肉在收缩和被拉长时都产生阻力。随着温度的下降，肌浆内各分子间的摩擦力加大，肌肉的黏滞阻力增加，阻碍肌肉收缩；当温度升高时，肌肉的黏滞阻力下降，有利于收缩。因此，在运动之前，做好热身，使肌肉温度升高，降低黏滞阻力，提高肌肉的收缩性和弹性可预防肌肉拉伤，提高运动成绩。

（二）短期运动对肌肉的影响

运动即刻、短期运动或运动早期，运动对肌肉的影响是有限的，结构和功能变化也不会很大。因此，在运动开始阶段，运动负荷、运动时间、运动频率需与肌肉自身结构和功能状态相适应，否则极易导致损伤的发生。

短时或单次运动对肌肉的影响主要表现为肌肉在恢复过程中会出现"超量恢复"阶段。研究发现，运动后肌肉中肌糖原、磷酸肌酸、肌肉蛋白质、肌红蛋白、磷脂、酶活性等生理指标均会下降，在恢复过程中有一个阶段会出现被消耗的物质水平或活性超过原有数量的恢复阶段，称为超量恢复。超量恢复和消耗过程有关，在一定范围内，消耗越多，超量恢复越明显。

（三）长期运动对肌肉的影响

短期运动对肌肉的影响有限，运动对肌肉的影响主要来自于长期运动的结果。长期运动会对肌肉体积、肌肉结构、肌肉化学成分、肌神经兴奋性等多方面产生影响。

1. 肌肉体积　运动能明显使肌肉的体积增大，但不同的运动方式肌肉增大的部位和程度不一样，称为肌纤维选择性增大。有氧运动可引起慢肌纤维选择性肥大；速度、爆发力运动可使快肌纤维选择性肥大。

2. 肌肉脂肪减少　在运动较少的情况下骨骼肌表面和肌纤维之间会产生脂肪堆积。肌肉内的脂肪在肌肉收缩时会产生摩擦，可降低肌肉收缩效率。运动，特别是有氧运动可以较好减少肌肉脂肪，提高肌肉收缩效率。

3. 肌纤维中线粒体数目增多、体积增大　线粒体是肌纤维供能的中心，三磷酸腺苷(ATP)主要从线粒体产生。有氧运动能够使快肌和慢肌纤维线粒体数量有所增加，其中快肌纤维中线粒体数量增加尤为明显。线粒体的增加为肌肉收缩提供更多能量以适应耐力的需要。没有长期坚持系统有氧运动的人快肌中的线粒体较少；但经过系统的有氧运动训练，肌肉中线粒体的数量和体积都会增加。

4. 肌肉内物质成分发生变化　长期运动可使肌肉组织的化学成分发生变化。如肌肉中肌糖原、肌球蛋白、肌动蛋白、肌红蛋白和水分含量等都会增加。

肌球蛋白和肌动蛋白是肌肉收缩的基本物质，这些物质的增多提高了肌肉的收缩力。而且ATP酶活性也有所加强，加速分解ATP提供能量。肌红蛋白具有与氧气结合的作用，肌红蛋白含量增加，则肌肉内氧的贮备量也增加，使肌肉在耗氧量很大的情况下肌肉能继续工作。肌肉内水分的增加一方面有利于肌肉内氧化反应的进行，另一方面也有助于肌肉力量的增长。

5. 肌肉内结缔组织增多　力量性运动可以使肌肉内的结缔组织明显增厚、围绕每根肌纤维周围的肌膜和肌束周围的肌束膜变厚；而速度性运动则不那么明显。肌肉收缩反复地拉扯使肌腱和韧带中细胞增殖而变得坚实粗大，从而提高肌肉抗拉的能力。

6. 肌肉中毛细血管数量增加　运动可以使骨骼肌内毛细血管无论在数量上或是形态上都有所改变。肌纤维之间的毛细血管平均配布数量在长期运动后增多，其中静力性运动下，毛细血管数量增多较动力性运动明显。静力性运动促使骨骼肌内毛细血管具有明显迂曲过程和丰富的分支吻合，同时毛细血管分支出现扩张。动力性运动如跑步和游泳运动主要促进毛细血管分支吻合，对毛细血管形态影响不明显。肌肉的这些变化改善了骨骼肌的血液供给情况，从而提高了肌肉的运动能力，有利于肌肉持续长时间运动。

7. 运动单位募集能力增强　肌肉收缩时并不是所有运动单位同时收缩，只有一部分肌纤维对神经冲动产生反应并收缩，参与收缩的运动单位与神经冲动的结合称为运动单位的募集。部分肌纤维不收缩是由于神经控制过程中不使用它们，或是达到运动终板的神经冲动太少太弱。长期运动可以改善神经控制，增强神经冲动的传递，增加运动单位的募集能力。不运动的机体肌肉只有60%的肌纤维参加收缩；而长期系统运动的机体参加收缩活动的肌纤维可达到90%。这是因为运动可使运动单位募集能力增强，也是经常参加运动的人肌肉力量较大的原因之一。

第二节 运动性疾病

一、过度训练综合征

过度训练综合征 (overtraining syndrome，OTS) 是运动员训练不当造成的运动性疾病之一，是指运动员机能不能适应训练安排引发的一系列功能紊乱和病理状态。运动员发生过度训练，经过适当的恢复期仍不能维持正常的运动水平则有可能丧失参加重要比赛的机会，或者虽然参加了比赛，但因体力和心理状态不佳而不能取得应有的运动成绩。

（一）发病原因和机理

1. 发病原因

（1）训练安排不合理：大运动量训练是提高运动员训练水平和技术所必需的，这已为多数学者的研究和实践所公认。当大运动量训练持续过久，又缺乏必要的节奏和间隙，超过身体的机能潜力时，机体内在的稳定性被破坏，即可造成身体的过度疲劳状态，训练后易发生过度训练综合征。

（2）训练方法不当：单调、乏味的训练方法和运动员局部负担量过大造成的过度训练多见于运动经验较少者。他们因缺乏身体全面训练的基础而集中专项训练，再加上运动训练安排不当，极易造成过度训练。

（3）破坏生活规律：在没有足够的体力和精神准备的情况下参加比赛，或比赛过多，而间歇过短；运动员训练后得不到充分休息或社会活动过多，破坏了原有的生活规律，特别是睡眠不足使运动员体力消耗过大，引起过度训练。

（4）身体机能不佳：运动员在伤后、病后，身体衰弱时，或未完全恢复时，参加紧张的训练和比赛，或在旅途劳累、时差反应尚未恢复或适应时，参加紧张的训练或比赛可致过度训练。

（5）饮食营养不合理：如脱水、热能物质摄入不足、长期缺乏微量元素等得不到及时的补充。

（6）心理因素：如精神上的打击、感情上的挫折、人际关系不协调、学习训练不顺心、失恋、训练单调、竞赛反复失败等，也都是造成过度训练的诱发原因。

在相同的训练条件下，运动员是否发生过度训练，取决于多种因素，而并非单一因素所致。

2. 发病机理 过度训练综合征是继发于运动训练的应激反应，其生理机制尚不完全清楚。许多研究提示，该病与自主神经紊乱、内分泌功能改变和免疫功能下降密切相关。

（1）自主神经功能紊乱：长时间、大强度运动可导致自主神经系统的功能紊乱，进而导致了过度训练的发生。

（2）内分泌变化：过度训练往往伴随着内分泌功能的变化。许多研究发现，当运动负荷量增加时，血液中的睾酮水平下降，皮质醇含量增加，睾酮/皮质醇比值明显降低。在大负荷运动过程中，血液中肾上腺素和去甲肾上腺素水平升高，这两种激素可引起血液和心率增加，理论上可以用肾上腺素和去甲肾上腺素水平评价过度训练，但由于这些激素在运动中的变化具有复杂性和多因素性，因此，用这些指标研究过度训练尚有一定困难。

（3）免疫功能下降：研究证实，过量训练可导致免疫功能下降，增加运动员感染的机会。一次急性力竭性运动可导致细胞及体液免疫低下，在此基础上如仍进行大负荷训练，免疫功能将会进一步受损。研究表明，在大运动量训练中补充谷氨酰胺可减少感染的发病率。

（4）支链氨基酸假说：支链氨基酸 (branched-chain amino acids，BCAA) 是指亮氨酸、异亮氨酸和缬氨酸。长时间运动可导致肌糖原与肝糖原耗竭，使肌肉摄取 BCAA 增多而血液中 BCAA 减少。与此同时，剧烈运动造成血液中游离脂肪酸增多并与游离色氨酸 (free tryptophan，f-TRP) 竞争血浆白蛋白的结合位点，使相对 f-TRP 浓度升高。脑内 5-羟色胺 (hydroxytryptamine，5-HT) 含量受血浆 f-TRP 和 f-TRP/BCAA 控制。BCAA 的减少加上 f-TRP 增加使血浆 f-TRP/BCAA 比值升高时，进入脑内的 f-TRP 升高。脑内 f-TRP 在羟化酶作用下合成 5-HT。5-HT 作为脑内神经递质在运动性中枢疲劳中起着重要作用，如引起困倦、抑制多突触神经反射、抑制下丘脑释放内分泌因子等。

（二）诊断

1. 病史 询问运动员的运动史，了解近期运动负荷量、参加训练及比赛等情况。

2. 临床表现 过度训练综合征的临床表现多种多样，可涉及各个系统和器官，而且可因过度训练的程度、个体特性而异。

（1）早期症状：早期过度训练的运动员一般无特异性症状，以疲乏无力、倦怠、精神不振等自觉症状为主，处理日常事务时表现出易怒和情绪化，有些运动员反应为入睡困难、多梦、早醒，严重时可见失眠头痛，有些运动员还出现盗汗、耳鸣、眼花、直立性低血压，食欲下降等症状，女运动员可出现月经周期改变，甚至闭经。

（2）晚期症状：如果早期过度训练中的各种不良刺激因素持续存在，病情就会进一步加重，并出现以下一系列全身系统的异常表现。

1）循环系统症状：常见心悸、胸闷、气短、晨脉明显加快，以及运动后心率恢复缓慢、心律不齐等症状。举重、投掷等力量性项目的运动员可见安静和运动负荷后血压常明显偏高。

2）消化系统症状：常见食欲不振，饮食下降、恶心、呕吐、腹胀、腹痛、腹泻、便秘等症状，个别运动员可出现消化道出血症状。

3）肌肉、骨骼系统症状：常表现为肌肉持续酸痛、负荷能力下降，易出现肌肉痉挛、肌肉微细损伤等。当下肢过度训练时可出现过度使用症状：疲劳性骨膜炎、小腿胫前间隔和小腿外侧间隔综合征、应力性骨折，以及跟腱、髌腱周围炎。

4）其他症状：过度训练的运动员还可见全身乏力、体重下降，易发生感冒、腹泻、低热、运动后蛋白尿、运动性血尿、运动性头痛、脱发、浮肿、排尿不尽等症状。

（3）体征。

1）体重：成年运动员在大运动量训练后，体重可持续下降(休息、进食后不恢复)。体重下降超过正常体重的 1/30(人工减体重除外)，是诊断过度训练的重要依据之一。

2）心率：安静时心率较正常时明显增加。一般认为，心率平时每分钟增加 12 次以上时应引起注意。

3）血压：早晨血压比平时高 20%，并持续 2 天以上时，或短时间内超过正常值 (90/140mmHg)，可能是机能下降或过度疲劳的表现。

3. 辅助检查

（1）心电图变化：过度训练的运动员除身体上有上述变化外，心电图还会出现 ST-T 段改变 (下降 1mm 为诊断过度训练的重要参考指标)，以及各种心律不齐，如室性早搏，阵发性心动过速及各种传导异常。

（2）血液检查：过度训练的运动员可能出现贫血，但有时只表现为血红蛋白水平较平时降低，但并未达到贫血的标准。此外，血液检查时还会发现运动员白细胞计数减少，特别是淋巴细胞减少，致免疫机能低下，抵抗力下降，易发生各种感染性疾病。

（3）尿液检查：有时可出现血红蛋白尿或血尿。

（4）血睾酮测定：血睾酮的正常值：男 350 ～ 850ng/dL；女 20 ～ 70ng/dL。睾酮 / 皮质醇比值的变化被认为是诊断过度训练的敏感指标。当低于训练期前 25% 而又不回升时应调整训练计划。睾酮 / 皮质醇比值低于原始值的 30%，应考虑存在过度训练综合征。

4. 分类及分型　根据不同运动员过度训练的表现，过度训练可分为交感型和副交感型两类。

（1）交感型：主要表现为交感神经亢进，如安静心率增加、血压增加、食欲丧失、体重下降、睡眠障碍、情绪不稳定、基础代谢率提高等。

（2）副交感型：主要表现为副交感神经亢进，如易疲劳、安静心率降低、运动后心率快速恢复、安静血压降低等。

一般来说，过度训练综合征中交感神经亢进较副交感神经亢进常见；年轻运动员过度训练综合征较易出现交感神经亢进，而年长运动员副交感神经亢进较多。

（三）处理

1. 早期处理　对早期或较轻的过度训练者，主要处理措施有如下几点。

（1）调整训练计划，降低运动量和运动强度，缩短运动时间，避免参加剧烈的比赛，但不应完全停止训练以免出现停训综合征。

（2）增加睡眠时间，必要时可适量服用镇静剂；增加文娱活动，进行积极性休息。

（3）注意加强营养和热能平衡，饮食应适量减少，热原质的比例适当，食物中应含有充足的维生素和矿物盐，食物易消化吸收。

2. 中晚期处理　对中、晚期或比较严重过度训练者，除按上述基本原则处理外，还应包括如下几点。

（1）停止专项训练：训练应以健身为主或转换训练环境，停止大负荷、大强度的训练。

（2）药物治疗：补充维生素，如复合维生素 B、维生素 E、维生素 C。也可选用人参、刺五加、红景天、三七、枸杞等中药治疗。

（3）康复治疗：如按摩、水浴、气功、理疗、心理治疗等。

（四）预防

（1）合理安排运动训练：过度训练发生的主要原因是训练安排不当。因此，预防的关键在于根据运动员的性别、年龄、身体发育状况、训练水平和训练状态等具体情况制定合理的、切合实际的训练计划。加强队医、运动员、教练员之间的交流与配合，以便及时察觉过度训练的早期信号，采取措施有效预防过度训练的发生。

（2）遵循最佳训练负荷原则：最佳负荷取决于多种因素，如遗传特性、生活方式、健康状况等。因此，在调整训练量时，应遵守循序渐进、系统训练、全面训练、区别对待的原则，并合理安排生活制度，培养运动员养成良好的生活方式。对有伤病的运动员要积极治疗伤病，勿过早地恢复训练和比赛。在训练大周期中，每周训练量的增加不能超过5%，同时训练强度、时间亦不应增加，以保证运动员能够充分适应和恢复。

（3）加强医务监督：运动员训练过程中，队医、教练员应当警惕过度训练的早期症状，做到早发现、早诊断，早干预，积极促进恢复。

二、过度紧张综合征

过度紧张综合征是指运动员在训练或比赛时，体力负荷超过了机体的承受能力而引发的生理功能紊乱或病理现象。

过度紧张综合征常在一次剧烈的训练课或比赛后即刻发生，亦可在训练后或赛后短时间内发生，一般常见于训练水平不高经验较少者、因伤病中断较长时间后恢复训练的运动员和受强烈精神刺激后的高水平运动员，尤以中长跑、马拉松、中长距离滑冰、自行车、划船、足球等运动项目多见。

（一）发病原因和机理

1. 发病原因

（1）训练和比赛安排不当：未遵循循序渐进的训练原则，运动负荷量和强度增加过快；制定运动成绩或目标过高；青少年运动员过早参加成人比赛或大型运动会；患病长期中断训练后突然参加剧烈运动和比赛；高水平运动员受到强烈的精神刺激等，这些情况均可导致运动超过了机体耐受程度而引起过度紧张综合征。

（2）缺乏定期体检：在运动训练或比赛中，运动负荷作用于机体所产生的适应可能是生理性适应，也可能引起机体病理性改变。缺乏定期体检，不能及时发现运动员身体存在的缺陷和病理改变而继续训练或比赛则可能导致过度紧张综合征的发生，尤其是患心血管疾病者，如冠状动脉粥样硬化、高血压病患者等参加剧烈运动时易发生过度紧张，严重时可导致猝死。

（3）放松整理活动不充分：多见于短跑、中跑等竞赛运动员。当运动结束后，由于疲劳，运动员缺少必要的放松整理活动而突然终止运动时，肌肉的收缩作用骤然停止，血液滞留于下肢静脉血管中，导致回心血量明显减少，头部供血不足，故而引发该病。

2. 发病机理 过度紧张综合征虽然类型较多，但发病机理基本相同，主要是由于强烈的运动刺激和高度精神紧张使交感神经兴奋－抑制紊乱，导致头部、心肌和内脏（胃肠）供血不足或机能紊乱而引发。

（1）急性胃肠功能紊乱：由于激烈运动和精神紧张，交感神经兴奋，胃肠血管收缩，流经胃肠血管的血量大大减少，导致胃肠血管痉挛，黏膜出血糜烂或溃疡（即运动应激性溃疡）。

（2）脑供血不足：剧烈运动时，大量的血液流经四肢和体表，脑供血相对不足，可出现短暂性脑缺血，或者精神紧张。如在举重训练或比赛中，由于胸腔及肺内压剧增，回心血量减少，心排血量减少，可导致短暂性脑供血不足而引发过度紧张综合征。

（3）心功能不全和心肌损害：一是由于胸部受到直接打击，如拳击、摔跤等，血管运动神经反射作用引起心源性休克。二是由于患有某些心脏病，如马方综合征、风湿性心脏病、病毒性心肌炎、肥厚性心肌病、冠状动脉先天发育畸形等，引起心肌缺血、心肌梗死和急性心力衰竭。

（二）诊断

1.病史　询问运动员的运动史，了解近期运动负荷量、参加比赛情况和训练遵守情况等，询问家族史，了解家庭中是否有心脑血管疾病及猝死者等情况，以排除潜在遗传性疾病。

2.临床表现

（1）单纯虚脱型：多见于径赛运动员，跑后即刻出现面色苍白、恶心、呕吐、头晕、无力和大汗淋漓等。轻者休息片刻好转，重者卧床休息1～2天才可缓解。多数运动者神志清楚，能回答询问。这一类型多见于训练水平不高或已停止训练一段时间突然参加比赛的运动员。

（2）晕厥型：其表现在运动中或运动后突然出现一过性神志丧失。清醒后诉说全身无力、头痛、头晕，可伴心、肺、脑功能下降的现象。晕厥型可发生在举重时，或疾跑突然停止时及受到强烈刺激时。

（3）脑血管痉挛型：表现为运动员在运动中或运动后即刻出现一侧肢体麻木，动作不灵活，常伴有剧烈的恶心、呕吐。

（4）急性胃肠综合征：轻者在剧烈运动后很快发生恶心、呕吐、头痛、头晕、面色苍白等症状，经过1～4小时逐渐缓解。有些运动员在运动后呕吐咖啡样物，化验检查隐血阳性，提示有上消化道出血。

（5）急性心功能不全和心肌损伤：运动后可出现呼吸困难、憋气、胸痛、咯血性泡沫样痰，左季肋部疼痛、肝脏肿大、心跳快而弱或节律不齐、血压下降、全身无力、面色苍白等急性心功能不全症状。

3.辅助检查

（1）心电图检查：心电图异常，出现S–T段下降、T波低平或倒置等变化。

（2）影像学检查：出现脑供血不足表现者，可选择CT、MR、TCD等检查，以排除脑血管疾病；对急性心功能不全和心肌损伤者，应选择心脏彩超等检查，可发现肥厚型心肌病、心脏瓣膜疾病等心脏疾病。

（3）其他检查：根据病情，进行血、尿、大便常规及血生化等检查。如消化道应激性溃疡者进行大便常规检查，可见隐血阳性。

（三）处理

1.单纯虚脱型　主要处理方式是卧床休息、保暖，可饮用热水或咖啡；较重者可吸氧，静脉注射葡萄糖液等。

2.晕厥型　平卧，头稍低位，保持呼吸道通畅，迅速进行脉搏、血压、体温、心电图等检查。应给予吸氧、静脉注射高渗葡萄糖40～60mL，效果不明显者迅速送附近医院救护。

3. 脑血管痉挛型 现场处理是平卧，头稍低位，保持呼吸道通畅。做脑部 CT、MR、TCD 等一系列检查，以便排除脑血管病变。

4. 急性胃肠综合征 对发生急性胃肠道症状，尤其是发生胃出血者，应暂停专项训练，休息观察，必要时服用止血药物，进食流食、半流食和易消化食物。一般 1～2 周可恢复训练。若反复出血，则应行胃镜检查，查明原因，给予适当治疗。

5. 急性心功能不全或心肌损伤 身体可取半卧位，保持安静并保暖，给予吸氧等急救处理后应立即送医院进一步抢救。

（四）预防

（1）做好医务监督：加强运动时的医学观察和自我监督，尤其对少儿、老人等锻炼基础差的人要区别情况，因人而异。要坚持健身的原则，不应过分追求比赛分数和成绩。运动前先做身体检查，心血管机能不良者及患有急性病，如感冒、扁桃体炎、急性胃肠炎等均不应进行剧烈运动或参加比赛。

（2）调整运动计划：遵守循序渐进的原则，避免缺乏热身就参加剧烈的比赛，避免伤病初愈或未完全恢复就参加比赛。

（3）做好整理活动：锻炼和比赛前做好充分的准备活动，运动后要使身体各部位充分放松。

三、晕厥

晕厥 是由于脑血流暂时降低或血中化学物质变化所致的意识短暂紊乱和意识丧失，也是过度紧张的一种表现形式。晕厥的主要危害在于晕厥发生刹那间摔倒后容易引起的骨折和外伤。运动的特殊环境如空中、水下和高原，以及运动时速度、力量和方位的迅速变化，突发的意识丧失会导致严重的后果如头颅外伤、溺水和窒息等。这些后果远远超过晕厥本身的危害。

（一）发病原因和机理

1. 发病原因

（1）精神和心理状态不佳：如运动员过分紧张和激动，见到别人受伤、出血而受惊、恐怖等。这是由于神经反射使血管紧张性降低，引起急性外周组织血管扩张，血压下降，回心血量减少，心输出量较少，导致脑部缺氧引起晕厥。

（2）重力性休克：疾跑后突然停止而引起的晕厥称为重力性休克，多见于径赛运动员，尤以短跑、中跑运动员为多见，有时自行车和竞走运动员也会发生。运动时外周组织内的血管大量扩张，血流量比安静时增加多倍，这时依靠肌肉有节奏的收缩和舒张及胸腔负压的吸引作用，血液可以返回心脏。当运动者突然终止运动时，肌肉的收缩作用骤然停止使大量血液积聚在下肢，造成循环血量明显减少、血压下降、心跳加快而心脏搏出量减少，脑供血急剧减少而造成晕厥。

（3）胸内和肺内压增高：举重者做大重量挺举时，由于胸腔及肺内压剧增，造成回心血量减少，致使心脏输出量急剧减少，造成短暂的脑供血不足，可出现持续20～30 秒的晕厥状态。

（4）直立性血压过低：长时间站立不动或久蹲后突然起立，长期卧床后突然改为站立等体位时都可引起晕厥。这是由于体位的突然变化，自主神经功能失调，体内血液重新分布的反应能力下降，致使回心血量骤减和动脉血压下降，引起脑部供血不足而产生晕厥。这种现象易发生在游泳比赛后。

（5）血液中化学成分的改变：如低碳酸血症或低血糖也可以引起意识丧失。癔病发作或其他原因引起的持续深快呼吸，发生过度通气，CO_2 过多排出可引起低碳酸血症。不论何种原因引起的血糖水平下降都可以出现由自主神经系统兴奋性增加和肾上腺素释放增加引发的症状，当血糖降至低水平时脑组织对葡萄糖摄取减少，对氧的利用能力下降。长时间剧烈运动后，体内血糖消耗产生的低血糖反应多见于长跑、马拉松、长距离游泳、滑雪和公路自行车等运动项目的运动员中。有低血糖病史的人运动时易诱发低血糖。

（6）心源性晕厥：此种晕厥可发生在足球、篮球、自行车、网球、冰球、马拉松和慢跑等运动项目中。青年和中老年均有发生，以中老年多见。剧烈运动时心肌需氧量增加，原已狭窄的冠状动脉痉挛产生心肌供血不足，尤其在剧烈运动后，心肌处于特殊易损期，心肌血流灌注不稳定，此时立刻洗澡会因心肌缺血、心输出量减少和脑供血不足而发生晕厥。运动可激发无器质性心脏病的人发生心律失常，如阵发性心动过速期间发生短暂的晕厥。

（7）运动员中暑晕厥：在炎热的夏天进行长时间训练和比赛易发生晕厥，尤其在夏天无风或湿度较高的情况下，运动时体内产生的热量不能通过蒸发、对流、传导和辐射等方式有效地散发，使体温明显升高；此外，由于大量出汗，循环血量减少，引起脑组织供血减少和意识丧失。中暑晕厥多发生在长跑、马拉松、越野跑、自行车和足球比赛时。运动员训练水平低、过度疲劳易发生中暑晕厥。

2. 发病机理　人脑重量为体重的 2%，脑血液供应为心脏输出量的 1/6，脑耗氧量为全身耗氧量的 20%，维持意识所需的脑血流的临界值为 30mL/100g，当以上因素导致血压急剧下降和心输出量突然减少时，脑血流骤减至临界值以下即可能发生晕厥。

（二）诊断

1. 病史　主要询问发作史，尤其是发作起始、经过和恢复全过程，包括发作诱因、场合、体位、有无前驱症状和后遗症状。

2. 临床表现　运动过程中或运动后发生晕厥是由不同原因引起的急性神经精神症状。晕厥时患者可因失去知觉而突然昏倒。

（1）昏倒前，患者感到全身软弱、头昏、耳鸣、眼前发黑。

（2）昏倒后，面色苍白，手足发凉，脉搏细而弱，血压降低，呼吸缓慢。轻度晕厥一般由于脑部缺血而致，缓解后能很快恢复知觉。

（3）醒后仍有头昏、全身无力等。

2. 辅助检查

（1）心电图检查：心电图异常，可见节律失常、S-T 段下降、T 波低平或倒置等变化。

（2）血糖检查：血糖下降。

（三）处理

1. 现场处理

（1）发生晕厥后应让患者平卧，足部略抬高，头部稍低，松开衣领，以增加脑血流量。

（2）针刺或点掐水沟、百会、十宣、合谷、涌泉等穴，必要时可给患者嗅刺激性的氨水，以促进患者尽快恢复知觉。

（3）注意保暖，防止受凉。如呕吐时，将患者头偏向一侧。

2. 病因治疗

（1）低血糖性晕厥者可静脉注射 50% 的葡萄糖 50mL。

（2）对低碳酸血症 (血液中 H_2CO_3 低于 35mmHg) 引起的晕厥者，应减慢呼吸频率和深度，必要时补充碳酸氢钠。

（3）心源性晕厥者应立即吸氧。心电图示房室传导阻滞时皮下应注射阿托品；如为室性心动过速静脉注射利多卡因 50 ~ 100mg，1 ~ 2 分钟注完，经现场急救后再安全转运。

（4）中暑晕厥者，首先将其转移到阴凉通风处迅速降温，用冷水或酒精擦浴使皮肤发红，头部及大血管分布区放置冰袋，必要时静脉点滴 5% 的葡萄糖生理盐水。

3. 中医治疗 元气暴脱者症见面色苍白、汗出不止、目闭口开、二便失禁、脉微欲绝或虚大无根，可服用独参汤以大补元气；若兼见手足厥冷、冷汗淋漓等为亡阳证，可选用参附汤或四逆汤以回阳救逆；若兼见皮肤尚温、烦躁、脉数疾等热象为亡阴证，可选用生脉散以益气敛阴。对于中暑导致的昏厥，轻者可以服用藿香正气水、十滴水或人丹等解暑药进行治疗。

（四）预防

（1）运动员应进行定期体格检查，尤其在重大比赛和大强度训练前。对发生过晕厥的运动员应进行全面检查，避免再次发生晕厥。

（2）坚持科学训练的原则，避免发生过度疲劳、过度紧张等运动性疾病，平时要加强体育锻炼，增强体质，提高健康水平。疾病恢复期或年龄较大者参加运动时必须按照运动处方进行。

（3）疾跑后不要立即站立不动，而应继续慢跑并调整呼吸然后再停下来。有的人疾跑后感到很虚弱，应请他人搀扶行走一段路，以免昏倒。久蹲后不要骤然起立，应慢慢起立，如感到头晕有前驱征象时，应立即俯身低头或卧倒，以免摔伤。避免在高温、高湿度或无风条件下进行长时间训练和比赛，进行长距离运动时要及时补充糖、盐和水分。

（4）体育老师、运动员、教练员应掌握预防和简单处理运动中发生晕厥的方法。

四、运动性腹痛

运动性腹痛是指由于运动引起的腹痛，是运动过程中一种常见的症状，在中长跑、马拉松、竞走、自行车、篮球等运动项目中发生率较高，其中1/3的患者未能查明发病原因，而仅与运动训练有关。

（一）诊断与鉴别诊断

1. 病史 询问运动员的运动史，了解近期运动负荷量、参加比赛情况和训练遵守情况等，询问运动员的生活史及近期的饮食状况。

2.临床表现　疼痛为该病的主要临床征象，多为安静时不痛，运动中或结束时腹痛，一般无其他伴随症状，大多数运动员在运动负荷小、强度低、速度慢时腹痛不明显。其中肝脏淤血导致的腹痛多位于右上腹部，疼痛的性质多为钝痛、胀痛和牵扯性疼痛。呼吸肌痉挛导致的腹痛多发于季肋部和下胸部锐痛，且与呼吸活动有关；胃痉挛疼痛部位多发生在上腹部。

2.辅助检查

（1）血、尿、大便常规检查：一般无异常表现，检查目的是排除是否有炎症、血尿或者便血。

（2）影像学检查：一般无异常表现，可根据病情选择进行胸透、胸片、胸腹部 CT 及腹部超声等影像学检查。检查的目的是排除是否有胸、腹腔部疾病。

3.鉴别诊断

（1）腹内疾病：急慢性肝炎和胆管疾病 (胆石症、胆囊炎、胆管炎、胆道蛔虫等)、溃疡病、肠结核、慢性阑尾炎患者，运动时由于病变部位受到牵扯和震动而产生疼痛，其疼痛部位多与病变部位一致。

（2）腹外疾病：常见腹外疾病包括右肺下叶肺炎、胸膜炎、肾结石及腹肌损伤等。

（二）处理

1.一般处理　患者运动中出现腹痛可适当减慢运动速度，并做深呼吸，调整呼吸与动作的节奏。必要时用手按压疼痛部位弯腰跑一段距离，一般疼痛即可消失；如果疼痛剧烈，应立即停止运动做彻底检查。

2.药物治疗　确诊胃肠痉挛引起的运动性腹痛后，可口服阿托品、颠茄等解除痉挛的药物进行治疗。但对持续性剧烈腹痛且原因不明者，不可盲目使用止痛剂，应先查明病因后再进行治疗，以免延误病情。

3.康复治疗

（1）传统康复治疗：针刺或点掐足三里、内关、三阴交等穴位，配合腹部按摩、热敷等。

（2）物理因子治疗：低中频、微波、离子导入等具有缓解疼痛作用的理疗方法对缓解腹痛的症状有较好的作用。

（三）预防

（1）制定合理的训练方案：遵守科学的训练原则，循序渐进地增加运动量，加强全面身体训练，提高生理机能水平。在训练和比赛时要调整好动作与呼吸节奏，合理地分配运动速度。

（2）做好准备活动：运动前做好充分的准备活动，特别是在冬季，参加长跑或自行车比赛等中长距离运动项目时，勿于未做好充分准备前脱掉运动外套。

（3）合理安排膳食：激烈运动前不宜吃得过饱、大量饮水，特别是冷饮，不吃平时不习惯的食物，也不要在饥饿状态下参加训练和比赛。进餐 1.5 小时后才能参加运动。

（4）加强医务监督：加强训练、比赛期间的医务监督工作，做好定期体检，对患有腹部疾病的运动员治愈后方可参加训练和比赛。

第四章 儿科疾病

第一节 大叶性肺炎

一、概述

大叶性肺炎，又名肺炎球菌肺炎，是由肺炎双球菌等细菌感染引起的呈大叶性分布的肺部急性炎症。常见诱因有受凉、劳累或淋雨等。是由肺炎双球菌引起的急性肺实质炎症。好发于青壮年男性和冬春季节。常见诱因有受寒、淋雨、醉酒或全身麻醉手术后、镇静剂过量等。主要病理改变为肺泡的渗出性炎症和实变。临床症状有突然寒战、高热、咳嗽、胸痛、咳铁锈色痰。血白细胞计数增高；典型的 X 线表现为肺段、叶实变。病程短，及时应用青霉素等抗生素治疗可获痊愈。

二、病因

多种细菌均可引起大叶肺炎，但绝大多数为肺炎链球菌，其中以Ⅲ型致病力最强。肺炎链球菌为口腔及鼻咽部的正常寄生菌群，若呼吸道的排菌自净功能及机体的抵抗力正常时，不引发肺炎。

当机体受寒、过度疲劳、醉酒、感冒、糖尿病免疫功能低下等使呼吸道防御功能被削弱，细菌侵入肺泡，通过变态反应使肺泡壁毛细血管通透性增强，浆液及纤维素渗出，富含蛋白的渗出物中细菌迅速繁殖，并通过肺泡间孔或细支气管向邻近肺组织蔓延，波及一个肺段或整个肺叶。大叶间的蔓延系带菌的渗出液经叶支气管播散所致。

大叶性肺炎是肺炎链球菌感染引起的一个肺叶或一个肺段范围内的肺泡炎。近年由于大量强有力抗生素的使用，典型的大叶性肺炎已较少见到。一般当气候骤变，机体抵抗力下降时发病。冬春季多见，主要见于 3 岁以上儿童，因此时机体的免疫功能也就是防御能力逐渐成熟，能使病变局限于一个肺叶或一个肺段而不致扩散。一般大叶性肺炎起病急，表现为突然高热、胸痛、食欲不振、疲乏、烦躁，少数患儿可有腹痛，有时被误诊为阑尾炎。重症的患儿出现中毒性脑病症状、惊厥、谵妄及昏迷；甚或出现感染性休克。

三、病理变化

大叶性肺炎其病变主要为肺泡内的纤维素性渗出性炎症。一般只累及单侧肺，以下叶多见，也可先后或同时发生于两个以上肺叶。典型的自然发展过程大致可分为四个期：

（一）充血水肿期

主要见于发病后 1 ~ 2 天。肉眼观，肺叶肿胀、充血，呈暗红色，挤压切面可见淡红色浆液溢出。镜下，肺泡壁毛细血管扩张充血，肺泡腔内可见浆液性渗出物，其中见少量红细胞、嗜中性粒细胞、肺泡巨噬细胞。渗出物中可检出肺炎链球菌，此期细菌可在富含蛋白质的渗出物中迅速繁殖。

（二）红色肝变期

一般为发病后的 3 ～ 4 天进入此期。肉眼观，受累肺叶进一步肿大，质地变实，切面灰红色，较粗糙。胸膜表面可有纤维素性渗出物。镜下，肺泡壁毛细血管仍扩张充血，肺泡腔内充满含大量红细胞、一定量纤维素、少量嗜中性粒细胞和巨噬细胞的渗出物，纤维素可穿过肺泡间孔与相邻肺泡中的纤维素网相连，有利于肺泡巨噬细胞吞噬细菌，防止细菌进一步扩散。

（三）灰色肝变期

见于发病后的第 5 ～ 6 天。肉眼观，肺叶肿胀，质实如肝，切面干燥粗糙，由于此期肺泡壁毛细血管受压而充血消退，肺泡腔内的红细胞大部分溶解消失，而纤维素渗出显著增多，故实变区呈灰白色。镜下，肺泡腔渗出物以纤维素为主，纤维素网中见大量嗜中性粒细胞，红细胞较少。肺泡壁毛细血管受压而呈贫血状态。渗出物中肺炎链球菌多已被消灭，故不易检出。

（四）溶解消散期

发病后 1 周左右，随着机体免疫功能的逐渐增强，病原菌被巨噬细胞吞噬、溶解，嗜中性粒细胞变性、坏死，并释放出大量蛋白溶解酶，使渗出的纤维素逐渐溶解，肺泡腔内巨噬细胞增多。溶解物部分经气道咳出，或 经淋巴管吸收，部分被巨噬细胞吞噬。肉眼观，实变的肺组织质地变软，病灶消失，渐近黄色，挤压切面可见少量脓样混浊的液体溢出。病灶肺组织逐渐净化，肺泡重新充气，由于炎症未破坏肺泡壁结构，无组织坏死，故最终肺组织可完全恢复正常的结构和功能。

四、临床表现

（1）起病急骤，寒战、高热、胸痛、咳嗽、咳铁锈色痰。病变广泛者可伴气促和发绀。

（2）部分病例有恶心、呕吐、腹胀、腹泻。

（3）重症者可有神经精神症状，如烦躁不安、谵妄等。亦可发生衰竭，并发感染性休克，称休克型（或中毒性）肺炎。

（4）急性病容，呼吸急促，鼻翼煽动。部分患者口唇和鼻周有疱疹。

（5）充血期肺部体征呈现局部呼吸活动度减弱，语音震颤稍增强，叩诊浊音，可听及捻发音。

实变期可有典型体征，如患侧呼吸运动减弱，语音共振、语颤增强，叩诊浊音或实音，听诊病理性支气管呼吸音；消散期叩诊逐渐变为清音，支气管呼吸音也逐渐减弱代之以湿性啰音。

五、检查

（一）辅助检查

（1）一般患者：检查专案以检查框限 "A" 为主。

（2）重症者：须与其他病原菌肺炎鉴别。检查专案可包括检查框限 "A"、"B" 或 "C"。

（二）实验室检查

血白细胞计数（10 ～ 20）$\times 10^9$ / L，中性粒细胞多在 80% 以上，并有核左移，细胞内可见中毒颗粒。年老体弱、酗酒、免疫功能低下者白细胞计数可不增高，但中性粒细胞的百分比仍高。痰直接涂片作革兰染色及荚膜染色镜检，如发现典型的革兰染色阳性、带荚膜的双球菌或链球菌，即可初步做出病原诊断。痰培养 24 ～ 48 小时可以确定病原体。聚合酶链反应及荧光标记抗体检测可提高病原学诊断率。

（三）X 线检查

早期仅见肺纹理增粗或受累的肺段、肺叶稍模糊。随着病情进展，肺泡内充满炎性渗出物，表现为大片炎症浸润阴影或实变影，在实变阴影中可见支气管充气征，肋膈角可有少量胸腔积液，在消散期，X 线显示炎性浸润逐渐吸收，可有片状区域吸收较快，呈现"假空洞"征，多数病例在起病 3 ～ 4 周后才完全消散。老年患者病灶消散较慢，容易出现吸收不完全而成为机化性肺炎。

六、诊断

（1）该病好发于青壮年男性，冬春二季多见。

（2）起病前多有诱因存在，约半数病例先有上呼吸道病毒感染等前驱表现。

（3）突然起病寒战、高热。

（4）咳嗽、胸痛、呼吸急促，铁锈色痰；重症患者可伴休克。

（5）肺实变体征。重症患者血压常降至 10.5/6.5kPa（80/50mmHg）以下。

（6）血白细胞总数增加，中性粒细胞达 0.80 以上，核左移，有中毒颗粒。

（7）痰涂片可见大量革兰阳性球菌。

（8）痰、血培养有肺炎球菌生长。

（9）血清学检查阳性（协同凝集试验、对流免疫电泳检测肺炎球菌荚膜多糖抗原）。

（10）胸部 X 线检查显示段或叶性均匀一致的大片状密度增高阴影。

（11）血气分析检查有 PaO_2 及 $PaCO_2$ 下降，原有慢性阻塞性肺疾病的患者 $PaCO_2$ 可上升。

七、鉴别诊断

（一）干酪性肺炎

有结核病史，起病缓慢，白细胞计数正常。痰中可找到结核杆菌。X 线检查肺部可有空洞形成。

（二）肺癌继发感染

年龄较大，起病缓慢，中毒症状不明显，可持续有痰中带血，X 线检查及纤维支气管镜检查或协助诊断。

（三）急性肺脓肿

常咯大量脓痰，X 线检查有液平面的空洞形成，可资鉴别。

八、治疗

（一）抗菌素治疗

青霉素、磺胺类药、红霉素、洁古霉素、先锋霉素 IV 号。

（二）对症治疗

（1）高热者一般不使用阿司匹林、扑热息痛等退烧药，避免因严重脱水引起低血容量性休克。

（2）疼痛及严重烦躁不安者可予以水合氯醛镇静治疗者亦不使用可卡因、安定等抑制呼吸类药物。

（3）咳嗽咳痰者应用氯化铵合剂。

（4）保持水电解质平衡。

（5）休克呼吸衰竭及时作相应处理。

（6）颅内高压者可使用利尿剂。

（三）疗效评价

1. 治愈 症状、体征消失，血白细胞总数正常，肺部阴影完全吸收。

2. 好转 症状、体征基本消失，血白细胞总数及分类正常，肺部阴影大部分吸收。

3. 未愈 症状、体征无好转。

（四）应急处理

（1）卧床休息，给予高热量、多维生素及易消化食物饮食，鼓励病人多喝水或菜汤以补充水分。

（2）全身应用大剂量抗生素如青霉素、氨苄青霉素等。

（3）高热者可在头、腋下、腘窝等处放置冰袋或冷水袋，全身温水或酒精擦浴等物理降温处理，必要时口服解热药物如APC、消炎痛等。

（4）神志恍惚或昏迷者，及时清除口腔内异物，保持呼吸道通畅。

（5）休克者应平卧，头稍低，并速送医院抢救。

九、并发症

肺肉质变渗出物不能完全吸收清除由肉芽组织机化肺脓肿脓胸，多见于合并金黄色葡萄球菌感染 败血症或脓毒败血症、中毒性休克。

（一）中毒性休克

是大叶性肺炎最严重的并发症，多见于老年体弱者，细菌毒素入血使外周微循环血管扩张、血压下降，引起中毒性休克如不及时抢救可造成死亡。

（二）败血症

当机体抵抗力极度低下或致病菌毒力过强时，大量细菌进入血液引起败血症，有时还并发化脓性脑膜炎、化脓性关节炎及急性细菌性心内膜炎。

（三）肺肉质变

如果渗入肺泡腔的中性粒细胞过少，或者纤维素过多，渗出的纤维素不能完全被溶解吸收，则由肉芽组织取代而发生机化，使病变部分肺组织变成褐色肉样纤维组织称肺肉质变。X线检查在病变肺叶遗留永久性不规则点片状阴影。

（四）肺脓肿和脓胸

受累肺组织坏死液化形成肺脓肿，当胸膜病变严重时可发展成纤维素性化脓性胸膜炎，甚至脓胸。

十、预防

（1）注意预防上呼吸道感染，加强耐寒锻炼。

（2）避免淋雨、受寒、醉酒、过劳等诱因。

（3）积极治疗原发病，如慢性心肺疾病、慢性肝炎、糖尿病和口腔疾病等，可以预防大叶性肺炎。

第二节 支气管扩张

支气管扩张是因支气管反复感染，阻塞或先天性发育缺陷等因素造成支气管壁的弹力纤维、肌肉及软骨发生破坏、变形、最终导致管腔持久扩张等病理改变，临床表现为咳嗽、多痰、咯血及反复肺部感染的慢性呼吸道疾病。近年来由于广泛开展呼吸道疾病的防治和抗生素的及时应用，使其发病减少，症状减轻。目前该病从病因、诊断方法及治疗上都发生了显著变化，因病变可发展为不可逆性，且成人患者50％自儿童期出现症状，故应予以重视。

一、诊断步骤

（一）病史采集要点

1. 起病情况　多为慢性起病。

2. 主要临床表现　常表现为咳嗽、多痰。咳嗽多于清晨起床后或变换体位发生，痰量或多或少，含稠厚脓液，臭味不重。可有不规则发热。病程久者可见程度不同的咯血、贫血和营养不良。患儿易患呼吸道感染，往往反复患肺炎，甚至并发肺脓肿，感染常限于同一部位。

3. 既往病史　询问患儿是否曾患过麻疹、百日咳、流感后肺炎或反复发生肺炎，是否有肺结核合并肺纤维化或肺不张等病史。

（二）体格检查要点

1. 一般情况　应注意患儿有无慢性消耗性面容、营养不良、贫血，生长发育落后等情况。

2. 肺部体征　体检与肺炎相似，轻重程度可不等，多数在肺底部可闻及湿性啰音，且较固定，有时听诊也可能无异常。如果病变较广，纵隔和心脏常因肺不张或纤维性病变而移位于患侧，胸廓可见畸形。

3. 其他　可有杵状指、趾。上颌窦炎体征也比较多见。如病情发展，可肝脏肿大和蛋白尿，有时也可见淀粉样变性病及肺性肥大性骨关节病等体征。

（三）门诊资料分析

1. 血常规　感染时白细胞总数和中性粒细胞可增高。病久者可有红细胞和血红蛋白的降低。

2. 痰培养　无恒定的致病菌，多为几种细菌混合存在。

3. X线检查　可有肺纹理加重，病变严重时双下肺可见大小环状透光阴影，多数小囊状伴多发性液面影，肺不张、肺炎性浸润等，心脏及纵隔可见移位。有报道12%～20%患儿 X 线胸片正常。

（四）进一步检查项目

1. 支气管、纤维支气管镜检查 对咯血、反复局限性肺部炎症、肺不张等，可确定出血部位及有无异物。吸出物及肺泡灌洗液可做细菌学和细胞学检查协助诊断，同时可起到引流作用。

2. 支气管碘油造影 能清楚显示肺结核所致的肺叶性支气管扩张、淋巴结压迫穿破支气管造成的支气管局限性狭窄等损害。对肺炎等引起的支气管扩张也能清楚地显示出扩张部位、范围和形态。但碘油造影有使大量碘油停滞于支气管内，操作过程中可引发支气管痉挛、过敏反应，甚至可造成窒息、通气灌注失调等弊端。

3. 高分辨 CT 灵敏性及特异性均超过90%。可清晰显示支气管扩张病理类型、病变范围，还可显示伴随的肺实质病变。由于其安全可靠，简单易行，已代替支气管造影，成为确诊支气管扩张的主要检查方法。

二、诊断对策

（一）诊断要点

对曾患麻疹、百日咳或病毒性肺炎以及支气管哮喘等病史，长期咳嗽，大量咯痰，尤其是在清晨和夜间为甚；肺部啰音固定，且经久不消者；对不明原因咯血者；各种原因导致的肺不张，而原发病因已解除仍持久肺不张者；肺气肿、肺脓肿患者病变经久不愈或反复发作者，可结合胸片、支气管造影或肺 CT 检查明确诊断。

（二）鉴别诊断要点

1. 慢性支气管炎 多于冬春季发病。咳痰多为白色黏液痰，少有脓痰和咯血。急生发作时两肺可闻及散在不固定干、湿性啰音。

2. 肺脓肿 急性肺脓肿起病急骤，伴有高热、咳大量脓臭痰。肺部体检局部叩诊浊音，呼吸音降低，X 线检查可见局限性浓密的炎症阴影。如已形成脓腔，可见空腔液平面，壁较厚，周围有大量炎性浸润。

3. 肺结核 常有结核中毒症状，X 线胸片可显示病变多位于上肺尖后段或下叶背段，结核菌素试验阳性及痰中找到抗酸杆菌可鉴别。

4. 先天性肺囊肿 不伴感染时可无症状和体征，X 线检查可见到多个边界纤细的圆形或椭圆形阴影，壁薄，周围肺组织无浸润，另外支气管造影有助于鉴别诊断。

（三）临床类型

支气管扩张可分为先天性和后天性两大类。根据支气管扩张的形态可分为4型如下。

（1）圆柱状：病变局限，见于轻症。

（2）囊状：分布范围较广，见于重症。

（3）梭状：病变介于二者之间。

（4）混合型：较常见，以上两种形态均具备。

1. 先天性支气管扩张 发生于婴儿者多因支气管软骨发育缺陷所致；年长儿则可因气管支气管肌肉及弹力纤维发育缺陷引起巨大支气管症，临床较少见。另外支气管扩张和体液免疫缺陷、局部免疫防御缺陷和免疫紊乱有关，最多见于体液免疫缺陷患者，如 X 连锁的低丙种球蛋白血症、普通变异型免疫缺陷病等。

局部免疫防御缺陷，原发性纤毛运动障碍的病人如 Kartagener 综合征，由于纤毛运动不良，导致黏液纤毛清除功能降低和反复呼吸道感染而引起支气管扩张。遗传疾病如囊性纤维性变的呼吸道病变亦可伴有支气管扩张。

2. 后天性支气管扩张　主要为感染和阻塞造成，两者互为因果。常继发于麻疹、百日咳、毛细支气管炎及重症肺炎，腺病毒 21 型、7 型、3 型所致的严重肺炎及哮喘所致者也较常见。其他呼吸道感染如鼻窦炎、中耳炎、扁桃体炎及肺脓肿、肺结核都能引起支气管扩张。以上病因所致者多呈双侧弥漫性支气管扩张。而异物堵塞、支气管淋巴结核或肿瘤压迫，或肋骨的骨质增生压迫等可因气道梗阻导致支气管扩张，此类支气管扩张多为局限性。

三、治疗对策

（一）治疗原则

（1）积极控制和预防呼吸道感染。

（2）充分引流保持呼吸道通畅，防止支气管、肺进一步损害。

（3）应视其病因、损害部位、范围和损害程度采取相应措施。

（二）治疗计划

1. 控制呼吸道感染　急性发作期抗生素选用应能覆盖肺炎链球菌、流感嗜血杆菌、金黄色葡萄球菌以及绿脓杆菌。严重感染者需静脉给予抗生素，合并绿脓杆菌肺炎应以 2 种或 2 种以上敏感抗生素联合治疗以防止耐药性出现。免疫功能低下者，静脉给予免疫球蛋白。

2. 充分引流保持呼吸道通畅　一般在吸入支气管扩张剂后再行体位引流，可用顺位排痰法，每天 2 次，每次 20 分钟。

引流体位：病变部位在背部时取俯卧位；病变在腹侧时可使患儿仰卧或斜卧；病变在上方时应取竖直姿势；如果病变居于气管分叉的下方应抬高床脚，取斜向下的仰卧位。一种体位持续时间 5 ~ 15 分钟，不超过 30 分钟。引流的同时进行深呼吸、用力咳嗽、胸部挤压、拍打及摇动使分泌物便于排出。若出现明显的阻塞表现，可应用支气管灌洗清除气管腔内的黏液、黏液栓或脓性分泌物。如果分泌物太稠，宜服碘化钾、吐根糖浆或化痰的中西药；或先用雾化吸入法湿化呼吸道，然后顺位排痰。

3. 咯血的治疗

（1）对小量咯血者不必处理，但需安慰患儿及家长、解释病情，使其配合治疗。

（2）中小量咯血者可给予止血处理：如维生素 K1 10 mg 肌肉或静脉注射。止血敏每次 10 mg/kg，每日 1 ~ 2 次，肌注或静注，6- 氨基已酸每次 0.08 ~ 0.12 g/kg，静脉滴注，也可应用对羟基苄胺、安络血等。立止血静脉给药 5 ~ 10 分钟起效，持续 24 小时，也可肌肉、皮下给药。

（3）反复咯血者可用纤维支气管镜注射无水酒精或注射凝血酶止血治疗。经支气管镜灌洗冷盐水也可收到好的止血效果。也可用高频电刀止血。

（4）对大量咯血者，应防止窒息，采取侧卧位，并给予镇静剂治疗。对大量咯血者，可将脑垂体后叶加压素 5U 加入葡萄糖液 100 ml 中静脉滴注。对一些经内科治疗难以控制的大咯血，考虑手术或进行选择性支气管动脉栓塞术。

4. 外科治疗

（1）切除病肺：适应证为如下几点。

1）内科治疗一年以上，仍有发展趋势。

2）病变部位出现肺不张长期不愈。

3）重症病例限于一个肺叶或一侧者。

4）反复出血不易控制，切除出血不易控制的气道部分。

5）病变部位屡次复发严重感染，且药物不易控制或可能有耐药微生物如曲霉菌生长。

6）患儿的一般情况渐趋恶化。

凡适合上述适应证者应争取早日进行手术，以免重复感染造成肺组织进一步损害，增加日后手术的难度。儿童患者肺组织病变尚浅，组织代偿能力强，因而手术效果往往比成人患者满意。

（2）肺移植：对于肺部病变严重广泛、临床症状严重，且其他治疗无效者可考虑肺移植。

（三）治疗方案

1. 先天性支气管扩张　以改善分泌物排出和控制感染为主，如雾化吸入、体位引流、肺部理疗及选用合适抗生素尽快控制细菌感染，疫苗注射可用于预防呼吸道感染。Kartagener 综合征患者可试用 ATP 治疗改善纤毛功能；先天性气管、支气管巨大症有报道用 Freitag 支架治疗，但是国内尚无相关的资料。有免疫缺陷者可用丙种球蛋白替代治疗。

2. 后天性支气管扩张　早期支气管圆柱状扩张及双侧广泛支气管扩张适用非手术治疗，主要是控制感染、排痰和对症支持治疗。对症状明显，支气管已有不可逆破坏者，应及时手术治疗。有学者认为，外科手术宜在儿童期实行，因剩余的肺可继续生长以填补切除后空间。

四、病程观察及处理

（一）病情观察要点

（1）应密切观察患儿痰液的颜色、性状、气味和量，必要时留痰标本送检。

（2）观察体温变化，注意有无感染征象。

（3）注意有无咯血，如出现咯血，应注意咯血量与体温、脉搏、呼吸、血压的变化；注意有无胸闷、气急、烦躁、神志紧张、无力、喉痒、咳嗽、口有腥味，如有这些常是咯血前的症状，出现大咯血时应密切注意窒息的先兆症状，及时采取措施，防止窒息。

（二）疗效判定及处理

1. 疗效判定标准

（1）基本治愈：咳嗽、脓痰症状基本消失，X 线胸片示炎症基本吸收。

（2）好转：感染控制，症状体征减轻。

（3）未愈：症状体征无好转或加重。

2. 处理

（1）有效者：继续按原方案治疗至完全缓解。

（2）病情无好转或加重者：如因感染未控制，则要及时根据药敏试验调整敏感抗生素。引流不畅者、有明显支气管阻塞者，可采用支气管灌洗。内科治疗无效时，应及时请外科会诊，有指征时及时手术治疗。

五、预后评估

（1）局限性病变及早期病变呈柱状且有一定规律、平滑的排列则病变有可逆的可能，远期预后好。

（2）病变呈囊状者，则病情较重。合并哮喘、双侧支气管扩张以及存在绿脓杆菌、真菌感染的患儿预后差。有报道表明，对免疫缺陷患儿即使使用人血丙种球蛋白替代治疗且无下呼吸道感染，其肺部病变仍继续进展。

六、出院随访

1. 出院时带药 如下：①小剂量大环类酯类抗生素长期应用可预防支气管扩张反复呼吸道感染，用药时限一般为 1.5 ~ 3 个月；②祛痰剂；③免疫调节剂；④维生素等。

2. 定期门诊与取药 患儿出院后应定期门诊复查胸片及肺功能，必要时继续药物预防与治疗。

3. 出院时应当注意的问题 应认真随访至患儿完全康复为止，注意增强体质改善营养，防止呼吸道感染。

第三节 睡眠呼吸暂停综合征

睡眠呼吸暂停综合征（SAS）是指以呼吸暂停或低通气为特征的睡眠呼吸疾病。

根据发病机制的不同，临床上将 SAS 分为三种类型：阻塞性睡眠呼吸暂停综合征（OSAS）、中枢性睡眠呼吸暂停综合征（CSAS）、混合性睡眠呼吸暂停综合征（MSAS）。其中以 OSAS 最为多见。多数儿童 OSAS 是由于腺样体和扁桃体肥大引起。OSAS 的发病机制主要是由于上气道解剖上的狭窄和呼吸控制功能失调。OSAS 最常见的症状是打鼾、睡眠不安、呼吸暂停、张口呼吸等。儿童 OSAS 的发病率估计为 2.0%。

一、诊断步骤

（一）病史采集要点

1. 起病情况 SAS 起病缓慢，症状呈进行性加重。

2. 主要临床表现 SAS 主要临床表现为夜间症状：包括张口呼吸、打鼾、出汗、睡眠不安、流涎、磨牙、梦游、继发夜间遗尿、噩梦、夜晚恐惧等。白天症状包括行为困难、活动增多、不正常的害羞、上课注意力不集中、学习成绩下降、反叛或攻击行为、发育延迟、语言缺陷、吞咽困难、食欲下降、生长困难、白天睡眠或瞌睡、晨起头痛及张口呼吸等。

3. 既往病史　询问是否有腺样体肥大、扁桃体肥大及肥胖等病史，以发现可能致病的病因。（二）体格检查要点

1. 一般情况　生长发育迟缓，典型睡眠姿势为俯卧位，头转向一侧，颈部过度伸展伴张口，膝屈曲至胸。

2. 颅面特征　颅面特征包括三角下颌、下颌平面过陡、下颌骨后移、长脸、高硬腭或 / 和长软腭。

3. 呼吸　呼吸困难包括鼻扇、肋间和锁骨上凹陷，吸气时胸腹矛盾运动。

4. 其他　OSAS 可致高血压、肺水肿、肺心病、心律失常、充血性心力衰竭、呼吸衰竭，甚至婴儿猝死综合征等并发症。

（三）门诊资料分析

1. 血常规　可正常。

2. 鼻咽侧位 X 线片　可发现是否有腺样体肥大。可测量腺样体堵塞鼻咽部气道的范围。以腺样体最突出点至颅底骨面的垂直距离为腺样体厚度 A，硬腭后端至翼板与颅底交点间的距离为鼻咽部的密度 N，若 $A/N \geq 0.71$ 即为腺样体病理性肥大。

3. 纤维鼻咽镜　可以观察腺样体堵塞后鼻孔的程度：堵塞 25％为＋；26％～ 50％为＋＋；51％～ 75％为＋＋＋；76％～ 100％为＋＋＋＋。＋＋＋伴有临床症状者可诊断腺样体肥大。（四）进一步检查项目

1. 多导睡眠图（PSG）　是唯一能够量化通气和睡眠紊乱的诊断技术。应夜间连续监测 6 ～ 7 小时以上，包括脑电图、眼动电图、下颏肌电图、腿动图和心电图，同时应监测血氧饱和度、潮气末二氧化碳分压、胸腹壁运动、口鼻气流、血压、鼾声、食管 pH 值或压力等。

2. 简略 PSG　夜间血氧饱和度检测能够监测夜间循环缺氧情况，可作为筛查的手段。

3. 磁带录音和磁带录像　其敏感性为 71％～ 94％，特异性为 29％～ 80％。

4. 上气道断层 CT、MRI　有助于判断上气道狭窄情况，为诊断提供直接证据，同时可帮助选择治疗方案。

5. 辅助检查　如心电图、胸部 X 线检查、血气分析等以了解 OSAS 对全身重要脏器的影响情况。

二、诊断对策

（一）诊断要点

根据患儿打鼾、憋醒、睡姿、呼吸暂停、张口呼吸等症状及腺样体、扁桃体肥大可怀疑 OSAS 的诊断。但是确诊有赖于 PSG。PSG 是诊断成人 OSAS 的金标准，但是，对儿童 OSAS 尚无国际公认的诊断标准。

北京儿童医院睡眠中心推荐的儿童 OSAS 诊断标准为：呼吸暂停 ≥ 5s 或 2 个呼吸周期以上；呼吸暂停指数（AI）≥ 1 次 /h，低通气以口鼻气流振幅较基线下降 50％、持续超过 5s 或 2 个呼吸周期以上，伴血氧饱和度降低 0.03 以上或觉醒为诊断标准。呼吸暂停低通气指数（AHI）≥ 5 次 /h，即可诊断为儿童 OSAS，AHI5 ～ 10 为轻度，

11 ~ 20 为中度，20 以上为重度。美国胸科协会推荐儿童 SAS 不论时间长短，如果 AHI 超过 1 次 /h，应认为异常。

（二）鉴别诊断要点

注意与一些临床表现相似的疾病进行鉴别。

1. 原发性鼾症（PS） PS 是指不伴有阻塞性呼吸暂停、睡眠中频繁觉醒或气体交换异常的打鼾。PSG 可鉴别 PS 和 OSAS。

2. 上气道阻力综合征 其对上气道阻力增加的刺激过分敏感，频繁出现微觉醒，临床表现打鼾、瞌睡，但通常睡眠中不伴有呼吸暂停、低通气，食管压力监测显示上气道阻力增加。

3. 发作性睡病 多有遗传史，常见于青少年，表现为发作性睡眠、睡眠瘫痪、睡眠幻觉，但睡眠中不伴有呼吸暂停、低通气。

（三）临床类型

1. 根据发病机制分型

（1）阻塞性睡眠呼吸暂停综合征 是指睡眠时上气道塌陷阻塞引起的呼吸暂停和通气不足，伴有打鼾、睡眠结构紊乱，频繁发生 SaO_2 下降，白天瞌睡等病症。呼吸暂停时口鼻无气流通过，而胸腹呼吸运动存在。

（2）中枢性睡眠呼吸暂停综合征 是指鼻和口腔气流与胸腹式呼吸同时消失。

（3）混合性睡眠呼吸暂停综合征 是指同一患者在一夜之间交替出现中枢性和阻塞性呼吸暂停。

2. 根据病情严重程度分型 目前，儿童 SAS 的分度尚无统一标准，最新的观点为如下几点。

（1）轻度 SAS：AHI 1 ~ 4/h；动脉血氧饱和度（SPO_2）86% ~ 91%；潮气末二氧化碳分压峰值（$PETCO_2$）> 53 mmg；$PETCO_2$ > 50 mmg 占睡眠总时间的比例 10% ~ 24%；觉醒事件 > 11/h。

（2）中度 SAS：AHI 5 ~ 10/h；SPO_2 76% ~ 85%；$PETCO_2$ > 60 mmg；$PETCO_2$ > 50 mmg 占睡眠总时间的比例 25% ~ 49%；觉醒事件 > 11/h。

（3）重度 SAS：AHI > 10/h SPO_2 ≤ 75%；$PETCO_2$ > 65 mmg；$PETCO_2$ > 50 mmg 占睡眠总时间的比例 ≥ 50%；觉醒事件 > 11/h。

三、治疗对策

（一）治疗原则

（1）尽早明确诊断，及时治疗。

（2）治疗可能存在的基础疾病，如腺样体或扁桃体肿大、鼻腔的阻塞等。

（3）教育患者尽可能改善睡眠质量，保证睡眠规律。

（4）对于重症患者，可采用持续气道正压通气（CPAP）治疗。

（二）治疗计划

1. 基础治疗

（1）避免被动吸烟、避免室内过敏原和其他室内污染物。

（2）治疗伴随的鼻炎。

（3）肥胖症的儿童需减肥。

（4）体位治疗：保持侧卧位睡眠。

（5）必要时吸氧。

2. 特异治疗

（1）扁桃体摘除术和（或）腺样体摘除术：引起儿童 OSAS 最主要的原因是腺样体和扁桃体肥大，所以摘除术是儿童 OSAS 的主要治疗手段。对于没有颅面畸形或神经系统疾病的患儿，手术有效率为 90% 以上。对于扁桃体和腺样体肥大，传统的观念是 4 岁以后再进行手术。对于在婴幼儿中进行扁桃体切除术是有争议的。

（2）持续气道正压通气（CPAP）：CPAP 可以预防多数 OSAS 的发生，改善患儿睡眠紊乱和白天行为异常。CPAP 具有高效、无创、可携机回家、长期治疗等优点，但患儿顺应性差，易发生压力相关的副作用。

（三）治疗方案的选择

1. 手术治疗　腺样体 / 扁桃体摘除术适用于儿童 OSAS 伴有腺样体 / 扁桃体肥大者。1995 年对美国 9 个儿童睡眠疾病中心进行问卷调查，8 个中心主张即使腺样体 / 扁桃体不是非常大或合并其他因素的 SAS 儿童，手术摘除腺样体、扁桃体仍是首要治疗。

2. CPAP　CPAP 适用于如下几点。

（1）中重度 OSAS 或合并有高碳酸血症呼吸衰竭的患儿。

（2）对于有手术禁忌证、小腺样体扁桃体、腺样体 / 扁桃体摘除术后持续 OS-AS 以及不希望手术的患者，可以进行 CPAP 治疗。

四、病程观察及处理

（一）病情观察要点

（1）手术治疗者术后应复查 PSG，以识别那些需要进一步 CPAP 治疗的患儿。

（2）CPAP 治疗者，压力选择应在 PSG 监测下，根据患儿具体情况进行调节，呼气压力一般设定在 5 ~ 6 cmH_2O，吸气压力一般首先设定在 6 ~ 8 cmH_2O，先保证患儿能够接受。在患儿耐受后，再逐渐提高，一般每次升高 1 ~ 2 cmH_2O，直至呼吸相关的临床指标及经皮血氧饱和度和动脉血气达到最佳状态。

（3）注意 CPAP 治疗的并发症，常见有：面罩部位轻微不适和鼻腔干燥、血管运动性鼻炎、鼻梁部的皮肤损伤、胃肠胀气以及对颅面骨骼发育的影响，此外，由于人 – 机不同步可引起二氧化碳潴留。

（二）疗效判断与处理

1. 疗效评定标准

（1）基本治愈：临床症状消失，PSG 恢复正常。

（2）好转：临床症状部分缓解，PSG 较前好转。

（3）无效：临床症状无改善，PSG 较前无变化。

2. 处理

（1）有效者：应继续原方案治疗，直至缓解或基本治愈。

（2）无效：应仔细核实 SAS 的病因诊断，调整治疗方案。

五、预后评估

1. 因腺样体、扁桃体肥大导致 SAS 者　手术摘除腺样体、扁桃体有效率达 90%。

2. CSAS 或 MSAS 为主，并颅面畸形或神经系统疾病的患儿　手术为禁忌或效果不佳，需要进一步应用无创性正压呼吸机通气治疗。CPAP 的有效率为 85% ~ 90%。

六、出院随访

（1）定期检查项目：定期进行 PSG 检测。

（2）定期呼吸专科随诊。

（3）出院时应注意的问题　避免过敏原，保持侧卧位睡眠，必要时吸氧。

第四节　呼吸衰竭

呼吸系统吸收氧及排出二氧化碳功能不能满足人体需要而出现一系列临床综合征时，称为呼吸衰竭，简称呼衰。呼衰是小儿常见的危重症，多种严重的呼吸系统疾病、中枢神经系统疾病、神经肌肉疾病及意外事故等均可造成呼吸衰竭。婴儿死亡 50% 是由呼吸衰竭引起。由于小儿急性发病多，且呼吸代偿机制不全，病变进展迅速，故多见急性呼吸衰竭。

一、诊断步骤

（一）病史采集要点

1. 起病情况　应了解患儿目前有无可能导致呼吸衰竭的疾病，如严重感染或大手术、心肺、神经系统疾患；有无突然导致呼吸困难的意外情况，如呕吐物误吸或异物吸入，这种情况多见于婴幼儿；还应询问有无外伤史：如颅脑外伤，胸部外伤等；有无溺水或呼吸道烧伤；患儿曾接受过何种治疗，是否用过抑制呼吸的药物，是否进行了气管插管或气管切开，有无因此导致气胸等。

2. 主要临床表现　呼吸衰竭临床征象复杂多变，除原发病的表现外，低氧血症时可出现发绀、呼吸困难、胸闷、心悸、心率快、脑功能障碍（如烦躁不安、记忆力下降），严重时可昏迷、躁动。缺氧程度越重、持续时间越长则症状越重。高碳酸血症可表现为头痛、失眠、嗜睡或烦躁不安甚至精神失常、昏迷等，还可表现为肌肉震颤、肢体内旋等。

3. 既往病史　询问既往有无呼吸困难病史，有无哮喘或呼吸道过敏史。新生儿要注意母亲用药情况、分娩是否顺利、有无早产、是否有宫内窒息、有无可致呼吸窘迫的先天畸形如横膈疝、食管闭锁等。

（二）体格检查要点

1. 一般情况　患儿早期表现为嗜睡、表情淡漠、睡眠障碍、烦躁、易激惹，晚期视物模糊、昏迷或昏睡及拍击样震颤。

2. 呼吸系统　周期性呼衰表现为呼吸困难及呼吸频率改变。早期呼吸浅快，后期呼吸无力但呼吸节律整齐。若呼吸减至 8 ~ 10 次 / 分则表明呼衰严重。一旦减至 5 ~ 6 次 / 分，则预示呼吸即将停止。中枢性呼衰表现为呼吸节律不齐，早期多为潮式呼吸，晚期出现抽泣样呼吸、叹息样呼吸、毕欧式呼吸、呼吸暂停及下颌运动等。另外患儿还可出现发绀、鼻翼煽动、胸骨凹陷、呼气呻吟、呼吸音减弱或消失，闻及喘鸣音和（或）呼气延长。

3. 心血管系统表现　心率快，血压升高或降低，严重者心率减慢，心音低钝，心律不齐，甚至心搏骤停。

4. 神经系统表现　烦躁不安，易激惹或嗜睡，意识模糊，视神经乳头水肿，惊厥及昏迷。

5. 其他表现　呼吸衰竭时水和电解质失衡，血钾多偏高，血钠改变不大，部分患儿可有低钠血症，部分病例有水潴留现象，可发生水肿。长时间重度缺氧可影响肾功能，因此可表现出肾功能不全的体征，严重者可造成急性肾衰竭。

（三）门诊资料分析

（1）血、尿常规、肝、肾功能检查结果均与原发病有关。

（2）血生化检查　血钾多偏高，可能与缺氧、高碳酸血症钾向细胞外弥散有关。二氧化碳潴留时，HCO_3^- 代偿性保留，血氯可相应减少。饥饿或使用利尿剂时可致低血钾或低血钠。

（3）心电图、X 线检查结果也与原发病及并发症有关。

（四）进一步检查项目

1. 血气分析　动脉血气分析是诊断呼衰最重要的检查，可提供客观诊断依据。最好取动脉血，也可用动脉化毛细血管血标本（如热敷后的耳垂或足跟血），后者操作方便，但外周循环不良及皮肤水肿时，可影响氧分压准确性。

2. 血氧饱和度测定　脉搏血氧计可监测患儿血氧饱和度，但应注意，Pa（O_2）与血氧饱和度间不是直线关系，特别在氧饱和度大于 90% 时，即使 Pa（O_2）有较大幅度的变化，氧饱和度值也只能在较小的范围内升高或降低。脉搏血氧计可连续应用，操作简便。

3. 呼出气二氧化碳测定　常用红外二氧化碳分析仪测定呼出气中二氧化碳浓度。根据呼气末二氧化碳的浓度可算出相应的二氧化碳分压，与 Pa（CO_2）密切相关，绝对值比后者约低 0.27 ~ 0.40 kPa。因此，监测患儿呼出气二氧化碳，可及时发现体内有无二氧化碳潴留。

4. 经皮血气监测　包括经皮氧与二氧化碳监测。常温下皮肤表面氧和二氧化碳分压值很低，与 Pa（O_2）及 Pa（CO_2）相差很大，对其进行监测无临床意义。但皮肤经过一定程度的加温后，皮肤表面的氧和二氧化碳分压值明显升高，并与相应的 Pa（O_2）及 Pa（CO_2）值密切相关。此时连续监测经皮氧与二氧化碳分压可动态反映血气值的变化，有一定价值。但经皮血气监测，需特殊设备，操作较复杂，临床已较少使用。

二、诊断对策

（一）诊断要点

（1）临床存在引起呼吸衰竭的原发病。

（2）有不同程度的青紫、呼吸困难及上述呼吸衰竭的临床表现。

（3）血气分析：病人在海平面，静息状态吸入空气情况下，Ⅰ型呼衰（低氧血症）$PaO_2 < 50$ mmHg（6.67 kPa），Ⅱ型呼衰（合并高碳酸血症）$PaO_2 < 50$ mmHg（6.67 kPa），$PaCO_2 > 50$ mmHg（6.67 kPa）。氧合指数（PaO_2/FiO_2）可作为氧合效率的指标，急性呼衰时一般氧合指数 < 33.3 kPa（250 mmHg）。

严重呼衰的血气指标：$pH < 7.25$，$PaCO_2 > 70$ mmHg（9.33 kPa），吸入 0.4 ~ 0.5/L 氧时 PaO_2 仍 < 50 mmHg（6.67 kPa），结合临床表现，如呼吸变慢、变浅、节律不整、辅助呼吸肌运动弱而无力，腱反射减弱或消失，四肢肌张力降低，面色苍白，提示为严重呼衰。根据（$PaO_2 + PaCO_2$）值可以推断呼衰的原因是否为通气障碍或换气障碍。若此值为 110 ~ 140 mmHg 提示通气不足，若小于 110 mmHg 提示换气障碍；大于 140 mmHg（不吸氧）提示技术误差。

（二）鉴别诊断要点

（1）呼衰出现神经系统症状时应与脑血管病、代谢性碱中毒以及感染中毒性脑病进行鉴别。

（2）尿毒症、糖尿病酸中毒的呼吸表现可酷似呼衰，但生化、血气分析结果可以鉴别。

（三）临床类型

（1）按原发病部位可分为中枢性及周期性呼吸衰竭：中枢性呼衰常与呼吸中枢受累有关，包括颅内感染、颅内出血、脑损伤、药物中毒、颅内肿瘤、颅内压增高、新生儿窒息等。周期性呼吸衰多由呼吸道病变引起。另外，神经系统疾病，如急性感染性多发性神经根炎、脊髓灰质炎、脊髓损伤；胸廓及胸腔疾病，呼吸肌受累，如重症肌无力、进行性肌营养不良等也可引起周期性呼衰。

（2）按功能异常分为通气功能衰竭和换气功能衰竭：前者根据肺泡通气量减少或呼吸道气流阻力增高而分为限制性通气功能衰竭或阻塞性通气功能衰竭。

（3）根据血气结果分为Ⅰ型呼衰，即低氧血症型呼吸衰竭，二氧化碳分压可正常或降低；Ⅱ型呼吸衰竭，即高碳酸血症伴低氧血症型呼吸衰竭。

（4）按起病急缓或病程长短可分为急性和慢性呼吸衰竭：急性呼吸衰竭发生在既往没有慢性肺部疾病，因各种急性因素导致呼吸功能障碍的患者。慢性呼吸衰竭则是在有慢性肺部疾病基础上造成的慢性呼吸功能不全（如 COPD）。

三、治疗对策

（一）治疗原则

（1）积极治疗原发病，去除诱因。

（2）改善呼吸功能，改善氧合和促进二氧化碳排出。

（3）维持心脑肾等脏器功能。

（4）纠正酸碱失衡及电解质紊乱。

（5）防治感染。

（二）治疗计划

1. 保持呼吸道通畅　应做到及时清除呼吸道分泌物；增加呼吸道湿度：包括饮水、雾化吸入、气道滴入及静脉输液，但应注意总液量不能太多；可用祛痰药及中药降低痰黏度；定时翻身拍背，亦可采用体位引流或吸管吸痰；可用支气管扩张药解除支管痉挛，在重症哮喘时尤其重要；可在雾化中加入抗生素控制感染。

2. 吸氧　应选择适当的设备和方法。

（1）鼻导管：氧流量：新生儿 0.3 ~ 0.6 L/min，婴幼儿 0.5 ~ 1.0 L/min，儿童 1 ~ 3 L/min。吸入氧浓度约 30% ~ 40%。应注意，氧流量过大可引起腹胀和反胃。

（2）口罩：氧浓度可达 40% ~ 60%，氧流量应足够大，以防止二氧化碳在口罩内积蓄，新生儿 1.0 ~ 1.5 L/min，婴幼儿 2 ~ 5 L/min，儿童 6 ~ 8 L/min。昏迷或呕吐的患儿，口罩吸氧时应注意避免误吸呕吐物。

（3）头罩：以能将患儿头罩住为度，不宜过大。氧流量常需 7 L/min 以上。罩内氧浓度为 40% ~ 60%。

（4）暖箱：不仅可提供合适的温度和湿度，还可通过调节氧流量使箱内保持一定的氧浓度。

（5）呼吸道持续正压（CPAP）给氧：除新生儿外其他年龄患儿也可使用。CPAP 使患儿在呼气末保持气道内正压，可防止小气道和部分肺泡过早闭合，减少肺内分流。还可防止功能残气量减少，改善肺的换气功能。

普通给氧不能纠正患儿低氧血症时，CPAP 给氧有可能提高 $Pa(O_2)$，减少吸高浓度氧的时间，还可使部分患儿免于机械通气。一般用鼻塞 CPAP，也可用气管内插管 CPAP。开始压力 0.2 ~ 0.5 kPa（2 ~ 5 cmH_2O），每次调高 0.1 ~ 0.2 kPa，一般不超过 1.0 ~ 1.2 kPa（10 ~ 12 cmH_2O）。压力过高，阻碍静脉血回心。对肺顺应性较差患儿，可试用较高压力。气流量应大于患儿每分钟通气量的 3 倍。新生儿 3 ~ 5 L/min，婴幼儿 5 ~ 10 L/min。CPAP 治疗增加呼气阻力，可使通气量减少，有可能引起 $Pa(CO_2)$ 升高。

吸氧时间过长或浓度过高可引起氧中毒，表现为如下几点。

1）肺部损害：可见肺泡充血，间质水肿，透明膜形成等。时间较长者，可出现肺泡壁增厚，炎性细胞浸润，毛细血管上皮肿胀增生。新生儿可致支气管肺发育不良。

2）眼部损害：多见于早产儿，可引起晶体后纤维增生，重者失明。因此，吸氧时应加强监测，$Pa(O_2)$ 保持在 6.7 ~ 10.7 kPa（50 ~ 80 mmHg）为宜。60% 以上高浓度氧吸入时间一般不超过 12 ~ 24 h。

3. 呼吸兴奋剂应用　呼吸兴奋剂对中枢性呼衰有一定作用，对神经、肌肉疾病所致呼衰、肺部病变严重、呼吸肌疲劳、气道阻塞或分泌物潴留的患儿，呼吸兴奋剂无效。心跳骤停引起的呼吸抑制，应用呼吸兴奋剂可加重脑缺氧，剂量过大可引起惊厥等不良反应。由于呼吸机的普遍应用，呼吸兴奋剂已较少使用，仅作为辅助治疗手段。

4. 纠正水、电解质紊乱和酸碱失衡　患儿液量一般 60 ~ 80 ml/（kg·d），有腹泻、发热等情况时，可酌加量。有脑水肿时，液量应减为 30 ~ 60 ml/（kg·d）。发现低钾、低钠、低氯血症时，应及时纠正。呼吸性酸中毒主要通过改善通气纠正，合并代谢性酸中毒时，可在改善通气的同时，使用碱性药物。

5. 其他药物治疗

（1）强心剂及血管活性药物的应用：呼衰时心肌缺氧，洋地黄易产生毒性反应，故发生心衰时用量应偏小，宜用快速洋地黄制剂如西地兰、地高辛。血管活性药物可解除肺小动脉及微小动脉痉挛，改善微循环，减轻肺动脉高压及肺水肿，减轻心脏前后负荷。

常用酚妥拉明，剂量：$0.3 \sim 0.5$ mg/（kg·次），一次量不超过 10 mg，根据病情每 $1 \sim 6$ 小时用 1 次。也可应用东莨菪碱，除扩张血管外，还可有兴奋呼吸中枢及镇静作用。

（2）肾上腺皮质激素：可增加患儿应激功能，减少炎症渗出，缓解支气管痉挛改善通气；对细胞膜及溶酶体膜有稳定作用；具有抗氧化作用；可降低脑血管通透性，减轻脑水肿。常用地塞米松 $0.5 \sim 1.0$ mg/（kg·d），疗程一般不超过 $3 \sim 5$ d。

（3）利尿剂及脱水剂：心衰或肾功能不全时，可选用快速利尿剂，如呋塞米 1 mg/（kg·次），静脉推注。脑水肿时可用甘露醇 $0.5 \sim 1.0$ g/（kg·次），$3 \sim 4$ 次 /d。

6. 机械通气 是目前治疗呼吸衰竭的主要手段之一。凡有明显缺氧及二氧化碳潴留，血气明显异常，如 $PaO_2 < 40 \sim 50$ mmHg（$5.33 \sim 6.67$ kPa），$PaCO_2 \geqslant 70$ mmHg（9.33 kPa），并经吸入高浓度氧无效者；严重呼吸困难或呼吸表浅几乎停止者；或呼衰伴意识障碍者等均应考虑机械通气。一般用常频机械通气，也可根据病情选用高频通气。

7. 肺表面活性剂 肺表面活性物质是维持肺泡稳定和正常通气的重要物质，近年在治疗新生儿呼吸窘迫综合征方面取得了重大进展，可明显降低病死率，减少了并发症和后遗症。对于其他严重的呼吸道疾病，如新生儿胎粪吸入综合征、重症肺炎、成人呼吸窘迫综合征，肺表面活性剂也有疗效，可望进一步推广，但价格较昂贵。

8. 体外膜肺（ECMO）治疗

（1）基本原理：ECMO 本质是一种改良的人工心肺机，最核心的设备是膜肺（氧合器）和血泵，分别起人工肺和心的作用。ECMO 运转时，血液从静脉引出，通过膜肺吸收氧，排出二氧化碳。经气体交换的血，在泵的推动下可回到静脉（VV 通路），也可回到动脉（VA 通路）。前一种方式主要用于体外呼吸支持，后一种方式因血泵可代替心脏的泵血功能，既可用于体外呼吸支持，也可用于体外心脏支持。

ECMO 可在 ICU 内较长时间应用（数日～数周）。ECMO 无需手术开胸，患儿可处于清醒状态，主要用于治疗严重呼吸衰竭和心力衰竭病人。

与呼吸衰竭时常用的呼吸机治疗相比，呼吸机必须依赖肺的气体交换才能发挥作用。一旦肺功能严重受损，呼吸机将无能为力。此时若进一步提高气道压力、加大潮气量或提高吸入氧浓度，反而会加重肺损伤，而此时应用 ECMO 可承担气体交换任务，使肺处于休息状态，为疾病的恢复争取时间。

（2）临床应用：近年已有近万例患呼吸衰竭的新生儿使用了膜肺治疗，总存活率 $20\% \sim 82\%$。膜肺在治疗儿童呼吸衰竭方面，也取得了很大进展，据报道 300 多例严重呼衰患儿膜肺治疗总存活率 48%。由于该治疗技术复杂，费用高，目前仍处于试用阶段。

9. 一氧化氮（NO） 吸入低浓度 NO 可降低缺氧和急性肺损伤引起的肺动脉高压，显著提高动脉氧分压，并可选择性扩张肺血管，改善肺的通气 / 血流比，且不造成体循环低血压。但心功能不全、肺通气功能不良时，对疗效有影响。NO 可很快与氧合血红蛋白结合，形成高铁血红蛋白而失活。NO 吸入时间较长时需监测高铁血红蛋白。NO 吸入治疗后因内源性 NO 合酶活性被抑制可使病情恶化，故应重视。

另外 NO 吸入可降低血小板的聚集功能，出血时间延长，因此在机体出凝血功能障碍或有出血倾向时，应慎用 NO 吸入疗法。

10. 液体通气

（1）基本原理：氟碳化合物（PF）具有高度化学稳定性，为无色透明液体，不溶于水及脂类，极少被人体吸收，其表面张力低，只有水的 1/4，而对氧气和二氧化碳的溶解度却分别为水的 16 倍和 3 倍。PF 液能降低肺泡的表面张力。

急性呼吸窘迫综合征为弥散性肺损伤、微血管通透性增加、肺泡表面张力增高；重症肺炎由于炎性蛋白的渗出也可使肺泡表面张力增高，造成肺不张、严重影响气体交换。经充氧及预热的 PF 液灌注入肺脏后，能消除气液界面，降低表面张力，此时肺泡的表面张力约为正常充气肺泡的一半，能使萎陷的肺泡复张。另外 PF 液还可使肺的顺应性得到改善，既减少通气阻力，又利于排出二氧化碳。由于 PF 对氧的溶解度是水的 16 倍，充氧后的 PF 可向肺毛细血管床输送足够的氧。

（2）液体通气方法：近年来研究较多的是部分液体通气（PLV），是将液体通气与传统机械通气联合使用完成肺脏"通气"的新方法。PLV 避免了在体外进行 PF 液的充氧和清除二氧化碳、依靠机械动力不停地将 PF 液重新输入及引出肺脏的过程。

（3）临床应用：液体通气疗法尚不成熟，仅有试用报道。

11. 控制感染　呼吸道感染常是引起呼衰的原发病或诱因，也是呼吸衰竭治疗过程中的重要并发症。应用呼吸机相关感染的病原以革兰阴性杆菌多见，抗生素目前仍是控制感染的主要手段，除此外，静脉输注丙种球蛋白也有较好的效果。营养支持有助于机体战胜感染和组织修复。应尽量减少患儿感染机会，如认真做好吸痰时的无菌操作和呼吸机管道的消毒，条件许可时尽早拔除气管插管。

12. 其他支持疗法　包括严密监护患者、特别护理、保护性隔离、输血、白蛋白等支持疗法及中医中药的应用等。

（三）治疗方案的选择

（1）Ⅰ型呼吸衰竭为低氧血症呼吸衰竭，其特征是 PaO_2 降低，$PaCO_2$ 正常或降低，此型为换气障碍呼吸衰竭，多为肺实质炎症引起，治疗关键是纠正缺氧状态，同时必须积极治疗肺部炎症，改善换气功能。

（2）Ⅱ型呼吸衰竭为低氧血症伴有高碳酸血症呼吸衰竭，特点是换气障碍兼有通气功能衰竭，PaO_2 降低，$PaCO_2 > 6.67$ kPa（50 mmHg），主要原因为呼吸道梗阻、中枢性病变所致肺泡通气不足，若无肺内病变，而血气改变为高 $PaCO_2$ 及呼吸性酸中毒，治疗单纯吸氧疗效甚微，必须同时改善通换气功能。

（3）急性呼衰是儿科危重状态，临床表现瞬息万变，除针对不同病因给予相应处理外，重点在于纠正缺氧和二氧化碳潴留。

（4）慢性呼吸衰竭患儿呼吸中枢对于二氧化碳的刺激已不敏感，其兴奋性主要靠低氧刺激来维持，如果单纯给氧，尤其是高浓度吸氧，缺氧问题虽然暂时缓解，但由于呼吸中枢的兴奋性降低，二氧化碳潴留更趋严重，可致二氧化碳麻醉。故主张低浓度、低流量持续给氧，同时积极预防和处理各种合并症，如酸碱失衡、水电解质紊乱、心力衰竭、休克、心律失常、消化道出血、DIC、肝肾功能衰竭等。

四、病程观察及处理

（一）病情观察要点

（1）密切观察患儿的神志、呼吸频率与节律、血压、脉搏、体温、尿量和皮肤色泽等。

（2）注意有无发绀，有无端坐呼吸、三凹症、张口抬肩等呼吸困难的表现。胸腹矛盾呼吸提示呼吸肌疲劳。呼吸不规则提示中枢性呼吸衰竭，两肺哮鸣音提示支气管哮喘或喘息性支气管炎；一侧肢体偏瘫提示脑血管疾病，下肢软瘫考虑格林－巴利综合征；一侧胸廓饱满、叩诊为鼓音伴呼吸音低或消失提示气胸。

（3）另外还应注意有无并发症体征，如有无休克、心律失常、心力衰竭和肺性脑病，有无黄疸、浮肿、皮肤瘀斑和脏器出血、贫血等。

（4）密切观察动脉血气分析和各项实验室化验指标的变化。

（5）应观察各类药物毒副作用（尤其是呼吸兴奋剂）。

（6）进行机械通气治疗的患儿，需每小时监测并记录生命体征，记录经皮测氧仪的氧分压值及脉搏血氧饱合度，注意机械通气时的意外情况如气管导管堵塞或位置不良，当突然低氧、低血压时应高度怀疑气胸，立即观察胸廓运动是否对称，呼吸音是否对称，可作透光试验及胸部 X 光片以证实气胸，并可作试验性胸腔穿刺，证实后立即置胸腔闭式引流管排气。7. 感染常是应用呼吸机及各种损伤性监测的并发症，如肺炎、败血症等，故应密切监测患儿的体温、气管吸引物的颜色、吸痰量及肺部有无啰音等，怀疑时应采血及分泌物培养后用抗生素治疗。

（二）疗效判定与处理

1. 疗效评定标准

（1）治愈：原发病控制，患儿呼吸节律规整，青紫及呼吸困难消失，神志转清，其他相应症状、体征消失，血气恢复正常。

（2）好转：症状、体征减轻，血气检查有改善。

（3）未愈：症状、体征无改善或加重，血气检查仍异常。

2. 处理

（1）病情好转者，可按原方案继续巩固治疗直到康复。

（2）病情无好转或加重：应及时寻找原因，调整治疗方案，积极防治各种可能发生的并发症，需气管插管机械通气者应掌握早插快拔的原则，根据临床综合判断，不能只依据血气分析。及时纠正患儿呼吸功能障碍，可保存患儿体力，避免严重病情发生。而病情改善后应尽早拔管，这样可最大限度减少并发症。由于呼吸机保证了必要通气量，不需再用呼吸兴奋剂，如患儿烦躁，自主呼吸与机械呼吸不协调，可适当用镇静剂（安定、水合氯醛），很少需用肌肉松弛剂。

五、预后评估

（1）急性呼吸衰竭的预后与基础疾病是否可逆以及诱因能否去除有关。如巴比妥类等药物中毒引起的急性呼吸衰竭可通过血液透析迅速控制，可逆性好；严重脑部外伤，大面积脑出血压迫脑干抑制呼吸中枢预后差；弥漫性肺间质纤维化等往往预后不良。肺部感染、气胸、水潴留、电解质紊乱等诱因经积极治疗，可逆性也较好。呼吸衰竭若合并多个重要脏器功能损害者，病情重、预后差。低氧血症者若合并贫血、休克、心衰等情况，则比单纯低氧血症者更为严重。

（2）慢性呼吸衰竭急性发作患者的预后与缓解期的情况密切相关，如果缓解期肺功能和动脉血气差，近期内多次急性发作，甚至住院抢救，则预后不良。慢性呼吸衰竭急性发作若有明显诱因，病变可逆性较大，一旦纠正，患者可恢复到发作前水平。

第五节 注意缺陷多动障碍

一、概述

注意缺陷多动障碍（ADHD）是以注意力不集中、活动过度和冲动行为为特征的疾病。本病是儿科门诊中很多见的疾病，几乎占精神科门诊的半数。14 岁以下小儿的患病率为 7% ～ 9%，半数以上在 4 岁前发病，男孩发病率多于女孩，男女患病率之比为 4 ～ 6：1。日本的山崎晃登报告的该病患病率为，学龄期儿童 3% ～ 5%，男女比率为 4 ～ 9：1。同卵双生的儿童若其中一人患病，则另一名患病的可能性为 55% ～ 92%。

二、病因

对 ADHD 的病因的研究已经多年，但尚无定论，可能有如下几种原因。

（一）围产期原因

如果在母亲妊娠的过程中和围产期中有问题，则患此病的概率比正常对照组儿童高 2 倍。如母亲因素的母孕期健康状况不佳、母亲为 20 岁以下的初产、妊娠中毒症、子痫等，胎儿因素的胎儿期的各种障碍、出生时头部外伤和其他的分娩时的障碍等。

（二）遗传学因素

可能与多巴胺受体等基因有关，可能是一种"多基因性疾病"。

（三）脑功能的障碍

头部 CT 或 MRI 中有时可见到额叶的皮质、小脑的一部分、大脑基底核等处，至少有两处的神经元群有问题。或者，右前额叶的皮质、尾状核、苍白球等处有小的问题。

（四）神经介质的代谢障碍

作为与遗传因素相关的问题，神经介质特别是儿茶酚的代谢障碍，可能与本病有关。另外，自古以来就知道铅中毒与本病有关，铅中毒的小儿中有 1/3 被诊断 ADHD。

（五）食物问题

目前有食物添加剂和被漂白的砂糖与 ADHD 的发病有密切的关系，但是，究竟是哪一种食品，是什么原因尚未确定。

（六）葡萄糖代谢障碍

有的学者认为葡萄糖代谢障碍导致额叶的功能低下，可能与 ADHD 的症状有关。

（七）甲状腺激素的分泌障碍

目前有与甲状腺激素的分泌有关的基因异常的报告，也有 ADHD 的患儿应用中枢刺激剂无效时应用甲状腺激素有效的报告。

三、临床症状

（一）幼儿期

（1）好动，不安静，对任何人都不感到生疏。

（2）不是用手而只用肘部激烈地进行着爬行和转动活动，在开始独步时见到过度的运动。

（3）在幼儿园中不能始终如一的在教室中学习，一点点小的事情就会产生注意力的涣散。

（4）不能参加集体活动，脾气暴躁，难交朋友。

（5）语言发育迟缓，说话的方式和能力低于同龄小儿。

（二）学龄期

（1）移动性多动：不安静，好动，很难坐在座位上。

（2）非移动性多动：即使能坐在座位上也多见身体和肢体的活动。

（3）冲动性：一点点小的刺激就会立刻产生注意力涣散。

（4）传导性：注意力集中的时间很短，激烈地向感兴趣的人或物活动。

（5）常常干扰他人的谈话，或者常在他人谈话时插嘴。

（6）与他讲话时常似听不到，常常丢掉或忘掉物品。

（7）学习成绩明显的不佳。

（8）动作笨拙。

（9）当患儿发现自己的缺点时，常常表现为或者是陷进去，或者是与之相反，去攻击他人。

（10）临床检查和辅助检查：可见视觉和运动系统的不统合，脑电异常、神经学的四肢肌张力降低或称为神经学的软体症等。

（三）青春期

（1）多动倾向减少，但仍然存在注意力集中的困难。

（2）明显的学习成绩不佳。

（3）常与父母、教师和朋友产生冲突，或者出现反抗情绪，陷入幻想世界等。

（4）主张一些独特的思考方式，讲歪理，沉湎于过去的、令人讨厌的事情的记忆中。

（5）有时出现反社会的行动，但是，对自己信赖的人的教诲又会超乎想象的去接受。

（四）成人期

（1）不安静、冲动、不拘小节。

（2）顽固、缺乏忍耐力，常易发生对自己需求的不满。

（3）不能长时间地持续地工作，经常更换职业。

（4）常不满足于自己的工作，直至最后辞职，与上司的关系不好等。

（5）常出现情绪的不安，感情障碍和滥用药物等。

四、诊断标准

美国精神病学会《精神障碍诊断和统计手册》第5版（DSM-Ⅴ）儿童注意缺陷多动障碍诊断标准（2013）如下。

Ⅰ.一种持续的注意障碍和/或多动-冲动的模式，干扰了正常的功能和发育，以下列 A1 或 A2 为特征：

A1.注意障碍：下列症状存在6项（或更多），持续至少6个月，且达到与发育水平不相称的程度，并影响了社会、学业/职业活动。

注：这些症状不是对立行为、违抗、敌意的表现，也不是因为不理解任务或指令所引起的。年龄较大（17岁及以上）的青少年和成人至少需要符合下列症状中的5项。

a.在完成作业、工作中或从事其他活动时，常粗心大意、马虎、不注意细节（如：经常忽略或遗漏细节，工作常出错）。

b.在完成任务或游戏活动的时候经常很难保持注意力集中（如：很难保持注意力于听课、谈话或阅读冗长的文章）。

c.当直接对他讲话时，常像没听见一样（如：思想好像在别处，尽管并没有任何明显干扰他的东西存在）。

d.很难按照指令与要求行事，导致不能完成家庭作业、家务或其他工作任务（如：开始启动某个任务后很快离开主题，转而去做另一件事）。

e.经常难于组织好分配给他的任务或活动（例如，很难处理和保持有序的工作，难以有秩序地收拾好资料和属于他的物品；工作凌乱、没有条理；时间管理能力差；不能在截止日期前完成任务）。

f.经常回避、不喜欢、不愿意或做那些需要持续用脑的事情（例如，课堂或家庭作业；年长儿或成人不愿撰写报告，绘制表格或阅读冗长乏味的文章）。

g.经常丢失一些学习、活动中所需的东西（如：学习资料、铅笔、书本、工具、钱包、钥匙、文件、眼镜和手机等）。

h.经常容易因外界的刺激而分散注意力（年长儿或成人可能是因无关的想法）。

i.在日常活动中经常忘事（如：处理琐事或办事时，年长儿或成人则会忘记回电话、付账单和赴约会）。

A2.多动-冲动：下列症状存在6项（或更多），持续至少6个月，达到与发育水平不相称的程度，并影响了社会、学业/职业活动。

注：这些症状不是对立行为、违抗、敌意的表现，也不是因为不理解任务或指令所引起的。年龄较大（17岁以上）的青少年和成人至少需要符合下列症状中的5项。

a.经常坐不住，手脚动个不停或者在座位上扭来扭去。

b.在教室或者其他需要坐在位子上的时候，经常离开座位（如：在教室、办公室或其他工作场所，或其他需要留在位子上的地方）。

　　c.经常在一些不适合的场合跑来跑去或爬上爬下（注：年长儿或成人可能仅有坐立不安的主观感觉）。

　　d.经常无法安静地玩耍或从事休闲活动。

　　e.经常活动不停，好像"被发动机驱动着"一样（例如：在饭店就餐或开会需要耗时较长时，不能保持安静或感到不舒服，可能被其他人理解为烦躁不安，难以相处）。

　　f.经常话多。

　　g.经常在问题没说完时抢先回答（例如：在交谈中抢话头，不能等待按顺序发言）。

　　h.经常难以按顺序等着轮到他/她上场（例如，排队等待）。

　　i.经常打断或干扰别人（例如：打断对话、游戏或其他活动，不问或未经别人允许，就开始使用他人物品；年长儿或成人可能强行加入或接管他人正做的事情）。

　　Ⅱ.有些注意障碍、多动－冲动的症状在12岁以前出现。

　　Ⅲ.有些注意障碍、多动－冲动的症状存在于两种或以上的场合（例如，在家里、学校和工作场所，与朋友或亲戚相处时，在从事其他活动时）。

　　Ⅳ.有明确的证据显示症状干扰或损害了患者社会、学业和职业功能的质量。

　　Ⅴ.这些症状不是发生在精神分裂症或其他精神障碍的病程中，也不能用其他精神障碍来解释（如心境障碍、焦虑障碍、分离障碍、人格障碍、物质中毒或戒断）。

五、治疗

（一）药物治疗

治疗多动症的药物可分为中枢神经兴奋剂、非兴奋剂、抗抑郁剂、抗精神病药等。

1.盐酸哌甲酯缓释片（专注达）　1次口服作用维持大于12小时，疗效持久稳定，有更好的依从性。起始剂量从每日18mg，每日1次开始。每周调整剂量1次，每日最大剂量为54mg。适用于6岁以上儿童。

2.托莫西汀（择思达）　是一种选择性去甲肾上腺素再摄取抑制剂，是美国FDA（国家药品和食品管理局）批准的第一个用于治疗多动症的非兴奋剂类药物。每日晨服一次，或分早晚2次服用，初始计量0.5mg/kg（体重小于70kg），3日后增加至1.2mg/kg，每日最大剂量不超过1.4mg/kg，适用于6岁以上儿童，可用于合并抽动症者。与传统药物相比，托莫西汀治疗多动症效果较好，不仅可以控制多动症的主要症状，还可以稳定情绪。托莫西汀起效较平缓，经过2～6周的适应期后逐渐起效。因此，只要患儿服用足量药物并维持在4周以上，就能获得接近最大程度的临床治疗效果。

（二）非药物治疗

1.感觉统合训练　目前认为ADHD的儿童是因为不能适当地控制外界来的刺激，也不能采取相应的反应而导致的临床上的一系列表现。人类处理外界刺激的功能是与大脑边缘系统和间脑的功能相关的，所以，如果给予适当的刺激以及进行协调运动的训练可以促进大脑边缘系统和间脑功能的成熟，在8、9岁至14、15岁期间，可以某种程度地改善行动的控制能力。目前应用的方法之一是感觉统合训练，治疗的关键的是进行平衡运动、协调运动、眼和手的协调等的训练，这种训练要有毅力地、不间断的进行。

2.取得教师与家长的配合　如果教师与家长不了解患儿的病情，常给患儿以缺乏教养的评价，或者认为这一儿童是一个屡犯错误的"坏孩子"。并且因此对患儿进行批评、训斥，甚至体罚，这些手段可能会使患儿一时的表现老实，但不久就会故态复发。如果经常地被训斥和体罚会导致患儿出现反抗、暴力倾向及使ADHD的症状更加明显和顽固存在。所以，在进行治疗前必须对教师、家长及其他亲近的人宣教本病的一些常识，让他们知道患儿的表现是一种病态，而非故意的行为，尽量不要采取批评、训斥和体罚的手段对待患儿。在学校和家庭中应以鼓励、表扬为主，在患儿有进步时还要给予适当的奖励。即使是患儿的行为达到不能容忍的程度，仍然要以说服教育为主，必要时撤去所给予的奖励。

总之，在对ADHD的患儿的治疗中，教师和家长起着相当重要的作用，如果他们不予配合，则难以达到治疗的效果，或者会失去已经得到的效果。

3.认知训练 Douglas曾经提供一个通过认知训练来治疗ADHD的方法，具体的做法是，让患儿在大人的指导下按照图纸所示的步骤和方法装配一架纸的飞机、坦克等模型，要求患儿必须认真地、完全按照图纸的要求去做。而且，要在每进行了一个步骤之后，用语言将这一步骤的制作过程说出来。通过这种方法可以起到使患儿学习自我调节和自我督促的作用。中枢神经系统对外界刺激的信息的处理机构的成熟需要相当长的时间，所以要不断地给患儿尽量多的各种刺激，一定用给予类似上述的刺激，即可以通过刺激在中枢的调节之后再经过患儿的活动反映出来的能够得到反馈的课题。

4.行为矫治训练 行为矫治训练是应用教育学的原理，给患儿提供一个在相应的环境中的较为狭小的空间，用一定的方法引导患儿继续学习，学习的方法可以是许多患儿在一起的集体的学习，也可根据情况进行一对一的学习方法。让患儿学习的课题要循序渐进地从易到难，治疗者要在患儿表现出适当的行为时给予奖励，求得患儿能够保持这种适当的行为。当不当的行为出现时，要加以漠视，或者暂时的剥夺一些权利，以表示惩罚。决不可对患儿的不当行为过分的注意，反复的用语言强调"不可以这样做"，这样会给患儿以暗示，反而强化了这一行为。对适当的行为也不可漠视，以免患儿对此淡化，时间长了又会失去。总之，要掌握适当的奖惩度，可将学校中的奖励"小红花"的方法应用于患儿的行为训练之中。

第六节 抽动障碍

一、概述

（一）抽动

抽动是指不自主的、无目的的、重复的和快速的肌肉收缩动作，分为运动性抽动和发声性抽动两种形式，每种抽动形式又根据复杂的程度分为简单的和复杂的两种类型。

1.运动性抽动 主要表现为运动的异常者称为运动性抽动，其中又分为两种，即简单性运动抽动和复杂性运动抽动。简单性运动抽动是指突然、迅速、孤立和无意义的运动，如眨眼、挤眉、皱额、吸鼻、张口、伸脖、摇头、耸肩等。复杂性运动抽动表现为突然的、似有目的的复杂的行为动作,如"做鬼脸"、眼球转动、拍手、弯腰、扭动躯干、跺脚等,还包括模仿行为等。

2.发声性抽动 表现为声音异常者称为发声性抽动,表现为反复发出不自主的、无意义的、单词的声音,如"嗯"、"啊"等或类似动物的叫声、清嗓声、吸鼻声等。其中又分为三种,即单纯发声性、复杂发声性和特异发声性抽动。复杂发声性是指反复发出似有意义的词语声,包括单词、词组、短句、秽语、模仿性语言和重复性语言等。

(二)抽动障碍

抽动障碍是一种起病于儿童和青少年时期,具有明显遗传倾向的神经精神性障碍,主要表现为不自主的、反复的、快速的一个部位或多部位肌肉运动抽动和发声抽动,并可伴有注意力不集中、多动、强迫性动作和思维或其他行为症状。抽动可以有意图的停止一定的时间,但是,是一种不能抵抗的不随意运动。病程不一,可是短暂性或慢性的,甚至为持续终身。

本症多在5~10岁发病,男孩多于女孩。

二、临床表现

患儿表现为突然的、间歇性的、重复的、无规律性的刻板样运动,如作愁眉苦脸状,眨眼,咂嘴,耸肩或使肩做向内、向外的运动,或腹部肌肉的刻板收缩,颈部的扭转等多种多样的异常运动。复杂性运动性抽动出现协调性的类似正常的运动或动作,但无目的性,如触摸、击打某处、跳跃、奔跑等,有时呈难以描述的异常动作。发声性抽动如尖叫、喉鸣声、用鼻子吸气声等。这些运动或声音急速地、反复地进行,如果设法使小儿有意识地控制抽动症状,多数可以暂时停止,但是小儿可表现出不愉快的感觉。异常的运动或声音的抽动在有精神刺激时增强,睡眠中消失。

复杂运动性抽动中还包括阵挛性抽动和肌张力不全抽动,阵挛性抽动表现为激烈并短暂的肌肉收缩,肌张力不全抽动表现为持续性的肌肉收缩并伴有身体的扭曲或异常姿势。

特异的发声性抽动包括秽语症、反响语言和反复语言三种。秽语症是指不能为社会所接受的、常常是猥琐的语言;反响语言是指患儿反复地重复别人所说的话等;反复语言是指患儿反复地重复自身的语言或声音。

复杂的抽动比单纯的抽动的动作缓慢,刚一见到时常使人认为是一种有目的性的动作的感觉。而且,与抽动相关的部位或者在抽动开始之前常有不适的感觉,或者在抽动一开始会有得到解放的感觉。

三、病因

抽动障碍是一种心因性疾病,目前认为这是一种有生物学基础的疾病,患者可能是具有容易发生抽动的素质和遗传的因素。

1.遗传因素 通过对双胞胎和家族的研究,认为此病具有家族聚集性,所以考虑与遗传因素有关,并认为可能是常染色体显性遗传。但目前尚未有定论,因为还没有发现本病的遗传基因。

2. 心因性　常常是由于某种原因形成一种癖好，如因鼻炎等原因而致鼻部的不适，患儿用一种活动鼻部的方法使自己感到舒服，日久之后逐渐形成为一种癖好，成为习惯性的动作，以后一旦遇到刺激就又出现，反复多次的出现后可以逐渐地增强，最终而形成心因性的抽动障碍。

3. 征候性　见于一些疾病，如一氧化碳中毒、病毒性脑炎、艾滋病、风湿性舞蹈病、脑外伤后、染色体异常、Wilson 病、应用某些药物或服用汽油等情况下出现的抽动。另外，在多动症、行为异常、Rett 综合征等疾病中有时也可见到抽动症状。

4. 环境因素　有的学者报告抽动障碍与胎生时和围产期的某些障碍因素有关，同卵双生子中发生抽动症时，出生体重低的小儿表现症状重，也有人报告抽动症的轻重与母亲妊娠前 3 个月时的紧张、重度呕吐、嗳气等有关。目前最受人注目的环境因素是溶血性链球菌感染后的自身免疫疾病（PANDAS），这是从溶血性链球菌感染后所产生的小舞蹈病与 TS 中的症状及病态相近而推测的，但是尚难以用此原因来解释 TS 的大多数病例。

抽动障碍的患儿常以在家庭和学校在所受到的刺激为诱因，或者因某些诱因而使症状加重，所以考虑到与心理的刺激有关，不同的小儿对心理刺激的承受能力不同，产生的作用和临床症状也不同。

四、诊断标准

《美国精神疾病诊断与统计手册》第 5 版（diagnostic and statistical manual of mental disorders-fifth edition，DSM-5）诊断标准如下。

（1）DSM-5 关于短暂性抽动障碍的诊断标准为：

①一种或多种运动性抽动和（或）发声性抽动；

②自从首发抽动以来，抽动的病程少于 1 年；

③ 18 岁以前起病；

④抽动症状不是由某些药物（如可卡因）或内科疾病（如亨廷顿舞蹈病或病毒感染后脑炎）所致；

⑤不符合慢性运动性或发声性抽动障碍或 Tourette 综合征的诊断标准。

（2）DSM-5 关于慢性运动性或发声性抽动障碍的诊断标准为：

①一种或多种运动性抽动或发声性抽动，但在病程中仅有一种抽动形式出现；

②自从首发抽动以来，抽动的频率可以增多和减少，病程在 1 年以上；

③ 18 岁以前起病；

④抽动症状不是由某些药物（如可卡因）或内科疾病（如亨廷顿舞蹈病或病毒感染后脑炎）所致；

⑤不符合 Tourette 综合征的诊断标准。

（3）DSM-5 关于 Tourette 综合征的诊断标准为：

①具有多种运动性抽动及一种或多种发声性抽动，而不必在同一时间出现；

②自从首发抽动以来，抽动的频率可以增多和减少，病程在 1 年以上；

③ 18 岁以前起病；

④抽动症状不是由某些药物（如可卡因）或内科疾病（如亨廷顿舞蹈病或病毒感染后脑炎）所致。

五、治疗

（一）对患儿家长的指导

首先要告诉患儿的家长和教师，此病是一过性的障碍，使其理解此病，从而减轻不安心理，也不要因为认为出现的症状是患儿调皮所致而予以斥责和惩罚，并指导家长正确地观察患儿的症状和临床经过。其次，要指导家长和教师对患儿进行心理教育和支持疗法，并且使家长和教师对患儿所处的环境予以调整，去除刺激因素和诱发因素，防止发展为慢性抽动。

（二）对患儿的指导

对待患儿要热情、耐心，可以给患儿以暗示，告诉他这并不是什么病，不要担心。使之不对此症产生过度的担心和忧虑，有些轻症患儿可能只通过暗示就可以停止了抽动。对于重症的患儿则要积极地进行治疗。

（三）药物治疗

药物治疗适用于重症的病例，对于非重症的病例如果家中和患儿本人表现出极度的不安时也可以应用药物治疗，目的主要是控制症状。

1.硫必利　副作用小，可有头昏、乏力、嗜睡、胃肠道反应等。推荐剂量 5 ~ 10mg/（kg·d），每天分 2 ~ 3 次口服，最大量不超过 600mg/d。

2.阿立哌唑　试用于治疗 TD 患儿，取得较好疗效，推荐剂量为 5 ~ 20mg/d，每天分 1 次或 2 次，常见不良反应有恶心、呕吐、头痛、失眠、嗜睡、激惹及焦虑等。

3.氟哌啶醇　开始剂量 0.05mg/（kg·d），以后渐增至 0.075mg/（kg·d），每天分 2 次或 3 次口服，副作用包括镇静。体重增加、抑郁、静坐不能、急性肌张力障碍、心电图改变等，需加服等量苯海索（安坦），以防止锥体外系不良反应。

4.中枢性 α 受体激动剂　可乐定 0.15 ~ 0.25mg/d，口服或贴剂治疗。同时改善伴发的注意力不集中及多动症状，疗效不及氟哌啶醇，但较安全。常见副作用有镇静、口干、一过性低血压、头晕、失眠等。

5.选择性单胺能拮抗剂　如利培酮、奥氮平等，利培酮常用治疗量为 1 ~ 3mg/d，每天 2 ~ 3 次；常见不良反应为失眠、焦虑、易激惹、头痛和体重增加等。

6.选择性 5-HT 再摄取抑制剂　为新型抗抑郁药，如氟西汀、舍曲林、氟伏沙明等，与利培酮合用可产生协同作用，还可用于 TD+OCD 治疗。

7.其他　对于难治性抽动障碍也可选用氯硝西泮、丙戊酸钠、托吡酯等药物治疗。

（四）拮抗抽动的运动疗法

对于有明显的特定的抽动症状、药物治疗效果不佳时可以进行针对抽动症状的运动，有时可以起到减轻症状的作用。这种方法虽然不是治疗抽动障碍的特异疗法，但可以减轻患儿的紧张和不安，并可阻止抽动症状的加重，但是，不可长期的单纯地应用这一种方法进行治疗。

（五）认知训练

主要应用于抽动障碍同时伴有其他障碍的患儿。

（六）患儿与家属的小组治疗

当慢性抽动障碍的患儿和其家属均有孤立感时，可以将患儿与其家属组织成为一个小组，在小组中进行必要的治疗。

六、预后

抽动障碍的患儿中的多数是一过性的，其抽动症状多在一年之内消失。以 TS 为中心的慢性抽动障碍常在 10 ~ 15、16 岁时症状最重，以后逐渐减轻，也有的其症状可以完全消失。至于一过性的抽动障碍在什么情况下、因什么原因可以成为重症即 TS，目前还不清楚。

第五章 公共卫生

第一节 老年人社区与医院健康管理

一、老年人社区健康管理

老年人的生活是以社区为中心的，他们的大部分时间都在社区中度过，在日常生活和精神心理上较其他人群更为依赖社区，但因老年人行动不便，加之部分失能和完全失能老年人占据相当比例，他们的健康需求对医疗机构的距离远近和方便程度均比较敏感，因此社区成为了老年人健康管理实施的主要场所。

早在 20 世纪 80 年代，世界卫生组织就提出了社区卫生保健服务是应对老龄化社会最经济适宜的医疗卫生服务模式，充分体现了社区卫生服务在全球卫生工作中的战略地位。许多发达国家已投入了大量的人力物力用于建设社区健康管理和卫生服务。英国建立的以国家为核心运营机构的全民医疗卫生服务系统——National Health System（NHS）分为三层管理等级，第一层即为社区基础医疗系统，每个社区公民都有专门的家庭医师，负责基本医疗服务；澳大利亚以社区为基础，以全科医生、医院和护理机构为老年人健康管理的主要服务提供者，其服务范围不仅针对老年人的身体疾患和功能障碍，也包括心理疏导和社会援助，同时还采取了多种方式鼓励老年人留在家中和社区接受医疗护理服务。

针对我国人口基数大的基本国情以及医疗中心向基层下移的政策倾斜，基层医疗卫生服务系统必然成为实现老年人健康管理的主体。国家已从卫生法规政策上给予指导，并有计划、有步骤地建立健全以社区卫生服务中心和社区卫生服务站为主体，以老年人、慢性病患者为服务重点，提供公共卫生服务和基本医疗服务。将健康管理扎根于社区，具有提高社会公平性、发扬社区能动性、最大力度解决民生问题的优势。以社区为健康管理的发展平台，既可以解决我国医疗资源严重不足的窘境，完善基层医疗机构的功能职责，又可以改变目前由于经济利益驱使、社区卫生服务水平低、政策配套不完善而造成的双向转诊管理中"转上容易转下难"的尴尬，更重要的是有利于社区医生更好地承担老年人疾病预防、治疗、康复等工作任务，提高老年人的健康水平并降低医疗费用，起到老年人健康"守门人"的重要作用。

（一）老年人社区健康管理的特点

1. 健康管理的必要性 老年人对自主选择医生的满意度、与医生交流时间的满意度都较低，尤其是 70 岁及以下的老年人、离退休者、不愿意选择社区医院看病者、在社区买药时间短者，提示许多社区老年人有着强烈的拥有自主选择权、获得更多医患交流的健康需求。因此，有必要加强老年人自主选择权、延长医患交流时间，提高老年人对社区医师的依从性，为取得良好的健康管理效果奠定基础。同时随着社会的进步，老年人的文化素质已经越来越高，他们更重视服务中的细节，在未来的老年人社区健康管理工作中，必须更注重管理细节、体现更高的人文关怀。

2. 健康管理的复杂性 导致疾病的原因非常复杂，因此从疾病的原因入手进行阐释，可以为慢性病的预防提供有效的指导。现代医学认为，引发慢性病的原因主要体现在生活环境、生活方式、生物遗传因素和医学发展水平等方面，这几方面因素相互依存、相互影响。慢性病的发生发展与多种易感危险因素之间存在着非常复杂的关系，尤其是多种因素都可以引起同一种慢性病，多种慢性病也有同一种危险因素。因此从这种复杂的关系中找出与慢性病的发生具有紧密联系的危险因素，有助于慢性病的预防与控制。

3. 健康管理的可行性 慢性病的病因虽然很多，但不良生活习惯是其中重要的危险因素，并且具有一因多果的特点，例如饮酒可以引起脂肪肝、肝硬化和心脏病，还会导致胰腺炎和胃癌等。虽然人们知道这些危险因素，但要改变个人生活习惯却非常困难。一个不良生活习惯的改变需要有坚强的毅力和自制力，还需要来自外界的约束力，这就需要国家制定相关法规来加以规范，更重要的是在社区内进行不间断的健康生活方式的宣传和教育活动，引导居民进行健康的生活方式，摒弃不良的生活方式，通过多种方式引导和教育，可以更好地减少由于不良生活习惯而引起的慢性病。

4. 健康管理的社会性 引起疾病的几方面原因，并不能由传统的医学方法给出合理的解释，慢性病的预防和管理中不能忽视社会方面的因素和个人心理方面的因素。现代新型医学模式的发展提出慢性病的预防和治疗不再单纯依靠医院进行，而是将其看作是一个社会参与的工程，慢性病防治工作的重点开始逐渐向社区卫生服务中心和患者个人转移，从而增加了患者本人及其家庭对于疾病防治的参与积极性。随着现代新型医学模式的深入发展和广泛应用，增强社会成员保健意识，使其积极参与到健康管理中来，将会提高全民的健康水平。

（二）老年人社区健康管理的实施

1. 健康档案 基层卫生工作人员以问卷调查、健康体检、入户访谈等方法收集老年人的健康信息，包括基本信息、个人疾病史、疾病家族史、吸烟状况、膳食情况、运动情况、睡眠情况、心理情况、居住环境、体检结论、慢性病用药情况等，再通过录入规范统一的信息平台，为老年人建立全面、系统、准确的健康档案。建立健康档案要力争覆盖全社区的所有老年人，集中保存，统一归档，一人一档，分类归档，并尽量将信息采集到电子档案中，在做好信息保密的工作基础上，实现老年人健康信息在医疗信息平台上的共享，方可全面分析老年人存在的主要问题，面临的疾病风险，应改进的方面及应注意的事项等。将社区老年人的健康档案进行规范管理，可确保档案管理责任到人、网络健全、制度到位、硬件落实、管理达标的目的。健康档案的统一建立和规范管理，是一个动态连续且全面记录的过程，为社区老年人的健康保健和疾病防治工作提供了准确而又有效的数据。

2. 健康评估 通过专业健康评估软件、社区全科医生、健康管理师等角色根据老年人的健康档案、健康评估问卷，可从以下几个角度对健康风险进行评估：发现生活方式问题和健康危险因素：生活方式评估；睡眠质量评估；慢性疾病评估：糖尿病、高血压、卒中、冠状动脉粥样硬化性心脏病、骨质疏松等患病风险评估；心理评估；功能医学评估；中医体质辨识等。还可通过建立数学模型对老年人的健康状况及在未来一段时间内发生某种疾病或健康危险的可能性进行量化评估。健康评估和风险预测一般有两种方法：一是在危险因素与疾病发生风险的基础上，根据个体暴露于危险因素产生疾病的风险点数和被测个体暴露的危险因素种类，经加权评分处理后，计算被评估个体的危险得分与人群平均风险得分，再比较确定此个体发生某疾病的风险；二是采用概率论的方法，运用多因素数理分析得出患病风险与危险因素之间的关系模型。定量评估疾病危险性可将服务对象按高危、中危和低危进行分级分类，从而指导健康改善方案的制订。此外，建议以图示的方式，与控制危险因素后的个人最低风险（或称目标风险）以及同年龄性别组人群的平均风险比较，同时列出个人与每种疾病发病相关的主要危险因素，并针对个人健康危险因素制订健康管理处方和健康改善行动指南。被管理者获得健康报告时，全科医生与其进行面对面的交流，回答其提出的疑问，鼓励其参考健康管理处方和健康改善行动指南积极管理好自身健康。

3. 健康干预　根据健康档案、通过风险评估，为不同健康状况的老年人制订相应的健康计划，例如对于亚健康人群实施健康管理改善、对于健康人群可继续维护健康管理、采用临床风险控制方案管理亚临床人群、采用综合干预达标的方式管理慢病人群。实施干预还需对干预效果进行评价，干预工作应有方案、有记录、有评价、有效果，才能提高社区老年人的健康水平。这一步骤是整个健康管理过程的核心。根据对社区老年人风险因素的评估结果，提出改善健康措施，制订个性化的健康促进计划。通过健康状态管理、生活方式干预、疾病风险管理、膳食营养指导、心理健康干预、运动处方、健康教育和健康促进等措施来达到促进社区老年人健康的目的。对健康干预的实施效果进行监测和跟踪，了解存在的问题，评价计划和措施的实施效果，更好地促进社区老年人的健康。

（1）生活方式干预：可参照美国加州北部的威玛研究所（Weimar Institute）于1997年设立的生活方式研究项目——"NEWSTART"。该项目提倡的健康生活方式包括：营养，在日常生活中要求均衡营养，食物多样化，增加粗粮、杂粮的比例；多吃新鲜水果和蔬菜，少油低盐低糖；注意总热量，坚持早餐。锻炼，坚持适宜运动，每天活动消耗 300 ~ 500kcal（1257 ~ 2095kJ）。水，每天喝足够的（1500ml 以上）清洁水，利用冷热水来治疗某些不适。阳光，多在户外活动，接受自然阳光的照射（防止暴晒）。节制，节制欲望，克制不良嗜好，不吸烟，不饮酒。空气：多到大自然中去呼吸新鲜空气，注意不时地深呼吸以增加肺活量。休息，劳逸结合，养成良好的休息习惯和有规律的睡眠。信念（Trust），相信科学指导，建立信心，保持对人生的乐观态度与平和心态。把以上8个英文单词的第一个字母拼写在一起即组成"NEWSTART"，中文的意思为"新起点"。这一项目已被医学权威机构认证为一项非常成功的项目。

（2）睡眠干预：帮助老年人寻找睡眠障碍的产生原因，为其建立一套健康睡眠生活模式：如规律三餐、晚饭不能过晚过饱、睡前泡脚或洗热水澡、睡前不喝饮料或浓茶咖啡、睡前1小时排尽小便、固定时间起床、固定午休时间（建议 < 30 分钟）、经常室外活动，鼓励坚持。并根据老年人存在的不同睡眠障碍问题，设计个性化干预方法：①睡眠质量差者：即浅睡眠，采取沐浴与饮食疗法相结合；②入睡时间长者：即入睡困难，采取刺激控制疗法和音乐疗法相结合；③睡眠效率低者：在床上的时间过长使睡眠时断时续，采取睡眠限制疗法；④白天觉醒困难者：适当地增加室外活动，采用运动疗法等。

（3）慢病管理：针对高血压、糖尿病、脑卒中、痛风、冠心病等慢性病，制订专项慢性病干预及风险管理方案，伤残康复管理方案，从膳食、睡眠、运动、心理等方面入手，以书面的形式制订个性化专项慢病管理方案，每季度根据干预效果不断改善方案。除了普通慢病的控制管理外，更要关注老年人特有的慢性病预防，强调老年综合评估，重视老年综合征、肌少症和骨质疏松症的筛查及干预。同时合理用药，控制疾病，消除重复用药，注意药物间的相互作用，注意老年人器官功能储备特点，跟踪、随访用药情况。

（4）心理干预：对患有焦虑和抑郁症的老年人应采取必要的心理疏导。采用上门或电话随访等形式与老年人谈心，使他们感到有人关心和重视他们，重新树立生活的信心。对患有脑衰弱综合征的老年人，鼓励他们参加一些温和的体育锻炼，如散步、慢跑、打太极拳等，做些力所能及的家务活儿，参加适合老年人的社会活动等。针对患有离退休综合征和空巢综合征的老年人，应积极开导他们保持心态平衡，鼓励他们参加老年协会、老年大学等组织，做一些老年人力所能及的义务工作，丰富生活。必要时由专业心理咨询师进行心理咨询、测评及心理治疗，帮助他们缓解、消除心理状况不佳。还可让老年人结合自己的兴趣爱好，找出一些有益于提高身心健康的活动来娱乐身心，保持愉快，促进健康，从而积极乐观地面对生活。

（5）健康教育：形式包括全科医生、健康管理师一对一咨询健康相关问题；专家健康知识讲座；专家视频讲座；发放健康资料和宣传小册等。在健康教育中采用知信行理论帮助老年人建立积极正确的信念和态度，改变其不益于健康的行为。健康教育讲座每次留出一定时间让被教育者进行小组讨论，分享信息、观念或行为技能，充分发挥同伴教育作用。健康资料做到图文并茂，并附有健康生活方式口诀便于老年人记忆。对个人按管理处方进行监督管理，从饮食、运动、行为、心理等方面给予科学、合理的建议和指导，帮助个人采取行动纠正不良生活习惯，包括列举具体不健康行为目录，与被管理者共同制订不同阶段的管理计划和达到目标，力争定时完成。为老年人示范身高、体重、腰围、臀围、血压等的正确测量方法，向其发放自我管理卡片，鼓励其经常测量相关指标项目并将其记录于自我管理卡片中，鼓励其记健康日记，同时向被管理者免费提供盐勺、油壶限盐控油，并进行用量示范，形成一种良好的自我管理氛围。

4.随访追踪　给予老年人社区全科诊室及相关人员联系方式，便于及时帮助他们解答遇到的疑惑。每月1次电话跟踪或登门随访，防止老年人独处时的思想松懈，督促其在学习相关健康知识后用于日常生活中，养成良好的生活方式。通过电话回访，使老年人与回访者之间建立感情，让老年人感到有他人关怀的温暖，提高他们实施自我管理的依从性，增强其对自身健康负责的意识。通过这种方式也可以不断地向老年人传授正确的理论和观念，起到知识强化的作用。

5.个性化管理　老年慢性病患者个体之间存在着差异，不同患者的危险因素作用程度不同，同一疾病在不同患者身上发展速度和危害程度也不同，因此在健康管理中应该对于不同的患者和不同的疾病类型采取不同的管理和服务方法。社区卫生服务中心在提供健康管理时应该注重以社区为单位，通过全面服务，积极动员患者及家属主动参与，主动配合方案的施行，通过长期坚持达到疾病的有效控制。

6.分类管理　老年慢性病患者根据其所面临的危险因素及所患疾病的种类不同，实施分类管理，在管理中根据患者意愿和参与程度可分为不同类型：一般管理即老年病患者的参与性较高，自我控制力较好，对于社区医疗工作者的健康管理方案可以认真执行，并可以自主反馈结果，能主动配合医生进行健康管理计划的调整和改进；互动管理是针对老年慢性病患者中具有很强的自主力，能自己通过科学的计划进行自我健康管理，并且通过信息平台进行数据记录与分析，能够跟医生合作进行自我健康管理。对于自身生活方式有彻底的了解，并且进行养生保健方面的学习，控制自身疾病的发展；强化管理是针对那些病情较严重或者不能很好配合的老年患者实施的，针对这类患者要进行科学有效的宣传普及教育，达到对于疾病的严重危害的深刻认识，然后制订科学的管理方案，密切保持与患者的沟通，要求家人合作，监督实施。对于病情无变化者或者恶化者，积极转诊至上级医院。

（三）老年人慢性病的社区管理

老年人是慢性病的高发人群，慢性病的发生发展具有复杂性、复发性和长期性的特点，大都慢性渐进，不能彻底治愈，只能通过药物干预疾病发展过程而不能中断进程，一旦患病终生患病。而大量研究表明，控制慢性病的最有效方法即是开展社区防治。社区卫生服务可以为老年慢性病患者提供预防医学诊疗服务、开展慢性病的监测和危险因素的干预，最重要的是可以帮助老年慢性病患者提高对药物治疗的依从性和树立自我健康管理的意识，从而达到促进健康、延缓慢病进程、减少并发症、降低伤残率、延长寿命、提高生活质量并且降低医药费用的目的。

1. 针对老年高血压患者的社区管理

（1）老年高血压患者的社区筛查。

1）对辖区内 65 岁及以上的常住老年人，每年为其免费测量一次血压（非同日 3 次测量）。

2）对第 1 次发现收缩压 ≥ 140mmHg 和（或）舒张压 ≥ 90mmHg 的老年人，在去除可能引起血压升高的因素后预约其复查，非同日 3 次测量血压均高于正常，可初步诊断为高血压。建议转诊到有条件的上级医院确诊并取得治疗方案，2 周内随访转诊结果，对已确诊的原发性高血压患者纳入高血压患者健康管理。对可疑继发性高血压患者，及时转诊。

3）建议每半年至少测量 1 次血压，并接受医务人员的生活方式指导。

（2）老年高血压患者的社区随访：对原发性高血压患者，每年要提供至少 4 次面对面的随访。

1）测量血压并评估是否存在危急情况，如出现收缩压 ≥ 180mmHg 和（或）舒张压 ≥ 110mmHg；意识改变、剧烈头痛或头晕、恶心呕吐、视力模糊、眼痛、心悸、胸闷、喘憋不能平卧等危急情况，或存在不能处理的其他疾病时，须在处理后紧急转诊。对于紧急转诊者，乡镇卫生院、村卫生室、社区卫生服务中心（站）应在 2 周内主动随访转诊情况。

2）若不需紧急转诊，询问上次随访到此次随访期间的症状。

3）测量体重、心率，计算体质指数（BMI）。

4）询问患者疾病情况和生活方式，包括心脑血管疾病、糖尿病、吸烟、饮酒、运动、摄盐情况等。

5）了解患者服药情况。

（3）老年高血压患者的社区干预。

1）分类干预。

①对血压控制满意（老年高血压患者的血压降至 150/90mmHg 以下，若能耐受，可进一步降至 140/90mmHg 以下）、无药物不良反应、无新发并发症或原有并发症无加重的患者，预约下一次随访时间。

②对第 1 次出现血压控制不满意，或出现药物不良反应的患者，结合其服药依从性，必要时增加现用药物剂量、更换或增加不同类的降压药物，2 周内随访。

③对连续两次出现血压控制不满意或药物不良反应难以控制以及出现新的并发症或原有并发症加重的患者，建议其转诊到上级医院，2 周内主动随访转诊情况。

④对所有的患者进行有针对性的健康教育，与患者一起制订生活方式改进目标并在下一次随访时评估进展。告诉患者出现哪些异常时应立即就诊。

2）生活方式指导。

①戒烟限酒：对老年高血压患者进行吸烟有害健康的教育，如果老年人愿意戒烟，向其提供建议、帮助或协助安排戒烟计划。确定戒烟开始时间一般在两周之内，将戒烟计划告诉家人、朋友、同事，得到他们的支持和帮助。让老年人了解在戒烟初期可能出现的"戒断症状"，使其有信心面对困难。让所有与吸烟有关的东西（烟、打火机、烟灰缸等）从生活环境中消失，在别人吸烟的地方尽量减少停留。在戒烟过程中，随时为患者提供帮助。如患者烟瘾程度较重，建议采用"尼古丁替代疗法"。如果不是第一次戒烟，帮助分析既往戒烟失败的原因，修改戒烟计划。最好能动员同一生活或工作环境的人一起戒烟。如果老年人不愿意戒烟，询问分析不愿意戒烟的原因，强调吸烟的危害，宣传戒烟的益处，尽量鼓励其戒烟。

对老年人进行健康教育，使其了解过量饮酒的危害，建议不饮酒或少量饮酒，每天不超过啤酒 1 杯（200ml）或红酒 1 小杯（50ml），尽量不饮烈酒。对合并慢性肝病或肝功能异常的老年人建议禁酒。对有过量饮酒习惯的老年人，询问其是否愿意开始戒酒。如果老年人不愿意，可以告知作为医生对其健康的关心。再次委婉建议其戒酒，同时询问不愿意戒酒的原因。向其表示如果任何时间有戒酒意愿，医生愿意随时提供帮助。如果老年人愿意，则帮助其制订戒酒时间表，明确在某一时间段内应达到的目标，目标应现实可行（如 1 个月内将饮酒量减少一半）。具体戒酒措施包括：不去酒吧等饮酒场所；严格控制每天饮酒量，家中不存放多余乙醇饮品；请不饮酒的亲属或朋友监督；替代饮用不含乙醇的饮料等。注意随访戒酒效果：每 3 个月电话询问，老年人每次就诊时都需询问；若老年人在规定时间内未达到预期目标，应与其商量重新修订目标，寻找失败原因，鼓励再次开始；若老年人在规定时间内达到预期目标，制订新的目标直至达到健康饮酒的要求，应肯定老年人的成绩，鼓励其坚持。

②运动处方：进行有规律的体育运动（步行、慢跑），以有氧运动为主，强度保持在最大摄氧量 < 70% 的中低强度范围内，频率每周至少 3 次，每次运动持续 30 ~ 40 分钟以上，老年人运动的适宜心率为 170 — 年龄数。典型的体力活动计划包括 3 个阶段：

5 ～ 10 分钟的轻度热身活动；20 ～ 30 分钟的耐力活动或有氧运动；放松阶段，约 5 分钟，逐渐减少用力，使心脑血管系统的反应和身体产热功能逐渐稳定下来。同时每周进行 2 ～ 3 次力量练习，两次练习间隔 48 小时以上。可采用多种运动方式和器械设备，针对每一个主要肌群进行力量练习，每组力量练习以重复 10 ～ 15 次为宜。生活中的推、拉、拽、举、压等动作都是力量练习的方式。力量练习时应选择中低强度，练习时应保持正常呼吸状态，避免憋气。如运动后自我感觉良好，且保持理想身体质量，则表明运动量和运动方式合适。高血压患者清晨血压常处于比较高的水平，清晨也是心血管事件的高发时段，因此最好选择下午或傍晚进行锻炼。运动的形式和运动量均应根据个人的兴趣、身体状况而定。

③限制摄盐：发放标准用盐勺，减少盐的摄入（每天少于 6g），帮助患者制订低盐食谱和控盐方法，改变口味偏重习惯，增加水果、蔬菜摄入量（每人每天 5 种类、重量 500g）、减少油脂摄入（每天食用油 < 25g），增加热量消耗，超重者减轻体重，使体质指数（BMI）≤ 24kg/m 2。主要措施：尽可能减少烹调用盐，建议使用可定量的盐勺；减少味精、酱油等含钠盐的调味品用量；少食或不食含钠盐量较高的各类加工食品。如咸菜、火腿、香肠以及各类炒货；利用蔬菜本身的风味来调味，例如将青椒、番茄、洋葱、香菇等和味道清淡的食物一起烹煮，可起到相互协调的作用增加蔬菜和水果的摄入量；利用醋、柠檬汁、苹果汁、番茄汁等各种酸味调味汁来增添食物味道。

3）健康教育：采用个体与群体相结合的方式。全科医师定期进行高血压防病知识专题讲座，高血压患者在社区护士的指导下，每季度开展 1 次高血压知识竞赛；为干预对象每人发放高血压防治宣传手册及自编健康宣传资料，让他们自学，并每周下社区半天免费测量血压；每个月进行 1 次家庭访视，面对面沟通交流，开健康处方、医养身与药膳处方，并与每季度的电话回访、咨询辅导交替进行。通过深入社区，充分利用社区健康促进平台，采用培训、讲座、版面宣传、健康咨询、社区义诊等多种通俗易懂的活动形式，进行健康宣教指导。

4）药物干预：告知患者早降压早获益，长期降压长期获益，降压达标最大获益。坚持治疗，血压达标，能最大限度地减少、延缓并发症的发生，提高生活质量，延长寿命。要获得降压带来的益处，必须长期坚持规范服用降压药。遵从科学合理用药、随访督导服药、个体化规律用药的治疗原则。可先用一类药物，若达到疗效且不良反应少，可继续使用；若疗效不满意，则改用另一类药，或按合并用药原则加另一类药物；若出现不良反应不能耐受，则改用另一类药物。

2. 针对老年 2 型糖尿病患者的社区管理

（1）老年 2 型糖尿病患者的社区筛查：对工作中发现的老年 2 型糖尿病高危人群进行有针对性的健康教育，建议其每年至少测量 1 次空腹血糖，并接受医务人员的健康指导。

（2）老年 2 型糖尿病患者的社区随访：对确诊的老年 2 型糖尿病患者，每年提供 4 次免费的空腹血糖检测，至少进行 4 次面对面随访。

1）测量空腹血糖和血压，并评估是否存在危急情况，如出现血糖 ≥ 16.7mmol/L 或血糖 ≤ 3.9mmol/L；收缩压 ≥ 180mmHg 和（或）舒张压 ≥ 110mmHg；意识或行为改变、呼气有烂苹果样丙酮味、心悸、出汗、食欲减退、恶心、呕吐、多饮、多尿、腹痛、有深大呼吸、皮肤潮红；持续性心动过速（心率超过 100 次 / 分）；体温超过 39℃或有其他的突发异常情况，如视力突然骤降等危险情况，或存在不能处理的其他疾病时，须在处理后紧急转诊。对于紧急转诊者，乡镇卫生院、村卫生室、社区卫生服务中心（站）应在 2 周内主动随访转诊情况。

2）若不需紧急转诊，询问上次随访到此次随访期间的症状。

3）测量体重，计算体质指数（BMI），检查足背动脉搏动。

4）询问患者疾病情况和生活方式，包括心脑血管疾病、吸烟、饮酒、运动、主食摄入情况等。

5）了解患者服药情况。

（3）老年 2 型糖尿病患者的社区干预。

1）分类干预。

①对血糖控制满意（空腹血糖值 < 7.0mmol/L），无药物不良反应、无新发并发症或原有并发症无加重的患者，预约进行下一次随访。

②对第 1 次出现空腹血糖控制不满意（空腹血糖值 ≥ 7.0mmol/L）或药物不良反应的患者，结合其服药依从情况进行指导，必要时增加现有药物剂量、更换或增加不同类的降糖药物，2 周内随访。

③对连续两次出现空腹血糖控制不满意或药物不良反应难以控制以及出现新的并发症或原有并发症加重的患者，建议其转诊到上级医院，2 周内主动随访转诊情况。

④对所有的患者进行针对性的健康教育，与患者一起制订生活方式改进目标并在下一次随访时评估进展。告诉患者出现哪些异常时应立即就诊。

2）生活方式指导。

①戒烟限酒：倡导戒烟、限酒的健康生活方式，指导方式同高血压。

②合理膳食：指导饮食，制订高维生素、高纤维素、低糖、低脂、低盐、低蛋白的合理食谱，禁食辛辣、过冷、过热等刺激性食物。具体方案：注意饮食量，禁忌食物以精制食品、动物脂肪以及甜食为主，豆制品、鱼类、蔬菜、粗粮为主要食品，进食中需做到避免贪食，可结合患者体重、营养需要等情况在饮食量方面进行控制；注意饮食结构，不同患者在生活方式、饮食习惯以及病情上有一定的差异，需采取不同的饮食结构，一般碳水化合物、脂肪、蛋白质在比重上应分别占总热量的 60%、30%、10%；进食方法，主要以少食多餐方式为主，每天保持三餐以上，分别选择上午、下午与睡前进食，保证吸收的同时，减轻胰岛负担。另外，在平衡营养方面，强调进食中应保证食物涵盖较多营养元素。以每天 104.5kJ 为标准，对食物摄入量计算，由于总热量中脂肪所占比重为 30%，所以需使食用油的摄入低于 50g；而蛋白质占 10%，可选择 50 ~ 100g 豆制品，一只鸡蛋或 200ml 奶制品。同时需注意与健康人相比，糖尿病患者在糖分解破坏下将导致维生素 C 大量流失，需在营养平衡中进行维生素 C 的补充。

③运动处方：根据老年患者病情和身体状况，制订个体化的运动方案，强调运动的规律性和安全性，提倡慢走、散步、晨跑、游泳、太极拳、广播操等适合老年人的运动方式，适度、适量运动，不提倡剧烈和长时间的运动方式，循序渐进、持之以恒，可随

身携带糖、饼干等零食，预防低血糖发生，一旦出现不适，应当立即停止。运动指导可分为三个阶段：热身期阶段，运动前 5 ～ 10 分钟，指导老年患者做低强度运动，如简单的伸展运动，使末梢组织对胰岛素敏感程度增加，达到改善糖代谢目标。同时也可加速分解肌糖原、肝糖原，有助于降低血糖；有氧运动阶段，热身运动之后的有氧运动，一般以 20 ～ 30 分钟较为适宜，结合老年患者身体情况在运动量上进行调整，持续运动对脂肪分解、脂蛋白酶活性增强均有明显促进作用，可实现降低体重、降低血脂的目的；放松期阶段，运动即将结束时，需指导老年患者做四肢轻微运动，如慢步、原地踏步等，可促进全身代谢。

④减轻体重：老年糖尿病患者的 BMI 应尽量控制在 24kg/m 2 以下。对于超重或肥胖的老年患者，首先应进行非药物治疗：告知超重、肥胖与多种疾病（不仅仅是糖尿病，还包括高血压、冠心病、骨关节炎、痛风等）相关，为了健康需要控制体重；进行生活方式指导、饮食结构调整、开具运动处方：同前；协助制订减肥计划：确定一段时间内达到的合理的减肥目标。安全的减重速度为体重下降每周不超过 0.5kg，不提倡饥饿减肥。制订控制热量措施：让老年患者了解常吃的食物所含热量，进食前先计算热量；少食多餐，餐前可少量进食；每餐留 10% ～ 20% 食物不吃，餐后不吃甜点。进餐中提倡细嚼慢咽。用白开水或茶水替代含糖饮料。尽量不与朋友去餐馆聚餐。建议和家人或朋友一起运动。若 3 个月随访时体重仍上升或减肥效果不明显，建议请营养师调整减肥食谱，监督患者实行，也可在专科医生（内分泌科医生）的指导下辅助药物或手术治疗。

3）心理调节：通过沟通和交流，掌握患者的心理状况，给予有针对性的心理干预，尽量消除不良心理因素的影响，提高患者配合治疗的积极性和主动性，列举成功的治疗案例，帮助患者树立治疗的信心和决心。因长期服药及病情波动导致患者出现负面情绪时，应及时疏导患者心理，缓解其负面情绪，并鼓励患者与病友间沟通交流、分享经验及相互鼓励；指导患者掌握气功、音乐及肌肉放松训练等身心放松技巧。

4）健康教育：定期举办健康讲座，组织患者进行学习，向其系统讲解疾病的发生、发展，告知其危害性，注意培养患者的自我管理意识。可通过发放图书资料、播放影音资料进行学习，也可开展患者间交流。

5）药物干预：根据患者病情，制订随访时间，了解患者的病情改变，以便制订干预措施。口服降糖药以双胍类、β－糖苷酶抑制剂和格列酮类药物为主，口服一种药物血糖控制不满意者采用联合用药，仍不满意者注射胰岛素。

二、医院与社区协同老年人健康管理

针对老年人的健康管理、诊疗评估和康复护理应整体考虑、综合分析。通过医院与社区协同对老年人进行健康管理，在个体层面上，将实现老年人系统、连续、准确的全人照顾，实现多数老年病的防治、健康和慢性病管理；在社会层面上，将承载老年人从医院到养老机构再回归家庭或从家庭到养老机构再到医院的重任，发挥坚实的桥梁和纽带作用。最终实现医疗卫生资源与社会照护资源的合理分配、优化利用，使老年人群享受高效优质、系统连续的医疗、康复和护理服务。同时，还将助力于分级诊疗、医养结合的实现，通过基层首诊、双向转诊、急慢分治、上下联动的分级诊疗模式，解决老年患者就医难问题，并将医疗资源与养老资源相结合，将医疗照顾深入养老各个层面，让老年人在生活中享受便捷医疗养老服务。

1. 以医院为依托，充分利用老年医学学科技术 老年人综合评估作为老年医学的重要手段，对老年人的躯体健康、功能状态、心理健康和社会环境进行多层面全方位评估，并制订和启动预防保健、疾病诊治、康复护理、长期照料与临终关怀措施，最大限度地提高老年人生活质量，其不仅包括评估，还有评估后处理，实际上是一种多维度跨学科的诊断和处理整合过程。我国老年人综合评估的临床知晓率和使用率相对较低，就目前的医疗资源、配置及体制，难以在门诊和病房快速完成老年人综合评估。在多学科协作过程中，老年医学专家负责指导全科医生和社区服务，而老年科医生需要经过专门培训并取得相应资格，具备精神心理学、社会行为学、伦理学、环境学和法律道德等知识，权衡各种诊疗措施的预期效果和不良反应，协调各专科会诊意见，并通过与其他科室医生以及护理人员、药剂师、营养师等沟通协调，共同完成诊疗过程。

2. 以社区为基础，大力促进医疗资源纵向整合 以基础保健为核心，促进医疗资源纵向整合，形成医疗服务体系协调均衡发展，在提高整体医疗水平同时降低医疗费用，是目前国际公认的医疗服务体系发展方向。实现以家庭为中心、以社区为范围、以预防为导向的干预模式，为老年人提供开放可及、系统协调、连续贴近的服务则是基础保健的根本所在。其中，社区卫生服务机构兼具为老年人创建健康档案、传授健康知识和疾病预防技能、常见病多发病的诊疗追踪、专科疾病识别转诊、危重情况应急处理、日间康复和家庭照料、心理疏导和社会支持等职能。与之相呼应的，社区医生应具备基层保健管理能力、以患者为中心的照顾能力、具体临床问题的解决能力、综合性、整体性和围绕社区健康的服务能力。同时，社区医生不仅能为老年患者提供家庭出诊，还能将自己处理不了的患者及时转诊至上级医院的老年科或其他专科，起承上启下的衔接作用。

3. 加强医院与社区之间联动 以往社区卫生服务机构与综合医院、专科医院各自为战，促使医疗资源总量短缺和重复浪费、医疗费用增长和药品价格虚高，同时各级医院之间患者信息难以共享、人力资源难以整合。医联体的出现，意图充分发挥各级医疗机构潜能，通过大型综合医院的技术力量带动基层卫生服务机构能力提升，构建分级诊疗、急慢分治、双向转诊模式，从而实现医疗资源的优化配置和纵向整合。不过，医联体的发展并不尽如人意，首先，患者分流并不理想，首诊难以流向基层；其次，双向转诊多为"向上转诊"，"下转"难以实现。未来实现综合医院与基层社区的互信、互动的合作关系，需要在人——完善人员储备和人才梯队建设，财——建立合理的利益分配和激励机制，物——根据需求给予配套措施和政策支持等方面努力。借鉴澳大利亚经验，社区医生为患者提供包括制订转诊计划、安排转诊、追踪疗效、转回后治疗等服务，而综合医院定期组织老年科、专科医生到社区传授知识和技术，进行业务指导、组织急救演练、开展病例讨论等，通过医教研带动社区健康服务发展。

4. 培养老年人正确就医理念 为使老年患者能在社区卫生服务机构与综合医院、专科医院之间流动起来，引导合理就医、优化就医秩序，需要培养老年患者正确的就医理念。可以通过在基层社区进行义诊、发放健康手册、健康知识讲座、多种媒体宣传等形式，向老年人传授健康生活方式和疾病预防知识，同时普及社区和医院所进行的医疗服务的内容、性质、功能、范围和优势，充分争取老年人对分级诊疗的理解和认同，促进老年人关注自身健康、养成疾病预防意识、积极参与健康管理。使老年人逐渐养成小病及时治疗、先到社区就诊，患有 1 ~ 2 种疾病到专科就诊，而出现老年人综合征、多种疾病共存、失能 / 部分失能、衰弱和高龄时到老年科就诊的良好就诊习惯。

第二节 老年人自我健康管理

自我管理是指在专业卫生保健人员的协助下，个体通过采取的自我调节行为来保持和增进自身健康、监控和管理自身疾病的症状和征兆，从而减少疾病对自身社会功能、情感和人际关系的影响，并持之以恒地治疗自身疾病的一种健康行为。自我管理强调个人在健康管理中承担的责任，并以个人最关注的健康问题为导向，通过采用自我管理技能来解决这些问题。对未患病的个体而言，自我健康管理是一种保持健康状态的能力，包括对自身健康状况的认识、对健康知识的了解及对健康生活方式的选择等；对患病的个体而言，是处理慢性病所必需的能力，包括对疾病症状的认识、治疗以及生活方式的改变等。

老年人自我健康管理对其健康维护尤为重要。自我健康管理是实现老年人健康管理效果最大化的切入点，它可以帮助老年人树立正确的健康管理信念，提高健康素养和自我效能，促进老年人为自己的健康负责的积极性，从而使老年人的健康状况、健康功能维持在一个满意状态，让老年人过上更为独立、更为健康的生活。

一、自我健康管理的内容和特点

1. 自我管理的任务定位 疾病给患者带来各种各样的症状和问题，自我管理的目标就是让患者具备应对和解决这些症状和问题的能力，主要包括控制疾病症状、遵守治疗程序、解决躯体不适、调整社会角色适应、积极改变生活行为方式等。英国考文垂大学健康和生活方式干预应用研究中心主任 Barlow 教授认为，通过有效的自我管理方法和技能，患者能够监测其身体状况，通过改变认知、行为和情感模式，最终实现一种满意的生活质量。

美国加州大学护理学院 Juliet M. Corbin 和 Anselm L. Strauss 则进一步将其归纳为 3 个方面的任务和目标。具体包括：①疾病管理，指患者管理自身疾病的能力，如服药、改变饮食、锻炼、自我监测；②角色管理，指患者在工作、家庭和朋友中保持新的角色，继续进行正常的生活；③情绪管理，指患者能够处理和应对疾病所带来的各种负性情绪，如愤怒、恐惧、悲伤和抑郁等。

2. 自我管理的技能分类 在自我管理中，制定自我管理干预措施的目的不仅是为患者提供信息，更重要的是促进其行为改变。掌握自我管理技能是患者实现这一目标的关键。目前认为自我管理的核心技能包括以下 6 类：①解决自身健康问题的能力：指在疾病管理的过程中，患者能够识别问题，在医生和家人、朋友的帮助下找到解决问题的办法，并评价该方法是否有效。②知情决策能力：指同医生和卫生保健人员一起积极努力制订治疗策略。③获取和利用资源的能力：指患者充分利用自身的、家庭的、社区的和各级医疗卫生保健机构的资源，为自我管理提供丰富的资料来源。亦包括从图书馆、网站等渠道寻求有利于自我管理的支持和帮助。④与医疗服务提供者形成良好的合作关系：患者与医生、护士、自我管理指导者等进行良好的沟通和合作，共同讨论和管理疾病。⑤行动计划能力：患者学习如何改变个体行为，制订行动的目标和计划并付诸实施。⑥自我裁适能力：患者根据自身实际情况选择有效的自我管理方法和技能，并及时对自我管理措施进行评价和修订完善。

3. 自我管理的管理策略　一般认为，成功有效的自我管理策略应具备以下特点：着眼于患者感知到的需求；对新技术，如知情决策和解决问题技能的实践和反馈；除医疗管理外，还应注重对情绪和社会功能的管理；增加患者的自信度，即自我效能感，提高其管理疾病的能力；在医患关系中，更强调患者的积极性和主动性。

自我管理策略主要包括以下几种形式：①教育和信息（患者指导和健康手册）：为个体提供疾病信息；②动机面谈：患者同医生探讨行为改变的利弊并进而做出决定；③同辈支持和激励：社区内有相同兴趣的患者组成团体，共同开展活动，如健身、营养、生活技能训练等；④特定组织举办的活动和项目：如由哮喘病基金会和关节炎基金会举办的活动；⑤由非专业人士指导的自我管理项目：主要指由有同样患病经历的患者和照护者指导开展的项目；⑥健康日记：帮助患者监测其健康状况，及时记录有用的管理信息。

二、老年人自我健康管理的影响因素

老年人进行自我管理是对有意识的目标或实现目标的道路上消除障碍的回应，老年人健康相关的目标往往源于对相关检测或预防行为的关注，或者说，老年人想要确定并试图减轻或避免身体上或心理上的特殊症状或状况出现。此时，老年人对自身医疗状况的了解和医护人员给予的正确引导，将有助于增强老年人健康行为自我管理的积极性。因此，患者和医护人员之间的伙伴关系是采取自我管理行为的动机，并对塑造患者自我管理行为至关重要。

疾病/症状的表现、持续时间的长短、预后和转归、可能存在的病因以及对疾病的感知控制情况可以激励人们采取健康行为，同时，焦虑也是促进健康行为产生的重要原因，另外，老年人的健康行为模式还受到个人心智、人际关系、社会制度和文化水平等因素的影响。来自多方面的因素既可以调动也可以抑制老年人健康行为的积极性。需要提起重视的是，即使出现很严重的症状或症状持续的时间很长，也不总能促使老年人积极地寻找解决方案，在许多情况下，老年人采取逃避方式进行自我管理。

1. 促进因素　促进有效自我管理行为产生的因素包括：树立近期和远期目标、向目标前进过程中的自我监测、获得反馈信息、向目标前进过程中的自我评估、制订一个正确的目标引导行为和提升自信心。获得有效自我管理的健康行为，需要医护人员与老年人共同分担：①为行为改变制订明确、具体、合理的具有挑战性的目标；②监测个体行为，并发现它对尽快达标所产生的影响；③为那些已经建立伙伴关系的医护人员与老年患者提供有关健康行为目标的反馈结果信息；④收集老年人对于他们的达标进展所做的个人判断和情绪反应；⑤通过反馈信息和自我评价纠正不良行为，从而不断更新已定目标；⑥鼓励并相信他们在特定环境下为达到某种目的或试图改变现状所采取的一系列行动。尽管其中有挫折和困难，或受进展速度快慢（自我效能信念）等因素的影响，但是只要坚定信念，任何困难都是可以克服的。

2. 消极因素

（1）思维模式的机械性：对于有效的自我调节和自我管理行为的实施，最大的威胁是思维模式的机械性。被要求采用新的行为方式或改变旧的行为模式的自我调节，需要有意识地控制思想和行动。而老年人往往具有很强的个人情绪，他们不进行理性思考，却试图改变有意识的行为。表现在自我管理的健康行为方面，若老年人对自己的行为不加以思索，选择了更容易的、使行为失调的常规路径，那么有效自我管理的希望是渺茫的。

（2）反复复发和目标达成之间的矛盾：对于有效的自我管理造成第二大威胁的是疾病反复复发和目标达成之间的矛盾。老年人不希望拥有一直向某个目标不懈努力但总是失败的痛苦经历。由于这个原因，疾病反反复复常使老年人产生消极的情绪，从而导致老年人放弃采用对自我管理有利的新的行为方案。值得注意的是，疾病复发往往因与自我管理相关的消极想法所引起，这种观点源于3方面因素：对结果不切实际的期望、消除曾用来排解生活压力的行为以及对复发不能耐受。

（3）社会对老龄化的错误理解：研究显示，阻碍有效自我管理产生的因素通常来源于消极的并已被社会认可的观念，而这些观念的产生与对老龄化错误的理解有关。并且对年龄的歧视现象也在媒体传播和社会服务中有所反映，大部分医生对老年人倾向于不给予积极的治疗方案，而那些有关自我管理计划的目标消费人群也主要是年轻人。此外，仍有大多数人认为老年人对自己行为和生活方式的干预对他们本身而言作用微乎其微。

（4）长远的成本和效益问题：大量研究表明，预期成本的多少对选择寻求新的治疗方案还是坚持沿用旧的治疗方案造成了很大压力。例如，老年人对诊治的恐惧是整个治疗过程中的巨大障碍，而且没有很好的办法可以消除这种恐惧。此外，对于老年人来说另一个常见的挑战是研究者所形容的时间折扣，即达成某种成果的延迟满足感。在任何成效都没有可能出现之前，他们愿意坚持治疗数周甚至是数月的意愿可能会变弱。

3. 知识、技能和策略　有关急性病、慢性病和残疾的知识至少来自于两方面，一方面老年人应对自己的病因和疾病发展情况有所了解，另一方面应扩展和延伸老年人对健康的理解，包括症状、认为可能的病因、预期结果、感知度控制疾病的病程、疾病进展和实现症状控制的时间。技巧和策略是指干预方法，这些方法已被证实可以有效促进积极和消极的自我调节因素的产生，这些因素可以改变健康行为。

三、老年人自我健康管理的能力培养

（一）老年人自我健康管理能力的培养原则

依据自我健康管理能力发展的特点及教育过程的基本规律，自我健康管理能力培养应遵循以下几条基本原则：

1. 与身心发展阶段相适应　自我健康管理能力培养宜从小开始，贯穿终生。对于老年人而言，应根据其经过努力所能达到的健康管理水平合理设定培养目标和提出培养要求，使之有所提升。

2. 与健康行为习惯养成紧密结合　自我健康管理能力只有在日常健康行为中接受锤炼才能不断得到提升，只有与健康行为习惯养成紧密结合才能体现其价值和意义。与健康行为习惯养成紧密结合，是自我健康管理能力发展提高和能力培养学以致用的必然要求。

3. 健康知识与健康技能培养并重　健康知识和健康技能相互促进，两者都是健康管理能力发展的基础，在自我健康管理能力培养过程中都应受到同等重视，不可偏废。重健康知识而轻健康技能，健康知识就难以被应用到健康管理实践中来，容易造成健康知识学习脱离实际。重健康技能而轻健康知识，健康技能势必缺乏坚实的理论支撑，容易流为"花拳绣腿"。

4. 在疾病治疗过程中教育提高　罹患疾病往往使人更加珍惜健康，产生保持健康的紧迫感，激发探究病理的好奇心和求知欲，从而努力学习疾病治疗和健康管理的知识和技能，积极投入健康行动。对健康管理能力培养而言，遵循在疾病治疗过程中教育提高的原则，无疑会使一次又一次与不健康和疾病抗争的过程成为一次又一次学习和提高的机会。

5. 统一要求与区别对待相结合　能力发展既有共性也有个性。自我健康管理能力的培养要顺应能力发展的这一特点，在健康知识技能学习、健康习惯养成、健康心理训练等方面制订统一的标准和要求，以明确目标，循章行事，提高效率。同时，要充分考虑不同群体、个体的学习发展需要，根据个人健康状况、生活条件、文化程度、性别年龄等实际情况的差异进行有区别的针对性的教育，在教育内容、手段、方法等方面充分体现个性化，尽可能使每个人从教育培养中的获益都达到最大化。

（二）老年人自我健康管理能力的培养途径

能力发展受遗传、环境、教育及个人主观努力与实践经历等因素的影响。遗传素质在个人的有生之年不会发生根本改变，因此，应从加强健康教育、创造良好环境入手，通过施加环境和教育影响促进老年人积极开展自我健康管理活动，在实践中锻炼提高自我健康管理能力。

1. 推进医院、社区、家庭健康教育协同发展　培养自我健康管理能力关键在于健康教育。健康教育对自我健康能力的影响，在时间上贯穿人的一生，在空间上包括生活、学习和工作的所有场所，在内容上涵盖日常生活的各个方面。因此，对医院、社区和家庭健康教育都要予以同等重视，协同推进，保证针对老年人的健康教育的长期性、连贯性、一致性和全面性。

2. 加强自我健康管理实践的专业指导

（1）在疾病治疗过程中加强专业指导：医师、护士及其他医务工作者在疾病治疗过程中凭借良好的医德医风和专业的医疗技术赢得患者的好感、信任和尊重，与患者建立起良好医患关系，因势利导，深化患者对自我健康管理的认识，激发其自我健康管理的兴趣和需要。促进其积极学习健康管理知识技能、正确使用健康管理技术和方法，提高自我健康管理水平。

（2）在提供健康管理服务过程中加强专业指导：具备健康管理师、心理咨询师、社会体育指导员等职业技术资格的人员在为老年人提供服务的过程中，在履行服务职责的同时，主动扮演健康知识的传播者、健康生活技能的传授者、健康生活方式的示范者的角色，为健康管理水平提高多尽一份义务。

（3）在志愿服务活动中加强专业指导：医疗卫生机构和健康管理机构的专家学者及普通工作人员深入社区、家庭义务为老年人提供健康管理服务，观察了解老年人的健康需求，及时发现老年人在自我健康管理过程中存在的问题，为其答疑解难，提出改进和提高的对策与建议。

3. 创造实施自我健康管理的良好条件　健康牵系社会生活的方方面面，健康管理受各方面社会条件的制约。在联合国 2015 年提出的世界可持续发展的 17 个目标中，"良好健康与福祉"不仅位列其中，而且其他 16 个目标均与其直接或间接相关。也就是说，没有其他目标的实现作为保障，"良好健康与福祉"就会成为空谈。当前，越来越好的物质生活条件有力激发了人们拥有良好健康的愿望和进行自我健康管理的积极性，然而，与此同时生态环境问题、食品安全问题等也对人们的健康构成了很大威胁。此外，我国健康服务产业还较为落后，基本公共卫生和日常医疗服务、全民健身公共服务还难以满足老年人群日益增长的健康管理需要，成为束缚自我健康管理活动深入开展的障碍。

4. 倡导重视自我健康管理的社会文化氛围　慢性病患病率不断上升的事实从一个侧面表明，虽然健康的重要性人人皆知，但真正认识到健康管理重要性的人还很少，能够坚持将健康管理认识付诸管理自身健康行动的人更少。大多数人仍囿于有病进医院、把自身健康的控制权完全交给医务人员的做法，对自我管理健康、将自身健康的控制权牢牢掌握在自己手里的健康生活方式还很不习惯。改变人们固有的对待健康和疾病的思维方式和行为习惯，使自我健康管理由少数人的健康行动变成大多数人的健康行动。除了继续改善催生这种健康行动的物质条件和加强健康教育之外，还应借助社会风气的力量引领民众在自我健康管理意识、自我健康管理价值取向、自我健康管理行为方式等方面逐步凝聚共识，形成人人重视自我健康管理的浓厚社会文化氛围，并通过其潜移默化的推动作用焕发个人自我健康管理的热情，促进个人自觉增强其自我健康管理能力。

第三节　老年人健康查体

一、老年人查体目标与意义

（一）概述

我国已经进入老年社会，人们在注重延长寿命的同时，更加注重生活的质量，即健康长寿。老年预防医学旨在研究人类寿命质量及数量的最大化以及伴随终生的个体和群体健康策略。老年人的健康状态包含疾病和功能状态两大方面，针对老年人所进行的查体，其最终目的是维持老年人的功能状态，提高其生活质量，降低疾病负担。

因此，老年人健康查体是指有计划、规律性地针对老年人健康状态的筛查，并非只针对健康老人，也不仅局限于筛查疾病或其潜在风险因素，同时也要关注个体的功能状态，包括躯体功能、认知功能、心理及其支持以及对于医疗的意愿；其后要跟进有效的预防措施，这些才是老年人健康查体与预防的完整内涵。查体的间隔和内容需要个体化医患共同决定。应当根据老年人的个体差异，考虑到健康情况、风险状况、遗传和环境因素，给予不同的筛查建议，选择那些已经被证实是明确有效的筛查项目和手段。目前也有学者对健康查体质疑，认为会造成过度诊断或医疗资源的浪费。医生应根据预防行为带来的获益/风险和负担，个体的预期寿命、循证医学证据强度以及老年人的意愿等因素制订个体化查体方案，这样的查体对于老年人群是提倡的。

（二）查体原则

老年人查体原则的制订与其他医学决策一样，是通过对预期寿命和疾病筛查结果的定量估算，同时根据个体的具体情况来判断疾病筛查带来的获益与风险。在老年人查体中的难点在于缺乏对 75 岁及以上人群进行预防和干预的研究结果，所以临床实践中应用于成年人的查体原则并不完全适用于老年人，针对老年人的查体与预防需要个体化，既要考虑老年人的预期寿命、功能和意愿，也要考虑所筛查疾病是否存在有效的治疗手段、老人能否耐受后续的干预措施、能否有足够的预期寿命从筛查或预防中获益。对于筛查结果的解读，也应考虑相应检查手段的局限性，如假阳性、假阴性的情况，筛查阳性后是否有有效的后续处理手段等。

根据老年人的功能状态分为三个亚群，查体原则如下：①对于功能状态较好的老年人，其筛查内容应侧重于疾病的预防和早发现；②对于健康情况一般，有较多老年病、老年问题或老年综合征者，其筛查内容应侧重在功能维持上，通过预防和干预措施来改善功能状态、降低死亡率、减少住院次数；③对于严重疾患，特别是邻近生命终末期者，内在功能严重受损且没有恢复余地，MCC 筛查和功能评估很少获益，应以筛查不适症状和了解患者需求为主，缓解身、心、社灵痛苦。

对于老年人查体，目前参考较多的推荐来自于美国预防服务工作组（US preventive service task force，USPSTF），该机构是一个由疾病预防和循证医学国家专家组成的独立志愿者小组，基于对现有同行评审证据的严格审查，以循证医学为基础，不断更新一些针对老年人的查体和预防措施指南。此外，AGS 也明确指出，应当根据老年人的个体差异，综合考虑老年人的年龄、功能状态、伴随疾病、预期寿命、经济状况以及本人价值观和偏好，给予查体和预防方面的个体化建议，即"量体裁衣"或"目标性"查体。此外，不仅决定何时开始哪些疾病筛查和预防，也要考虑适时终止某些筛查和预防。

二、老年人查体项目

（一）疾病筛查

1. 常见恶性肿瘤筛查　对无症状老年人筛查特定癌症可以早发现、早治疗，从而降低肿瘤病死率，这也是评判肿瘤筛查效果的指标。然而看到这个获益指标往往需要等待 5 年以上。因此，老年人的肿瘤筛查要考虑到预期寿命，即是否有足够的生存期来获益；如果老年人的预期寿命不够长，或者患 MCC、衰弱，不足以耐受肿瘤治疗，那么肿瘤筛查则没有必要。目前有临床证据证实，明确获益或可能获益的肿瘤筛查有结直肠癌、乳腺癌、宫颈癌和前列腺癌，而其他肿瘤的筛查则证据尚不充分。在实施中还应考虑到我国的肿瘤发病率和干预措施等。

（1）肺癌：在我国发病率、死亡率均位居第一位。USPSTFT 推荐对于 55 ~ 80 岁的高危人群（有 30 年的吸烟史，目前正在吸烟或戒烟不足 15 年），每年进行低剂量 CT 检查，一旦受试者戒烟满 15 年或者期望寿命有限时，即可停止筛查。2018 年《中国肺癌低剂量螺旋 CT 筛查指南》建议筛查起始年龄为 47 ~ 60 岁，停止筛查的年龄在 69 ~ 80 岁之间，吸烟量介于 15 ~ 30 包 / 年，戒烟最短时间为 10 年。尚不推荐在无症状普通人群中通过低剂量 CT、胸片、痰液细胞学等方法来筛查肺癌。低剂量 CT 比 X 线胸片敏感性高 4 倍。

（2）结直肠癌：是我国常见恶性肿瘤。我国结直肠癌人群发病率从 30 ~ 80 岁均处于上升期，80 岁后转而下降。国外建议对普通风险的人群从 50 岁开始进行结直肠癌筛查，筛查持续到预期寿命小于 10 年。《中国结直肠癌早诊筛查策略专家共识》推荐筛查对象为 40 ~ 74 岁一般人群，特别是结直肠癌高危险人群（家族史、肠息肉史、阑尾或胆囊切除术后、炎症性肠病）。推荐筛查方案：①每年 1 次免疫法粪便隐血检测；②每 3 年 1 次或 1 年 1 次多靶点粪便检测；③问卷风险评估，推荐使用结直肠癌筛查高危因素量化问卷；④每 5 ~ 10 年 1 次结肠镜。目前公认结肠镜的敏感性和特异性最高，获益最大，但并发症也最多。

（3）乳腺癌：USPSTF 指南（2016 年）推荐 40 ~ 49 岁女性在充分告知情况下基于其经济水平、个人喜好和健康史进行个体化决策，对高危女性可选择每 2 年 1 次的筛查；50 ~ 74 岁女性每 2 年 1 次乳房 X 线筛查；≥ 75 岁，目前科学上的证据不足以支持推荐或反对，还需要更多的研究。AGS 则建议 65 岁以上的女性，预期寿命在 4 年以上，每 2 ~ 3 年进行 1 次钼靶相筛查。有数据表明，在 50 ~ 69 岁的女性中使用钼靶相筛查，乳腺癌病死率降低了 25% ~ 30%。我国国情和乳腺癌发病特点与西方国家并不完全相同，我国妇女乳房体积相对较小，乳腺腺体密度普遍偏高，发病高峰年龄为 40 ~ 50 岁，比西方国家要提前 10 年左右。这都使钼靶检查的灵敏度和特异度在我国较低。国内专家建议运用 PUMCH 危险度预测模型联合以"超声为主、钼靶为辅"的规范化筛查流程是更为适合我国女性的筛查模式。

（4）宫颈癌：在老年女性中的侵袭性并不比年轻女性高，并且如果之前接受过筛查，那么发现高恶性度病变的概率不大。USPSTF 建议终止筛查的年龄是 65 岁，ACS 和 AGS 建议是 70 岁。对于老年妇女，如果近期连续 2 ~ 3 次巴氏涂片的检查结果正常，则可以考虑终止筛查。而对于做过子宫全切术的妇女则停止筛查。人乳头瘤病毒（HPV）检测作为宫颈癌筛查指标，目前证据不足，但 ACS 认为同时进行巴氏涂片和 HPV–DNA 的检测，则筛查间隔延长为 3 年。

（5）前列腺癌：前列腺特异性抗原（PSA）是最常用的前列腺癌筛查手段。由于随着增龄 PSA 特异性降低，因此在老年人中，假阳性所致的穿刺活检以及反复检查的风险性增高。目前的证据不足以证明所有男性可以通过 PSA 筛查获益，检测前有必要让患者充分了解筛查的益处、局限性以及潜在风险。虽然 PSA 检测可以早期发现前列腺癌，但是在 < 75 岁男性中，通过筛查发现前列腺癌并给予治疗，与出现前列腺癌的症状再治疗相比，结果无明显差异。由于前列腺癌筛查使病死率降低，至少要 10 年后才能显现，

ACS 和 USPSTF 均建议对于预期寿命 < 10 年的老人，不再进行 PSA 筛查；普通人群自愿 PSA 筛查可从 50 岁开始，每 2 ~ 4 年 1 次，USPSTF 建议 70 岁停止 PSA 筛查。对于改良 PSA 检测方法，如游离 PSA、PSA 密度、PSA 斜率、PSA 倍增时间等，目前尚无证据证实可以改善健康结果。

（6）子宫内膜癌：现有证据不支持在绝经后女性或者高风险女性中筛查子宫内膜癌。ACS 建议对绝经后妇女，应当告知子宫内膜癌的风险和症状，一旦出现阴道流血等异常症状应及时就诊。但对于极高风险人群（HNPCC 基因突变、常染色体显性遗传的家族性结肠癌），则应从 35 岁开始筛查，标准方法仍为子宫内膜活检。

其他肿瘤如皮肤癌多见于老年人，通过全身皮肤查体可能发现黑色素瘤、基底细胞癌以及鳞癌。目前的证据尚不足以评估其益处，但考虑到这些检查方式安全、易行，USPSTF 和 AGS 并不反对筛查。

2. 非肿瘤性疾病筛查 有些非肿瘤性疾病筛查的益处可能短时间内能体现出来，但有些疾病筛查并不像肿瘤筛查一样以提高生存率为目的，而是以提高生活质量和防止功能衰退为目标，对于这些筛查都值得提倡的，包括：高血压、高血脂、高血糖、骨质疏松以及视力、听力、情绪、认知等问题。

（1）代谢因素：心血管疾病（cardiovascular disease，CVD）具有高死亡率和致残率，而老年人是 CVD 患病及死亡的主体人群。加强对血压、血糖、血脂等代谢危险因素的筛查，并予强化行为咨询干预，以促进健康的饮食和身体活动。

（2）腹主动脉瘤：有吸烟史、腹主动脉瘤家族史的 65 ~ 75 岁男性是其高风险人群。USPSTF 建议在该人群中用 B 超筛查 1 次腹主动脉瘤，其敏感性为 95%，特异性近 100%。有证据表明 < 65 岁、不吸烟人群，其腹主动脉瘤风险很低，可能不会从筛查中获益。对于动脉炎，如颞动脉炎的患者也考虑筛查。

（3）甲状腺功能：老年人的甲状腺功能异常其发生率也较高。其中亚临床型甲亢可与房颤、痴呆有关，并且可能与骨质疏松有关。USPSTF 没有常规推荐甲状腺疾病筛查，但对于怀疑有甲状腺疾病的人群，可以考虑筛查甲状腺功能，通过 TSH 检测来诊断甲状腺疾病，敏感性 98%，特异性 92%。

（4）骨质疏松：USPSTF 推荐 65 岁及以上女性采用骨密度（bone mineral density，BMD）测定法常规筛查是否存在骨质疏松；对骨质疏松性骨折风险增加的女性（包括低体重女性）从 60 岁开始进行常规筛查。此外，对于有低骨量表现（低创伤性骨折或身高下降）或有骨折风险（如糖皮质激素治疗、雄激素剥夺治疗、甲状腺功能亢进、低体重、性腺功能减退症或既往脆性骨折）的男性，亦需考虑完善个体 BMD 测定。

（二）老年人特殊筛查

1. 内在功能 2017 年 WHO 提出《老年人整合照护》（ICOPE）指南，建议筛查老年人内在能力，以便于进一步为老年人提供保持功能的综合照护服务。

2. 不良生活方式 与慢性疾病的患病风险、不良健康后果相关。吸烟、药品滥用、饮酒、违禁药物、处方药物滥用、增加受伤风险的行为（如头部损伤、紫外线照射、过度噪声、驾车时使用移动电话、肥胖等）在老年查体中应得以重视。

3. 老年综合征 重点筛查可能造成严重不良后果，可能对生存质量和失能产生重要影响的老年综合征，如视力损伤、听力损失、抑郁、认知功能下降、营养不良、睡眠障碍、跌倒、尿失禁等。建议有条件进一步完善 CGA，以便制定干预措施。

4.五个愿望 在健康状态相对良好时做出预立医疗安排，可登录选择与尊严网站填写或与家人说出自己的五个愿望。

三、老年人查体后的干预与预防

（一）合理的生活方式

成功的老年预防医学结果，即通过健康生活方式，提倡平衡营养、体育锻炼、社会交往以及预防卫生保健，使老年人在晚年仍能获得并保持健康状态及身体功能。一项队列研究纳入了 ≥ 65 岁在基线水平无失能的老人，随访 12 年，结果发现不健康的生活方式，包括少量到中量体力活动、每日食用果蔬少于 1 份或者目前吸烟或近期吸烟的个体出现中度到重度失能的风险更大。

1.合理膳食 健康饮食有可能降低血压和血脂、降低冠心病、糖尿病、肥胖和某些癌症的发病风险，增加平均期望寿命并获得更好的健康状况。平衡膳食包括食物多样多吃蔬果、奶类、大豆；适量吃鱼、蛋、禽、瘦肉；少盐少油、控糖限酒，吃动平衡，保持健康体重。《中国老年人膳食指南（2016）》则增加了以下核心推荐：①少量多餐细软，预防营养缺乏；②主动足量饮水，积极户外活动；③延缓肌肉衰减，维持适宜体重；④摄入充足食物，鼓励陪伴进餐。以橄榄油、蔬菜、坚果和水果为主的地中海传统饮食，符合健康饮食标准，已得到直接证据支持。

2.体力活动 运动可使各年龄层的人群获益，并可减少全因发病率并增加寿命。美国心脏病协会（American Heart Association，AHA）和美国运动医学会（American College of Sport Medicine，ACSM）为 65 岁以上成人提供了多种类型的活动推荐以及实施这些项目的指南。具体运动分为 4 类：有氧运动、肌肉强化训练、柔韧性运动和平衡性运动。

AHA\ACSM 指南强调了渐进或分步地引入体力活动以提高安全性和依从性。个体化的"运动计划"应该就体力活动水平给出推荐并明确个人如何达到该水平。制订一个锻炼计划，特别是对有慢性疾病的老年人，可能需要理疗师 / 运动生理学家的参与或参加专门项目（如心肺功能康复）。

3.社会交往 经常参加社交活动可以加强人际交往、获得社会支持、增加社会影响力、获得身体健康和自我幸福感。因为社会交往使人们有能力和责任充分参与团体活动从而融入社会，这些可以使人们感到生活更有意义。有证据显示，社会活动的参与程度或人际交往的活跃程度能有效预测死亡率。

4.烟草 USPSTF 推荐对所有使用烟草制品者建议戒烟，并提供定期持续性咨询服务。有证据表明戒烟可以显著降低冠心病、各种癌症和 COPD 的风险。

5.酒精 老年人饮酒会增加跌倒风险，并可能对躯体功能和认知功能以及总体健康状态造成负面影响。AGS 指南建议具体询问老人饮酒的量和频率，而后询问 CAGE 问题，即减少饮酒的意识、因别人的劝阻而烦扰、对饮酒的负罪感以及是否需要晨起饮酒，以识别存在酒精相关问题的患者。老年人酗酒的危险因素包括：丧亲、抑郁、焦虑、疼痛、失能和既往饮酒史。

（二）免疫接种

接种相关疫苗来预防疾病的发生，对于老年人也同样适用。适合老年人的免疫接种包括流感疫苗、肺炎球菌疫苗、带状疱疹疫苗、破伤风疫苗或百日咳－破伤风联合疫苗。

1. 流感疫苗 90% 以上的流感相关性死亡都发生于 ≥ 60 岁的人群，老年人的流感并发症亦明显增加。2018 年《老年人流感和肺炎链球菌疫苗接种中国专家建议》建议 60 岁及以上老年人每年流感流行季节前接种三价流感灭活疫苗（TIV）。WHO 建议老年人群季节性流感疫苗的接种率应在 75% 以上。2011—2012 年流感季，我国部分城市居民流感疫苗接种率为 4.3%，而北京等城市实施特定人群免费接种政策后，2011—2015 年老年人流感疫苗的接种率约为 50%，较之前明显升高。

2. 肺炎球菌疫苗 老年人接种肺炎球菌疫苗可以减少因肺炎球菌感染而发生侵袭性疾病的风险。现有 23 价肺炎球菌多糖疫苗（PPSV23）和 13 价肺炎球菌结合疫苗（PCV13）。免疫接种实践咨询委员会（ACIP）推荐，对年龄 ≥ 65 岁老年人序贯接种 PCV13 和 PPSV23；疫苗接种间隔视患者人群而异。我国目前批准用于老年人的肺炎链球菌疫苗为 PPSV23，PCV13 虽在我国已上市，但尚未被批准应用于老年人，建议老年人接种 PPSV23，基础接种为 1 剂；存在严重肺炎链球菌感染高危因素且首次接种已超过 5 年者，建议再接种 1 次。

3. 带状疱疹疫苗 带状疱疹和疱疹后神经痛主要发生在老年人群中，我国 60 岁以上患者的带状疱疹后遗神经痛发生率为 65%，70 岁以上的发生率为 75%。国外的研究显示，接种带状疱疹疫苗可以使带状疱疹的发生率减少 50% 以上，疱疹后神经痛的发生率减少 60% 以上。因此，建议 50 岁以上的人群接种带状疱疹疫苗。

4. 破伤风疫苗或百日咳－破伤风联合疫苗 临床破伤风主要发生于未接受疫苗接种或未充分免疫的老年人。USPSTF 推荐每 10 年进行 1 次成人型破伤风和白喉类毒素（Td）联合疫苗的加强接种。对于 65 岁及以上且未接种过破伤风－白喉－无细胞百日咳（Tdap）三联疫苗的成人，ACIP 推荐 1 剂 Tdap 三联疫苗可取代单次 Td 联合疫苗接种。

（三）药物预防

1. 阿司匹林 有证据支持阿司匹林可预防心肌梗死和脑卒中的发生，但相应研究所选取人群为 80 岁以下人群。USPSTF 建议对于 60 ~ 69 岁老年人，与之讨论每日低剂量阿司匹林的潜在益处和危害，预期寿命至少 10 年、出血风险没有增加且 10 年心血管风险至少为 10% 的患者更可能获益。证据不足以评估 70 岁以上人群的获益与风险的平衡。

2. 他汀类药物 用于成人心血管疾病的一级预防，USPSTF 建议没有心血管疾病病史（即有症状的冠状动脉疾病或缺血性卒中）的成年人，在满足以下所有标准时，使用低－中等剂量的他汀类预防 CVD：①年龄 40 ~ 75 岁；②有 1 个及以上 CVD 危险因素（如血脂异常、糖尿病、高血压或吸烟）；③评估 CVD 的 10 年风险 ≥ 10%。在没有心脏病发作或脑卒中史的 76 岁及以上人群中，启动他汀类药物用于心血管事件的一级预防和死亡率的利弊平衡，目前尚缺乏证据。

（四）预防跌倒

USPSTF 建议，为 ≥ 65 岁的社区老人提供针对多因素个体化的干预措施，以预防跌倒。因为现有证据表明，常规提供这项服务的总体净效益很小，在决定这项服务是否适合时，患者和医生应根据既往跌倒史、是否存在 MCC、医疗条件以及患者偏好，平衡利弊。同时，USPSTF 并不推荐 65 岁以上社区老人通过补充维生素 D 来预防跌倒。

（五）展望

老年医学将以治疗为本转向以预防为重点，将治疗疾病为主转向呵护生命、提高生活质量为主。定期的健康筛查与评估，维护健康的宣教与实施，是预防医学的重要组成部分。通过建立个体化、目标性的预防筛查体系，做到有的放矢，使老年人不仅能够延年益寿，同时最大限度地提高生活质量、防止病残。

我国老年人群目前正呈现出高龄化、慢病化、失智化、失能化和空巢化的特征，给老年人自身、家庭、社会和经济发展带来了巨大的影响。加强老年医疗服务体系的建设及健全医保管理政策，利用有限的卫生资源为老年人群提供高效的健康服务，是我国公共卫生体系面临的严峻挑战。

第四节　老年女性健康

一、概述

绝经是指月经永久性停止，属回顾性临床诊断。40 岁以上女性、末次月经后 12 个月仍未出现月经，排除妊娠后则可临床诊断为绝经。围绝经期是指从绝经过渡期至最后 1 次月经后 1 年的一段时期，进入绝经过渡期的标志是月经紊乱，指 10 次月经周期中有 2 次或以上发生邻近月经周期长度的变化 ≥ 7 天。

女性进入围绝经期后，卵巢功能衰退，体内性激素水平降低、促性腺激素增高。由于失去了雌激素在动脉粥样硬化斑块形成过程中的保护作用，导致心血管系统疾病的发病率逐渐上升。性激素水平的变化会导致神经系统激素受体功能紊乱以及泌尿生殖等系统的组织萎缩。临床上可出现月经紊乱或绝经、血管舒缩功能障碍、神经精神症状等表现，这一时期也是老年女性诸多老年病如骨质疏松、心血管疾病和老年痴呆等的起始期。

二、绝经健康管理策略

针对围绝经期女性，医疗机构应开展包括饮食、运动、控烟、限酒等全面的生活方式指导，提供定期、适时、有效的疾病筛查服务并建立医疗健康档案。可指导适宜人群开展绝经激素治疗（MHT），以缓解相关症状，提高生活质量。

健康的饮食习惯和生活方式对于老年女性来说非常重要，每日规律有氧运动和抗阻运动，体质指数应保持在 18.5 ～ 23.9kg/m^2。

老年期女性面临的健康问题复杂多样，应结合患者的个体情况及当前需求，选择合适、有针对性的治疗方案，包括性激素疗法、非激素疗法、性心理治疗等。其中 MHT 是通过弥补卵巢功能衰竭而采取的一种治疗措施。MHT 从 20 世纪 40 年代诞生至今已有 70 余年的历史，但对其的观点时有争议。因使用雌激素替代治疗会导致患子宫内膜癌的风险增加，1971 年国际健康基金会首次强调在使用雌激素替代治疗的同时周期性应用孕激素可以对抗子宫内膜癌增加的风险。时至今日，无论是采取连续联合方案、还是序贯方案应用孕激素，都已经被证明可以降低与雌激素治疗相关的子宫内膜增生及肿瘤发生的风险。2002 年 7 月美国女性健康研究（Women's Health Initiative，WHI）第一批数据公布，初步结论是 MHT 不能预防心血管疾病，同时还增加了乳腺癌风险，这一研究给 MHT 带来了负面的影响。但随着研究的深入，证据的积累，目前对 MHT 的风险和获益又有了新的认识，在很多方面已经达成了国际共识。多年实践证实，科学应用MHT 可有效缓解绝经相关症状，绝经早期使用还可在一定程度上预防包括骨质疏松症在内的许多极大占用医疗资源的老年慢性疾病的发生。

三、MHT 和老年期女性疾病的相关热点问题

（一）MHT 与女性肿瘤

1.乳腺癌　乳腺癌在全球女性癌症发病率中居首位，占女性年新增癌症患者的20%，其死亡率排在女性癌症死亡率的第 5 位。在我国女性乳腺癌发病率高于其他癌症。乳腺作为雌、孕激素的靶器官，月经初潮早、绝经晚、雌激素暴露时间长是公认的乳腺癌高危因素。以文献数据为依据，迄今为止达成的共识是：① MHT 引起的乳腺癌风险很小（每年少于 0.1%），低于生活方式不良引起的风险；②应用 MHT 时间的长短也是重要的因素之一，治疗结束后乳腺癌风险逐渐降低；③乳腺癌风险的增加主要与治疗中添加的合成孕激素有关，也与孕激素应用的持续时间有关；④大多数乳腺癌是散发的，并无家族聚集性，MHT 不会进一步增加有乳腺癌家族史的女性患乳腺癌的风险。乳腺癌与 MHT 相关性还存在一些争议。比如，在单用雌激素进行 MHT 是否增加乳腺癌风险问题上就存在不同看法。另外，天然孕激素与合成孕激素相比，导致乳腺癌的风险可能更低，但由于目前的研究样本量偏少，不足以证明天然孕激素不增加乳腺癌的发病风险。

2.子宫内膜癌　子宫内膜癌在发达国家是女性生殖系统最常见的恶性肿瘤，在我国居女性生殖系统恶性肿瘤的第二位。据 2015 年国家癌症中心数据，我国的发病率为63.4/10 万,死亡率为 21.8/10 万.相关危险因素包括高水平的雌激素（可能由肥胖、糖尿病、高脂肪饮食引起）、初潮早、未育、绝经延迟、林奇综合征、高龄以及应用激素替代治疗等。实践证明，健康绝经女性单一使用外源性雌激素有增加子宫内膜癌的风险。但在补充雌激素的同时添加孕激素，尤其是连续联合应用雌孕激素之后，MHT 很少与子宫内膜增生的发生相关。

3.卵巢癌　正常卵巢组织、卵巢交界性肿瘤和卵巢恶性肿瘤组织中均有雌激素受体，说明卵巢肿瘤是激素相关性肿瘤。2015 年发表在柳叶刀上的一篇 meta 分析认为，激素替代治疗增加了浆液性卵巢癌和子宫内膜样卵巢癌的发病风险。但后续分析认为这一结果受激素剂量、种类、数据采集等多方面因素的影响，不具有推广意义，且 WHI 研究未发现使用单雌激素或雌孕激素联合疗法 5 年以上的女性罹患卵巢癌的风险增加，故现阶段 MHT 与卵巢癌的关系仍不明确。

4.子宫颈癌　高危型人乳头瘤病毒（HPV）感染是宫颈癌及癌前病变的首要因素。另外与宫颈癌相关的高危因素有：不良性行为、经期卫生不良、早婚早育、多产等。研究显示，子宫颈癌与性激素无相关性，使用 MHT 不增加宫颈癌的风险。

围绝经期女性仍然有罹患宫颈癌的可能，应定期做宫颈癌筛查。宫颈细胞学检查、

HPV 检测是目前较为常用的初筛方法，可以单独也可同时进行检测。

（二）MHT 与静脉血栓栓塞和缺血性脑卒中

静脉血栓栓塞症（VTE）是 MHT 的主要不良反应之一。风险随着雌激素剂量、年龄和体质指数的增加而增加，并且在治疗的初期风险更大。

有 VTE 个人史及有 VTE 高风险（包括体质指数 > 30kg/m 2、吸烟、易栓症家族史）的女性禁用口服雌激素治疗。经皮雌激素的血栓风险显著低于口服雌激素。其作用机制是避免了肝脏首过效应，减少了对肝脏合成蛋白质及凝血因子生成的影响。缺血性脑卒中的风险与年龄有关，MHT 会进一步增加这种风险，并且在 60 岁以后更为显著。口服雌激素治疗和雌激素加孕激素治疗在相对健康的绝经后妇女中增加缺血性卒中的风险，这种风险大约是每 1 000 人年额外脑卒中一次。性激素的剂量或许与缺血性卒中的风险有关，一些研究显示，小剂量透皮制剂与缺血性卒中风险增加无关；低剂量雌激素和孕激素治疗的安全性数据令人鼓舞，不良事件较少，但尚需大规模前瞻性试验的数据证实。

（三）MHT 与认知功能

大脑中与认知功能相关的区域，如海马等部位存在雌激素受体。雌激素通过促进神经突触的生长和重塑，减少 β - 淀粉样蛋白的沉积，对抗氧化应激、炎症、自由基损伤等一系列作用机制影响中枢神经系统。孕激素也可能通过抑制兴奋性氨基酸的神经毒性作用、加快局部脑组织糖代谢、减轻炎症反应、对抗氧化应激损伤等机制发挥脑保护作用。这就导致围绝经期和绝经后女性罹患认知功能障碍的风险高于男性的原因。

现阶段的国内外共识是：及早开始 MHT 对降低痴呆风险有益，> 60 岁或绝经 10 年以上才启用 MHT 会对认知功能产生不利影响，增加痴呆风险。

女性认知功能和性激素的相关性研究尚存争议，不同人群、不同时期、不同的认知测试可能有不同的结果，争议的焦点集中在两者是否相关，如何相关，怎样去证实等方面。MHT 对老年女性认知功能的影响，除了"窗口期"的原因外，可能还有治疗方案的优化问题，包括药物的种类、剂量、剂型、给药途径、给药时间等。如何达到最优化是今后研究的方向，否则可能会导致认知功能受损。

（四）MHT 与心血管疾病

心血管疾病是绝经后女性死亡的重要原因。主要的危险因素有吸烟、肥胖、糖尿病和血脂紊乱等。绝经本身也是女性心血管疾病的独立危险因素。

MHT 对心血管疾病的影响主要与启动的时机有关，MHT 可通过保护血管内皮细胞结构完整性、改善血压、胰岛素抵抗、脂蛋白谱等机制，对心血管疾病的相关危险因素产生积极影响。对于 60 岁以下的女性，在没有心血管疾病证据的情况下，启动 MHT 不会造成早期伤害，且能够降低冠心病死亡率和全因死亡率。因此，雌激素缺乏后尽早开始 MHT 可使女性获得雌激素对心血管的保护。

在 60 岁以后，老年妇女或绝经 10 年以上的妇女中，MHT 的启动可能会增加发生冠状动脉事件的风险，主要发生在使用后的 2 年内，故不推荐仅以预防心血管疾病为目的而选择 MHT。

（五）MHT 与肌肉减少症

肌肉减少症是一种与增龄相关的进行性、全身肌量减少和 / 或肌强度下降或肌肉生理功能减退，进而引起衰弱、活动障碍、跌倒、残疾等不良事件的疾病。性激素水平降低可能是肌肉减少症发生的关键机制之一。雌激素水平降低会加速肌肉减少及骨骼肌质量下降。对绝经后女性应用 MHT 可预防女性肌肉减少症的发生。

（六）MHT 与膀胱过度活动症

膀胱过度活动症（OAB）是一种以尿急为特征的综合征，常伴有尿频和夜尿症状，可伴或不伴有急迫性尿失禁，没有尿路感染或其他明确的病理改变。行为训练和改变生活方式（包括生活方式指导、膀胱训练、盆底肌训练、生物反馈治疗等）是所有患者首选的治疗方案，并可以联合其他治疗方式。阴道使用雌激素对改善尿急、尿频症状有优势，推荐抗胆碱能药物与局部雌激素联合使用作为治疗绝经后女性 OAB 的一线药物。

（七）MHT 与系统性红斑狼疮

系统性红斑狼疮（SLE）是一种病因未明的累及多器官、多系统的自身免疫病，雌激素在其病理过程中发挥重要作用。我国曾把 SLE 视为 MHT 的禁忌证，认为 MHT 会引起诸如疾病复发、血栓形成等风险。越来越多的证据提示 SLE 活动期患者不适合 MHT，但病情稳定或处于静止期者可在严密观察下行 MHT。因此，我国在 2009 年之后将 SLE 确定为 MHT 的慎用情况。

四、MHT 的指导原则及常用方案

（一）绝经期激素治疗原则

1.MHT 属医疗措施，启动 MHT 应在有适应证、无禁忌证、绝经女性本人有通过 MHT 提高生活质量的主观意愿前提下尽早开始。

2. 绝经过渡期女性与老年女性使用 MHT 的风险和获益不同。绝经初期或绝经未满 10 年（60 岁以前）应用 MHT 的患者需每年进行体检，是否继续应用取决于综合评估适应证、禁忌证及患者是否愿意继续使用。

3. 不推荐仅以预防心血管疾病和阿尔茨海默病为目的而采用 MHT。雌激素缺乏后尽早开始 MHT 可使女性获得雌激素对心血管和认知功能保护。

4. 有子宫的女性在补充雌激素时，应加用足量足疗程孕激素以保护子宫内膜；已切除子宫的妇女，通常不必加用孕激素。

5.MHT 必须个体化。根据治疗症状的需求、受益风险评估、相关检查结果、个人偏好和治疗期望等因素，选择性激素的种类、剂量、配伍、用药途径及使用时间。

6. 不推荐乳腺癌术后患者使用 MHT。

（二）绝经激素治疗的适应证和禁忌证

1. 适应证

（1）绝经相关症状：月经紊乱，血管舒缩症状（潮热、盗汗），心理症状（焦虑、易怒、抑郁、睡眠障碍），全身症状（易疲劳、头痛、关节痛）等。对年龄＜60 岁或绝经 10 年内、无禁忌证的女性，MHT 用于缓解血管舒缩症状（VMS）的受益 / 风险比最高。

（2）生殖泌尿道萎缩：这是与雌激素水平降低有关的一系列症状和体征。可涉及大阴唇/小阴唇、前庭/阴道口、阴蒂、阴道、尿道和膀胱，表现为阴道干涩疼痛、瘙痒、性交痛，反复发作的萎缩性阴道炎，反复下尿路感染，夜尿、尿频、尿急等。

（3）低骨量及骨质疏松症：存在骨质疏松症的危险因素（种族、老龄化、脆性骨折家族史等）及绝经后骨质疏松症。绝经后由于雌激素缺乏，骨转换增加，骨吸收大于骨形成致骨量丢失加速，导致骨质疏松症发生风险明显增加。MHT 通过抑制破骨细胞活动和降低骨转化以减缓绝经后女性骨量丢失，对于绝经前后启动 MHT 的女性，可获得骨质疏松性骨折一级预防的好处。MHT 可作为预防 60 岁以下及绝经 10 年以内女性骨质疏松性骨折的一线选择。

2. 禁忌证

（1）原因不明的阴道出血。

（2）已知或可疑患乳腺癌。

（3）已知或可疑患性激素依赖性恶性肿瘤。

（4）最近 6 个月内患活动性静脉或动脉血栓栓塞性疾病。

（5）严重肝肾功能不全。

（6）血卟啉症、耳硬化症。

（7）现患脑膜瘤（禁用孕激素）。

第六章 心内科护理

第一节 心内科常见症状体征的护理

一、心源性呼吸困难

心源性呼吸困难指由于各种心血管疾病引起的呼吸困难。主要原因是左心功能不全，也可见于右心功能不全、心脏压塞、心脏神经官能症等。可表现为以下几种形式：①劳力性呼吸困难是左心衰最早出现的症状，系因运动使回心血量增多，左房压力升高，加重了肺淤血。特点是引起呼吸困难的运动量随心衰程度加重而减小；②夜间阵发性呼吸困难是左心衰早期的典型表现。发生机制除因睡眠平卧血液重新分配使肺血量增加外，也与夜间迷走神经张力增加、小支气管收缩、横膈高位等有关。患者多在入睡后突然因憋气、胸闷而惊醒，被迫起坐，呼吸深快，重者可有哮鸣音，称之为心源性哮喘。大多数患者经端坐休息 30 分钟以上可自行缓解或消退，重者可持续发作，甚至发展成急性肺水肿；③端坐呼吸。肺淤血达到一定的程度时，患者不能平卧，加重呼吸困难。高枕卧位、半卧位甚至端坐时症状好转；④急性肺水肿是左心衰竭呼吸困难最严重的表现，患者频频咳嗽，咳粉红色泡沫痰。

（一）护理评估

（1）病史：心脏病史，呼吸困难发生的急缓、时间、特点、严重程度、诱因、加重或缓解的因素，心悸、头晕、咳嗽等伴随症状，痰液的性状和量。

（2）身体状况：呼吸频率、深度及节律、呼吸音，脉搏，血压；意识及表情与体位的关系；身体外形改变情况（如"三凹征"、皮肤黏膜、水肿、颈静脉怒张等）；心脏外形，心率、心律、心音。

（3）心理 - 社会状况：呼吸困难严重者影响患者日常生活、工作、学习及睡眠，使患者产生紧张、焦虑、烦躁等不良情绪。

（4）医学检查：血氧饱和度检测、血气分析、心电图。

（二）护理措施

（1）对症护理：氧疗对纠正缺氧，缓解呼吸困难，保护心功能有重要的意义。

1）氧疗指征为低氧血症（$SaO_2 < 90\%$ 或 $PaO_2 < 60mmHg$）、急性肺水肿等。

2）氧疗方式包括鼻导管给氧（中等流量 $2 \sim 4L/min$、浓度 $29\% \sim 37\%$）、面罩吸氧等。

3）急性肺水肿时，应迅速给予两腿下垂坐位，予以 $6 \sim 8L/min$ 高流量吸氧，并在湿化瓶中加入 $20\% \sim 30\%$ 乙醇，以降低肺泡内泡沫表面的张力，使泡沫破裂消散，改善气体交换，减轻缺氧症状。

（2）疾病监测：观察呼吸困难的特点、程度、发生的时间及伴随症状，及时发现心功能变化情况。

（3）用药护理

1）遵医嘱给予强心、利尿、扩血管、解痉平喘药物，以增强心功能、改善肺泡通气。

2）静脉输液时严格控制滴速，保持 20 ～ 30 滴 / 分钟，24 小时内输液量控制在 1500mL 以内，防止急性肺水肿发生。

（4）安全与舒适管理

1）患者应减少活动量，以不引起症状为度。必要时卧床休息，以减轻心脏负担，利于心功能恢复。

2）体位：已有心力衰竭的呼吸困难者夜间睡眠应保持半卧位。发生急性肺水肿时，应予坐位，双腿下垂。调整体位时应注意舒适、安全，可抬高床头，床上放小桌，以备患者支撑，并用枕、软垫等支托臂、肩、骶、膝部，以防受压，必要时加床栏防止坠床。

3）根据心功能情况，给予必要的生活护理，使心肌耗氧量减少，呼吸困难减轻。

4）制订活动计划。评估患者的恢复潜力，与患者及家属一起制订活动目标和计划，根据病情确定活动类型、持续时间和频度，逐渐增加活动量。指导患者及家属若在活动中或活动后出现心悸、心前区不适或疼痛、呼吸困难、头昏眼花、出冷汗、极度疲乏时，应立即停止活动，就地休息，报告医生，调整活动计划。卧床患者鼓励在床上做主动或被动的肢体活动，保持肌张力和关节的活动范围。病情允许时，鼓励患者尽可能生活自理，如刷牙、洗脸、上厕所、洗澡、洗衣等，并教育家属对患者自理生活给予理解、支持和鼓励。出院前评估患者居家生活条件，包括所住楼层、卫生设备条件、家庭支持能力，修订出院后活动计划。

（5）饮食营养

1）宜高热量、高蛋白、高维生素饮食，以补充呼吸困难消耗的热量和蛋白质。

2）水肿明显、尿少时，应限制钠、水的摄入量，每天钠盐 < 3g，水分 < 1500mL。

（6）心理护理：多巡视、关心患者，鼓励患者充分表达自己的感受，理解和同情患者。向患者解释病情，态度应和蔼可亲，增加患者的安全感。

二、心悸

心悸指自觉心慌不安，心跳剧烈，常伴有胸闷不适，气短乏力，头晕甚至喘促，四肢冷汗等。心悸一般无危险性，但少数由严重心律失常所致者可发生猝死。心悸程度不一定与病情成正比。初发、敏感性较强者，夜深人静或注意力集中时心悸明显，持续较久者适应后则减轻。引起心悸最常见的病因是心律失常，此外健康人剧烈运动、精神紧张或情绪激动、过量吸烟、饮酒、饮浓茶或咖啡、应用某些药物（如肾上腺素类、阿托品、氨茶碱等）也可引起心悸。

（一）护理评估

（1）病史：心脏病、全身性疾病（如发热、贫血、甲亢等）病史，心悸发生的时间、加重或缓解的因素，伴随症状（胸痛、呼吸困难、黑蒙、晕厥、抽搐等）。

（2）身体状况：脉搏、心率、心律、血压、体温，皮肤黏膜色泽，突眼、甲状腺肿大等。

（3）心理 - 社会状况：初发心悸或心悸严重者可出现紧张、焦虑情绪。

（4）医学检查：心电图、动态心电图检查。

（二）护理措施

（1）对症护理：严重心律失常患者应绝对卧床休息，可取半卧位，但应避免左侧卧位。

（2）疾病监测：密切观察心率和心律的变化，必要时遵医嘱实施心电监护，做好起搏、电复律等治疗的术前、术后准备，发现严重心律失常或晕厥、抽搐时，立即通知医生，并配合抢救。

（3）用药护理：按医嘱应用抗心律失常药物，观察疗效及不良反应。

（4）安全与舒适管理：保持环境安静、舒适，协助做好生活护理，避免和减少不良刺激；睡眠障碍者遵医嘱给予少量镇静剂。

（5）饮食营养：建立良好的生活习惯，进食宜少量多餐，避免过饱及刺激性食物，戒烟，禁饮浓茶、酒和咖啡，以免诱发心悸。

（6）心理护理：向患者解释心悸的原因，说明紧张、焦虑可加重心悸，并阐明其严重程度不一定与病情成正比，以减轻患者的紧张和焦虑不安情绪。

三、心源性水肿

心源性水肿是指充血性心力衰竭时体循环静脉淤血所致的液体在组织间隙的过量积聚。最常见病因是右心衰竭，也可见于渗出性心包炎或缩窄性心包炎。心源性水肿是逐渐形成的，首先表现为尿量减少，体重增加。水肿最先出现于身体低垂部位，以踝部最为明显，呈对称性、凹陷性，活动后出现或加重，休息后减轻或消失。常有颈静脉怒张、肝大及肝颈反流征阳性，甚至胸、腹水等表现。

（一）护理评估

（1）病史：水肿出现部位、时间、特点、程度；水肿与体位、活动、饮水量、摄盐量、尿量的关系；目前用药名称、剂量、时间、方法及其疗效。

（2）身体状况：水肿的程度、水肿部位皮肤的完整性、体重、腹围、颈静脉充盈程度、肝脏大小等。

（3）心理－社会状况：患者可因水肿引起躯体不适和形象改变而心情烦躁，或因病情反复而失去信心。

（4）医学检查：血常规和生化检查。

（二）护理措施

（1）对症护理：休息有助于增加肾血流量，提高肾小球滤过率，促进水钠排出，减轻水肿。因此，轻度水肿者应限制活动，重度水肿者应卧床休息，抬高下肢，伴胸水或腹水者宜采取半卧位。

（2）疾病监测

1）观察水肿的部位、范围及严重程度的变化，纠正电解质紊乱。

2）观察尿量和体重的变化，尤其在使用利尿药后。记录24小时出入液量。

（3）用药护理

1）应用利尿剂时，观察尿量、体重、水肿的变化及有无不良反应。用噻嗪类和袢利尿剂时，需观察有无低钾血症。

2）醛固酮拮抗剂具有保钾作用，和其他利尿剂合用可增强利尿效果，并可减轻低血钾副作用。

3）对于心源性水肿患者在应用利尿剂治疗的基础上联合使用强心药物可提高利尿效果。

4）静脉输液时注意控制输液速度，一般以 1 ~ 1.5mL/min 为宜。

（4）安全与舒适管理：注意观察有无压疮发生，保持会阴部清洁、干燥，阴囊水肿的男性患者可用托带支托阴囊。进行有创操作时，要严格执行无菌操作。

（5）饮食营养。

1）根据心功能不全情况、利尿效果及电解质情况调整钠盐的摄入量，轻度水肿 5g/d、中度水肿 3g/d、重度水肿 1g/d，并给予高蛋白、易消化饮食。

2）向患者和家属说明限制钠盐的重要性，各种腌制品、干海货、发酵面点、含钠的饮料和调味品，应嘱咐患者尽量不用，可用糖、醋等调节口味以增进食欲。

3）根据病情适当限制液体摄入量，每日摄入液量控制在前一天尿量加 500mL 左右，一般在 1500mL/d 以下，注意保持出入液量平衡。

四、晕厥

心源性晕厥是由于心排血量骤减、中断或严重低血压，引起脑供血不足，出现短暂意识丧失。心源性晕厥发作较为突然，多无前驱症状，与体位无关，患者因肌张力消失不能保持正常姿势而倒地，常伴有面色苍白、多汗等，心电图检查可有异常。心脏供血暂停 3 秒以上可发生近乎晕厥，5 秒以上可发生晕厥，超过 10 秒可出现抽搐，称阿斯综合征（Adams-Stokes 综合征），是病情严重而危险的征兆。常见病因如下：①严重的过缓性心律失常及快速性心律失常，即当心率低于 60 次 / 分钟或高于 160 次 / 分钟时可发生晕厥。如病态窦房结综合征、Q-T 间期延长综合征；②心脏血流或排血受阻也可引起晕厥，如心脏瓣膜病、心肌梗死、先天性心脏病、原发性心肌病、左房黏液瘤及巨大血栓形成、心包填塞等。

（一）护理评估

（1）病史：心血管病史，类似发作史，诱因（如劳累、情绪激动、感染等），发作持续时间，伴随症状（抽搐、恶心、呕吐、头痛、发绀、呼吸困难、心律不齐、血压下降等）。

（2）身体评估：心率、心律、心音、血压及意识状态。

（3）心理—社会状况。

（4）医学检查：心电图、动态心电图、超声心动图等检查。

（二）护理措施

（1）对症护理：晕厥发作频繁者应卧床休息，日常生活给予协助。嘱患者避免剧烈活动、快速变换体位和情绪激动，尽量避免独自外出，一旦出现头晕、黑蒙等先兆症状，立即平卧，以防摔伤。晕厥发作时，安置患者平卧于空气流通处，头低位，松开衣领，以改善脑供血，促使患者苏醒。

（2）疾病监测：重点监测心率、血压、呼吸等生命体征，以便配合医生做好心脏起搏、电复律、消融术及主动脉瓣狭窄等治疗的术前准备和术后护理。

（3）用药护理：按医嘱给予抗心律失常药物。

第二节 心肌疾病的护理

一、心肌病

心肌病是指伴有心肌功能障碍的心肌疾病，分为不明原因心肌病和特异性心肌病。1995 年世界卫生组织和国际心脏病学会（WHO/ISFC）工作组根据病理生理学将不明原因心肌病分为扩张型心肌病、肥厚型心肌病、限制型心肌病、致心律失常型右室心肌病、未分类的心肌病。特异性心肌病是指已知病因或并发于其他系统疾病的心肌疾病，包括缺血性、瓣膜性、高血压性、炎症性、代谢性、全身性疾患性、肌营养不良性、神经肌肉性疾患性、过敏性、中毒性及围生期心肌病等。

（一）扩张型心肌病

扩张型心肌病（DCM）主要特征是单侧或双侧心腔扩大，心肌收缩期功能减退，伴或不伴有充血性心力衰竭。本病常伴有心律失常，病死率较高，男多于女（2.5：1），在我国发病率为 13/10 万 ~ 84/10 万。

1.病因及发病机制　病因尚不完全清楚，除特发性、家族遗传性外，近年来认为持续病毒感染是其重要原因，持续病毒感染对心肌组织的损伤，自身免疫包括细胞、自身抗体或细胞因子介导的心肌损伤等可导致或诱发扩张型心肌病。此外尚有围生期、酒精中毒、抗癌药物、心肌能量代谢紊乱和神经激素受体异常等因素也可引起本病。

2.临床表现　起病缓慢，早期患者多无明显症状。多数在临床症状明显时方就诊，如有气急，甚至端坐呼吸、水肿和肝大等充血性心力衰竭的症状和体征时，始被诊断。部分患者可发生栓塞或猝死。主要体征为心脏扩大，常可听到第三或第四心音，心率快时呈奔马律。常合并各种类型的心律失常。

3.医学检查

（1）X 线检查：心影常明显增大，心胸比大于 50%，一般各房室均可增大，但以左心室增大最为显著；肺淤血征。

（2）心电图：可见多种心电图异常，如心房颤动、传导阻滞等各种心律失常。其他可有 ST-T 改变，低电压，R 波降低，少数可见病理性 Q 波，多系心肌广泛纤维化的结果，但需与心肌梗死相鉴别。

（3）超声心动图：可有助于观察心脏形态学、血流动力学及功能和预后的判断。有二维超声心动图、M 型超声心动图、彩色多普勒显像等。二维超声心动图显示本病早期即可有心腔轻度扩大，后期各心腔均扩大，以左心室扩大早而显著，室壁运动普遍减弱，提示心肌收缩力下降。

（4）其他：冠状动脉造影多无异常，有助于与冠心病的鉴别。MRI、心脏放射性核素检查、心导管检查、心内膜心肌活检有助于诊断。

4.诊断要点　本病缺乏特异性诊断指标，临床上看到心脏增大、心律失常和充血性心力衰竭的患者时，如超声心动图证实有心腔扩大与心脏弥漫性搏动减弱，应考虑有本病的可能。

5. 治疗　目前治疗原则是针对充血性心力衰竭和各种心律失常的对症治疗。由于大部分患者是因心力衰竭而就诊，故治疗一般是限制体力活动，低盐饮食，应用利尿剂、血管扩张剂、洋地黄、ACEI 等。但本病较易发生洋地黄中毒，故应慎用。慢性心功能失代偿期，在应用利尿、强心、血管扩张剂的基础上，加用 β 受体拮抗剂可改善静息及运动时的左心室收缩功能，减轻心力衰竭症状。中药黄芪、生脉散和牛磺酸等有抗病毒、调节免疫、改善心功能等作用，长期使用对改善症状及预后有一定辅助作用。对长期严重心力衰竭，内科治疗无效的病例，可考虑进行心脏移植。在等待期如有条件尚可行左心机械辅助循环，以改善患者心脏功能。也有试行左室成形术，通过切除部分扩大的左心室同时置换二尖瓣，以减轻反流、改善心功能，但疗效尚待肯定。

（二）肥厚型心肌病

肥厚型心肌病（HCM）是以左心室和（或）右心室肥厚为特征，常为不对称肥厚并累及室间隔，左心室血液充盈受阻、舒张期顺应性下降为基本病变的心肌病。根据左心室流出道有无梗阻又可分为梗阻性肥厚型和非梗阻性肥厚型心肌病。后期可出现心力衰竭。本病常为青年猝死的原因。

1. 病因及发病机制　目前被认为是常染色体显性遗传疾病，还与儿茶酚胺代谢异常、细胞内钙调节异常高血压、高强度运动等有关。

2. 临床表现

（1）症状：部分患者可无自觉症状，而因猝死或在体检中被发现。许多患者有心悸、胸痛、劳力性呼吸困难。伴有流出道梗阻的患者由于左心室舒张期充盈不足，心排血量降低，可在起立或运动时出现眩晕，甚至晕厥等。

（2）体征：可有心脏轻度增大，能听到第四心音；流出道有梗阻的患者可在胸骨左缘第 3 ~ 4 肋间听到较粗糙的喷射性收缩期杂音；心尖部也常可听到收缩期杂音。

3. 医学检查

（1）X 线检查：心影增大多不明显，如有心力衰竭则呈现心影明显增大。

（2）心电图：因心肌肥厚的类型不同而有不同的表现。最常见的表现为左心室肥大，ST-T 改变，有时可出现巨大倒置 T 波和深而不宽的病理性 Q 波。

（3）超声心动图：临床上主要的诊断手段，可显示室间隔的非对称性肥厚，舒张期室间隔的厚度与后壁之比 ≥ 1.3，间隔运动低下。

（4）心导管检查和心血管造影：左心室舒张末期压上升。有梗阻者在左心室腔与流出道间有收缩期压差，心室造影显示左心室腔变形，呈香蕉状、犬舌状、纺锤状（心尖部肥厚时）。冠状动脉造影多无异常。

（5）心内膜心肌活检：用于各类心肌疾病的病因诊断。

4. 诊断要点　对临床或心电图表现类似冠心病的患者，如患者较年轻，诊断冠心病依据不充分又不能用其他心脏病来解释，则应想到本病的可能。结合心电图、超声心动图及心导管检查做出诊断。

5. 治疗　本病的治疗原则为弛缓肥厚的心肌，防止心动过速及维持正常窦性心律，减轻左心室流出道狭窄和抗室性心律失常。患者避免激烈运动、持重或屏气等，可减少猝死的发生。避免使用增强心肌收缩力和减少心脏容量负荷的药物，如洋地黄、硝酸酯类制剂等，以避免加重左心室流出道梗阻。目前主张应用 β 受体拮抗剂及钙通道阻滞剂治疗，应用上述两类药物者不能耐受或无效及有频发的室上性、室性心律失常时可选用丙吡胺或胺碘酮。对重症梗阻性患者可做介入或手术治疗，植入起搏器、消融或切除肥厚的室间隔心肌。

（三）限制型心肌病

限制型心肌病（RCM）以单侧或双侧心室充盈受限和舒张容量下降为特征，但收缩功能和室壁厚度正常或接近正常。以心脏间质纤维化增生为其主要病理变化，即心内膜及心内膜下有数毫米的纤维性增厚，心室内膜硬化，扩张明显受限。其发病率远低于扩张型和肥厚型心肌病。多见于热带和温带地区，我国仅有散发病例。

1.病因及发病机制　本病可见家族性发病，提示遗传因素可能是本病的病因之一。淀粉样变性，嗜酸性粒细胞增加性心脏病、心内膜心肌纤维化亦可引起 RCM。

2.临床表现　临床表现类似缩窄性心包炎，常以发热、全身倦怠为初始症状，白细胞增多，特别是嗜酸性粒细胞增多较为特殊。以后逐渐出现心悸、呼吸困难、水肿、肝大、颈静脉怒张、腹水等心力衰竭症状。

3.医学检查

（1）心电图：常呈窦性心动过速、低电压、心房或心室肥大、T 波低平或倒置。可出现各种类型心律失常，以心房颤动较多见。

（2）超声心动图：左心室射血分数（EF）多为 25%，左心室舒张内径小于 60mm或正常，心房增大并常伴有心包积液，左心室顺应性下降，舒张功能减退，而收缩功能多无严重受损。

（3）其他：心导管检查示舒张期心室压力曲线呈现早期下陷，晚期高原波型，与缩窄性心包炎的表现相类似。左心室造影可见心内膜肥厚及心室腔缩小，心尖部钝角化。心内膜心肌活检有确诊价值。

4.诊断要点　心室腔狭小、变形和嗜酸性粒细胞的增多，心包无钙化而内膜可有钙化等有助于本病诊断。本病还要注意与缩窄性心包炎鉴别，后者是可治愈的疾病。

5.治疗　本病无特效防治手段，心功能代偿期主要应避免劳累、呼吸道感染，预防心力衰竭发生，心功能失代偿期则对症治疗。心力衰竭时对常规治疗反应不佳，往往成为难治性心力衰竭。糖皮质激素治疗也常无效。栓塞并发症较多，可考虑使用抗凝药物。在药物治疗已无效又无禁忌证时，适合做心脏移植术。

二、病毒性心肌炎

病毒性心肌炎指由病毒感染引起的心肌炎症性病变，有局灶性或弥漫性，也可分为急性、亚急性或慢性。

（一）临床表现

1.症状　病毒性心肌炎患者临床表现轻重变异很大，可完全没有症状，也可以猝死。约半数于发病前 1～3 周有病毒感染前驱症状，如发热，全身倦怠感，即所谓"感冒"

样症状或恶心、呕吐等消化道症状。然后出现心悸、胸痛、呼吸困难、水肿，甚至出现阿－斯综合征。

2.体征　可见与发热程度不平行的心动过速，各种心律失常，可听到第三心音或杂音。或有颈静脉怒张、肺部啰音、肝大等心力衰竭体征。重症可出现心源性休克。

（二）医学检查

1.X线检查　可见心影扩大或正常。

2.心电图　常见ST-T改变、R波降低和心律失常，特别是室性心律失常和房室传导阻滞等。如合并有心包炎可有ST段上升，严重心肌损害时可出现病理性Q波，需与心肌梗死鉴别。

3.超声心动图检查　可示正常，左心室舒张功能减退，节段性或弥漫性室壁运动减弱，左心室增大或附壁血栓等。

4.血液生化检查　血清肌钙蛋白、心肌肌酸激酶增高。血沉加快，C反应蛋白增加。

（三）诊断要点

发病后3周内，相隔两周的两次血清中和抗体滴度呈4倍或以上增高，或一次高达1640，外周血白细胞肠道病毒核酸阳性等，均是一些可能但不是肯定的病因诊断指标。病毒感染心肌的确诊有赖于心内膜、心肌或心包组织内病毒、病毒抗原、病毒基因片段或病毒蛋白的检出，反复进行心内膜心肌活检有助于本病的诊断。

（四）治疗

本病尚无特效抗病毒药物，多以对症治疗为主。

1.一般治疗　以减轻心脏负荷，注意休息和营养为主。

2.抗心律失常　病毒性心肌炎心电图表现以期前收缩最多见。如系偶发，无明显症状，可先观察暂不治疗。如频发且伴有期前收缩引起的明显症状，或合并快速异位心动过速时，应采用抗心律失常药物或电复律治疗。所用抗心律失常药物的选择，原则上与其他心脏病导致的心律失常相同。

3.纠正心力衰竭　本症出现多提示炎症范围广泛、病情重。可用强心、利尿、血管扩张剂等一般心力衰竭的治疗措施，但急性病毒性心肌炎时，由于心肌炎症或坏死，对洋地黄的耐受性差，须谨慎用药，以免发生毒性反应。

4.改善心肌代谢　可酌情使用辅酶Q10、辅酶A、牛磺酸、极化溶液、维生素C、肌苷、1，6-二磷酸果糖、维生素B等促进心肌细胞代谢的药物，有助于保护心肌。

5.其他药物治疗　目前不主张病毒性心肌炎急性期早期使用糖皮质激素，以免引起病灶扩散，但对有房室传导阻滞、难治性心力衰竭、重症患者或考虑有自身免疫的情况下则可慎用。干扰素可调节病毒性心肌炎的免疫失控。中药黄芪、生脉散有抗病毒、调节免疫和改善心脏功能等作用，对病毒性心肌炎具有一定疗效。

三、心肌疾病护理

（一）护理措施

1.安全与舒适管理　急性期卧床休息可减轻心脏负荷，减少心肌耗氧，有利于心功能的恢复，防止病情恶化或转为慢性病程。一般需全休3个月，半休或减轻工作3个月。

若患者存在心肌坏死表现（胸痛、心肌酶及白细胞计数升高等）、严重心律失常或累及心包时，提示病情严重或病变范围广泛，常需卧床休息 3 个月以上；心影增大、心力衰竭、有奔马律时，应尽量卧床休息至心影恢复正常、体征消失为止，然后视心功能情况逐渐增加活动量。创造良好的休养环境，保持环境安静，限制探视，减少不必要的干扰，保证患者充分睡眠。

2. 疾病监测　注意血压、心率、心律及心电图变化。病情稳定后，与患者及家属一起制订并实施每日活动计划，严密监测活动时心率、心律、血压变化，若活动后出现胸闷、心悸、呼吸困难、心律失常等，应停止活动，以此作为限制最大活动量的指征。

3. 对症护理　患者可发生心力衰竭，应指导患者尽量避免呼吸道感染、剧烈运动、情绪激动、饱餐、妊娠、寒冷、用力排便等诱发因素。出现频发期前收缩、房室传导阻滞等心律失常时，应延长卧床休息时间。协助患者满足生活需要。

4. 用药护理　遵医嘱正确使用利尿剂、血管扩张剂。对于应用洋地黄的患者，应特别注意其毒性反应，因为心肌炎时心肌细胞对洋地黄的耐受性差。患者半数以上可出现各种类型的心律失常，故应心电监护，注意心率、心律、心电图变化，同时准备好抢救仪器及药物，一旦发生严重心律失常，立即遵医嘱给予抗心律失常药物或配合临时起搏、电复律等。

5. 饮食护理　给予高蛋白、高维生素、富含纤维素、易消化的清淡饮食，以促进心肌代谢，增强机体抵抗力。心力衰竭时宜低盐饮食。

（二）健康指导

1. 预防疾病　坚持服用抗心力衰竭、纠正心律失常的药物，以提高存活年限。说明药物的名称、剂量、用法，指导患者及家属观察药物疗效及不良反应。

2. 管理疾病　症状明显者应卧床休息，症状轻者可参加轻体力工作，但要避免劳累。继发于心肌炎的肥厚型心肌病者体力活动后有晕厥和猝死的危险，故应避免持重、屏气及激烈的体能活动如跑步、球类比赛等。

3. 康复指导　日常生活中要保持室内空气流通、阳光充足，防寒保暖，预防上呼吸道感染。定期门诊随访，症状加重时立即就诊，防止病情进展、恶化。

第三节　心包疾病的护理

心包疾病除原发感染性心包炎外，尚有肿瘤、代谢性疾病、自身免疫性疾病、尿毒症等所致非感染性心包炎。按病情进展，可分为急性心包炎、慢性心包积液、粘连性心包炎、亚急性渗出性缩窄性心包炎、慢性缩窄性心包炎等。临床上以急性心包炎和慢性缩窄性心包炎为最常见。

一、急性心包炎

急性心包炎为心包脏层和壁层的急性炎症，可由细菌、病毒、肿瘤、自身免疫、物理、化学等因素引起。心包炎常是某种疾病表现的一部分或为其并发症，故常被原发疾病所掩盖，但也可以单独存在。

（一）临床表现

1.纤维蛋白性心包炎

（1）症状：心前区疼痛为主要症状，缓慢发展的结核性或肿瘤性心包炎疼痛症状可能不明显。疼痛性质可尖锐，与呼吸运动有关，常因咳嗽、深呼吸、变换体位或吞咽而加重；疼痛位于心前区，可放射到颈部、左肩、左臂及左肩胛骨，也可达上腹部；疼痛也可呈压榨样，位于胸骨后。

（2）体征：心包摩擦音是纤维蛋白性心包炎的典型体征，因炎症而变得粗糙的壁层与脏层在心脏活动时相互摩擦而发生，呈抓刮样粗糙音，与心音的发生无相关性，往往盖过心音又较心音更接近耳边；多位于心前区，以胸骨左缘第3、4肋间最为明显；坐位时身体前倾、深吸气或将听诊器胸件加压可更容易听到。

2.渗出性心包炎 临床表现取决于积液对心脏的压塞程度，轻者仍能维持正常的血流动力学，重者则出现循环障碍或衰竭。

（1）症状：呼吸困难是心包积液时最突出的症状，可能与支气管、肺受压及肺淤血有关。呼吸困难严重时，患者呈端坐呼吸，身躯前倾、呼吸浅速、面色苍白，可有发绀。也可因压迫气管、食管而产生干咳、声音嘶哑及吞咽困难。此外，尚可有发冷、发热、心前区或上腹部闷胀、乏力、烦躁等。

（2）体征：心脏叩诊浊音界向两侧增大，皆为绝对浊音区；心尖搏动弱，位于心浊音界左缘的内侧或不能扪及；心音低而遥远；在有大量积液时可在左肩胛骨下出现浊音及左肺受压迫所引起的支气管呼吸音，称心包积液征（Ewart征）；大量渗液可使收缩压降低，而舒张压变化不大，故脉压变小。大量渗液可累及静脉回流，出现颈静脉怒张、肝大、腹水及下肢水肿等。

3.心脏压塞 快速心包积液时可引起急性心脏压塞，出现明显心动过速、血压下降、脉压变小和静脉压明显上升，如心排血量显著下降，可产生急性循环衰竭、休克等。如积液积聚较慢，可出现亚急性或慢性心脏压塞，表现为进行性呼吸困难和胸部胀满感、体循环静脉淤血、颈静脉怒张、静脉压升高、血压下降和奇脉等。

（二）医学检查

1.实验室检查 感染性者常有白细胞计数增加、血沉增快等炎症反应。

2.X线检查 对纤维蛋白性心包炎诊断价值不大，对渗出性心包炎有一定价值。可见心脏阴影向两侧增大，心脏搏动减弱或消失。尤其是肺部无明显充血现象而心影显著增大是心包积液的有力证据，可与心力衰竭相区别。

3.心电图 除aVR导联以外的所有常规导联中，ST段抬高，呈弓背向下型，aVR导联中ST段压低。无病理性Q波，无Q-T间期延长。常有窦性心动过速。

4.超声心动图 对诊断心包积液简单易行，迅速可靠。M型或二维超声心动图中均可见液性暗区以确定诊断。可反复检查以观察心包积液量的变化。

5.心包穿刺 可证实心包积液的存在并对抽取的液体做生物学(细菌、真菌等)、生化、细胞分类的检查，包括寻找肿瘤细胞等；抽取一定量的积液也可解除心脏压塞症状。必要时可经穿刺在心包腔内注入抗菌药物或化疗药物等。心包穿刺的主要指征是心脏压塞和未能明确病因的渗出性心包炎。

（三）诊断要点

根据临床表现、X线、心电图及超声心动图检查可诊断，然后需结合不同病因性心包炎的特征及心包穿刺、活体组织检查等资料对其病因学做出诊断。

（四）治疗

急性心包炎的治疗与预后取决于病因，也与是否早期诊断及正确治疗有关。治疗原则为病因治疗和对症治疗。各种心包炎如出现压塞综合征，均应行心包穿刺引流或手术引流以缓解症状，在等待心包引流之前，需为患者补充血容量。结核性心包炎如不积极治疗常可演变为慢性缩窄性心包炎。

二、缩窄性心包炎

缩窄性心包炎是指心脏被致密厚实的纤维化或钙化心包所包围，使心室舒张期充盈受限而产生一系列循环障碍的病症。

（一）临床表现

1.症状 心包缩窄多于急性心包炎后1年内形成，少数可长达数年。常见症状为呼吸困难、疲乏、食欲不振、上腹胀满或疼痛。呼吸困难为劳力性，主要与心搏量降低有关。

2.体征 可见颈静脉怒张、肝大、腹水、下肢水肿、心率增快。患者腹水常较皮下水肿出现得早且明显得多，这与一般心力衰竭中所见者相反。心脏体检可见心尖搏动不明显，心浊音界不增大，心音降低，通常无杂音，可闻及心包叩击音，呈拍击性质，系舒张期充盈血流因心包的缩窄而突然受阻并引起心室壁的振动所致。心律一般为窦性，有时可有心房颤动。脉搏细弱无力，动脉收缩压降低，脉压变小。

（二）医学检查

1.X线检查 可显示心影偏小、正常或轻度增大，左右心缘变直，主动脉弓小或难以辨认；上腔静脉常扩张，有时可见心包钙化。

2.心电图 有QRS低电压、T波低平或倒置。

3.超声心动图 对缩窄性心包炎的诊断价值远较对心包积液为低，可见心包增厚、室壁活动减弱、室间隔矛盾运动等，但均非特异而恒定的征象。

（三）诊断要点

典型缩窄性心包炎根据临床表现及胸部X线、超声心动图等医学检查可明确诊断。由于限制型心肌病的临床表现和血流动力学改变与本病很相似，故应注意与之鉴别。

（四）治疗

早期施行心包切除术是治疗缩窄性心包炎的根本方法，以避免其发展到心源性恶病质、严重肝功能不全、心肌萎缩等。通常在心包感染被控制、结核活动已静止即应手术，并在术后继续抗结核治疗6～12个月。对不适合手术的患者，可采用利尿剂治疗，若并发房颤，可用洋地黄减慢心室率。

三、心包疾病护理

（一）护理措施

1. 安全与舒适管理　保持环境安静、舒适。嘱患者卧床休息，保持情绪稳定，勿用力咳嗽、深呼吸或突然改变体位，以免使疼痛加重。

2. 疾病监测　评估症状和体征，如心前区疼痛的部位、性质及其变化情况，是否可闻及心包摩擦音。

3. 用药护理　遵医嘱给予解热镇痛剂，注意有无胃肠道反应、出血等副作用。遵医嘱给予糖皮质激素及抗菌、抗结核、抗肿瘤等药物治疗。

4. 心包穿刺术的配合与护理　配合医生行心包穿刺或切开引流术，以缓解压迫症或向心包腔内注射药物。术前需行心脏超声检查，以确定积液量与穿刺部位。向患者说明手术的意义和必要性，必要时术前用少量镇静药；操作前开放静脉通道，备静脉用阿托品；术中嘱患者勿剧烈咳嗽或深呼吸；抽液过程中注意随时夹闭胶管，防止气进入心包腔；抽液要缓慢，若抽出鲜血，立即停止抽吸，密切观察有无心脏压塞征象，准备好抢救器材和药品；记录抽液量、性质，要求留标本送检；注意观察患者的反应，如有无面色苍白、头晕，脉搏、血压、心电图的变化，如有异常，应及时协助医生处理。术毕拔出穿刺针后，穿刺部位覆盖无菌纱布，用胶布固定。心包引流者需做好引流管护理。

5. 饮食护理　给予高热量、高蛋白、高维生素的易消化饮食，限制钠盐摄入。

（二）健康指导

1. 预防疾病　心包炎患者机体抵抗力下降，应注意充分休息，加强营养。

2. 管理疾病　告诉患者必须坚持足够疗程的药物治疗（如抗结核治疗），勿擅自停药，防止复发。对缩窄性心包炎的患者应讲明行心包剥离术的重要性，尽早接受手术治疗。

3. 康复指导　注意药物不良反应，定期随访。

第四节　心源性休克的护理

一、概述

心源性休克（心血管内科）是指由于心脏功能极度减退，导致心输出量显著减少并引起严重的急性周围循环衰竭的一种综合征。其病因以急性心肌梗死最多见，严重心肌炎、心肌病、心包填塞、严重心律失常或慢性心力衰竭终末期等均可导致本症。本病死亡率极高，国内报道为 70% ～ 100%，及时、有效的综合抢救可望增加患者生存的机会。

二、特点

（1）由于心泵衰竭，心输出量急剧减少，血压降低；微循环变化的发展过程。基本上和低血容量性休克相同，但常在早期因缺血缺氧死亡。

（2）多数病人由于应激反应和动脉充盈不足，使交感神经兴奋和儿茶酚胺增多，小动脉、微动脉收缩，外周阻力增加，致使心脏后负荷加重；但有少数病人外周阻力是降低的（可能是由于心室容量增加，刺激心室壁压力感受器，反射性地引起心血管运动中枢的抑制）。

（3）交感神经兴奋，静脉收缩，回心血量增加，而心脏不能把血液充分输入动脉，因而中心静脉压和心室舒张期末容量和压力升高。

（4）常比较早地出现较为严重的肺淤血和肺水肿，这些变化又进一步加重心脏的负担和缺氧，促使心泵衰竭。

三、病因

（1）大面积急性心肌梗死，急性心包填塞，急性肺源性心脏病；

（2）各种心肌炎和心脏病变；

（3）心瓣膜口堵塞、严重心律失常，慢性心功能不全终末阶段等心脏疾病，均可诱发休克。

四、症状表现

（1）严重的基础心脏病表现。

（2）体循环衰竭表现：持续性低血压、少尿、意识障碍、末梢紫绀等；亦可同时合并急性肺水肿表现。

（3）血流动力学指标变化：动脉压 <10.7KPa（80mmHg）；中心静脉压正常或偏高；心输出量极度低下。

五、诊断依据

（1）有急性心肌梗死、急性心肌炎、原发或继发性心肌病、严重的恶性心律失常、具有心肌毒性的药物中毒、急性心脏压塞以及心脏手术等病史。

（2）早期病人烦躁不安、面色苍白，诉口干、出汗，但神志尚清；后逐渐表情淡漠、意识模糊、神志不清直至昏迷。

（3）体检心率逐渐增快，常表现为心率＞120/min。收缩压＜10.64kPa（80mmHg），脉压差＜2.67kPa（20mmHg），后逐渐降低，严重时血压测不出。脉搏细弱，四肢厥冷，肢端发绀，皮肤出现花斑样改变。心音低纯，严重者呈单音律。尿量＜17ml/h，甚至无尿。休克晚期出现广泛性皮肤、黏膜及内脏出血，即弥漫性血管内凝血的表现，以及多器官衰竭。

（4）血流动力学监测提示心脏指数降低、左室舒张末压升高等相应的血流动力学异常。血流动力学指标符合以下典型特征：①平均动脉压 <8KPa（60mmHg）；②中心静脉压正常或偏高；③左室舒张末期充盈压或肺毛细血管契嵌压升高；④心输出量极度低下。

六、治疗原则

（1）应在严密的血流动力学监测下积极开展各项抢救治疗。

（2）纠正低血容量。

（3）合理应用多种血管活性药物和利尿剂。

（4）纠正水电解质及酸碱平衡失调。

（5）建立有效的机械辅助回圈。

（6）治疗原发心脏病。

七、治疗

（一）一般治疗

（1）绝对卧床休息，有效止痛，由急性心肌梗死所致者吗啡 3～5mg 或度冷丁 50mg，静注或皮下注射，同时予安定、苯巴比妥（鲁米那）。

（2）建立有效的静脉通道，必要时行深静脉插管。留置导尿管监测尿量。持续心电、血压、血氧饱和度监测。

（3）氧疗：持续吸氧，氧流量一般为 4～6L/min，必要时气管插管或气管切开，人工呼吸机辅助呼吸。

（二）补充血容量

首选低分子右旋糖酐 250～500ml 静滴，或 0.9% 氯化钠液、平衡液 500ml 静滴，最好在血流动力学监护下补液，前 20min 内快速补液 100ml，如中心静脉压上升不超过 0.2kPa（1.5mmHg），可继续补液直至休克改善，或输液总量达 500～750ml。无血流动力学监护条件者可参照以下指标进行判断：诉口渴，外周静脉充盈不良，尿量＜30ml/h，尿比重＞1.02，中心静脉压＜0.8kPa（6mmHg），则表明血容量不足。

（三）血管活性药物的应用

首选多巴胺或与间羟胺（阿拉明）联用，从 2～5mg/（kg.min）开始渐增剂量，在此基础上根据血流动力学资料选择血管扩张剂。

（1）肺充血而心输出量正常，肺毛细血管嵌顿压＞2.4kPa（18mmHg），而心脏指数＞2.2L/（min.m2）时，宜选用静脉扩张剂，如硝酸甘油 15～30mg/min 静滴或泵入，并可适当利尿。

（2）心输出量低且周围灌注不足，但无肺充血，即心脏指数＜2.2L/（min.m2），肺毛细血管嵌顿压＜2.4kPa（18mmHg）而肢端湿冷时，宜选用动脉扩张剂，如酚妥拉明 100～300mg/min 静滴或泵入，必要时增至 1000～2000mg/min。

（3）心输出量低且有肺充血及外周血管痉挛，即心脏指数＜2.2L/（min.m2），肺毛细血管压＜2.4kPa（18mmHg）而肢端湿冷时，宜选用硝普钠，10ml/min 开始，每 5min 增加 5～10ml/min，常用量为 40～160ml/min，也有高达 430ml/min 才有效。

（四）正性肌力药物的应用

1.洋地黄制剂 一般在急性心肌梗死的前 24h，尤其是 6h 内应尽量避免使用洋地黄制剂，在经上述处理休克无改善时可酌情使用西地兰 0.2～0.4mg，静注。

2.拟交感胺类药物 对心输出量低，肺毛细血管嵌顿压不高，体循环阻力正常或低下，合并低血压时选用多巴胺，用量同前；而心输出量低，肺毛细血管嵌顿压高，体循环血管阻力和动脉压在正常范围者，宜选用多巴酚丁胺 5～10mg/（kg.min），亦可选用多培沙明 0.25～1.0mg/（kg.min）。

3.双异吡啶类药物 常用氨力农 0.5～2mg/kg，稀释后静注或静滴，或米力农 2～8mg，静滴。

（五）其他治疗

1. 纠正酸中毒　常用 5% 碳酸氢钠或克分子乳酸钠，根据血气分析结果计算补碱量。

2. 激素应用　早期（休克 4 ~ 6h 内）可尽早使用糖皮质激素，如地塞米松（氟美松）10 ~ 20mg 或氢化可的松 100 ~ 200mg，必要时每 4 ~ 6h 重复 1 次，共用 1 ~ 3d，病情改善后迅速停药。

3. 纳洛酮　首剂 0.4 ~ 0.8mg，静注，必要时 2 ~ 4h 后重复 0.4mg，继以 1.2mg 置于 500ml 液体内静滴。

4. 机械性辅助循环　经上述处理后休克无法纠正者，可考虑主动脉内气囊反搏（IABP）、体外反搏、左室辅助泵等机械性辅助循环。

5. 原发疾病治疗　如急性心肌梗死病人应尽早进行再灌注治疗，溶栓失败或有禁忌证者应在 IABP 支持下进行急诊冠状动脉成形术；急性心包填塞者应立即心包穿刺减压；乳头肌断裂或室间隔穿孔者应尽早进行外科修补等。

6. 心肌保护　1,6- 二磷酸果糖 5 ~ 10g/d，或磷酸肌酸（护心通）2 ~ 4g/d，酌情使用血管紧张素转换酶抑制剂等。

（六）防治并发症

1. 呼吸衰竭　包括持续氧疗，必要时呼气末正压给氧，适当应用呼吸兴奋剂，如尼可刹米（可拉明）0.375g 或洛贝林 3 ~ 6mg 静注；保持呼吸道通畅，定期吸痰，加强抗感染等。

2. 急性肾功能衰竭　注意纠正水、电解质紊乱及酸碱失衡，及时补充血容量，酌情使用利尿剂如速尿 20 ~ 40mg 静注。必要时可进行血液透析、血液滤过或腹膜透析。

3. 保护脑功能　酌情使用脱水剂及糖皮质激素，合理使用兴奋剂及镇静剂，适当补充促进脑细胞代谢药，如脑活素、胞二磷胆碱、三磷酸腺苷等。

4. 防治弥散性血管内凝血（DIC）　休克早期应积极应用低分子右旋糖酐、阿司匹林（乙酰水杨酸）、双嘧达莫（潘生丁）等抗血小板及改善微循环药物，有 DIC 早期指征时应尽早使用肝素抗凝，首剂 3000 ~ 6000U 静注，后续以 500 ~ 1000U/h 静滴，监测凝血时间调整用量，后期适当补充消耗的凝血因子，对有栓塞表现者可酌情使用溶栓药如小剂量尿激酶（25 万 ~ 50 万 U）或链激酶。

八、用药原则

（1）心源性休克病死率极高，治疗难度大，各项抢救措施应在严密的心脏血流动力学监测下进行，给药途径优先考虑经血管直接给药以尽快获得疗效。

（2）心源性休克的治疗用药类型及剂量呈高度个体差异，应结合基础病变，临床特点及血流动力学指标综合制订全面的治疗方案，并随时进行调整。

（3）主动脉内气囊反搏与药物治疗相配合能提高抢救成功率。

（4）急救时多利用多巴胺的舒血管作用进行抢救。

九、护理要点

1. 体位　心源性休克有呼吸困难者头部应抬高 30 ～ 45°。

2. 给氧　心源性休克患者由于心肌收缩力减弱，心搏出量减少，微循环血流缓慢，供血减少，组织发生缺血、缺氧，动脉血氧含量明显下降。为改善心功能，解除脑、肝、肾重要脏器的缺氧症状，及时给氧是进行抢救的关键性措施之一。而直接给氧是最简便有效的治疗方法。配合抢救时，护理人员把准备充足的氧气瓶推到病人床边，用面罩或鼻导管给氧。面罩要严密，鼻导管吸氧时，导管插入要适中，一般插入 12 ～ 15cm 深，调节氧的流速的 2 ～ 4L/ 分，休克解除后可减慢至 1 ～ 2 升 / 分流速维持，每 24 小时换导管 1 次，以保持导管通畅。如发生急性肺水肿时，立即给患者端坐位，两腿下垂，以减少静脉回流，同时加用 50% 酒精吸氧，降低肺泡表面张力，特别是患者咯大量粉红色泡沫样痰时，应及时用吸引器吸引，保持呼吸道通畅，以免发生窒息。

3. 建立静脉输液通道　心源性休克由于心收缩力弱，心搏出量少，可致微循环灌注不足，末梢循环发生障碍，适当补充血容量是当务之急。同时，保证必要的药物应用也需要静脉通道。因而，迅速建立静脉通道势在必行。护士应熟练静脉穿刺，主动建立静脉通道一至两条。在输液时，输液速度应控制，绝对不能草率从事，掉以轻心，应当根据心率、血压等情况，随时调速滴速，特别是当液体内有血管活性药物时，更应注意输液通畅，避免脱落、外溢。

心源性休克患者多选取用多巴胺升压药，如果多巴胺量大或滴速快，血压上升过快、过高，会加重心脏负荷。而酚妥拉明及硝普钠降低心脏前后负荷，扩张血管，滴注过快会使血压明显下降，可加重休克，因此，护理人员必须严密观察这些药物应用时病情变化，随时与医生取得联系，有条件可测定肺毛细血管楔压，以调节输液量及输液速度。

4. 尿量观察　休克时肾小动脉痉挛，使肾血流量减少，促使肾素生成增加。经肾素作用，使肾血管更加收缩，肾小球滤过率减少，肾实质细胞受损时间延长，可能造成肾小管上皮细胞变性、坏死，出现少尿、无尿。因此在单位时间内尿量的观察，对休克病情变化及治疗是一个十分敏感有意义的指标。我们采用留置导尿观察每小时尿量，如果病人六小时无尿或每小时少于 20 ～ 30ml，说明肾小球滤过量不足，如无肾实质变说明血容量不足。相反，每小时尿量大于 30ml，表示微循环功能良好，肾血灌注好，是休克缓解的可靠指标。如果血压回升，而尿量仍很少，考虑发生急性肾功衰竭，应及时处理。

在放置留置导尿管时，注意无菌操作，保持尿管畅通，避免发生阻塞、扭曲，并详细准确记录出入量，了解进出液体平衡情况。尤其是要避免尿管脱落或尿液从导尿管旁流出，误认为无尿，造成判断和处理错误。此外，还应注意尿液的颜色及有无血尿。

5. 血压、脉搏、末梢循环的观察　血压变化是反映血液动力等变化的一个重要指标，心源性休克病人血压降低或测不出。血压降低则有脑、肾及冠状动脉末梢循环灌注不足，所以，血压变化直接标志着休克的病情变化及预后，因此，在发病几小时内应严密观察血压，15 ～ 30 分钟一次，待病情稳定后 1 ～ 2 小时观察一次。若收缩压下降到 80mmHg 以下，脉压差小于 20mmHg 或患者原有高血压，血压的数值较原血压下降 20 ～ 30mmHg 以上，要立即通知医生迅速给予处理。

脉搏的快慢取决于心率，其节律是否整齐，也与心搏节律有关，脉搏强弱与心肌收缩力及排血量有关。所以休克时脉搏在某种程度上反映心功能，同时，临床上脉搏的变化，往往早于血压变化。当我们扪及患者脉搏较原来更为细速，无力，重压时消失，要考虑到早期休克的发生。

心源性休克由于心排出量减少，末梢循环灌注量减少，血流留滞，末梢发生紫绀，尤其以口唇、黏膜及甲床最明显，四肢也因血运障碍而冰冷，皮肤潮湿。这时，即使血压不太低，也应按休克处理。当休克逐步好转时，末梢循环得到改善，紫绀减轻，四肢转温。所以末梢的变化也是休克病情变化的一个标志。

6 心电图监护的护理　由于心血管内科的进展，不仅要求护士观察血压、脉搏等情况，而且还要掌握心电图形的识别，心电图波形出现异常情况时，应立即处理。因此，病人入院后，立即建立心电监护，通过心电监护可及时发现致命的室速或室颤。当患者入院后一般监测 24 ～ 48 小时，有条件可直到休克缓解或心律失常纠正。常用标准 II 导进行监测，必要时描记心电记录。在监测过程中，要严密观察心律、心率的变化，对于频发室早（每分钟 5 个以上）、多源性室早，室早呈二联律、三联律，室性心动过速，R-on-T、R-on-P（室早落在前一个 P 波或 T 波上）立即报告医生，积极配合抢救，准备各种抗心律失常药，随时做好除颤和起搏的准备，分秒必争，以挽救患者的生命。

7.心理护理　休克病人常有焦虑,应提供安静、舒适的环境,避免外界刺激。安慰病人,并提供正反馈信息,增强其战胜疾病的信心。在不影响病人休息的情况下，允许家属探视，消除其孤独感。

此外，还必须做好患者的保温工作，防止呼吸道并发症和预防褥疮等方面的基础护理工作。

第七章 肾脏病护理

第一节 急性肾小球肾炎

急性肾小球肾炎（AGN）简称急性肾炎，是以急性肾炎综合征为主要临床表现的一组常见肾脏疾病。其特点为急性起病，有血尿、蛋白尿、水肿和高血压，并可伴一过性氮质血症，病初伴有血清补体 C3 下降。细菌、病毒及寄生虫感染可引起 AGN，根据致病的病原菌不同分为急性链球菌感染后肾小球肾炎（PSGN）和非链球菌感染后急性肾小球肾炎。PSGN 好发于儿童，儿童占总患病率的 90%，高峰发病年龄 2 ~ 6 岁。男性多于女性，男女之比为（2 ~ 3）：1。该病绝大多数患者为自限性，但重症患者可出现心力衰竭、脑病、急性肾衰竭等并发症。少部分患者转变为慢性肾小球肾炎，极少数患者（约 < 1%）转变为急进性肾小球肾炎。本节主要介绍 PSGN。

一、病因及发病机制

1. 病因 PSGN 常见于 β 溶血性链球菌"致肾炎菌株"感染所致的上呼吸道感染（多为扁桃体炎）、猩红热、皮肤感染（多为脓疱疮）后，潜伏期 1 ~ 3 周，感染的严重程度与急性肾炎的发生及病变程度之间并无一致性。

2. 发病机制 感染链球菌后其胞壁上的 M 蛋白及胞浆成分刺激机体产生抗体，形成循环免疫复合物沉积于肾小球或原位免疫物种植于肾小球，发生免疫反应而引起的双侧肾脏弥漫性炎症。

二、病理

本病双侧肾脏轻到中度肿大，被膜紧张，表面充血，有的散在粟粒大小出血点，故有"大红肾"或"蚤咬肾"之称，切面肾皮质增厚。

本病的病理类型为毛细血管内增生性肾小球肾炎，光镜下可见病变呈弥漫性，以肾小球内皮细胞及系膜细胞增生为主，肾小管病变多不明显。免疫荧光可见基底膜和系膜区颗粒状 IgG 和 C3 沉积。电镜下可见上皮下驼峰状沉积物。

三、临床表现

本病起病较急，病情轻重不一，轻者呈亚临床症状（仅尿常规及 C3 异常），重者可发生急性肾衰竭，大多预后良好，常可在数月内临床自愈。通常于前驱感染后 1 ~ 3 周（平均 10 天）起病，这段时间称为潜伏期，呼吸道感染的潜伏期较皮肤感染短。典型病例表现为急性肾炎综合征。

1. 尿异常

（1）血尿：几乎所有患者均有肾小球源性血尿，约 30% 患者有肉眼血尿，且常为首发症状和患者就诊原因。肉眼血尿持续 1 ~ 2 周即转为镜下血尿，镜下血尿持续时间较长。

（2）蛋白尿：蛋白尿一般不重，常为轻、中度，少数患者（＜20%的患者）可呈大量蛋白尿（＞3.5g/d）。

2.水肿 80%以上患者有水肿。常在起病初出现，典型表现为晨起眼睑水肿，面部肿胀，呈现所谓的"肾炎病容"，继而下行累及躯干和双下肢，按之凹陷不平，严重时可出现全身性水肿、胸水和腹水。

3.高血压 约80%患者有一过性轻、中度高血压。主要与水钠潴留有关，积极利尿后血压可很快恢复正常，少数患者可出现严重高血压，甚至发生高血压脑病。患者可因高血压出现相应眼底改变。严重的水钠潴留还可诱发充血性心力衰竭、肺水肿、脑水肿。

4.肾功能异常

（1）尿量减少，见于50%患者，起病初期可因GFR下降、水钠潴留而尿量减少（400～700mL/d），少数患者少尿，但无尿少见。尿量多于1～2周后随肾功能逐渐恢复正常而逐渐增加。

（2）可出现肾功能一过性受损，表现为轻度氮质血症（血中尿素、肌酐、尿酸等非蛋白氮含量升高）。极少数患者可出现急性肾衰竭，易与急进性肾炎相混淆。

5.全身症状 可出现疲乏、厌食、恶心、呕吐等。

四、检查

1.尿液检查 尿相差镜检可见肾小球源性血尿、24小时尿蛋白定量为轻（中）度蛋白尿，少数患者可呈大量蛋白尿。尿沉渣早期可见白细胞和上皮细胞稍增多，并可见颗粒管型和红细胞管型。

2.抗链球菌溶血素"O"抗体（ASO）测定 敏感性高，ASO明显升高提示近期有链球菌感染，于感染后2～3周出现，3～5周为高峰期，滴度高低与感染严重性相关，但早期应用青霉素后，滴度可不高。

3.血清补体测定 血清总补体及C3在发病初期均明显下降，到病程第8周94%的患者恢复至正常水平。血清C3的动态变化是PSGN的重要特征。

4.肾功能检查 可有轻度GFR降低，血尿素氮和血肌酐升高。

5.血沉 急性期病变常增快。

6.B超 双肾大小正常或增大。

7.肾活组织病理检查

（1）少尿3～7天或进行性尿量减少，肾小球滤过功能呈进行性损害，疑为急进性肾小球肾炎者。

（2）病程1～2个月，临床表现无好转趋势，考虑其他原发或者继发肾小球疾病者。出现以上情况进行肾活检以明确诊断。

五、治疗

治疗要点是对症治疗，预防并发症，保护肾功能。

1.对症治疗 限制水钠摄入，效果不佳时应适当使用利尿剂。若仍不能控制者，应予降压药治疗，预防心脑血管并发症的发生。

2. 治疗感染灶 予以无肾毒性抗生素如青霉素、头孢菌素等治疗，不主张长期预防性使用抗生素。反复发作的慢性扁桃体炎，待病情稳定后可考虑摘除扁桃体，手术前后2周需注射青霉素。本病具有自限性，不宜应用糖皮质激素及细胞毒类药物。

3. 透析治疗 发生急性肾功能不全、严重的体液潴留（利尿剂反应差）、难以纠正的高血钾，应及时给予短期透析治疗，以度过危险期，一般不需长期透析。

4. 高血压脑病的治疗 快速给予镇静、扩血管、降压治疗。首选硝普钠，可直接作用于血管平滑肌使血管扩张，血压在 1 ~ 2 分钟内下降，同时能扩张冠状动脉和肾血管，增加肾血流量，开始以每分钟 1μg/kg 速度静脉滴注或微量泵泵入，根据血压随时调节速度（每分钟不超过 8μg/kg）。

5. 中医治疗 采用疏风解表、清热解毒、利湿消肿等治疗法则，常用方剂有越婢加术汤、麻黄连翘赤小豆汤等。

六、护理措施

1. 安全与舒适管理 急性期绝对卧床休息，症状明显者需卧床休息 4 ~ 6 周，待肉眼血尿消失、水肿消退及血压恢复正常后，方可下床轻微活动并逐渐增加活动量。做好防坠床、防跌倒的措施。病情稳定后可从事一些轻体力活动，但 1 ~ 2 年内应避免重体力活动和劳累。患儿起病 2 周内应卧床休息，待水肿消退、血压降至正常、肉眼血尿消失后，可下床轻微活动或户外散步，病后 1 ~ 2 个月内活动量宜限制，3 个月内避免剧烈活动。尿内红细胞减少，血沉正常可上学，但应避免体育活动。待 Addis 计数正常后，可恢复正常生活。

2. 疾病监测

（1）常规监测：每周测体重 2 次，水肿严重者，每天测体重 1 次，观察水肿的变化程度；每周留晨尿 2 次，进行尿常规检查；记录 24 小时出入量；观察患者水肿的消长情况，水肿部位皮肤有无红肿、破溃和化脓等情况。

（2）并发症监测：监测患者生命体征变化，每天测血压 2 次（定时间、定部位、定血压计），如患者出现血压突升、剧烈头痛、呕吐、眼花、视物不清等应警惕高血压脑病的发生；如患者出现呼吸困难、端坐呼吸、频频咳嗽，甚至咳粉红色泡沫样痰应警惕心力衰竭的发生；如患者出现尿量急剧减少，甚至少尿时应警惕急性肾衰竭的发生。

3. 对症护理 卧床休息时抬高水肿部位，以增加静脉回流，减轻水肿，保持皮肤清洁，修剪指甲，避免抓破皮肤，各种穿刺、治疗严格遵守无菌技术，预防感染。

4. 用药护理 观察利尿剂的疗效和不良反应，监测水和电解质情况，防止脱水和电解质紊乱。非紧急状态，利尿剂的应用选择早晨和日间为宜，避免夜间排尿过频影响睡眠。高血压脑病患者使用硝普钠时必须避光并新鲜配制，使用避光注射器、避光输液器、避光输液延长管、避光输液袋，如果曝光后分解变成蓝色即不能使用。

5. 饮食营养 给予易消化的高糖、高维生素、适量蛋白质和脂肪的低盐饮食。

（1）急性期应严格限制钠的摄入，予以患者低盐饮食，1 ~ 2 周内，应控制钠的摄入，每日 1 ~ 2g，患儿为 60mg/（kg·d），以减轻水肿和心脏负担，待病情好转、水肿消退、血压下降后，可逐渐转为正常饮食，每日 3 ~ 5g。

（2）控制水和钾的摄入，尤其是尿量明显减少者。

（3）根据患者肾功能调整蛋白质的摄入量，肾功能正常者不需要限制蛋白质入量，有肾功能不全时可考虑限制蛋白质入量每日 0.8 ~ 1.0g/kg，并以优质动物蛋白为主（如奶、蛋、鱼、瘦肉），并提高碳水化合物摄入（126 ~ 146kJ/kg，即 30 ~ 35kcal/kg）以最大限度地利用蛋白质。患儿为每日 0.5g/kg，待尿量增多、氮质血症消除后，尽快恢复蛋白质供应，有低蛋白血症则给予每日 1.0g/kg 的优质蛋白饮食，同时注意给予足够的维生素。

6. 心理护理　部分患者表现为睡眠差、少语、情绪低落，在患者卧床休息期间除了相关知识的教育之外，指导患者听一些有益于身心健康的曲目、阅读一些积极心理学的书籍、做一些放松或冥想的练习，启发患者自觉排除不良情绪的干扰，帮助患者达到身心康复的最佳状态。

七、健康指导

1. 预防疾病　告知患者上呼吸道感染、皮肤感染与本病的关系，强调预防急性肾小球肾炎的关键是预防感染，向患者介绍预防上呼吸道及皮肤感染的措施。一旦发生以上感染，及时接受治疗。同时积极治疗某些慢性疾病，如慢性扁桃体炎、咽炎、龋齿、鼻窦炎及中耳炎。告知患者避免自行使用肾毒性药物，如西药的氨基糖苷类抗生素，中药的马兜铃、关木通、广防己、青木香等。

2. 管理疾病　指导患者及家属掌握用药方法、作用、疗程、注意事项及不良反应。教会患者及家属计算出入量，入量包括每天的饮水量、食物中的含水量、输液量、输血量等，固体食物应记录单位数量或重量，如米饭 1 中碗（约 100g）、柚子 1 个（约 100g）等，出量主要为尿量、大便量、呕吐物等。教会患者及家属测量体重和血压的方法。告知患者及家属休息的重要性。

3. 康复指导　叮嘱患者出院后不可以随便停用或增减药物，告知患者及家属定期到医院复查，出院后每周查尿常规 1 次，2 个月后改为每月 1 次，直至正常。嘱患者出院后 1 ~ 2 个月内活动加以限制，3 个月内避免剧烈活动，1 年之后方可以进行正常的活动，养成积极健康的生活方式，戒除烟酒嗜好及晚睡等不良生活方式。痊愈后根据体能和兴趣选择合适的运动，循序渐进，长期坚持，调理身体，增强体质，改善身体防御机能，以平和的心态，怀抱信心面对生活。急性肾炎完全康复可能需要 1 ~ 2 年，此期间不要从事重体力劳动，避免劳累。另外，当临床症状消失后，微量尿蛋白、镜下血尿等可能迁延半年至 1 年消失，应定期随访，监测病情。也有资料表明，儿童患者尿蛋白 3 年内转阴，血尿 4 年内转阴。

第二节　慢性肾小球肾炎

慢性肾小球肾炎（CGN，简称慢性肾炎）是一组以蛋白尿、血尿、高血压、水肿为临床表现，起病方式不同，病情迁延、病变缓慢进展，可有不同程度肾功能减退，最终将发展为慢性肾衰竭的疾病。本组疾病的病理类型、病程及主要临床表现可各不相同，疾病表现呈多样化。

慢性肾小球肾炎可发生于任何年龄，但以青中年为主，男性多见。

一、病因及发病机制

1. 病因 慢性肾炎系由各种原发性肾小球疾病迁延不愈而致，病因大多尚不清楚，少数由 PSGN 演变而来。

2. 发病机制 不同病理类型的慢性肾炎发病机制不尽相同，但起始因素多为免疫介导炎症，非免疫非炎症因素是导致病程慢性化的重要因素。

二、病理

本病双肾体积缩小，表面呈弥漫性细颗粒状，称为继发性颗粒性固缩肾，切面皮质变薄，皮髓质界限不清。

光镜下肾小球发生玻璃样变和硬化、肾小管萎缩、间质纤维化、炎细胞浸润。

三、临床表现

慢性肾炎以中青年男性多见。多数起病隐匿，可有一个相当长的无症状尿异常期。临床表现呈多样性，可有不同程度的肾功能减退，病情时轻时重、迁延不愈，渐进性发展为慢性肾衰竭。

1. 尿异常 蛋白尿和血尿出现较早，多为轻度蛋白尿（1 ~ 3g/d）和镜下血尿，部分患者可出现大量蛋白尿（> 3.5g/d）或肉眼血尿。水肿期间尿量减少，无水肿期间尿量接近正常，常有夜尿及低比重尿。

2. 水肿 早期患者可有乏力、疲倦、腰部疼痛、纳差等表现，水肿时有时无，多为眼睑和颜面部，甚至下肢的轻中度水肿，晚期持续存在。

3. 高血压 患者血压正常或轻度升高。部分患者可出现血压（特别是舒张压）持续性中等程度以上升高，可有眼底出血、渗出，甚至视盘水肿，如血压控制不好，肾功能恶化较快，预后较差。

4. 肾功能改变 早期患者肾功能正常或轻度受损（肌酐清除率下降或轻度氮质血症），这种情况可持续数年甚至数十年，肾功能逐渐恶化并出现相应的临床症状，如贫血、血压增高等，最终进入尿毒症期。

5. 贫血 部分患者表现为贫血貌、唇甲苍白，若出现中度以上贫血，表明肾单位及肾功能损害已很严重。

病理类型为决定慢性肾炎肾功能恶化进展快慢的重要因素，如系膜毛细血管性肾小球肾炎进展较快、膜性肾病进展常较慢。

四、医学检查

1. 尿液检查 尿蛋白轻至中度增加，定性为（+）~（+++），定量常在 1 ~ 3g/d，镜下可见多形性红细胞，可有红细胞管型。

2. 血常规检查 早期正常或轻度贫血，晚期红细胞计数和血红蛋白明显下降。

3. 肾功能检查 晚期血肌酐、血尿素氮增高，内生肌酐清除率明显下降。

4.B 超 晚期双肾缩小，肾脏表面不平，肾皮质变薄或肾内结构紊乱。

五、治疗

治疗要点是防止和延缓肾功能进行性恶化、改善临床症状及防治并发症。

1. 积极控制高血压和减少尿蛋白 为控制病情恶化的重要环节。理想血压控制水平视尿蛋白程度而定。

（1）尿蛋白 ≥ 1g/d，血压应控制在 125/75mmHg 以下；尿蛋白 < 1g/d，血压控制可放宽到 130/80mmHg 以下，尿蛋白 < 30mg/24h，建议控制血压 < 140/90mmHg。尿蛋白的治疗目标则为争取减少至 < 1g/d。

（2）降压药物首选对肾脏有保护作用的，如血管紧张素转换酶抑制剂（ACEI）、血管紧张素 II 受体阻滞剂（ARB），此两种药具有良好的降压作用，还有降低高滤过和减轻蛋白尿的作用。应用剂量需高于常规降压剂量，以达到减少尿蛋白目的。也可选用其他药物如钙通道阻滞剂、β 受体阻滞剂、血管扩张剂和噻嗪类利尿剂（若噻嗪类无效应改用袢利尿剂，但一般不宜过多、长久使用）。

2. 血小板解聚药 以往报道长期服用血小板解聚药可延缓肾功能衰退。但近年来的循证医学研究结果尚未证实其确切疗效。大剂量双嘧达莫（300 ~ 400mg/d）、小剂量阿司匹林（40 ~ 300mg/d）对系膜毛细血管性肾小球肾炎（易引起高凝状态的病理类型）有一定降尿蛋白作用。

六、护理措施

1. 安全与舒适管理

（1）环境：保持病室清洁，定期消毒，地面无湿滑无障碍。注意患者保暖，嘱患者加强个人卫生，预防感冒、皮肤感染等。

（2）休息与活动：若患者尿蛋白不多、水肿不明显、无严重高血压及肾功能损害时，可以从事轻体力工作，嘱患者加强休息，以增加肾血流量和尿量，卧床时可抬高下肢，增加静脉回流，减轻下肢水肿，尤其应避免体力活动，以减轻肾脏负担，减少蛋白尿及水肿，延缓肾功能减退。

（3）安全防护措施：防坠床、防跌倒、防自杀、防走失，避免意外事件发生。

2. 疾病监测

（1）常规监测：观察并记录尿液改变情况，水肿、高血压及肾功能减退程度。监测生命体征、体重等。

（2）加重期监测：如患者出现食欲减退、恶心、呕吐、头痛、嗜睡、尿少及出血倾向等应警惕早期尿毒症的发生。发现异常及时通知医生处理。

3. 对症护理 降压措施包括低盐饮食和使用降压药。

4. 用药护理

（1）使用袢利尿剂时注意不宜过多、长久使用，以免加重肾损害。

（2）肾功能不全患者应用 ACEI 或 ARB 要防止高血钾，血肌酐 > 256μmol/L（或

3mg/dL）时务必在严密观察下谨慎使用，若用药 2 周内血肌酐上升 30% ~ 50%，宜停止使用，及时纠正其升高的原因，并使其降至用药前水平，再继续使用。用药期间应密切监测血肌酐、血钾，防止严重不良反应发生。

5. 饮食护理 予患者优质低蛋白、低盐、低磷饮食。

（1）予以优质低蛋白饮食，每日 0.6 ~ 0.8g/kg，其中 50% 以上为高生物学效价的优质蛋白，适当增加碳水化合物的摄入，避免因热量供给不足而加重负氮平衡。热量维持在每日 30 ~ 35kcal/kg。

（2）坚持低盐饮食，食盐摄入量以 2 ~ 3g/d 为宜。

（3）控制磷的摄入，磷入量限制在 800mg/d 以下（最佳入量 500mg/d）。避免食用含磷高的动物内脏、脑等，可进食高钙低磷或不含磷的食物，如牛奶、萝卜、黄瓜、鸡蛋等，少喝或不喝各种汤，可弃汤吃肉。

（4）注意补充维生素、叶酸和其他微量元素。

（5）必要时遵医嘱补充必需氨基酸或复方 α－酮酸制剂，研究表明，低蛋白饮食加复方 α－酮酸制剂在延缓肾损害进展上优于必需氨基酸制剂，但同时 α－酮酸制剂含钙，也须谨防高钙血症发生。

6. 营养监测 实施低蛋白饮食时，须对患者治疗依从性及营养状况进行监测，以防营养不良发生。

（1）热量摄入监测：根据患者 3 日饮食记录，计算实际摄入热量。

（2）营养状态评估：治疗初或营养不良时每月监测 1 次，以后 2 ~ 3 个月监测 1 次。身体测量（包括体重指数、肱三头肌皮褶厚度和上臂肌围）；血生化指标检测（包括人血白蛋白、转铁蛋白、前白蛋白及血清胆固醇）；主观综合营养评估（SGA）。

（3）蛋白入量监测：测定 24 小时尿尿素排泄量，计算氮表现率蛋白相当量（PNA）或蛋白分解代谢率（PCR）。

7. 心理护理 由于病情反复、迁延不愈，部分患者可表现为沮丧、悲观、抵触、沉默寡言等情绪，因此以娴熟的技术，以真诚、尊重、接纳、温暖的态度与患者建立良好的沟通关系，鼓励患者倾诉，通过倾听和交流获取信息评估患者的自我概念、情感、感知、人生价值观，给予患者心理支持包括理解、安慰、同情、抚慰、启发等，形成治疗性护患关系，帮助患者通过反思建立积极的应对策略，帮助患者以积极的心态促进身体的康复，提升生活质量。鼓励家属陪伴患者，给予患者精神上的支持，以积极的视角思考问题，发现患者悲观厌世及时寻求医护人员及社会的帮助，防止意外事件发生。

七、健康指导

1. 预防疾病 告知患者慢性肾炎多由原发性肾小球疾病迁延不愈转变而来，应及时治疗各种原发性肾小球疾病，延缓肾功能损伤。

2. 管理疾病

（1）休息与饮食：嘱患者加强休息，避免体力活动，以减轻肾脏负担，减少蛋白尿及水肿，延缓肾功能减退，注意保暖，加强个人卫生，预防感冒、皮肤感染等，同时向患者解释饮食控制的重要性，避免高蛋白、高脂、高磷饮食加重肾损伤，指导患者根据自己的病情选择合适的食物和量。指导患者及家属以糖醋调味，或葱姜蒜炒香调味，或用柠檬汁、青椒、番茄、洋葱等果蔬的自然风味烹调，以减少对盐的需求，同时不影响食欲。限制摄入香肠、各种肉干、酱料、罐头、鸡精、味精、肉松等含盐高的熟食品和调味品。

（2）避免加重肾损害的因素：向患者及家属讲解影响病情进展的因素，指导其避免加重肾损害的因素，如感染、劳累妊娠、接种疫苗、应用肾毒性药物等。常见的肾毒性药物有氨基糖苷类抗生素、磺胺类、先锋霉素、两性霉素、含马兜铃酸的中药等。

（3）用药指导：介绍各类降压药的疗效、不良反应及用药注意事项。如告诉患者ACEI、ARB可致血钾升高，并告知高血钾的表现等。

3.康复指导 慢性肾炎病程长，需定期随访疾病的进展，监测肾功能、血压、水肿等的变化。一旦出现水肿或水肿加重、尿液泡沫增多、血压增高或有急性感染时应及时就诊。

第八章 血液内科护理

第一节 血液系统常见症状的护理

一、血液系统的结构功能

（一）造血器官及血细胞的生成

造血系统包括血液、骨髓、脾、淋巴结以及分散在全身各处的淋巴和单核–巨噬细胞（也称网状内皮）组织。在胚胎期 24 周前，肝、脾为主要造血器官，其后骨髓为主要造血器官。婴儿出生后第 15d 起造血功能仅限于骨髓，肝、脾造血功能停止，仅应激情况下部分可再恢复造血功能，称为髓外造血。在正常情况下，仅在红骨髓中生成红细胞、粒细胞、单核细胞以及血小板。5～7 岁以前全身骨髓都是红骨髓，全部参与造血，以后四肢长骨中红骨髓逐渐被脂肪组织替代，红骨髓仅限于胸骨、肋骨、骨盆、脊椎骨、颅骨、股骨、肱骨的骺端。但当身体需要造血功能代偿活跃时（例如出血或溶血等），长骨中仍可出现造血组织。

血细胞来源于骨髓内生成的造血干细胞，这种细胞又称全能干细胞，既能自我复制、又能分化为多能祖细胞（CFU–S）及淋巴系祖细胞，进一步发育分化为原粒、原单核细胞、原红细胞、原巨核细胞；淋巴系祖细胞在骨髓内分化为 T、B 淋巴细胞。

（二）血液组成及血细胞生理功能

血液由血细胞和血浆组成。血细胞约占 45%，均为成形细胞（红细胞、白细胞、血小板）；余下 55% 为血浆，是一种淡黄色的透明液体。成熟红细胞有结合与输送 O_2 和 CO_2 的功能。白细胞包括中性、嗜酸、嗜碱性粒细胞及单核、淋巴细胞。白细胞种类多、形态不同、功能各异。中性粒细胞主要是吞噬异物尤其是细菌，是机体抵御入侵细菌的第一道防线。单核细胞也是一种吞噬细胞，其功能是清除死亡或不健康的细胞，以及这些细胞破坏后的产物和微生物及其产物，是机体抵御入侵细菌的第二道防线。淋巴细胞经胸腺作用后称 T 淋巴细胞，参与细胞免疫。B 淋巴细胞未经胸腺作用，目前认为在消化道附近的类淋巴组织成熟。B 淋巴细胞受抗原刺激后增殖分化为浆细胞，产生抗体，参与体液免疫。血小板具有止血功能。血浆成分复杂，含有多种蛋白质、凝血及抗凝血因子、补体、抗体、酶、电解质、各种激素及营养物质等。

二、血液病的分类

血液病常表现血细胞成分质和量的改变以及出凝血机制的障碍。一般分为以下几类。

（一）红细胞疾病

1. 数量改变　如各种贫血、红细胞增多症等。

2. 质的改变　如遗传性球形红细胞增多症、血红素合成缺陷的卟啉病等。质的改变也常伴有量的改变。

（二）白细胞疾病

1. 数量改变　量的减少见于先天性或药物、感染、免疫等因素引起的白细胞减少或粒细胞缺乏症，白细胞增多常见于感染、炎症、过敏反应、癌肿等。

2. 质的改变　见于血液系统恶性肿瘤，如白血病、淋巴瘤、骨髓瘤等。中性粒细胞形态异常如中性粒细胞分叶功能不全、中性粒细胞功能缺陷等。

（三）出血性疾病

1. 血小板数量或质的异常　如血小板减少性紫癜、血小板增多症、血小板无力症等。

2. 凝血功能障碍性疾病

（1）凝血因子缺乏：如血友病、凝血酶原缺乏和各种凝血因子缺乏等。

（2）循环血中抗凝血物质过多，如抗凝血酶Ⅲ、抗因子Ⅷ抗体等。

3. 血管壁异常　如过敏性紫癜、遗传性出血性毛细血管扩张症。

（四）其他

血栓性疾病。血栓形成与血液成分、血管壁、血流、血液高凝状态等多种因素有关。

三、常见症状的护理

（一）贫血

贫血是血液病最常见的症状。

1. 常见原因

（1）红细胞生成减少。常见于缺铁性贫血、巨幼红细胞性贫血、再生障碍性贫血、白血病等。

（2）红细胞破坏过多。常见于各种溶血性贫血，如遗传性球形红细胞增多症、葡萄糖 –6– 磷酸脱氢酶缺乏症、自身免疫性溶血性贫血、脾功能亢进症等疾病。

（3）急、慢性失血。常见于消化道大出血、溃疡病、钩虫病、痔出血、反复鼻出血、月经过多等疾病。轻度贫血多无症状，中度以上贫血病人常出现头晕、耳鸣、疲乏无力、活动后心悸、气短等。贫血若为逐渐发生，机体能逐渐适应低氧状况，虽然贫血严重，但病人自觉症状可以相对较轻，生活仍然可以自理。若贫血发展迅速，病人常表现极度乏力、生活自理困难。

2. 护理评估

（1）了解病史：了解病人贫血的病因，贫血发生的速度和时间，贫血的程度。询问病人有无消化系统疾病，家族有无血液病遗传史，病人既往身体状况。女性病人应特别询问月经情况。

1）贫血发生的速度：贫血若为缓慢发生，机体能逐渐适应低氧状况，病人自觉症状可相对较轻；反之，若贫血发展迅速，红细胞携氧能力骤然下降，可导致严重缺氧而出现严重的各种系统症状，甚至循环衰竭而死亡。

2）贫血的程度：轻度贫血病人多无明显症状；中度以上者常出现头晕、耳鸣、疲乏无力、活动后心悸、气短等；重度贫血病人休息时也可有气短或心绞痛、心功能不全等。

（2）身体评估：皮肤黏膜苍白是贫血的主要体征，一般以观察甲床、口唇、口腔黏膜、睑结膜及舌质较为可靠。观察病人生命体征有无改变，如脉搏细速或扪不清、血压下降；

病人的意识状态，是清醒还是嗜睡、模糊、昏睡或昏迷；四肢皮肤颜色和温湿度，皮肤、黏膜有无出血点或淤点、淤斑；鼻腔黏膜、牙龈及眼底有无出血；血友病病人关节有无肿胀、畸形等。

（3）病人心理状态：病人有无情绪烦躁、苦闷、焦虑、恐惧等不良情绪反应。长期患病者有无因反复住院、输血造成经济困难，或因长期使用糖皮质激素引起外表变化，而感到烦恼或自卑。

（4）辅助检查：血常规检查，尤其是血红蛋白测定是确定贫血的可靠指标；血涂片检查可对贫血的性质、类型提供诊断线索；网织红细胞计数可作为判断贫血疗效的早期指标；任何不明原因的贫血都应作骨髓穿刺检查，必要时作骨髓活检。

3. 护理措施

（1）休息与活动：适当的休息可减少氧的消耗，应根据病人贫血的程度及发生速度制定合理的休息与活动计划。活动量以不感到疲劳、不加重症状为度，待病情好转逐渐增加活动量。妥善安排各种护理及治疗时间，使病人有充分时间休息，以减少氧的消耗。教会病人在活动期间和活动中自测脉搏，脉搏大于或等于 100 次 /min，应停止活动。重度贫血缺氧症状者应注意：卧床休息，减少心脏负荷，同时抬高床头，利于肺扩张、有助于肺泡内气体的交换。吸氧，以改善组织缺氧症状。保持房间温暖，需要时增加盖被，以防因寒冷引起血管收缩，加重缺氧。协助做好生活护理。应协助其完成沐浴、翻身、进食及其他日常生活活动，病人起床和如厕时改变体位宜缓慢，要扶墙起立，避免登高，防止晕倒摔伤。

（2）饮食护理：贫血病人胃肠道消化功能往往减退，应给予高蛋白、高热量、富含维生素、易消化饮食。缺铁性贫血病人应摄入富含铁质的食物，如动物肝、瘦肉、蛋黄、鱼、豆类、紫菜、海带及香菇、木耳等。谷类和大多数蔬菜、水果中含铁较低、乳类含铁量极低。巨幼红细胞性贫血，叶酸及维生素 B12 的补充十分重要，新鲜绿色蔬菜、水果、瓜、豆类、肉类、动物肝肾中均含有丰富的叶酸。肉类、肝、肾、心等内脏和禽蛋、乳等含有丰富的维生素 B12。食物中叶酸经烹饪后会丧失 50% ~ 90%，维生素 B12 将丧失 10% ~ 30%，故过度烹饪从营养学的角度讲并不科学；有些溶血性贫血病人忌食某些酸性食物和药物，如维生素 C、阿司匹林、苯巴比妥、磺胺等，以减少血红蛋白尿的发生；恶性血液系统肿瘤病人化疗后食欲极度下降，给予流质、低脂、易消化饮食显得格外重要。

（3）病情观察：对急性以及重症病人要密切观察心率、脉搏、血压及呼吸改变。急性失血引起的贫血易引发虚脱、晕厥及休克等，除卧床休息、按重症贫血护理外，吸氧亦能增加组织器官的供氧量，有利于缓解症状。重度贫血病人常并发贫血性心脏病，在输液过程中稍有不慎即可发生左心功能不全。若病人出现心率快、咳粉红色泡沫样痰时，必须按急性左心功能不全护理，减慢、甚至立即停止输液，及时报告医师，并协助进行紧急处理。对这类病人进行输液、输血时，其速度必须控制在每小时 1ml/kg 以内，对于老年病人更应谨慎。在输血、输液前应告诫病人，一旦出现不适应立即报告，并加强巡视，其余见成分输血的护理。

（4）心理护理：针对贫血的不同原因、临床特点、疗效、预后做好必要的疏导和解释工作。及时发现病人的需要，热情主动的介绍病室环境及医务人员，解释各种诊疗目的、意义、方法，药物治疗的作用、用法，介绍新的治疗方法与技术，鼓励病人正视疾病，以减轻病人的负担，使病人乐于配合治疗及护理。

（二）出血倾向

出现倾向是指机体自发性多部位出血和（或）血管损伤后出血不止。血小板减少、血管脆性增加、血浆中凝血因子缺乏以及循环血液中抗凝血物质增加，均可导致出血。常见疾病有原发性血小板减少性紫癜、白血病、再生障碍性贫血、血友病等，多表现为自发出血或轻度受伤后出血不止。出血部位可遍及全身，以皮肤、鼻腔、齿龈和眼底出血多见。此外，关节腔、内脏出血如呕血、便血、血尿、阴道出血等也较常见。严重者可发生颅内出血，危及生命。血管脆性增加及血小板异常所致的出血多表现为皮肤黏膜淤点、淤斑；凝血因子缺乏引起的出血常有内脏、肌肉、关节腔出血或软组织血肿，疼痛难忍，有时因血肿过大或血肿位于要害部位，可压迫脏器而引起相应器官功能障碍。出血后关节肿胀，病人常呈被动体位，生活不能自理，因反复关节腔出血致使关节畸形，甚至致残。凝血障碍所致的出血常有家族史或肝病史。

1. 护理评估

（1）了解病史：询问和观察出血发生的时间、部位、范围，有无原因或诱因，如皮肤、黏膜及关节出血者，应询问病人有无局部受压、擦伤、跌伤、抓伤、刀割伤、针刺伤等。有过敏史者，应注意有无食用异性蛋白、服用易致过敏的药物等。消化道出血者是呕血或便血，出血量的大小，出血是停止或继续，有无伴随症状，如头晕、眼花、全身乏力、出冷汗、尿量减少等低血容量表现。出血量大者，警惕有无头痛、呕吐、视力模糊等颅内出血的表现。血友病病人关节和肌肉出血时有无关节、肌肉疼痛等情况。病人出血后是否经过止血处理，其方法、用药及效果如何。

（2）身体评估：病人的生命体征有无改变，尤其是血压的变化；局部皮肤有无红肿；口腔黏膜有无溃疡；咽和扁桃体有无充血、肿大；痰液的性质、肺部有无啰音；下腹部、肾区有无叩痛；女病人阴道分泌物的性质等。

（3）心理状态：有出血倾向的病人，常因反复出血尤其是大出血时影响学习、工作、社交活动；有关节腔出血者，有可能导致关节挛缩、强直、畸形和功能丧失，使病人出现紧张、恐惧等情绪变化。

（4）辅助检查：根据筛选、确诊及特殊试验的顺序进行。

1）筛选试验：常用的有出血时间（BT）、毛细血管脆性试验、血小板计数、血块收缩试验、凝血时间（CT）、凝血酶原时间（PT）、凝血酶时间（TT）等。

根据筛选试验结果，结合临床可将出血性疾病大致分为两类：出血时间延长、毛细血管脆性试验阳性、血小板计数正常或减少，而凝血功能检查正常者，可归纳为血管异常或血小板异常。凝血时间、PT以及TT中任何一项或多项延长，而其他结果正常者，多为凝血障碍。

2）确诊试验：血小板及血管性异常的进一步检查可做毛细血管镜、血小板形态、血小板黏附及聚集功能、血小板相关抗体测定等；凝血功能障碍的进一步检查可做凝血黏附时间纠正试验及凝血酶原时间纠正试验等，有条件时直接测定凝血因子的含量及活性，以检出缺乏的凝血因子。

3）特殊试验：对某些遗传性疾病及一些特殊、少见的出血性疾病，在上述试验的基础上，可能需要一些特殊检查才能确定诊断，如蛋白质分析、氨基酸测序、基因分析及免疫病理学检查等。

2.护理措施

（1）休息与饮食：血小板计数低于 50×10^9/L 时应减少活动，增加卧床休息时间，防止身体受外伤如跌倒、碰撞，保证充足睡眠，避免情绪激动。在病人发热、寒战、神志不清和虚弱时更应注意防护。血小板计数低于 20×10^9/L 时，绝对卧床休息。鼓励病人进食高蛋白、高维生素易消化软食或半流质，禁食过硬、粗糙的食物。保持大便通畅，大便时不可过于用力，必要时用开塞露等协助排便，避免腹内压增高引起出血。

（2）病情观察：注意病人皮肤、黏膜有无损伤，有无内脏或颅内出血的症状和体征，如呕血、便血、阴道出血、血尿、头晕、头痛、血压下降、脉率增加以及呕吐、意识模糊、视力变化等。皮肤、黏膜受损出血时，应注意出血的部位、出血量和时间。了解化验结果，如血红蛋白、血小板计数、出凝血时间、凝血因子、束臂试验。监测心率、血压、意识状态等。

（3）预防和避免出血加重。

1）皮肤出血的预防及护理：保持床单平整，被褥衣裤轻软，静脉穿刺时，尽量缩短压脉带的使用时间，避免皮肤摩擦及肢体受挤压而引起出血。保持皮肤清洁，定期洗澡，擦洗时要用刺激性小的肥皂，轻擦不可用力。勤剪指甲，以免抓伤皮肤。尽量避免人为的创伤，如肌内注射、各种穿刺、拔牙等，必须注射或穿刺时应快速、准确，严格执行无菌操作，拔针后局部加压时间宜适当延长，并观察有无渗血情况。穿刺部位应交替使用，以防局部血肿形成。发生出血时，应定期检查出血部位，注意出血点、淤点、淤斑的消长情况。

2）鼻出血的预防及护理：保持室内相对湿度在 50% ~ 60%，以防止鼻黏膜干燥而增加出血的机会。鼻腔干燥时，可用棉签蘸少许液体石蜡或抗生素软膏轻轻涂擦，每日 3 ~ 4 次，以增加鼻黏膜的柔韧性，防止干裂出血。指导病人勿用力擤鼻，以防止鼻腔压力增大促使毛细血管扩张，渗血增多。防鼻部外伤，如用手抠鼻痂和外力撞击鼻部。少量出血时，可用棉球或明胶海绵填塞，无效者可用 1：1 000 肾上腺素棉球填塞，并局部冷敷。出血严重时，尤其是后鼻腔出血可用凡士林油纱条作后鼻腔填塞术，术后定时用无菌液体石蜡滴鼻，以保持黏膜湿润，术后 3d 可轻轻取出油纱条，若仍出血，需更换油纱条再填塞。病人鼻腔填塞后，被迫张口呼吸，因此应加强口腔护理，保持口腔湿润，增加病人舒适感，同时可避免感染发生。对血友病病人鼻出血，可用吸引器将血吸出，并作好气管插管或气管切开的急救护理。

3）口腔、牙龈出血的预防及护理：血液病病人不仅容易发生出血，且常伴有牙龈肿胀和糜烂。应指导病人用软毛牙刷刷牙，忌用牙签剔牙，鼓励病人进食清淡、少渣软食，尽量避免食用油炸食品或质硬的水果，以防止牙龈和口腔黏膜损伤；保持口腔清洁，进餐前后和睡前用氯己定（洗必泰）或口灵、生理盐水漱口。牙龈渗血时，可用肾上腺素棉球或明胶海绵片贴敷牙龈，及时用生理盐水或 1% 过氧化氢清除口腔内陈旧血块，以避免引起口臭而影响病人的食欲和心情。此外，血液是细菌最好的培养基，及时清除血迹，加强口腔护理，对预防感染有着重要的意义。

4）关节腔出血或深部组织血肿的预防及护理：减少活动量，避免过度负重和易致创伤的运动。一旦出血，立即停止活动，卧床休息，抬高患肢并固定于功能位。开始时局部用冰袋冷敷，使出血局限，可采取绷带压迫止血，测量血肿范围。当出血停止后，应改为热敷，以利于淤血消散。

5）内脏出血的护理：消化道小量出血者，可进食温凉的流质饮食；大量出血应禁食，建立静脉输液通道，配血和作好输血的准备，保证液体、止血药物和血液制品的输入。准确记录出入量。

6）眼底及颅内出血的护理：眼底出血时，应减少活动，尽量让病人卧床休息，嘱病人不要揉擦眼睛，以免引起再出血。若病人突然视力模糊、头晕、头痛、呼吸急促、喷射性呕吐，甚至昏迷，提示颅内出血的可能，应及时与医生联系，并协助处理。

①立即去枕平卧、头偏向一侧。

②随时吸出呕吐物或口腔分泌物，保持呼吸道通畅。

③吸氧。

④按医嘱快速静滴或静注 20% 甘露醇、50% 葡萄糖液、地塞米松、呋塞米等，以降低颅内压。

⑤观察并记录病人的生命体征、意识状态及瞳孔大小。

（4）输血或成分输血的护理：出血明显时，依据病人出血的不同原因，遵医嘱输入新鲜全血、浓缩血小板悬液；新鲜血浆或抗血友病球蛋白浓缩剂等输血前认真核对。血小板取回后，应尽快输入；新鲜血浆于采集后 6h 内输完；抗血友病球蛋白浓缩剂用等渗盐水稀释时，沿瓶壁轻轻注入，勿剧烈冲击或震荡，以免泡沫形成而影响注射。观察有无输血反应发生，如溶血反应、过敏反应等。

（5）心理护理：保持环境安静、温暖。当病人感到恐惧时，给予心理上的安慰，分散病人的注意力。发现病人有出血情况时，护士应保持镇静，迅速通知医生采取各种止血措施，尽快清除一切血迹，避免恶性刺激。

（三）继发感染

由于机体免疫力降低以及营养不良，血液病病人容易发生感染。其中最重要的原因是由于正常的白细胞数量减少和质量改变，不能抵抗细菌的侵袭而招致感染。常见疾病有白血病、再生障碍性贫血、淋巴瘤等。感染部位多见于口腔黏膜、咽及扁桃体、肺部、泌尿道以及肛周皮肤，严重时可发生败血症。发热是继发感染最常见的症状。继发感染是白血病病人最常见的死亡原因之一。

1.护理评估

（1）了解病史：询问病人有无感染的诱因存在，如受凉、感染性疾病的接触史（感冒等）；有无感染的表现，如发热、寒战、咽部不适或咽痛、牙痛、咳嗽、咳痰、胸痛、膀胱刺激征、腹泻、肛周疼痛以及女病人外阴瘙痒等。

（2）身体评估：病人的生命体征有无改变，尤其是体温的变化；局部皮肤有无红肿；口腔黏膜有无溃疡；咽和扁桃体有无充血、肿大；痰液的性质、肺部有无啰音；下腹部、输尿管行程有无压痛，肾区有无叩痛；女病人阴道分泌物的性质等。

（3）病人心理状态：病人因反复感染常有犹豫、无助感，对治疗失去信心。尤其是粒细胞缺乏症、急性白血病和急性再生障碍性贫血的病人，病情危重、症状复杂，加上治疗效果不佳和较重的经济负担，给病人带来沉重的心理压力，常出现焦虑、悲观、沮丧、甚至绝望，家人常因经济压力大，照顾能力有限而心情沉重。

（4）辅助检查：血常规、尿常规及 X 线检查有无异常，感染部位分泌物、渗出物或排泄物的细菌涂片或培养加药敏试验等结果。

2. 护理措施

（1）一般护理：鼓励病人进食，选用高蛋白、高热量、富含维生素的清淡食物，以加强营养，提高机体抵抗力。有感染存在或发热时，应鼓励病人多饮水，以补充水分的消耗。指导病人注意饮食卫生，不吃生冷食物、水果削皮后食用，以防止胃肠道感染。

（2）病情观察：观察病人有无感染征象，注意体温变化和热型。出现发热，大多提示病人存在感染，应仔细寻找感染灶，询问病人有无咽痛、咳嗽、咳痰、胸痛、尿痛以及肛周疼痛；了解病人痰液、尿液及大便的性质；监测病人白细胞总数及分类结果，尿常规有无异常。若以上各项提示有感染的迹象，要及时通知医生。对发热者，应注意观察发热前有无寒战和其他伴随症状，警惕败血症发生，必要时抽血送培养。

（3）皮肤黏膜护理。

1）口腔护理：进餐前后、睡前、晨起用生理盐水、氯己定或朵贝尔液交替漱口。口腔黏膜有溃疡时，可增加漱口次数，局部用维生素 E 或溃疡膜涂敷。应用抗生素或化疗药物时易发生真菌感染，必要时用 2.5% 制霉菌素或碳酸氢钠液含漱。病人发热时进食量常减少，唾液分泌减少，易导致细菌滋生，因此更应加强口腔护理。

2）皮肤护理：保持皮肤清洁，便后洗手，每周沐浴不少于 1～2 次，穿柔软宽松的清洁衣裤。勤剪指甲，蚊虫蜇咬时应正确处理，避免抓伤皮肤。肌内、静脉注射或各种损伤性穿刺时，局部要严格消毒。女病人尤其应注意会阴部清洁，会阴部清洗每日 2 次，经期应增加清洗次数。

3）肛周护理：睡前、便后用 1：5 000 高锰酸钾溶液坐浴，每次 15～20min。保持大便通畅，防肛裂，发现肛周脓肿应及时通知医生，必要时切开引流，局部、全身加大抗生素用量。

（4）预防院内感染：保持病室整洁、空气清新，定时开窗通风，用紫外线或臭氧照射每周 2～3 次，每次 20～30min。定期用消毒液擦拭家具、地面。注意保暖，防止受凉。限制探视人数及次数，避免到人群聚集的地方或与有感染迹象的病人接触。严格执行各项无菌操作，对粒细胞绝对值小于或等于 $0.5 \times 10^9/L$ 者，实行保护性隔离，向病人及家属解释其必要性，使其自觉配合。

（5）发热护理。

1）休息：卧床休息，减少机体的消耗。维持室温在 20～24℃、湿度 55%～60% 为宜，经常通风换气。病人宜穿透气、棉质衣服，若有寒战应给予保暖。

2）补充营养及液体：指导病人摄取足够的水分防止脱水，每天至少 2 000ml 以上，鼓励病人进食高热量、高维生素、营养丰富的半流质或软食。必要时遵医嘱静脉补液，维持水和电解质平衡。

3）降温护理：高热病人可给予物理降温或遵医嘱药物降温，禁用酒精擦浴，防局部血管扩张加重出血。降温过程中病人出汗多，应及时擦干皮肤，随时更换衣物，保持皮肤和床单清洁、干燥，防受凉。注意病人降温后的反应，避免发生虚脱。

（6）用药护理：遵医嘱局部或全身用抗生素治疗，给药时间和药量要准确，确保有效的血药浓度，同时注意用药反应，必要时输浓缩粒细胞悬液，增强机体抗感染的能力。

第二节 缺铁性贫血的护理

一、铁的代谢

1. 铁的分布　铁在体内广泛分布于各组织。正常成人体内含铁总量为 3 ~ 4.5g，其中血红蛋白铁约占 67%，贮存铁 29%，余下的 4% 为组织铁，存在于肌红蛋白及细胞内某些酶类中。正常男性，贮存铁约为 1 000mg，女性仅为 300 ~ 400mg。体内的铁大致可分为功能状态铁（包括血红蛋白、肌红蛋白、酶和辅因子、转铁蛋白结合的铁）和贮存铁（以铁蛋白和含铁血黄素形式贮存于单核 – 巨噬细胞系统中）两大部分。

2. 铁的来源和吸收　正常人制造新生红细胞每天需铁 20 ~ 25mg，大部分来自体内衰老红细胞破坏释放的铁。每天从食物中吸收 1 ~ 1.5mg 的铁，即可维持体内铁的平衡。含铁量较丰富的食物有肉类、肝、蛋黄、豆类、海带、紫菜、木耳及香菇等，而乳类含铁量最低。肉类食品中的肌红蛋白所含铁可完整地直接被吸收，吸收率约为 20%。植物铁多为三价的胶状氢氧化铁，易与植物中的植酸、丹宁酸等结合为不溶性的铁复合物，影响其吸收；吸收率为 1% ~ 7%。铁的主要吸收部位在十二指肠及空肠上段。

影响铁吸收的因素常有：①胃酸和维生素 C 能使三价铁还原成二价铁，以便于吸收，同时可使铁稳定在溶解状态，防止再氧化为三价铁。蛋白质分解后的氨基酸、酰胺及胺类也可促使铁成为溶解状态，促进铁的吸收；②肠黏膜能根据体内贮存铁的情况，调节其吸收。当体内贮存铁丰富，铁的吸收就减少，相反则增多。正常人铁的吸收率约为 10%，当缺铁时吸收率可增至 30% ~ 40%。

3. 铁的转运和利用　经肠黏膜进入血浆的亚铁（Fe^{2+}）大部分被铜蓝蛋白氧化为高铁（Fe^{2+}）后，与血浆中的转铁蛋白结合（每一分子的转铁蛋白可与两个 Fe^{2+} 结合）成为转铁蛋白复合体即血清铁，将铁运送到需要的各组织中，主要是骨髓中幼红细胞，在细胞内铁与转铁蛋白分离，再次还原成 Fe^{2+}，然后在线粒体内与原卟啉相结合成为血红素，血红素再与珠蛋白结合生成血红蛋白。

4. 铁的贮存及排泄　人体内的铁除身体能利用的量外，多余的铁主要以铁蛋白和含铁血黄素形式贮存在肝、脾和骨髓等器官的单核 – 巨噬细胞系统中。铁蛋白是以磷酸氧化高铁的形式存在，能溶于水，当体内需铁量增加时，可再被动用。含铁血黄素是铁蛋白部分变性、部分被溶酶体作用分解的降解物，可被亚铁氰化钾染成蓝色，不溶于水，因此不易再被利用。正常人每天铁排泄甚微，并与吸收量保持平衡。正常男性每天排泄铁不超过 1mg，女性每天排泄 1 ~ 1.5mg，主要由粪便排泄。育龄妇女主要通过月经、妊娠、哺乳而丢失。

二、病因与发病机制

1.需铁量增加而摄入不足 成年人每天铁需要量为 1 ~ 2mg，婴幼儿、青少年、妊娠和哺乳期的妇女需铁量增加，如果饮食中缺少铁则易引起缺铁性贫血。人工喂养的婴儿，以含铁量较低的牛乳、谷类为主要饮食，如不及时补充含铁量较多的食品，也可引起缺铁性贫血。

2.铁吸收不良 铁主要在十二指肠及空肠上段吸收，胃大部切除及胃空肠吻合术后，可影响铁的吸收。胃酸缺乏、小肠黏膜病变、肠道功能紊乱、服用抗酸药以及 H2 受体拮抗剂等均可影响铁的吸收。

3.铁损失过多 慢性失血是成人缺铁性贫血最多见、最重要的原因，反复多次小量失血可使体内贮存铁逐渐耗竭，如消化性溃疡出血、肠息肉、肠道癌肿、月经过多、钩虫病、痔出血等。此外，反复发作的阵发性睡眠性血红蛋白尿亦可因血红蛋白由尿中排出而致缺铁。

三、临床表现

本病是慢性渐进性的，有一般贫血的表现，如面色苍白、乏力、易倦、头晕、头痛、心悸气短、耳鸣等。由于缺血、缺氧，含铁酶及铁依赖酶的活性降低，病人可伴有以下特征：

1.营养缺乏 皮肤干燥、角化、萎缩、无光泽、毛发干枯易脱落，指（趾）甲扁平、不光整、脆薄易裂、甚至反甲。

2.黏膜损害 表现口角炎、舌炎、舌乳头萎缩，严重者引起吞咽困难（Plummer-Vin-son 综合征），其特点为吞咽时感觉有食物黏附在咽部。

3.胃酸缺乏及胃功能紊乱 吸收不良、食欲缺乏、便稀或便秘。约 1/3 病人有慢性萎缩性胃炎。

4.神经、精神系统异常 如易激动、烦躁、头痛、好动、发育迟缓、体力下降等，以儿童多见。少数病人有异食癖，喜吃生米、泥土、石子等。约 1/3 病人出现神经痛、末梢神经炎，严重者可出现颅内压增高、视乳头水肿。小儿严重者可出现智能障碍等。

四、辅助检查

1.血象 典型血象为小细胞低色素性贫血。红细胞体积较正常小，形态不一，中心淡染区扩大。MCV、MCHC 值降低，血红蛋白降低，网织红细胞正常或略升高。血小板计数高低不一。严重病例可出现三系细胞减少。

2.骨髓象 红细胞系增生活跃，以中晚幼红细胞为主，体积变小、染色质颗粒致密、胞浆少。粒细胞和巨核细胞无明显变化。骨髓涂片染色示骨髓细胞外铁消失，铁粒幼细胞极少或消失。

3.生化检查 血清铁（ST）在 500μg/L 以下；血清总铁结合力（TIBC）增高，大于

3 600μg/L；转铁蛋白饱和度（TS）小于15%；血清铁蛋白（SF）测定可准确反映体内贮存铁情况，低于14μg/L可作为缺铁依据，但易受多种因素的影响。此外，红细胞游离原卟啉（FEP）在缺铁或铁利用障碍（如慢性疾病）时其值升高，表示血红素的合成有障碍，为诊断的一项较灵敏的指标。临床上将缺铁及缺铁性贫血分为缺铁、缺铁性红细胞生成及缺铁性贫血3个阶段，其分别的诊断标准如下。

（1）缺铁（潜在性缺铁期）：仅有体内贮存铁的消耗，血清铁蛋白小于12μg/L或骨髓铁染色显示铁粒幼细胞小于10%或消失，细胞外铁缺如，但血红蛋白及血清铁等指标正常。

（2）缺铁性红细胞生成：红细胞摄入铁较正常时为少，除血清铁蛋白小于12μg/L外，转铁蛋白饱和度小于15%，但血红蛋白的含量并不减少，故血红蛋白检查正常。

（3）缺铁性贫血红细胞内血红蛋白明显减少，呈小细胞低色素性贫血。除上述各项指标外，血红蛋白低于正常最低值。

五、治疗

1.病因治疗 病因或原发病确诊后，要积极治疗，这是纠正贫血、防止复发的关键环节。

2.铁剂治疗 补充铁剂以口服方法作为首选。每天服元素铁150～200mg。常用铁剂有硫酸亚铁、富马酸亚铁和琥珀酸亚铁。注射铁剂的指征为：口服铁剂后胃肠道反应严重、无法耐受；消化道吸收障碍，如胃肠吻合术后、萎缩性胃炎、慢性腹泻；严重消化道疾病，如消化性溃疡、溃疡性结肠炎等；服用铁剂后病情加重；以及病情要求迅速纠正贫血，如妊娠晚期的病人等。注射铁剂前，必须计算应补铁剂总量，避免过量致铁中毒。

3.中药治疗 不良反应少，有效率达97%。主要药物为皂矾、山楂、陈皮、半夏、茯苓和甘草。

六、护理评估

1.了解病史 了解病人既往病史，有无消化性溃疡病引起的便血或痔疮出血，有无近期患有急性病毒性肝炎等疾病。了解病人贫血的病因，贫血发生的速度和时间，贫血的程度。病人平时饮食习惯，有无偏食；询问病人既往身体状况。女性病人应特别询问月经情况。

2.身体评估 观察病人生命体征有无改变，如脉搏细速或扪不清、血压下降；病人的意识状态，是清醒还是嗜睡、模糊、昏睡或昏迷；四肢皮肤颜色和温湿度，皮肤、黏膜有无出血点或淤点、淤斑；鼻腔黏膜、牙龈及眼底有无出血

3.病人心理状态 病人有无烦躁、焦虑等不良情绪反应。

4.辅助检查 血象、骨髓象、血液生化检查结果

七、护理措施

1.一般护理

（1）休息与活动：休息可减少氧的消耗。根据病人贫血的程度及发生速度制订合理的休息与活动计划，取得病人的合作，逐步提高病人的活动耐受水平。轻、中度贫血病人或缓慢发生贫血的病人，活动量以不感到疲劳、不加重症状为度，待病情好转逐渐增加活动量。妥善安排各种护理及治疗时间，使病人有充分时间休息。教会病人在活动中自测脉搏，脉搏大于或等于 100 次 /min，应停止活动。必要时在病人活动时给予协助，防跌倒。重度贫血伴显著缺氧症状者应卧床休息，减少心脏负荷，同时抬高床头，利于肺扩张，以及肺泡内气体的交换；保持房间温暖，需要时增加盖被，以防因寒冷引起血管收缩，妨碍血红蛋白将氧释放到组织而加重缺氧。

（2）饮食护理：向病人及家属说明进食高蛋白、高维生素、高热量、含铁丰富易消化饮食的必要性，强调均衡饮食以及适宜的进食方法如下。

1）铁是合成血红蛋白的必要元素，且其主要来源于食物。

2）含铁丰富的食品，如动物心、肝、肾、瘦肉、鸡蛋黄、鱼、豆类、麦芽、紫菜、海带及木耳等。

3）偏食是造成缺铁性贫血的主要原因之一，故饮食要多样化。血红蛋白的合成需要氨基酸，为保证蛋白质的有效利用，必须给予糖类、脂肪以补充热量，因此在补铁的同时需给予高蛋白和高热量的食物。富含维生素的食品有助于铁的吸收。

4）消化不良者，应少量多餐。食欲降低者应经常变换食物品种，提供色、香、味俱全的饮食。口腔炎或舌炎影响食欲者，避免进食过热或过辣的刺激性食物，进食前后给予口腔护理。贫血病人由于胃肠黏膜缺氧，消化液分泌减少和胃肠功能紊乱，易出现消化不良，因此适当的活动以促进食物消化是必要的。

2.病情观察 注意观察病人贫血的症状、体征，评估其活动的耐受能力。观察病人的面色、皮肤和黏膜。以及自觉症状如心悸、气促、头晕等有无改善，定期监测血象、血清铁蛋白等生化指标、判断药物的疗效。

3.用药护理

（1）口服铁剂的护理：给予口服铁剂时向病人说明其注意事项。

1）口服铁剂易引起胃肠道反应，如恶心、呕吐及胃部不适，饭后或餐中服用可减少反应，如不能耐受可从小剂量开始。

2）避免与牛奶、茶、咖啡同时服，因茶中鞣酸与铁结合成不易吸收物质，牛奶含磷较高，均可影响铁的吸收。此外，应避免同时服用抗酸药（碳酸钙和硫酸镁）以及 H2 受体拮抗剂等，这些药物均可抑制铁的吸收。

3）口服液体铁剂时须使用吸管，避免牙齿染黑。

4）服铁剂期间，大便会变成黑色，是由于铁与肠内硫化氢作用而生成黑色的硫化铁所致，应作好解释，以消除病人顾虑。

5）铁剂治疗后自觉症状可很快减轻，网织红细胞数逐渐上升，1 周左右达高峰，以后又降至正常，其增加可作为铁剂治疗有效的指标；Hb 2 周左右开始升高，1 ~ 2 个月恢复至正常。在 Hb 完全正常后，病人仍需继续服用铁剂 3 ~ 6 个月，目的是补足体内贮存铁。

（2）注射铁剂的护理：采用深部肌注并经常更换注射部位，以促进吸收，避免硬结形成。药液的溢出可引起皮肤染色，故应强调注射技术：①不要在皮肤暴露部位注射；②抽取药液入空针后，更换针头注射；③可采用"Z"型注射法或留空气注射法，以免药液溢出。注射铁剂不良反应除局部肿痛外，尚可发生面部潮红、恶心、头痛、肌肉关节痛、淋巴结炎及荨麻疹，严重者可发生过敏性休克，故注射时应备有肾上腺素。部分病人用药后可出现尿频、尿急，应嘱其多饮水。

4. 心理护理　护士帮助病人及家属掌握本病的有关知识和自我护理方法，介绍缺铁性贫血的常见原因，说明消除病因和坚持药物治疗的重要性，以及适当休息与活动、提供含丰富营养饮食的意义，使其主动配合治疗。给病人及家属讲明缺铁性贫血可能出现的一些神经精神系统的症状，说明这些症状是暂时的，只要坚持治疗，根治病因，这些症状会很快消失。

5. 健康指导

（1）休息和饮食指导：注意生活起居，轻度贫血者可照常工作，注意休息和营养。中度以上贫血者，可散步或做力所能及的活动，活动量以不加重疲劳感或其他症状为度，以促进食欲及体力的恢复。指导病人和家属选择含铁丰富的食品，饮食宜多样化，并切实遵循饮食治疗原则和计划，安排好营养食谱。建议病人和家属用铁锅炒菜、煮饭，可得到一定量的无机铁。

（2）用药指导：根据医嘱处方按时、按量服用。服药时避免同时食用影响铁剂吸收的物质。定期门诊检查血象。

（3）注意保暖和个人卫生，预防感染。

（4）重视在易患人群中开展防止缺铁的卫生知识教育，如婴幼儿生长迅速应及时添加含铁丰富且铁吸收率高的食品，合理搭配膳食。提倡母乳喂养，及时增加适当辅食品；以谷类或牛奶为主食的婴幼儿食品中可加入适量铁剂，可用提纯的 Hb 强化食品或饼干等作为断奶食品。青少年要改变不良的饮食习惯，做到不挑食、不偏食，摄入足量的动物食品、新鲜蔬菜和水果。妊娠后期、哺乳期妇女、早产儿 2 个月左右可给小剂量铁剂预防缺铁。及时治疗各种慢性出血，如月经过多、消化性溃疡、肛痔出血等。在钩虫病流行地区加强普查普治。

第三节　过敏性紫癜的护理

过敏性紫癜为一种常见的血管过敏反应性出血性疾病。某些致敏物质促发机体发生过敏反应，导致毛细血管脆性及通透性增加，血浆外渗，引起皮肤、黏膜及某些脏器出血。可同时伴发血管神经性水肿、荨麻疹等其他过敏表现。多见于儿童及青少年，男性略多于女性，春、秋季发病较多。

一、病因和发病机制

（一）病因

1. 感染　细菌所致感染中以 β 溶血性链球菌最常见，其次为金黄色葡萄球菌、结核分枝杆菌和肺炎球菌等；病毒中以流感、麻疹、风疹、水痘等为常见；肠道寄生虫以蛔虫感染最多见，其次为钩虫感染等。

2. 食物 以动物性食物为主，包括鱼、虾、蟹、蛋、鸡、牛奶等。

3. 药物 常用抗生素如青霉素、链霉素、红霉素及头孢菌素；解热镇痛药如水杨酸类、氨基比林、保泰松、吲哚美辛及奎宁类；其他药物如磺胺类、异烟肼、洋地黄、奎尼丁、阿托品、噻嗪类利尿剂等。

4. 其他 寒冷、外伤、昆虫叮咬、花粉、尘埃、菌苗或疫苗接种等。

（二）发病机制

目前认为是免疫因素介导的一种全身血管炎症。

1. 速发型过敏反应 小分子致敏原作为半抗原进入机体与蛋白结合成抗原，刺激形成抗体 IgE，吸附于血管及肥大细胞。当致敏原再次侵入机体时，与肥大细胞上的抗体结合，产生免疫反应，激发肥大细胞释放一系列炎症介质，如组胺和慢反应物质（SRS-A），作用于血管平滑肌，引起小动脉及毛细血管扩张，通透性增加。

2. 抗原 - 抗体复合物反应 蛋白质及其他大分子致敏原刺激人体产生 IgG 抗体（主要），与相应抗原在血流中结合，形成抗原 - 抗体复合物，沉积在血管壁和肾小球基膜上并激活补体，导致中性粒细胞游走、趋化及一系列炎症介质的释放，引起血管炎症及组织损伤。抗原 - 抗体复合物也可刺激肥大细胞和嗜碱性粒细胞，促其释放血管活性物质，使血管通透性增加，引起局部水肿和出血。

二、临床表现

多数病人发病前 1 ~ 3 周有全身不适、低热、乏力及上呼吸道感染等前驱症状，继之出现典型临床表现。

（一）单纯型（紫癜型）

最常见。主要表现为皮肤紫癜且局限于四肢，躯干极少累及。紫癜特点为分批出现、对称分布、下肢及臀部多见、高出皮肤。紫癜大小不等，初呈深红色，压之不褪色，可融合成片形成瘀斑，数日内渐变成紫色、黄褐色、淡黄色，经 7 ~ 14 天逐渐消退。

（二）腹型（Henoch 型）

在皮肤紫癜的基础上，出现恶心、呕吐、腹泻及黏液便和血便等。其中以腹痛最为常见，位于脐周或下腹部，常呈阵发性绞痛。发作时可因腹肌紧张及明显压痛、肠鸣音亢进而误诊为急腹症。幼儿可因肠壁水肿、蠕动增强而致肠套叠。此型最具潜在危险且最易误诊。

（三）关节型（Schonlein 型）

除皮肤紫癜外，因关节部位血管受累出现关节肿胀、疼痛、压痛及功能障碍。多见于膝、踝、肘、腕等大关节，呈游走性和反复性发作，经数日而愈，不遗留关节畸形。

（四）肾型

在皮肤紫癜的基础上，因肾小球毛细血管祥炎症反应而出现血尿、蛋白尿和管型尿，偶见水肿、高血压及肾衰竭。肾损害多发生于紫癜出现后 1 周，多在 3 ~ 4 周内恢复。少数病例因反复发作而演变为慢性肾炎或肾病综合征，甚至尿毒症。此型病情最为严重。

（五）混合型

上述两种以上临床类型的特点并存时，称为混合型。

三、实验室及其他检查

1. 毛细血管脆性试验（束臂试验）　半数以上病人呈阳性。

2. 血象和凝血功能　血小板计数正常，出凝血时间正常。

3. 尿常规　肾型或混合型可有血尿、蛋白尿和管型尿。

四、治疗要点

（一）病因防治

防治上呼吸道感染，清除局部病灶如扁桃体炎，驱除肠道寄生虫，避免摄入可能致敏的药物和食物。

（二）药物治疗

1. 抗组胺药物　盐酸异丙嗪、氯苯那敏（扑尔敏）、阿司咪唑（息斯敏）、去氯羟嗪（克敏嗪）等口服，辅助大剂量维生素 C 静脉点滴，10% 葡萄糖酸钙静脉推注以降低毛细血管通透性。

2. 糖皮质激素　抑制抗原 – 抗体反应，改善血管通透性。常用药物为泼尼松口服，重症者可用氢化可的松 100 ～ 200mg/d 或地塞米松 5 ～ 15mg/d 静脉滴注，病情好转后改为口服。疗程一般不超过 30 天，肾型病人可酌情延长。

3. 对症治疗　腹痛较重者予阿托品；关节痛可酌情应用镇痛药；呕吐严重者可应用镇吐药；伴发呕血、血便者可应用奥美拉唑等质子泵抑制剂。

4. 其他治疗　治疗效果不佳或近期内反复发作者，可酌情用免疫抑制剂如硫唑嘌呤、环孢素和环磷酰胺。抗凝疗法适用于肾型病人。慢性反复发作或肾型病人亦可用中药治疗。

五、护理评估

（一）病史评估

起病的急缓，近 3 周有无上呼吸道感染史；有无药物、食物等过敏史；出血部位和出血量；有无腹痛、呕血、关节疼痛、水肿和肉眼血尿。

（二）身体评估

皮肤紫癜的部位和范围，是否高出皮肤，压之是否褪色；有无关节肿胀和功能障碍；有无肠鸣音亢进。

（三）实验室及其他检查的评估

有无嗜酸性粒细胞增多和束臂试验阳性；血小板计数和出凝血时间是否正常。

（四）心理社会评估

病人有无因疾病反复发作所致焦虑、紧张等心理问题及其程度；家属对疾病的认知和能对病人提供的支持。

六、护理措施

（一）一般护理

1.休息与活动　发作期病人应增加卧床休息时间，避免过早或过度的行走活动，以防外伤。

2.饮食护理　发作期饮食应清淡、少刺激、易消化。消化道出血者避免生、冷、硬及过热饮食，必要时禁食。勿摄入可能导致过敏的食物。

（二）病情观察

1.紫癜型　观察皮肤紫癜的部位和范围，注意紫癜的消退情况。

2.腹型　观察腹痛的部位、性质、严重程度及其持续时间，有无恶心、呕吐、腹泻、便血，有无腹肌紧张、压痛和反跳痛，有无局部包块及肠鸣音的变化。如局部发现包块，特别是幼儿，应警惕肠套叠；若肠鸣音活跃或亢进，多提示肠道渗出增加或有出血，应注意监测血压及脉搏的变化。

3.肾型　观察有无水肿和体重变化，注意尿液颜色和尿量。

4.关节型　观察关节红、肿、热、痛情况及关节活动度。

（三）用药护理

遵医嘱正确、规律用药，并在用药前向病人做好解释工作。腹痛较重者用阿托品；关节痛可酌情用镇痛药。注意药物疗效和不良反应的预防与观察。

（四）对症护理

教会病人自我保护和缓解不适的方法。勿用手搔抓、刺激紫癜部位皮肤；采取屈膝平卧或侧卧位缓解腹痛；局部关节的制动和保暖，湿敷和冷敷镇痛，勿热敷肿胀关节，必要时遵医嘱应用镇痛剂；消化道出血严重者暂禁食，遵医嘱静脉补液，做好配血与输血的各项护理；肾功能不全的病人给予低钠和优质高蛋白饮食。

（五）健康指导

1.疾病知识指导　告知病人和家属疾病的性质、相关病因、主要临床表现和治疗、护理的主要方法。

2.疾病预防指导　向病人和家属说明疾病的实质为过敏反应，积极寻找过敏原并避免接触与发病有关的食物或药物，是预防疾病的重要措施。应保持良好心情，注意休息和运动，增强机体免疫力，预防呼吸道感染。注意个人卫生，避免摄入不洁食物，预防寄生虫感染。

3.自我监测指导　告知病人和家属自我监测病情的方法和内容，出现皮肤大量瘀点或紫癜、腹痛、黑便、血尿、水肿、关节肿痛等，应及时就医。

第四节　特发性血小板减少性紫癜的护理

特发性血小板减少性紫癜（ITP）亦称自体免疫性血小板减少性紫癜，是血小板减少性紫癜疾病中最常见的一种。临床特征为自发性皮肤、黏膜及内脏出血，血小板计数减少。可分为急性型和慢性型。急性型多见于儿童，慢性型多见于年轻女性。

一、病因与发病机制

病因未明，可能与下列因素有关。

1. 免疫因素　急性型多发生在病毒感染恢复期，目前多认为是病毒抗原吸附于血小板表面，改变血小板抗原性，导致自身抗体形成或者是形成免疫复合物，使血小板遭到破坏。慢性型是血小板抗体作用于血小板相关抗原，造成血小板破坏、血小板减少，这是导致出血的主要原因。目前研究发现 ITP 的发生还与 T 细胞功能障碍有关。

2. 肝脏和脾脏因素　体外培养证实，慢性型病人脾能产生血小板特异性 IgG，被抗体结合的血小板也主要在脾脏破坏，其次是肝脏。发病期间血小板寿命明显缩短，为 1～3d，急性型更短。血小板更新率加速 4～9 倍。

3. 其他因素　慢性型多见于女性，青春期后及绝经期前易发病，可能与雌激素抑制血小板生成及促进单核－巨噬细胞对抗体结合血小板的破坏有关；毛细血管脆性增高可加重出血。

二、临床表现

1. 急性型　多见于儿童，起病前 1～3 周有呼吸道感染或病毒感染史。起病急，常有畏寒、发热，皮肤、鼻、牙龈及口腔黏膜出血较重，皮肤可有大片淤斑、血肿，常先出现于四肢，尤以下肢为多，消化道出血也较常见。颅内出血可危及生命。急性型病程多为自限性，常在数周内恢复，痊愈后很少复发。

2. 慢性型　以中青年女性多见。起病缓慢，出血症状相对较轻，常反复发生皮肤黏膜淤点、淤斑，女性病人月经过多，每次发作常持续数周或数月，甚至数年。反复发作者常有轻度脾大。

三、辅助检查

1. 血象　急性型发作期血小板常低于 20×10^9/L，慢性型常为（30～80）$\times 10^9$/L。血小板形态大多正常。

2. 骨髓象　巨核细胞增加或正常，但形成血小板的巨核细胞减少。急性型幼稚型巨核细胞比例增多，胞体大小不一，以小型多见；慢性颗粒型巨核细胞增多，胞体大小基本正常。急性型血小板明显减少或罕见，慢性型血小板减少，分散分布。

3. 其他　血小板聚集功能轻度异常、束臂试验阳性、出血时间延长、血块收缩不良，血小板相关的免疫球蛋白（PAIgG）增高，缓解期可降至正常值。白细胞正常或稍高，嗜酸性粒细胞可增多，少数有贫血表现。

四、治疗

1. 一般疗法　血小板明显减少、出血严重者应卧床休息，防止创伤。避免应用降低血小板数量及抑制血小板功能的药物。

2. 肾上腺糖皮质激素　为首选药物，其作用是降低毛细血管脆性；减少血小板抗体生成，抑制血小板与抗体结合和（或）阻滞单核－巨噬细胞吞噬破坏结合抗体的血小板；刺激骨髓造血。常用泼尼松每日 30～60mg 口服，待血小板接近正常，继续服用 2 周后可逐渐减量、小剂量（每日 5 ～ 10mg）维持 3 ～ 6 个月，症状重者可短期静脉滴注地塞米松或甲泼尼龙。

3. 脾切除 可减少血小板抗体产生、消除血小板破坏的主要场所。适应证为年龄在 5 岁以上的、糖皮质激素治疗 3 ～ 6 个月无效者；出血明显，危及生命者；糖皮质激素有效，但发生激素依赖者；有糖皮质激素应用禁忌者。

4. 免疫抑制剂 一般不作首选。用于以上疗法无效或疗效差者，可与糖皮质激素合用。常用免疫抑制剂有长春新碱、环磷酰胺、硫唑嘌呤等。

5. 输血及血小板悬液 仅用于严重出血、外科手术及有严重并发症者。输新鲜浓缩血小板悬液有较好的止血效果，但反复多次输注易产生同种抗体，引起血小板破坏加速。

6. 其他 达那唑可用于难治性 ITP；大剂量丙种球蛋白用于严重出血、手术前准备；血浆置换用于新发作的急性型病人。

五、护理

（一）护理评估

1. 了解病史 询问病人近期有无感染，如受凉、感染性疾病的接触史（感冒等）；询问和观察紫癜发生的时间、部位、范围，有无原因或诱因，如有无局部受压、擦伤、跌伤、抓伤、刀割伤、针刺伤等；观察有无伴随症状，如头晕、眼花、全身乏力、出冷汗、尿量减少等低血容量表现。症状严重者应警惕有无头痛、呕吐、视力模糊等颅内出血的表现。询问病人出血后是否经过止血处理，其方法、用药及效果如何。

2. 身体评估 注意病人的意识状态，是清醒还是嗜睡、昏睡或昏迷。病人心率、呼吸有无改变，有无脉搏细速、血压下降。末梢循环状况如何；观察出血的体征，如出血的范围、部位，有无血肿等深部出血、伤口渗血。观察有无相关疾病的体征，如贫血，肝、脾、淋巴结肿大、黄疸等。

3. 病人心理状态 病人有无焦虑、恐惧等不良情绪反应，对治疗和康复有无信心，家庭和社会的支持如何。

4. 辅助检查 血象、骨髓象检查结果如何；血小板相关的免疫球蛋白（PAIgG）是否增高。

（二）护理措施

1. 一般护理 出血严重应卧床休息。给予高维生素、高蛋白、高热量的饮食。根据病情具体指导，如有牙龈出血时，食物的温度不宜太高。多吃蔬菜、水果、防止便秘，禁吃坚硬、多刺、辛辣食物，最好提供半流质和软食。

2. 预防和避免加重出血

（1）减少活动，血小板过低时应卧床休息。避免一切可能造成身体受伤害的因素，如剪短指甲，预防抓伤皮肤；避免扑打、拳击；禁用牙签剔牙或用硬牙刷刷牙等。保持皮肤清洁，穿棉织宽松衣物，避免皮肤受刺激引起出血。

（2）避免使用可能引起血小板减少或抑制其功能的药物，如阿司匹林、双嘧达莫、吲哚美辛、保泰松、右旋糖酐等。

（3）便秘、剧烈咳嗽会引起颅内压增高，有可能导致颅内出血，要积极预防并及时处理。

3.病情观察 注意观察皮肤、黏膜有无损伤出血，注意出血部位和出血量。监测血小板计数，注意观察皮肤、黏膜有无损伤出血。出血时应注意出血部位和出血量的大小。观察血小板数量变化。当外周血小板小于 20×10^9/L 时，常有自发性出血。血小板数量愈少出血现象愈重，故对血小板数量极低者需密切观察有无出血情况发生。严重出血时，如鼻出血、内脏出血、颅内出血，需定时测血压、脉搏、呼吸，观察面色，记录失血量。如面色苍白加重，呼吸脉搏增快，出汗、血压下降提示失血性休克。若有烦躁不安、嗜睡、头痛、呕吐，甚至惊厥，颈抵抗，提示颅内出血。颅内出血时出现呼吸变慢不规则、双侧瞳孔大小不等，提示合并脑疝。颅内出血常危及生命。消化道出血时常有腹痛、便血。血尿、腰痛提示肾出血。

4.用药护理 给病人讲述本病是由于自身免疫反应引起血小板减少为主，治疗以糖皮质激素为首选。长期服用激素者应向病人解释该药可引起库欣综合征，易合并感染；长春新碱可引起骨髓造血功能抑制、末梢神经炎；环磷酰胺可致出血性膀胱炎等。使病人了解药物的作用及不良反应，以主动配合治疗。用药期间定期检查血压、尿糖、白细胞分类计数，并观察药物的疗效。发现可疑药物不良反应，应及时向医生报告。

5.心理护理 鼓励病人表达自己的感受，对病人的烦躁、焦虑甚至恐惧等不良情绪表示理解，安慰病人。耐心解答病人提出的各种问题，进行护理操作时要沉着冷静，敏捷准确，增加病人的安全感和信任感。取得家属的紧密配合，满足病人情感上的需要。

6.健康指导

（1）疾病知识指导：指导病人及家属学会压迫止血方法，并能识别出血征象，如淤点、黑便，一旦发现出血应及时就医。

（2）指导自我保护方法：如服药期间不与感染病人接触，去公共场所需戴口罩，衣着适度，尽可能避免感染，以免引起病情加重或复发。不使用硬质牙刷、不挖鼻孔、不玩锐利的玩具和工具，不做易发生外伤的运动。

（3）脾切除治疗的患儿易患呼吸道及皮肤化脓性感染，甚至败血症。在术后 2 年内，患儿应定期随诊，每月口服青霉素数日或肌内注射长效青霉素 1 次，酌情注射丙种球蛋白，以增强抗感染能力。长期服用糖皮质激素者，不可自行减量或突然停药，否则会出现反跳现象。避免使用可引起血小板减少或抑制其功能的药物。

第五节 白血病的护理

一、概述

白血病是一类起源于造血（或淋巴）干细胞的恶性疾病。其特点是白血病细胞失去进一步分化成熟的能力而停滞在细胞发育的不同阶段，在骨髓和其他造血组织中广泛而无控制地增生，并浸润、破坏全身各组织器官，产生各种症状和体征，而正常造血功能受抑制，外周血中出现幼稚细胞。临床上常有贫血、发热、出血和肝、脾、淋巴结不同程度肿大等表现。我国白血病发病率为 2.76/10 万，急性白血病明显多于慢性，在恶性肿瘤死亡率中，男性居第 6 位，女性居第 8 位，儿童及 35 岁以下的成人则居第 1 位。

（一）分类

1．根据白血病细胞的成熟程度和自然病程分类　可分为急性和慢性两大类。急性白血病的细胞分化停滞在较早阶段，多为原始细胞及早幼细胞，病情发展迅速，自然病程仅数月。慢性白血病的细胞分化停滞在较晚阶段，多为成熟和较成熟的细胞，病情发展慢，自然病程可为数年。

2．根据主要受累的细胞系列分类　可将急性白血病分为急性淋巴细胞白血病（简称急淋白血病，ALL）与急性非淋巴细胞白血病（简称急非淋白血病，ANLL）。慢性白血病分为慢性粒细胞白血病（简称慢粒白血病）和慢性淋巴细胞白血病（简称慢淋白血病）及少见的多毛细胞白血病、幼淋巴细胞白血病等。

（二）病因与发病机制

1．病毒　已证明 C 型 RNA 病毒是小鼠、猫、牛、绵羊、灵长类动物患白血病的病因。

目前认为 C 型 RNA 肿瘤病毒与人类白血病病因有关，因为用电子显微镜观察白血病病人的淋巴结活体组织，发现 C 型 RNA 肿瘤病毒微粒，这些病毒微粒也见于白血病病人的血细胞与血浆沉淀物中。RNA 病毒通过内生的 DNA 多聚酶，即逆转录酶作用，复制成 DNA 前病毒，后者插入宿主细胞的染色体 DNA 中而诱发恶变。人类 T 淋巴细胞病毒 –I（HTLV–I）能引起成人 T 细胞白血病（ATL）。已从 ALT 的恶性 T 细胞中分离出 HTLV–I 病毒，即一种 C 型逆转录 RNA 病毒，发现病人白血病细胞染色体 DNA 中含有 HTLV–I 前病毒，此外 ATL 病人的血清中可检出 HTLV–I 抗体，从而证实了 HTLV–I 是 ATL 的病因。

2．放射　放射核素有致白血病的作用，其作用与放射剂量的大小及放射部位有关。日本广岛及长崎原子弹爆炸后，幸存者中白血病发病率比未受照射的人群高 30 倍和 17 倍，照射剂量（100 ~ 900Gy）与白血病发病率密切相关。多为急淋、急非淋白血病或慢粒白血病。放射线可使骨髓抑制、机体免疫力缺陷及染色体发生断裂和重组、染色体双股 DNA 有可逆性断裂等改变。

3．化学因素　多种化学物质或药物可诱发白血病，苯及其衍生物、氯霉素、保泰松、乙双吗啉、烷化剂、细胞毒药物均可致白血病。化学物质所致白血病多为急非淋白血病。在出现白血病前，常有一个白血病的前期阶段，表现为全血细胞减少。

4．遗传因素　某些遗传性疾病有较高的白血病发病率，如 Down（唐氏综合征）有 21 号染色体 3 体改变，其白血病的发病率达 50/10 万，较正常儿童高 15 ~ 20 倍。其他伴有染色体异常的先天性疾病，如 Bloom 综合征、Fanconi 综合征（先天性再生障碍性贫血）等白血病的发生率均较高。一个家族中偶有多个白血病病人，单卵孪生子如果其中一人发生白血病，另一人的发病率达 1/5，比双卵孪生子高 12 倍。

5．其他血液病　慢粒白血病、ITP、阵发性睡眠性血红蛋白尿、真性红细胞增多症、淋巴瘤、多发性骨髓瘤等血液病最终可能发展成急性白血病。

二、急性白血病

急性白血病是骨髓中异常的原始细胞（白血病细胞）大量增殖并浸润各器官、组织，使正常造血受抑制。

（一）分类

根据细胞形态学和细胞化学分类，目前通用FAB分类法（即法、美、英白血病协作组，简称FAB，将急性白血病分为急性淋巴细胞白血病和急性非淋巴细胞白血病。

急性淋巴细胞白血病分为三种亚型。

（1）L1型：原始和幼淋巴细胞以小细胞（直径小于或等于12μm）为主，胞浆较少。

（2）L2型：原始和幼淋巴细胞以大细胞（直径大于12μm）为主。

（3）L3型：原始和幼淋巴细胞以大细胞为主，大小较一致，细胞内有明显空泡，胞浆嗜碱性。

急性非淋巴细胞白血病分为8型：急性髓细胞白血病微分化型（M0）；急性粒细胞白血病未分化型（M1）；急性粒细胞白血病部分分化型（M2）；急性早幼粒细胞白血病（M3）；急性粒－单核细胞白血病（M4）；急性单核细胞白血病（M5）；急性红白血病（M6）；急性巨核细胞白血病（M7）。

近年来，在FAB协作组形态分型的基础上，提出了白血病的MIC分型，即综合运用细胞形态学（M–morphology）、免疫学（I–immounology）和遗传学（C–cytogenetics）检查对急性白血病进行分型，提高了诊断的准确性，使之更接近于对急性白血病的认识，是目前急性白血病医疗诊断的新趋势。

（二）临床表现

起病急缓不一。急者可以是突然高热或明显出血或全身衰竭。缓者常为脸色苍白、疲乏或轻度出血。少数病人因皮肤紫癜、月经过多或拔牙后出血不止而就医才发现。本病主要表现为贫血、出血、发热和感染，以及各器官浸润等症状和体征。

1. 发热　半数病人以发热为早期表现，可低热，亦可高热达39～40℃以上，常伴有畏寒、出汗。虽然白血病本身可以发热，但较高的发热往往提示有继发感染，常见有口腔炎、牙龈炎、咽峡炎以及肺部感染、肛周炎、肛旁脓肿，严重时可致菌血症或败血症。常见的致病菌为革兰阴性菌，如肺炎克雷白杆菌、绿脓杆菌、产气杆菌等，其他有金黄色葡萄球菌、大肠杆菌、表皮葡萄球菌、粪链球菌等。疾病后期常伴有真菌感染，这与长期使用广谱抗生素、糖皮质激素、化疗药物有关。感染的主要原因是由于成熟粒细胞缺乏，其次是人体免疫力降低。病人免疫功能缺陷也可引起病毒感染，如带状疱疹等。

2. 出血　约40%的白血病病人以出血为早期表现。出血可发生在全身各部位，以皮肤淤点、淤斑、鼻出血、牙龈出血、女病人月经过多、子宫出血常见。急性早幼粒白血病易并发DIC而出现全身广泛出血。眼底出血可致视力障碍，严重时发生颅内出血，常导致死亡。有资料表明，急性白血病死于出血者占62.24%，其中颅内出血占87%。出血的主要原因为血小板减少，但血小板功能异常、凝血因子减少、白血病细胞的浸润对血管的损伤等也可引起出血。

3. 贫血　常为首发症状，呈进行性发展。贫血原因与正常红细胞生成减少，以及无效性红细胞生成、溶血、出血等因素有关。

4. 器官和组织浸润的表现

（1）肝脾、淋巴结肿大：白血病细胞浸润多发生在肝脾，以急淋白血病为多见，表现为轻到中度的肝脾大，表面光滑，偶伴轻度触痛。淋巴结轻到中度肿大，无压痛，以急淋白血病多见，纵隔淋巴结肿大常见于 T 细胞急淋白血病。

（2）骨骼和关节：胸骨下端局部压痛较为常见，提示骨髓腔内白血病细胞过度增生。常有明显骨痛和四肢关节疼痛，尤以儿童多见。

（3）皮肤及黏膜浸润：白血病细胞浸润可使牙龈增生、肿胀，皮肤出现皮肤粒细胞肉瘤、弥漫性斑丘疹、皮下结节、多形红斑、结节性红斑等，多见于急单和急粒 – 单核细胞白血病。

（4）中枢神经系统白血病（CNS–L）：近年来，化学治疗使白血病缓解率提高，生存期明显延长。由于化学药物难以通过血 – 脑脊液屏障，隐藏在中枢神经系统的白血病细胞不能有效地被杀灭，因而引起 CNS–L。CNS–L 可发生在疾病的各个时期，但多数病人的症状出现较晚，常发生在缓解期，以急淋白血病最常见，儿童病人尤甚。其主要表现为头痛、头晕，重者有呕吐、颈项强直，甚至抽搐、昏迷，病人脑脊液压力增高，但不发热。

（5）其他部位：眼部常见白血病细胞浸润眼眶骨膜（称粒细胞肉瘤或绿色瘤），可引起眼球突出、复视或失明。睾丸受浸润时多表现为一侧无痛性肿大，常见于急淋白血病化疗缓解后的男性幼儿或青年。此外尚可累及心、肺、胃肠等部位，但不一定出现相应的症状。

（三）辅助检查

1. 血象 多数病人白细胞计数增高，高者可超过 $100 \times 10^9/L$，称为高白细胞性白血病。部分病人白细胞计数在正常水平或减少，称为白细胞不增多性白血病。分类检查可见相当数量的原始和（或）早幼细胞，一般占 30% ~ 90%，白细胞不增多型则很难找到原始细胞。病人有不同程度的正常细胞性贫血，少数病人血涂片检查红细胞大小不等，可找到幼红细胞。半数病人血小板低于 $60 \times 10^9/L$，晚期血小板常极度减少。

2. 骨髓象 骨髓检查是确诊白血病及其类型的重要依据。骨髓有核细胞显著增生，多为明显活跃或极度活跃，主要为白血病性原始细胞，占非红系细胞的 30% 以上，缺少较成熟的中间阶段细胞，而残留少量的成熟细胞，形成所谓"裂孔"现象。约有 10% 急非淋白血病骨髓增生低下称为低增生性急性白血病。胞质中出现红色杆状小体，称奥尔小体（Au-er 小体）仅见于急非淋白血病。正常的幼红细胞和巨核细胞减少。

3. 细胞化学染色 常见白血病（急淋、急粒及急单白血病）的原始细胞形态相似，因此用组织化学染色帮助区分。常用方法有过氧化物酶染色、苏丹黑脂质染色、中性粒细胞碱性磷酸酶染色、糖原染色等。

4. 免疫学检查 可用于急淋与急非淋白血病的区别，以及 T 细胞与 B 细胞白血病的区别。单克隆抗体还可将急淋白血病分为若干亚型。

5. 其他 各型白血病血液中尿酸浓度及尿液中尿酸排泄均增加，特别是在化疗期，这是由于大量细胞被破坏所致。急性单核细胞白血病血清和尿溶菌酶活性增高，而急淋白血病常降低。CNS-L 时，脑脊液压力增高；白细胞计数增多，大于 $0.01 \times 10^9/L$；蛋白质增多，大于 450mg/L；葡萄糖定量减少；涂片可找到白血病细胞。此外，还可做粒 – 单系祖细胞（CFU-GM）半固体培养，以区别急非淋白血病。

（四）治疗

1. 支持治疗

（1）防治感染：病人发热（尤其是化疗后）多为感染引起，感染病灶未明者应查找原因，需作胸部 X 线摄片、咽拭子培养、血培养及药敏试验，即使病因未明亦应以足量的广谱抗生素治疗，常用药物有阿米卡星、庆大霉素、氧氟沙星或头孢菌素类药物等，据检验结果再行调整治疗方案。若换药后体温仍未下降，应考虑真菌感染的可能，可试用两性霉素 B、氟康唑等。病毒感染如带状疱疹可用无环鸟苷口服等治疗。伴有粒细胞缺乏症的严重感染，可用粒细胞集落刺激因子（CSF-G）或粒 – 单核细胞集落刺激因子（CSF-GM），以提升白细胞。

（2）纠正贫血：严重贫血可输注浓缩红细胞或全血。积极争取白血病缓解是纠正贫血最有效的方法。

（3）控制出血：因血小板计数过低而出血者，输注浓缩血小板悬液是最有效的方法。发生 DIC 者，作相应处理。

（4）预防尿酸性肾病：由于白血病细胞大量破坏（化疗时更甚），血清和尿中尿酸浓度增高，聚积在肾小管引起阻塞而发生尿酸性肾结石，尤其是白细胞很高的病人。因此应鼓励病人多饮水并碱化尿液，给予别嘌呤醇以阻断次黄嘌呤和黄嘌呤代谢，从而抑制尿酸合成，每次 100mg 口服，每日 3 次。对尿少或无尿的病人，按急性肾衰竭处理。

2. 化学药物治疗　急性白血病的化疗过程分为两个阶段，即诱导缓解和巩固强化治疗。

（1）诱导缓解：是指从化疗开始到完全缓解阶段。其目的是迅速大量地杀灭白血病细胞，恢复机体正常造血，使病人的症状和体征消失，血象和骨髓象基本恢复正常，即达到完全缓解。目前多采用联合化疗，可提高疗效及延缓抗药性的发生。药物的组合应符合：作用于细胞周期不同阶段的药物；各药物间有相互协同作用，以最大程度地杀灭白血病细胞；各药物的副作用不重叠，对重要脏器损伤小。第一次缓解愈彻底，则缓解期愈长，生存期亦愈长。

目前儿童急淋白血病诱导缓解首选 VP 方案，即长春新碱加泼尼松，成人急淋白血病首选 VLDP 方案，即长春新碱加柔红霉素、泼尼松和左旋门冬酰胺酶，也可用 VAP（VP 加门冬酰胺酶）方案或 VDP（VP 加柔红霉素）方案，急非淋白血病常用 DA 方案，即柔红霉素和阿糖胞苷，或使用 HOAP（三尖杉酯碱、长春新碱、阿糖胞苷、泼尼松）方案；近年来常使用 HA（三尖杉酯碱和阿糖胞苷）方案。总之，应根据病人血象、骨髓象、身体状况、年龄、对药物的反应和毒性反应，选用化疗方案和调整剂量。急非淋白血病总的缓解率不如急淋白血病。

（2）缓解后治疗：达到完全缓解后体内尚有 $10^8 \sim 10^9$ 以下白血病细胞，且在髓外某些部位仍可有白血病细胞浸润。缓解后巩固和强化治疗的目的是继续消灭体内残存的白血病细胞，防止复发，延长缓解期和无病存活期，争取治愈。急淋白血病可早期用原诱导缓解方案 2 ~ 4 疗程，也可采用其他强力化疗方案，以后每月强化治疗一次，共计治疗 3 ~ 4 年，除巩固强化外，间歇期应维持治疗，常用 6- 巯基嘌呤和甲氨蝶呤交替长期口服。急非淋白血病可用原诱导缓解方案巩固 4 ~ 6 疗程，或用中剂量阿糖胞苷为主的强化治疗，每 1 ~ 2 月 1 次，共计 1 ~ 2 年，以后随访观察。老年或过度虚弱的病人对化疗的耐受性差，宜采用小剂量阿糖胞苷（或三尖杉酯碱）静滴治疗，直至缓解。对高白细胞性白血病病情危重者，应立即用血细胞分离机清除血中过多的白细胞，然后再进行化疗。

临床证实全反式维甲酸对白血病细胞有诱导分化作用，该药可使急性早幼粒白血病诱导缓解，缓解率达 85%，缓解期宜与其他药物联合化疗或交替维持以免复发。此外，有报道临床试用含砷中药或砷制剂对急性早幼粒白血病完全缓解率可达 65% ~ 98%。

3. 中枢神经系统白血病的防治 由于化疗药物难于通过血 – 脑脊液屏障，因此隐藏在中枢神经系统内的白血病细胞常是白血病复发的根源。防治 CNS–L 是治疗急性白血病中减少复发的关键，尤其是急淋白血病。常在缓解后鞘内注射甲氨蝶呤，每次 10mg。为减轻药物刺激引起的蛛网膜炎，可同时加用地塞米松 5 ~ 10mg，每周 2 次，共 3 周。亦可用阿糖胞苷 30 ~ 50mg/m^2 鞘内注射，同时作头颅和脊髓放射治疗。药物对睾丸白血病疗效不佳时，也必须放射治疗。

4. 骨髓或外周血干细胞移植 进行移植的时间，目前主张除儿童急淋白血病外，所有年龄在 50 岁以下的急性白血病应在第一次完全缓解时进行。

（五）护理评估

1. 了解病史 仔细询问病人就诊的原因及主要症状，有无贫血、出血、感染，有无面色苍白、疲乏无力、活动后心悸气短；头晕、头痛、咳嗽咳痰、咽喉疼痛、尿路刺激征以及肛周疼痛，有无骨、关节疼痛，有无呕血、便血、月经过多等；主要症状的持续时间；了解病人日常休息及活动量、活动耐受能力以及饮食和睡眠等情况；对再入院者，应了解病人以前的化疗方案及第几次化疗，化疗过程中有无出现不良反应，如恶心、呕吐、脱发、口腔溃疡、过敏反应、出血和感染等，病人是否已达完全缓解。病人的年龄、职业和居住环境，是否有长期接触放射性物质或化学毒物史，如 X 线、苯及其衍生物、氯乙烯等；是否用过细胞毒药物，如氯霉素、保泰松等；家族中是否有类似疾病者等。

2. 身体评估 全身状况：注意病人的意识状态，若有头痛、呕吐伴意识改变多为颅内出血或 CNS–L 表现。营养状况，短期内有无体重减轻或消瘦。病人有无发热、寒战。胸骨、肋骨、躯干骨及四肢关节有无压痛，如儿童急淋白血病常有明显的骨痛和四肢关节疼痛。皮肤、黏膜：皮肤有无出血点或淤点、淤斑，有无鼻腔和牙龈出血；口唇、甲床是否苍白；有无口腔溃疡及白斑、咽部充血、扁桃体肿大、肛周脓肿等。急单或急粒 – 单核细胞白血病病人常有牙龈增生肿胀，皮肤可出现蓝灰色斑丘疹或皮肤粒细胞肉瘤，局部皮肤隆起、变硬；呈紫蓝色皮肤结节。心、肺及肝、脾、淋巴结检查：病人的心率有无增快，心界是否扩大，有无心包摩擦音。肺部叩诊音和听诊呼吸音有无改变，有无啰音等。如白血病细胞浸润肺脏后，毛细血管通透性增高，浆液和细胞渗透到肺泡腔中，叩诊为浊音；当伴有肺部感染时，呼吸音变得粗糙，有湿啰音出现，呼吸频率加快。白血病细胞浸润心脏并累及心包时，心前区可闻及心包摩擦音。肝脾大小、质地、表面是否光滑、有无压痛。浅表淋巴结大小、部位、数量、有无压痛等。如急淋白血病病人常有轻到中度肝、脾大，表面光滑，偶伴轻度触痛；淋巴结轻到中度肿大，无压痛。

3．病人心理状态 评估时注意病人对自己所患疾病了解的程度，及其心理承受能力，是否产生恐惧或震惊、否认。以往的住院经验，所获得的心理支持；家庭成员及亲友对疾病的认识，对病人的态度；家庭应对能力，以及家庭经济情况，有无医疗保障等。

4．辅助检查 血红蛋白、白细胞、血小板数值是否在正常范围。白细胞分类有无大量幼稚细胞，骨髓象是否增生活跃，且主要为原始和幼稚细胞等。

（六）护理措施

1．一般护理

（1）休息与活动：白血病病人因白细胞大量过度增生，其代谢率会升高，同时也因贫血而有缺氧的症状，故应根据病人的体力，适当限制活动量，可与病人共同制订日常活动计划，做到有计划地适量活动。加强生活方面的护理，将常用物品置于易取处，避免因体力消耗而加重心悸、气短症状。脾大者嘱病人取左侧卧位，以减轻不适感，尽量避免弯腰和碰撞腹部以免发生脾破裂。

（2）饮食护理：给予高蛋白、高维生素、高热量、清淡易消化饮食，向病人、家属解释化疗期间保证足够的营养，可补充机体的热量消耗，提高病人对化疗的耐受性，减少并发症发生。提供病人喜爱的饭菜和水果，食欲差者宜少食多餐，同时保证每日充足的饮水量。若咽喉不适，可用少量营养丰富的冷食或冷冻食物。

2．病情观察 监测病人白细胞计数，观察体温、脉搏、呼吸的变化。经常询问病人有无咽部痒、痛、咳嗽。尿路刺激征等不适。应密切注意病人有无出血征兆，检查病人大小便有无出血迹象，全身有无淤点、淤斑。病人血小板低于 $50 \times 10^9/L$ 时，嘱卧床休息，同时告诉病人如有头痛、视力改变应立即报告。

3．感染的预防和护理 化疗药物的作用不仅是杀伤白血病细胞，正常细胞同样要受到杀伤，因此病人在诱导缓解期间很容易发生感染，当成熟粒细胞绝对值小于或等于 $0.5 \times 10^9/L$ 时，发生感染的可能性更大，此时最好行保护性隔离，若无层流室则置病人于单人病房，保证室内空气新鲜，定时空气和地面消毒，谢绝探视以避免交叉感染。加强口腔、皮肤及肛周护理。若病人生命体征显示有感染征象，应协助医生做血液、咽部、尿液、粪便和伤口分泌物的培养。一旦有感染，遵医嘱用强有力的抗生素，常用头孢类第 3 代药物，如先锋必（头孢哌酮）、菌必治（头孢曲松）及复达欣（头孢他啶）等。

4．化疗药物应用的护理 化疗期间，因治疗的需要及减少病人反复穿刺的痛苦，建议留置深静脉导管。

（1）化疗不良反应及护理

1）局部血管反应及护理：某些化疗药物，如柔红霉素、氮芥、阿霉素、长春新碱等对组织刺激性大，多次注射常会引起静脉周围组织炎症，如注射的血管出现条索状的红斑、触之温度较高、有硬结或压痛，炎症消退后，注射的血管因内膜增生而狭窄，严重的可有血管闭锁。若注射时药液渗漏，会引起局部组织坏死。这不仅严重妨碍化疗药物的顺利输入，也为病人今后的治疗和抢救设置了障碍，故化疗时应注意：①合理使用静脉血管，选择静脉应注意：先远端静脉后近端静脉，逐步向上移行，四肢静脉应有计划地交替使用，避免使用无弹性的静脉。若药物刺激性强、剂量大时，宜选用大血管注射。强调熟练的静脉穿刺技术，避免穿透血管，注毕轻压血管数分钟，以防药液外渗或发生血肿；②静脉穿刺后先用生理盐水输注，确定针头在静脉内后方能注入药物，药物输完后再用生理盐水 10 ~ 20ml 冲洗后拔针，以减轻药物对局部组织的刺激；③输注时疑有或发生外渗，立即停止注入，不要拔针，由原部位抽取 3.5ml 血液以除去一部分药液，局部滴入生理盐水以稀释药液或滴入解药如 8.4% 碳酸氢钠 5ml 后拔针，局部冷敷后再用 25%MgSO$_4$ 湿敷或中药"六合丹"外敷，亦可用普鲁卡因局部封闭。发生静脉炎症时处理同药液外渗，伴有全身发热或条索状红线迅速蔓延时，可采用治疗紫外线灯照射，每日 1 次，每次 30min。

2）骨髓抑制：大剂量化疗药物的使用可引起严重的骨髓抑制，给病人带来不良后果。多数化疗药抑制骨髓至最低点的时间为 7 ~ 14d，恢复时间为之后的 5 ~ 10d，因此，从化疗开始到停止化疗后 2 周内应加强预防感染和出血的措施。化疗中必须定期查血象，每次疗程结束必要时做骨髓穿刺，以便观察疗效及骨髓受抑制情况。无论肌注、口服或静脉给药的药物剂量必须反复核对。护理人员在操作时最好戴清洁的橡皮手套，以免不慎将药液沾染皮肤而影响自身健康。

3）消化道反应：许多化疗药物可引起恶心、呕吐、纳差等反应。消化道反应出现的时间和反应程度除与化疗药物的种类有关外，常有较大的个体差异。病人一般第一次用药时反应较重，以后逐渐减轻；用药后 1 ~ 3h 出现恶心、呕吐，症状持续数小时到 24h 不等；体质弱者症状出现较早，反应程度较重。消化道反应给病人带来的最大损害是体能的消耗，常在化疗后有明显的消瘦和体重下降，机体抵抗力降低。故化疗期间应给病人提供安静、舒适、通风良好的休息环境，避免不良刺激。饮食要清淡、可口，以半流食物为主，少量多餐，避免产气、辛辣和高脂食物，进食前后休息一段时间。当病人恶心、呕吐时不要让其进食，及时清除呕吐物，保持口腔清洁。必要时，遵医嘱在治疗前 1 ~ 2h 给予止吐药物，根据药物的药理作用每 6 ~ 8h 给药一次，维持 24h 血药浓度，可有效减轻恶心、呕吐反应。

4）肝肾功能损害：6– 巯基嘌呤、甲氨蝶呤、左旋门冬酰胺酶对肝功能有损害作用，用药期间应观察病人有无黄疸，并定期监测肝功能。环磷酰胺可引起血尿，输注期间应保证输液量，鼓励病人多饮水，观察小便的量和颜色，一旦发生血尿，应停止使用，同时检查肾功能。

5）其他：长春新碱可引起末梢神经炎而出现手足麻木感，停药后可逐渐消失。柔红霉素、阿霉素、三尖杉酯碱类药物可引起心肌及心脏传导损害，用药前、后要监测病人心率、心律及血压，药物要缓慢静滴，速度小于 40 滴 /min，注意观察病人面色和心率，以病人无心悸为宜。某些化疗药物可引起脱发，如环磷酰胺、顺铂等，为减轻脱发，可在注射药物前 10min 戴冰帽，至药物注射完毕后 30 ~ 40min 脱下，以使头皮血管收缩，减少头皮血流灌注，有效控制药物对毛囊的作用。

（2）做好口腔护理：甲氨蝶呤、阿糖胞苷、羟基脲、阿霉素等可引起口腔溃疡，除可能继发感染外，局部疼痛可影响病人进食和休息。嘱病人不食用对口腔黏膜有刺激或可能引起创伤的食物，如辛辣、带刺、有碎骨头的食物。指导病人睡前及餐后用碳酸氢钠、依沙吖啶稀释液交替漱口或 0.5% 普鲁卡因含漱，同时用亚叶酸钙治疗。

（3）鞘内注射化疗药物的护理：推注药物宜慢，注毕去枕平卧 4 ~ 6h，注意观察有无头痛、发热等反应。

（4）预防尿酸性肾病的护理：注意病人尿量及尿沉渣检查结果，鼓励病人多饮水，每日 2 000 ~ 3 000ml，注射药液后，最好每半小时排尿一次。持续 5h，就寝时排尿一次。每次小便后检查是否有血尿。遵医嘱口服别嘌呤醇，以抑制尿酸合成。

5. 心理护理　向病人及其家属说明白血病是骨髓造血系统肿瘤性疾病，虽然难治，但是目前治疗进展快、效果好，应树立战胜疾病的信心。家属亲友要给病人物质和精神的支持与鼓励，给病人创造一个安全、安静、舒适和愉悦宽松的环境，使病人保持良好的情绪状态，有利于身体的康复。

6. 健康指导

（1）心理指导：向病人及其家属说明白血病是骨髓造血系统肿瘤性疾病，虽然难治，但目前治疗进展快、效果好，应树立信心。家属应为白血病病人创造一个安全、安静、舒适和愉悦宽松的环境，使病人保持良好的情绪状态，有利于疾病的康复；说明坚持每月巩固强化治疗可延长急性白血病的缓解期和生存期。

（2）活动与饮食指导：缓解期应保持良好的生活方式，生活要有规律，保证充足的休息和睡眠，每天睡眠时间保证 8 ~ 10h。适当进行健身活动，如散步、体操、慢跑、游泳、太极拳等，以提高抗病能力，减少复发。饮食应富含营养，清淡、少刺激，避免辛辣的食物。

（3）预防感染和出血的指导：注意个人卫生，少去人群拥挤的地方，注意保暖，避免受凉，经常检查口腔、咽部有无感染，学会自测体温，勿用牙签剔牙、用手挖鼻孔；避免创伤等。定期门诊复查血象，发现出血、发热及骨、关节疼痛要及时去医院检查。

（4）用药指导：指导病人按医嘱用药，不要使用对骨髓造血系统有损害的药物和含苯的染发剂等。

（5）长期接触放射性核素或苯类化学物质的工作人员，必须严格遵守劳动保护制度。

三、慢性白血病

慢性白血病按细胞类型分为粒、淋巴、单核细胞三型。我国以慢性粒细胞白血病（慢粒）多见，慢性淋巴细胞白血病（慢淋）较少见，慢性单核细胞白血病罕见。

（一）慢性粒细胞白血病

1.临床表现　慢性粒细胞性白血病是一种起源于多能干细胞的肿瘤增生性疾病，其临床特点是粒细胞显著增多，脾明显肿大，病程较缓慢，大多因急性变而死亡。本病各年龄组均可发病，以中年最多见。自然病程可分为慢性期、加速期和急变期。

（1）慢性期：起病缓，早期常无自觉症状，随着病情的发展，可出现乏力、低热、多汗或盗汗、体重减轻等代谢亢进的表现。脾大为最突出的体征，可达脐平面，甚至可伸入盆腔，质地坚实、平滑、无压痛。但如发生脾梗塞，则压痛明显。半数病人肝脏中度肿大，浅表淋巴结多无肿大。大多数病人可有胸骨中下段压痛，为重要的体征。慢性期可持续 1 ~ 4 年。当白细胞极度增高时（大于 200×10^9/L）可发生"白细胞淤滞症"，表现为呼吸窘迫、头晕、语言不清、中枢神经系统出血等。

（2）加速期和急变期：起病后 1 ~ 4 年间 70% 慢粒病人进入加速期，主要表现为原因不明的高热、虚弱、体重下降，脾脏迅速肿大，骨、关节痛，以及逐渐出现贫血、出血。白血病细胞对原来有效的药物发生耐药。加速期从几个月到 1 ~ 2 年即进入急变期（即慢粒的终末期），急变期表现同急性白血病类似。急变期多数为急粒变，20% ~ 30% 为急淋变。

2. 辅助检查

（1）血象：白细胞数早期即增高，常超过 $20 \times 10^9/L$，晚期增高明显，可达 $100 \times 10^9/L$ 以上。中性粒细胞显著增多，可见各阶段的粒细胞，以中性中幼、晚幼和杆状核细胞为主。原始细胞不超过 10%。晚期血小板和血红蛋白均可明显减少。

（2）骨髓象：骨髓增生明显或极度活跃。以粒细胞为主，红系细胞相对减少，粒：红比例可增至 10：1 ~ 50：1，其中性中幼、晚幼及杆状核粒细胞明显增多。原粒细胞小于 10%。嗜酸粒细胞、嗜碱粒细胞增多。巨核细胞正常或增多，晚期减少。

（3）染色体检查：90% 以上慢粒病人血细胞中出现 ph 染色体，亦可存在于粒、红、巨核及单核细胞中。

（4)血液生化：血清及尿中尿酸浓度增高，与化疗后大量白细胞破坏增加有关。此外，血清维生素 B12 浓度及维生素 B12 结合力显著增加。

3. 治疗

（1）化学治疗。

1）白消安（马利兰）：曾为治疗慢粒最常用药，缓解率 95% 以上，开始剂量为每日 4 ~ 8mg 口服，当白细胞降至 $20 \times 10^9/L$ 时宜暂时停药，待稳定后改用每 1 ~ 3d2mg 维持治疗。

2）羟基脲：较白消安药效作用迅速，毒副作用少，但维持时间短，用药后 2 ~ 3d 白细胞下降，停药后又很快回升。常用剂量：每日 3g，分 2 次口服。白细胞下降到 $20 \times 10^9/L$ 改用每日 0.5 ~ 1g 维持治疗。用药期间经常检查血象以调整药物剂量。有研究表明该药治疗慢粒的多数存活期较白消安为长，且急变率低，因而目前治疗慢粒以该药为首选。

3）靛玉红：为双吲哚类化合物，有效率 87.5%。

（2）α - 干扰素：缓解率约 70%，每次 3×10^6 ~ 5×10^6U 肌内或皮下注射，每周 2 ~ 3 次，持续 12 个月至数年，可使病人血细胞 ph 染色体减少或消失。

（3）骨髓移植：异基因骨髓移植需在慢粒慢性期缓解后尽早进行。移植成功者一般可获得长期生存或治愈。

（4）其他治疗：白细胞分离以去除大量的白细胞，主要用于高白细胞综合征；别嘌呤醇防治尿酸性肾病；脾放射用于脾肿大明显而化疗效果不佳时。

（5）慢粒急变的治疗：同急性白血病的化疗方法。

（6）其他：放射偶用于伴有胀痛的巨大脾以缓解症状。

4. 护理措施

（1）一般护理：置病人于安静、舒适的环境中，减少活动，尽量卧床休息，嘱病人取左侧卧位，以减轻不适感。鼓励病人少量多次进食、进水以减轻腹胀。尽量避免弯腰和碰撞腹部，以免发生脾破裂。遵医嘱协助病人作脾放射治疗。鼓励病人多饮水，每日饮水量达 2 000ml 以上，以排出聚集在肾小管的尿酸。遵医嘱口服别嘌呤醇，以抑制尿酸的形成。

（2）病情观察：监测病人白细胞计数，观察体温、脉搏、呼吸的变化。经常询问病人有无咽部痒、痛、咳嗽，尿路刺激征等不适。应密切注意病人有无出血征兆，检查病人大小便有无出血迹象，全身有无淤点、淤斑。化疗期间定期检查白细胞计数血尿酸和尿尿酸含量。记录 24h 出入量。每日测量病人脾脏的大小，并作好记录。

（3）用药护理：观察用药效果及不良反应。白消安的不良反应主要是骨髓抑制、血小板或全血细胞减少及皮肤色素沉着、阳痿、停经，用药前应向病人说明，以便主动配合治疗，坚持用药。羟基脲和白消安在用药期间经常复查血象，不断调整剂量。靛玉红主要不良反应有腹泻、腹痛、便血等，使用时要慎重，注意观察病人大便的性质。α-干扰素不良反应有发热、恶心、纳差、血小板减少及肝功能异常，应定期检查病人肝功能。

（4）健康指导。

1）慢性期缓解的病人，应向病人及家属讲解疾病的知识，如病情的演变过程，为了争取延长缓解期，必须主动配合治疗，保持情绪稳定，家庭应给予病人精神、物质多方面的支持。缓解后可工作和学习，但不可过劳，适当锻炼。生活要有规律，保证充足的营养、休息和睡眠。

2）定期门诊复查。出现贫血加重、发热、脾大时要及时到医院检查。

（二）慢性淋巴细胞性白血病

慢性淋巴细胞性白血病（CLL），简称慢淋。是由于一种小淋巴细胞克隆性扩展，逐步积累而浸润骨髓、血液、淋巴结和其他器官，最终导致造血功能衰竭的一种恶性疾病。这种细胞形态上类似成熟淋巴细胞，但是一种免疫学不成熟的、功能不全的细胞。慢淋绝大多数为 B 淋巴细胞性的。本病的发病率在西欧及美国高，占当地白血病总数的30%；亚洲地区甚为少见，中国慢性淋巴细胞性白血病的发病率约占白血病总数的 2%。

1.临床表现　发病年龄多在 50 岁以上，男略多于女。起病缓慢，往往无自觉症状，许多病人多因其他疾病就诊而被发现有 CLL。早期症状如乏力、疲倦，一般无特异性。后期可见有消瘦、食欲不振、低热、盗汗及贫血等症状。体征包括：淋巴结肿大，无压痛、较坚实、可移动，以颈部、腋下、腹股沟淋巴结肿大为主，B 超、CT 检查可发现后腹膜、肠系膜淋巴结肿大，50% ~ 70% 的病人有轻、中度脾肿大。晚期可见有贫血、血小板减少，且易并发感染。约有 10%CLL 病人可见有自身免疫性溶血性贫血。

2.辅助检查

（1）血象：外周血淋巴细胞绝对值增高，常在 15×10^9 ~ 100×10^9/L 之间，也有大于 100×10^9/L。形态为成熟的小淋巴细胞。随着病情发展，可出现有贫血及血小板减少。

（2）骨髓象：有核细胞增生活跃，晚期尤为明显，分类淋巴细胞比例增高，以成熟小淋巴细胞为主（大于或等于 40%）。原淋 + 幼淋一般小于 10%。

（3）免疫学检查：病人呈低 γ 球蛋白血症，约 20% 的病人抗人球蛋白试验阳性。

（4）细胞遗传学：50%CLL 病人可见有染色体异常，以 12 号染色体三体异常最多见。

3. 治疗

（1）治疗的目的与指征：CLL 的治疗并不能达到治愈的目的，只能减少病人体内尤其是骨髓内淋巴细胞的浸润，从而改善造血机能及临床症状，延长病人生命。对于早期病人，如 Hb > 100g/L, PLT > 80 × 10^9/L，无淋巴结肿大及脾肿大，一般可密切观察，暂不予治疗。根据临床分期，一般 I 期病人无需治疗，定期复查即可；II 及 III 期病人可考虑化学治疗。

（2）化学治疗：苯丁酸氮芥（瘤可宁）50% 缓解，或苯丁酸氮芥合并强的松治疗，也可用环磷酰胺（50 ~ 100mg/d）。苯丁酸氮芥常规用量 0.1 ~ 0.2mg/（kg · d），口服，用药 2 ~ 3 周后出现疗效，8 周后达高峰，淋巴细胞达 50% 时改半量，直至外周血WBC（10 ~ 20）× 10^9/L 后短期给维持量或停药观察。化疗后如有效，则症状减轻，淋巴结和脾缩小，血红蛋白改善。

（3）放射治疗：主要用于淋巴结肿大发生压迫症状者，或化疗后淋巴结、脾等缩小不满意者，采用局部放疗，可缓解淋巴结、脾等的肿大情况。

（4）治疗并发症：抗感染治疗，如反复或严重感染，可加用大剂量丙种球蛋白，每日 10 ~ 20g，连续 3 ~ 5d。并发自身免疫性溶血性贫血或特发性血小板减少性紫癜者，可用较大剂量肾上腺皮质激素，若激素效果不好，则可考虑脾切除术。

4. 常用护理措施

（1）监测病人白细胞计数，观察体温、脉搏、呼吸的变化。经常询问病人有无咽部痒、痛，咳嗽，尿路刺激征等不适，发现异常应及时报告医生。

（2）指导病人注意个人卫生，勤洗澡、更衣，保持皮肤、口腔清洁，饭前便后认真洗手。房间空气要新鲜，定期紫外线消毒，减少探视人员及严格无菌技术操作等。

（3）必要时，遵医嘱应用大剂量丙种球蛋白，每日 10 ~ 20g，连续 3 ~ 5d。

5. 健康指导

（1）对病人及家属进行有关疾病知识的教育。养成良好的生活方式，保证充足的休息和睡眠，适当进行体育锻炼，提高身体素质，但应避免过激、过猛的活动。

（2）预防上呼吸道感染，注意保暖，不要去人多密集的地方。注意个人卫生，养成定期洗澡更衣的习惯。

（3）定期复查血象，出现发热或其他感染迹象应及时就诊。

第九章 内镜护理

第一节 消化内镜检查护理

一、上消化道内镜检查及护理

（一）目的

上消化道内镜检查包括食管、胃、十二指肠的检查，又称为胃镜检查。通过此项检查不仅能直接观察食管、胃、十二指肠的病变，并可取活检行组织学或细胞学的病理检查，是消化道疾病最常用和最准确的检查方法。

（二）适应证

（1）怀疑上消化道有病变且没有胃镜检查禁忌证者。

（2）体检。

（三）禁忌证

（1）有严重心、肺疾病的患者。

（2）各种原因所引起的危急状态。

（3）腐蚀性食管炎的急性期、肠梗阻及急性食管、胃、十二指肠穿孔等。

（4）有严重咽喉部疾病、脑出血、主动脉瘤及严重的颈胸段脊柱畸形等患者。

（5）不能配合检查的患者为相对禁忌证，如智力障碍、精神失常等。

（四）护理

1. 检查前准备

（1）向患者介绍检查的目的、方法、如何配合以及检查中可能出现的不适，消除患者紧张情绪，在获得充分理解后签署知情同意书，使之主动配合检查。

（2）仔细询问病史、用药史并进行体格检查，以排除检查禁忌证。检测患者乙型、丙型肝炎病毒标志，对阳性者用专门胃镜检查。

（3）检查前禁食6～8小时。若患者是胃排空延缓者，需禁食更长时间。有幽门梗阻者应先洗胃后再检查。

（4）若患者过度紧张，可遵医嘱肌内或静脉注射地西泮5～10mg；为减少胃蠕动和胃液分泌，术前30分钟遵医嘱予以山莨菪碱10mg或阿托品0.5mg注射。

（5）检查前5～10分钟口服咽部局部麻醉药及消泡剂，取下义齿及眼镜。行无痛胃镜检查患者建立静脉通道。

（6）备齐检查所需器械及药物。

2. 检查过程及配合

（1）协助患者取左侧卧位、双腿屈曲、头垫低枕致使颈部松弛，松开衣领口及腰带。患者口边置弯盘，嘱患者咬紧牙垫。行无痛胃镜检查患者由麻醉医师经静脉行麻醉治疗。

（2）操作者面对患者，左手持操作部、右手执镜端约20cm处，直视下经咬口插入口腔,缓缓沿舌背、咽后壁向下推进至环状软骨水平时可见食管上口,并将胃镜轻轻插入。

（3）插镜过程中，应密切观察患者的反应，保持患者的头部位置不动。当胃镜插入15cm到达咽喉部时嘱患者做吞咽动作，但不可将唾液咽下以免引起呛咳，应让唾液流入弯盘或用吸管吸出。如患者出现恶心不适，适时给以解释、安慰，并嘱患者深呼吸、肌肉放松。检查过程中随时观察患者的面色，监测心肺功能、脉搏、血压、心电图及血氧等变化。由于插镜刺激迷走神经，患者可能发生心绞痛、心肌梗死、心搏骤停等，一旦发生应立即停止检查、积极进行抢救。

（4）根据患者具体情况摄像、取活组织行细胞学检查及行相应治疗。

（5）配合操作者处理插镜中可能遇到的问题如下。

1）若将镜头送入气管，患者有明显呛咳，应立即将内镜退出、重新进镜。

2）若镜头在咽喉部打弯，患者会出现明显疼痛不适，应把角度钮放松，慢慢将内镜退出后重新插入。

3）插镜困难其原因可能是未对准食管入口或者食管入口处的环咽肌痉挛等原因，对此应查明原因、忌强行用力。必要时在镇静药物的辅助下再次试插。

4）若镜面被黏液、血迹等遮挡时可注水冲洗。

（6）检查完毕退出内镜时尽量抽气以防止患者发生腹胀；并将镜身黏附的黏液、血迹擦净。

3. 检查后护理

（1）胃镜检查后患者咽喉麻醉作用尚未消退时，嘱其不要进食及饮水等以免呛咳。约30分钟后待麻醉作用消失后可先饮少量水，如无呛咳者方可进饮食。行活检的患者宜在2小时后进食，当天应进食温凉饮食。无痛胃镜检查后应观察患者至清醒，并在复苏期间注意防止窒息及跌倒坠床。

（2）检查后少数患者可出现咽痛及咽喉部异物感，嘱患者勿用力咳嗽以免损伤咽喉部黏膜。若患者出现腹胀、腹痛，可进行按摩以促进排气。应注意观察有无消化道出血、穿孔、感染等并发症，一旦发生应协助医生积极及时进行相应处理。

（3）按有关规定清洁消毒内镜及有关器械、妥善保管，避免交叉感染。

二、结肠镜检查及护理

（一）目的

结肠镜长约140cm，可弯曲，末端装有一个光源带微型电子摄影机的纤维软管，可由肛门慢慢进入结肠，在结直肠疾病的诊断和治疗中发挥了重要作用。其优点是不仅能直接见到病变，而且能在直视下取活检，做出病理诊断，其诊断的敏感性和特异性均较高。随着内镜设备的不断改进及内镜技术水平的提高，尤其是色素内镜结合放大内镜的应用对结肠早期癌症和癌前病变的诊断达到新的水平。

（二）适应证

（1）不明原因的慢性腹泻及下消化道出血。

（2）结肠息肉和结肠早期癌症的治疗。

（3）钡剂灌肠有可疑病变者需进一步明确诊断。

（4）不能排出结肠和回肠末端疾病的腹部肿块。

（5）不明原因的低位肠梗阻。

（6）内镜随访。

（7）结肠肿瘤普查。

（8）其他内镜下治疗（出血，狭窄扩张，结肠支架置入等）。

（三）禁忌证

（1）严重心、肺功能不全及休克、精神异常或不合作者。

（2）直肠及肛门严重狭窄者。

（3）急性重度结肠炎，如急性重度溃疡性结肠炎、急性细菌性痢疾等。

（4）急性弥漫性腹膜炎、多次腹腔手术、腹腔脏器穿孔、腹内广泛粘连及大量腹水者。

（5）妊娠期女性，月经期女性。

（6）肠道准备不良者，严重影响观察视野。

（四）护理

1. 检查前准备

（1）医患沟通：向患者详细讲解检查目的及必要性、方法、注意事项，取得患者合作，同时做好心理护理，缓解患者紧张情绪。并确认签署知情同意书，同时完成心电图、血生化、凝血常规，血常规等检查。

（2）详细了解患者病史、用药史及过敏史的情况。

（3）术前评估：若需进行无痛结肠镜检查，应完成麻醉访视，做好术前评估。

（4）饮食准备：检查前3天进食少渣饮食，嘱患者检查前1天进食无渣流质饮食。上午行结肠镜检查者，检查当日禁食早餐；下午检查者，检查当日早餐进半流质饮食。

（5）肠道准备：肠道清洁有多种方法，应按照医嘱进行肠道准备。患者最后排出的大便为淡黄色透明水样便或清水样无渣便为最佳的肠道清洁效果。

1）磷酸钠盐：检查当日给予磷酸钠盐液90mL兑水800mL分次口服，30分钟内服完，服用后多饮白开水，1小时后如排出大便仍有粪渣，同样方法服用第2瓶洗肠液，直至排出清亮无渣水样便为止。

2）甘露醇：20%甘露醇500mL与5%葡萄糖生理盐水1000mL混合液，在检查前4小时口服以导致渗透性腹泻，其对结肠黏膜无刺激作用，但若需结肠镜下内镜治疗的患者禁用20%甘露醇洗肠，因为甘露醇在大肠内可被细菌分解产生可燃气体"氢"及"甲烷"气体，当达到可燃浓度时如进行高频电凝术，可能引起爆炸。

3）复方聚乙二醇：137.5g溶于2000mL水中，检查当天早上3～4点开始服药，尽量在1.5h内服完。

4）硫酸镁：于检查当天清晨5点左右将硫酸镁30g溶于500mL温水中服用，之后大量饮水2000～3000mL，糖盐水或清水均可。

（6）观察肠道准备后的排便情况。

1）若患者服洗肠液后未解便，排除肠梗阻外，可鼓励患者下床多活动，以促进肠蠕动加快排便，若患者无恶心、呕吐不适，可鼓励患者多饮温开水。

2）若患者服洗肠液后排出大便仍含粪渣，可追加洗肠液1瓶，同时多饮水，必要时行清洁灌肠，直到患者最后排出淡黄色透明水样便为止。

3）若患者服洗肠液后发生恶心、呕吐、腹痛不适，及时通知医生处理。

（7）遵医嘱给药：检查前0.5小时遵医嘱给予患者阿托品0.5mg肌内注射或山莨菪碱10mg肌内注射，由于药物可使患者对疼痛的反应性降低，以致发生肠穿孔的并发症时腹部症状不明显，应特别注意。

2. 检查过程及配合

（1）协助患者穿上检查裤，取左侧卧位、双腿屈曲，嘱患者尽量在检查中保持身体勿随意摆动。

（2）将镜前端涂上润滑剂（一般用硅油，不可用石蜡）后，嘱患者深呼吸、放松肛门括约肌，以右手食指按住镜头，使镜头滑入肛门，遵照循腔进镜配合滑进、少量注气、适当钩拉、去弯取直、防袢、解袢等插镜原则逐渐缓慢插入肠镜。

（3）检查过程中，若患者出现腹胀不适，可嘱其做缓慢深呼吸；如出现面色改变、呼吸及脉搏异常应停止进镜，积极配合医生采取相应救治措施。

（4）根据患者具体情况摄像及取活组织行细胞学等检查及行相应治疗。

（5）检查结束退镜时，应尽量抽气以减轻患者术后腹胀

3. 检查后护理

（1）休息与活动：检查结束后患者适当休息，观察15～30分钟后再离开。若无痛结肠镜检查术后，要观察患者至清醒，并注意在复苏期间防窒息，防跌倒。

（2）饮食护理：检查后若无不适，未取活检者30分钟后可进食普食；若术中取了多块活检，宜在2小时后进温凉流质饮食，避免辛辣刺激食物；若术中腹痛明显或术后腹胀明显者，应少活动、进食流质或半流质少渣不产气的饮食1～2天。

（3）病情观察及护理：观察患者腹胀、腹痛及排便情况。腹胀明显者可行内镜下排气；注意观察粪便颜色；腹痛明显或解血便者应留院继续观察。如发现患者出现剧烈腹痛、腹胀、面色苍白、心率增快、血压下降、粪便次数增多且呈黑色，提示并发肠出血、肠穿孔，应及时处理。若确定为肠穿孔，应予禁食、禁饮，安置胃肠减压，补液治疗，若无效，行外科手术治疗。

（4）活检时渗血较多者：为预防出血，应服用止血药（如云南白药）1～2天。

（5）告知患者术后常见并发症：如肠壁穿孔，肠道出血等。若出现异常，应立即就诊。

三、无痛性内镜检查及护理

（一）目的

在消化内镜检查过程中采用镇静/镇痛或麻醉以减少患者的痛苦，提高患者的耐受性，此方法称为无痛性内镜检查术。在内镜检查之前和检查过程中，通过静脉给予一定量的速效镇静药和麻醉药，使患者在舒适无痛苦的过程中完成检查。完成治疗后立即停止给药，患者一般5分钟内会苏醒。整个检查过程具有较好的安全性和舒适性。

无痛性胃肠镜检查术的优点在于检查过程中患者没有躁动、不配合等现象；胃肠蠕动少，便于病情观察，口腔分泌物少，比较清洁；没有明显的心率增快、血压升高现象。

（二）适应证

（1）有内镜检查适应证，但因恐惧常规内镜检查而要求无痛胃镜检查者。

（2）有消化道症状，恶心、呕吐、上腹疼痛等。

（3）有呕血、便血症状，需确诊及内镜下治疗。

（4）患者患有其他病症如严重高血压、冠心病等不能耐受普通内镜检查所致应激反应者。

（5）已确诊的消化道病变（胃癌前病变，溃疡，食管、胃、大肠道的息肉，肿瘤，炎症性肠病，肠套叠复位等），需内镜下检查治疗或随访者。

（6）不能合作配合的患者（如小儿、精神病患者）。

（7）消化道疾病手术后仍有症状者。

（8）取食管、胃内异物。

（9）由胆总管结石、缩窄性乳头炎等所致的梗阻性黄疸，需采用十二指肠镜下乳头切开术及安装胆总管支架治疗者等。

（三）禁忌证

（1）原则上同常规内镜检查禁忌证。

（2）有药物过敏史，特别是有镇静药物过敏史者。

（3）孕妇及哺乳期妇女。

（4）极度衰竭者。

（5）容易引起窒息的疾病，如支气管炎致多痰者、胃潴留者、急性上消化道大出血胃内潴留较多血液者。

（6）严重鼾症及过度肥胖者应慎重。

（7）心动过缓者需慎重使用（除心脏器质性疾病外）。

（8）合并肝性脑病、癫痫等疾病患者。

（四）护理

1. 检查前准备

（1）详细了解患者病史和体格检查结果，有无麻醉反应史、药物过敏及急、慢性传染病等情况，并向患者介绍检查的目的和过程，做好心理护理，缓解患者紧张情绪，同时确认签署知情同意书。

（2）仔细核查患者是否已经完成心电图、胸部X线片、血常规等检查。年轻（＜40岁）无其他基础病患者可只查血常规，高龄（＞60岁）或有合并症者应加查生化、电解质等，冠心病患者应查超声心动图，其他同内镜常规检查。

（3）指导患者检查前禁食6～8h、禁饮4h。

（4）确保多功能监护仪、氧气瓶、急救药品配备齐全。

（5）此项检查一般情况下较为安全，但因属于静脉全身麻醉，麻醉过程中可能出现呼吸循环抑制等意外，因此，在做无痛内镜检查过程中应常规给患者吸氧，备好急救药物和气管插管设备。

（6）告知患者，检查当天必须有家属陪同。

2. 检查过程及配合　检查之前由麻醉师采取静脉给药（目前常用的药物有异丙酚、

咪达唑仑等）对患者进行全身麻醉，使患者在很短的时间内（约 30s）舒适地进入睡眠状态，患者在熟睡的状态下进行胃（肠）镜检查（具体操作方法同上消化道内镜检查及结肠镜检查）。在检查过程中，麻醉医生会根据患者的反应和检查时间的长短适当追加药物，使患者在整个检查过程中始终保持安静，没有任何痛苦和不适。

3. 检查后护理

（1）体位：无痛内镜检查完毕后，保持左侧卧位，加护栏以确保患者安全；口垫待患者清醒后再取出，分泌物较多时及时去除，以防呛咳或误吸。

（2）监护：静脉麻醉药代谢较快，检查结束后即可被唤醒，由专人观察 15～30 分钟即可离开检查室。

（3）注意事项：术后 2 小时内应有人陪护。术后 2 小时内忌饮食、酒、饮料等，饮食应从少量清淡半流质开始，逐渐增量，以不出现胃胀、恶心或呕吐为原则，当天应禁食辛辣食物。至少在 24 小时内不饮酒、不驾车、不操纵复杂的机器或仪器，不得从事高空作业及精算、逻辑分析等工作。

4. 并发症护理

（1）心率减慢：可予以阿托品 0.25mg 静脉注射，必要时可追加。

（2）上呼吸道梗阻部分患者，特别是肥胖者应用麻醉药后全身肌肉松弛，引起舌根后坠呼吸道阻塞致血氧饱和度进行性下降。处理：立即停药；将患者头部后仰，同时双手向上向前托住双侧下颌；加大给氧流量。经以上处理后，若无改善应立即退镜，待患者恢复应答后视情况再行检查和治疗。

（3）血压下降：丙泊酚可使外周血管阻力下降、心肌抑制、心排血量减少及抑制压力感受器对低血压的反应。一般发生于年老体弱、循环功能较差者，严重时应给血管活性药物治疗。

（4）呼吸抑制或呼吸暂停：首先立即停药。若呼吸暂停＞15 秒，应立即采取急救措施，必要时需行气管插管。

（5）中枢神经系统反应：应用丙泊芬后可能出现头痛、眩晕、抽搐、不自主运动、惊厥、角弓反张等。轻者不用处理，休息半小时后可自行消失；重者可予以地西泮镇静、10% 葡萄糖酸钙 10mL 静脉注射以抑制抽搐等症状。

1）呕吐、反流和误吸：应早期吸引和用生理盐水冲洗，以尽可能减少肺损伤的程度。

2）低血糖反应：立即给予口服糖水或静脉输注葡萄糖。

四、胶囊内镜检查及护理

（一）目的

胶囊内镜目前可分为三种：食管胶囊内镜、小肠胶囊内镜及大肠胶囊内镜。应用最多的是小肠胶囊内镜。

（二）适应证

（1）主要用于小肠疾病的诊断，如不明原因消化道出血、腹痛、腹泻、消瘦，经胃镜和结肠镜检查无阳性发现者。

（2）慢性腹痛疑为小肠器质性疾病者。

（3）临床疑为克罗恩病、肠结核、小肠肿瘤者。

（4）其他影像学检查怀疑小肠病变者。

（三）禁忌证

（1）已知或可疑有胃肠道梗阻、狭窄、憩室及瘘管者。

（2）存在或可疑消化道畸形、消化道穿孔患者。

（3）体内置有心脏起搏器或置入其他电子医学仪器者。（4）严重吞咽困难，不能吞咽胶囊内镜者。

（5）妊娠妇女及婴幼儿。

（四）评估

（1）评估患者是否适合应用胶囊内镜，是否有胃肠道梗阻、狭窄、憩室及瘘管等。

（2）评估环境是否安全、安静，可采取适当遮蔽。

（五）护理

1. 操作前护理

（1）环境准备　关闭门窗，调室温，必要时屏风遮挡，请无关人员回避。

（2）物品准备

（1）药物：肠道准备药物。

（2）物品准备：胶囊内镜、数据记录仪。

（3）检查前2天应进少渣饮食，检查前1天按照结肠镜检查要求严格进行肠道准备，检查当日空腹。

（4）核对医嘱，携用物至患者检查床旁。辨识患者，向患者及家属解释技术执行的目的及过程，并取得同意。

2. 操作中护理

（1）将阵列传感器粘贴于患者腹部，并与数据记录仪连接，记录仪挂在包绕患者腰部的腰带上，然后嘱患者吞下胶囊内镜，并嘱患者适当运动，以利于胶囊尽快进入小肠。

（2）吞服胶囊内镜后至少2小时内不能进食和饮水，4小时后可进少量饮食，检查全部结束后即可正常饮食。

（3）对于有体外观察胶囊位置设备的胶囊内镜，在吞服胶囊后2小时内应定时观察胶囊位置，保证胶囊尽快进入小肠。

（4）从服用胶囊内镜到排出前，患者应避免在任何强力电磁源区域，并保证记录仪上部的绿灯闪烁，以确保系统正常运行。如果绿灯停止闪烁，嘱患者记录下当下时间，并与医生联系。

（5）待检查结束后将数据记录仪和记录仪电池包一起卸下，下载储存在数据记录仪中的图像资料，工作站观看、诊断并打印报告。

3. 操作后护理

（1）检查过程中，患者可正常活动，但不要从事剧烈的活动，应避免撞击腰带上的数据记录仪。

（2）一般情况下，胶囊内镜在1～3天排出体外。嘱患者大便解在便盆内，以便观察胶囊内镜的排出情况。

五、经内镜逆行胰胆管造影、治疗及护理

（一）目的

经内镜下逆行性胰胆管造影术（encoscopic retrograde cholangio pancreatography，ERCP）是利用十二指肠镜到达十二指肠乳头胰胆管共同开口处注入对比剂，在 X 线显影下进行胰腺、胆道系统疾病诊断的方法。借助 ERCP 开展的内镜下乳头肌切开（endoscopic sphinc terotomy，EST）、取石、扩张、支架置放（endoscopic retrograde biliary drainage，ERBD）、鼻胆管引流（endoscopic naso biliary drainage，ENBD）等，又使单纯的诊断性 ERCP 发展成为综合的诊治胆胰疾病的重要微创手术。其具有创伤小、风险小、并发症少、疗效确定、诊治一体化完成等优点，临床上应用广泛。

（二）适应证

经过 ERCP 技术的更新和发展，ERCP 的重心也逐步向治疗方面转移，以下疾病是目前 ERCP 最常见、最适宜的适应证。

（1）胆汁淤积性黄疸。

（2）急性胆管炎。

（3）胆总管结石。

（4）胆道蛔虫。

（5）胆管狭窄、胆管损伤、胆漏。

（6）怀疑壶腹部肿瘤。

（7）急性胆源性胰腺炎、复发性胰腺炎。

（8）胰管扩张、狭窄、胰管结石等。

（三）禁忌证

（1）有严重心、肾、肺功能不全，全身情况差不能耐受内镜检查者。

（2）凝血机制严重障碍及出血性疾病患者。

（3）十二指肠乳头以上的消化道狭窄。

（四）护理

1. 术前准备

（1）仔细询问病史，评估患者是否有 ERCP 危险性和禁忌证。

（2）术前向患者详细介绍检查的目的、意义和方法，介绍操作过程中可能出现的不适，使患者解除顾虑，以取得患者的主动配合，并确认签署知情同意书。

（3）造影前 1 天检查患者血常规及淀粉酶。

（4）术前应禁食 6 小时以上。

（5）术前 30 分钟肌内注射阿托品 0.5mg 和地西泮 10mg。

（6）术前必须严格按照相关规定进行器械消毒。

2. 术中配合　插入内镜后，应先对食管、胃及十二指肠做全面的检查，当内镜到达十二指肠降段时，将内镜拉直（拉直后的内镜在门齿的刻度约 60cm）以利调整镜头与乳头的位置，患者的反应也少。确定乳头开口后，不要急于插管，首先应将乳头位置调整到视野中央，且使胆总管口侧隆起的行走方向与造影导管活动的轨迹一致。如肠蠕动

过快影响插管时，可静脉注射山莨菪碱，以稳定肠管，便于插管。术前先将导管充满对比剂，然后关闭导管末端的三通接头，防止气泡注入胰胆管内形成假结石影。推注对比剂时力量要均匀，切勿推注过快或用力过猛。在 X 线荧屏上看到胰胆管显影清楚时，即停止注射，以防压力过高，使患者产生剧烈腹痛，甚至造成胰胆管破裂。Oddi 括约肌切开时注意调整切刀方向缓慢匀速逐层切开，避免引起出血和穿孔，肠蠕动时放松刀弓张力以免损伤肠壁。术中应注意观察患者面色、脉搏、呼吸和血压，密切观察病情变化，如发生术中并发症应协助医生积极处理，避免或减轻不良后果。

3. 术后护理

（1）术后 24 小时卧床休息，1 周内避免频繁剧烈活动。

（2）术后禁食 1 ～ 3 天，根据情况由流质过渡到软食，1 周后可进普食。

（3）监测生命体征变化及有无出现恶心、腹痛、呕血、黑粪等症状。腹痛明显者应查血淀粉酶及血常规。

（4）鼻胆管的护理：严格无菌操作，妥善固定引流管，保持引流管的通畅，引流袋 / 瓶置于较低位置便于引流；每天观察引流液的色、质、量，并准确记录；观察鼻胆管的长度，检查有无脱出；如发现导管堵塞或引流不畅时，可遵医嘱调整导管位置和深度或用生理盐水低压冲洗导管。带管患者同时需做好口腔护理，避免细菌滋生；鼻胆管刺激咽喉所致的不适感在术后 1 ～ 2 天可逐渐适应，不影响进食，加强解释沟通。

（5）并发症观察及护理。

1）急性胰腺炎的护理：术后胰腺炎的发生与胰腺实质受损有关，多数为轻症胰腺炎，其常见原因包括：①插管损伤 Oddi 括约肌；②对比剂过快、过量注入；③ Oddi 括约肌功能紊乱；④胆胰原有疾病致胰胆管高压等。在 ERCP 术后 2 ～ 24 小时血淀粉酶增高达正常 4 ～ 5 倍即为术后高淀粉酶血症，在术后预防性应用抗生素和抑制胰液分泌的药物、经禁食等一般处理后可完全恢复。血淀粉酶升高同时伴有持续剧烈腹痛、恶心、呕吐等症状时则考虑并发急性胰腺炎，应积极按急性胰腺炎处理。

2）出血的护理：常发生于 EST 术中或术后，与患者自身出凝血时间及阿司匹林、类固醇类药物的使用密切相关。因此，术前有凝血功能障碍的患者必须待凝血障碍纠正后才能安排手术治疗；长期口服抗凝药者则应术前及术后停药 1 周；出血倾向明显者，可予输注血浆和补充维生素 K1。发生术中切口出血，应立即予 1：10000 去甲肾上腺素盐水稀释液冲洗、电凝、止血夹等方法止血。术后遵医嘱输注止血药物，1 ～ 3 天观察鼻胆管引流有无血性液体，有无黑粪，必要时可查大便潜血和血红蛋白变化，发现异常及时进行止血处理。

3）急性胆道感染的护理：多在术后 2 ～ 3 天出现，发生的主要原因是胆道梗阻或引流不畅。手术器械应严格消毒灭菌，尽可能将结石取尽。如结石难以一次取尽者应先置鼻胆管或支架引流。术后密切观察患者有无腹痛、高热、寒战及黄疸，检查血白细胞、中性粒细胞计数。如发生术后胆管炎应积极抗感染，必要时再次行 ERCP 或外科手术治疗。

4）肠穿孔的护理：发生率低，与乳头狭窄、切口过大、毕 Ⅱ 式胃切除术后等相关。术后密切观察患者的腹部症状、体征，对怀疑有穿孔者应行 X 线或 CT 检查明确有无腹腔积气。穿孔是 ERCP 术较严重的并发症，处理关键在于早发现、早诊断、早治疗。多数患者在给予禁食禁饮、胃肠减压、静脉补液、抑制胰液分泌、鼻胆管引流、广谱抗生素等非手术方式治疗后可逐渐愈合，若患者症状加重应及时行手术治疗。

六、胃镜检查的护理配合

（一）目的

电子胃镜是借助一条纤细、柔软的管子伸入胃中，可以直接观察食管、胃和十二指肠内微小病变的手段。

（二）适应证

（1）凡是有上腹部不适怀疑有食管及胃、十二指肠疾病，经过检查不能确诊者。

（2）X 线检查发现溃疡、肿物及其他病变不能明确者。

（3）急性上消化道出血及慢性原因不明的失血。

（4）各种食管、胃等疾病的随诊，如 Barrett 食管、慢性萎缩性胃炎、胃大部切除术后、消化性溃疡病的药物治疗后等。

（5）胃内异物的取出，如胃石、义齿或其他异物。

（三）禁忌证

（1）严重的心脏病，如严重的心律失常、急性心肌梗死及心肌梗死后恢复期、重度心力衰竭、未控制的严重高血压（血压 ≥ 180/120mmHg）。

（2）严重的肺部疾病哮喘、呼吸衰竭不能平卧者。

（3）有精神疾病不能配合者。

（4）食管、胃、十二指肠穿孔的急性期。

（5）急性重症咽喉部疾病内镜不能插入者。

（6）腐蚀性食管损伤的急性期。

（四）评估

（1）评估患者是否适合应用电子胃镜，是否出现食管、胃、十二指肠病变。

（2）评估患者的心理状态，消除紧张的情绪。

（3）评估环境是否安全、安静，可采取适当遮蔽。

（五）护理

1. 操作前护理

（1）环境准备：关闭门窗，调节室温，必要时屏风遮挡，请无关人员回避等。

（2）物品准备：①药物：利多卡因胶浆；②物品准备：口含嘴、弯盘、电子胃镜，备好护理记录单；③备好其他抢救物品：急救车、呼吸机等。

（3）向患者宣教胃镜的术前准备：胃镜检查前 1 周停用抗凝药物，前 1 天嘱患者禁烟，术前禁食水 8 小时并练习检查体位。

（4）核对医嘱，携用物至患者床旁。辨识患者，向患者及家属解释技术执行的目的及过程，并取得同意。

2. 操作中的配合

（1）协助患者侧卧位，弯曲腿部。嘱患者含上口垫，轻轻咬住，放弯盘于口旁。

（2）嘱患者以鼻深呼吸，头不能动，全身放松，胃镜经过口垫进入口腔，当插入舌根部至食管入口时，嘱患者做吞咽动作，胃镜可顺利通过咽部。

（3）在插镜过程中密切观察患者的呼吸、面色等情况，同时不断向患者做简单解释，指导其做深呼吸，不能吞下口水，让其自然流到弯盘内。

（4）需做活检者，使用活检钳要稳、准、轻巧、小心地钳取病灶组织，放入10%甲醛溶液中固定，及时送检。

（5）了解术中患者的情况，术后禁食水2小时，取活检者禁食水4小时；注意观察有无活动性出血，如呕血、便血，有无腹痛、腹胀，有无重要生命体征改变，如心率、血压等。

3.操作后护理

（1）向患者介绍胃镜的并发症。

（2）向患者介绍术后饮食及注意事项。

（3）指导患者使用床旁呼叫装置，一旦发生不适，立即呼叫医护人员。

七、肠镜检查的护理配合

（一）目的

肠镜是经由肛门插入电子肠镜，根据镜中拍摄到的图像来诊断和治疗大肠病变的一种手段。

（二）适应证

（1）原因不明的下消化道出血、便血。

（2）原因不明的慢性腹泻、黏液便、脓血便。

（3）顽固性便秘、排便不畅感、排便习惯改变和不明原因的大便形状改变。

（4）疑为大肠病变引起的腹痛和腹部包块。

（5）钡灌肠检查怀疑有异常需要进一步确诊。

（6）对已确诊的大肠病变和结肠手术后要随诊观察。

（7）在术中行结肠镜检查有助于确定病变的范围和部位，从而有助于决定手术的方式。

（8）结肠镜下的治疗，如息肉摘除，止血，早期肿瘤的治疗，结肠扭转和肠套叠的复位等。

（三）禁忌证

（1）严重的心肺功能不全。

（2）严重的高血压，脑供血不足，冠状动脉功能不全，明显的心律失常者。

（3）腹膜炎和中毒性急性消化道炎症，如中毒性痢疾、重型溃疡性结肠炎，尤其是严重的低蛋白血症者，易引起肠穿孔。

（4）急性消化道大出血、肠道积血过多，妨碍观察者。

（5）近期内胃肠道或盆腔做手术及放射治疗者。

（6）由于手术及炎症，致使腹腔内粘连或形成硬性扭曲时，不勉强检查。

（7）肠道有狭窄时，对狭窄以上的肠管不勉强进镜。肛门狭窄及肛门急性炎症时不宜检查。

（8）精神病患者或者不愿进行检查者。

（9）女性妊娠或者在月经期。

（四）评估

（1）评估患者是否适合应用肠镜，是否有腹泻、腹痛、消化道出血等。

（2）评估环境是否安全、安静，可采取适当遮蔽。

（五）护理

1. 操作前护理

（1）环境准备：关闭门窗，调节室温，必要时屏风遮挡，请无关人员回避。

（2）物品准备：①药物：肠道准备药物；②物品：肠镜系统、润滑剂、蒸馏水；③备好特护记录单；④备好其他抢救物品：急救车、呼吸机等。

（3）指导患者肠道准备。

（4）核对医嘱，携用物至患者床旁。辨识患者，向患者及家属解释技术执行的目的及过程，并取得同意。

2. 操作中的配合

（1）经口者摘除义齿，经肛者换好内镜检查专用裤。

（2）患者取左侧卧位，润滑肛门及内镜。

（3）经肛进镜，反复拉送。

（4）必要时可用 X 线透视帮助定位。

3. 操作后护理

（1）术后严密观察病情有无腹痛、腹胀，有无重要生命体征改变，如心率、血压等。

（2）告知患者肠镜的并发症。

（3）向患者介绍术前、术后饮食及注意事项。

（4）指导患者使用床旁呼叫装置，一旦发生不适，立即呼叫医护人员。

（六）重点提示

（1）检查前应充分清洁肠道，以免漏诊可能的病变，尤其是早期的息肉或早期的肿瘤。

（2）检查前应进行肛诊，因结肠镜检查有可能漏诊肛诊的病变。

（3）对于全麻结肠镜患者，禁食时间较长、体弱患者可以静脉补液，防止低血糖的发生。

八、双气囊小肠镜的护理配合

（一）定义

双气囊小肠镜是在原先的推进式小肠镜外加上一个顶端带气囊的外套管，同时也在小肠镜顶端加装一个气囊。主要原理是借助气囊对肠壁的支撑力作为着力点，顺序将肠管套在镜身外的外套管上，进入小肠腔的深度可用 X 线定位，如需要可顺序经口＋经肛进镜联合检查全小肠，可用黏膜注射针注射染料标记定位。在通常情况下可抵达回肠中下段，部分可达末端回肠，检查范围大大扩展，如果经口或经肛门侧进镜的方式相结合就可能使整个小肠得到全面、彻底的检查。电子小肠镜具有视野广、图像清晰并可行内镜下活检及相关治疗的特点。

（二）适应证

（1）不明原因的消化道（小肠）出血。

（2）疑似小肠占位性病变。

（3）不明原因小肠梗阻，如克罗恩病、小肠套叠。

（4）小肠炎症、糜烂、溃疡性病变，取活检病理组织学检查。

（5）弥漫性小肠黏膜病变，取活检病理组织学检查。

（6）不明原因腹泻或蛋白丢失。

（7）肠道病变后的疾病诊断。

（8）部分小肠异物取出，如嵌顿的胶囊内镜。

（9）已确诊的小肠病变治疗后复查。

（三）禁忌证

（1）严重的心脏病，如严重的心律失常、心肌梗死后恢复期、中毒性心力衰竭、未控制的严重高血压（血压 ≥ 180/120mmHg）。

（2）严重的肺部疾病，哮喘、呼吸衰竭不能平卧者。

（3）全身一般情况差、严重贫血（血红蛋白 Hb < 60g/L）、低蛋白血症（白蛋白 ALB < 30g/L）者。

（4）中度食管 – 胃底静脉曲张以上者；大量腹腔积液者。

（5）凝血功能障碍者。

（6）多次腹部手术史，有严重肠粘连者。

（7）麻醉高风险者。

（8）肠梗阻未解除，无法完成必要的肠道准备者。

（9）有精神疾病不能配合者；无法耐受内镜检查者。

（10）孕妇及低龄儿童。

（四）评估

（1）评估周围环境：环境清洁，光线充足，保护患者的隐私。

（2）评估患者心理状态，做必要的宣教解释工作。患者多数病程较长，多次接受各种检查未明确病因，对小肠镜检查常表现紧张恐惧，心理压力大，不能轻松配合。检查前访视患者，全面了解患者病情，解释基本操作过程，告知配合方法和预计持续时间，介绍成功案例，消除患者恐惧心理，取得信任，使患者以最佳状态接受检查。

（3）经口腔进镜的患者，应将义齿取下。

（五）护理

1. 操作前护理

（1）确定进镜的方式：完善相关检查，根据消化道造影、腹部 CT、胶囊内镜、核素扫描等检查，结合患者临床表现，初步确定小肠病变的大致位置，据此确定经口或经肛插入双气囊小肠镜。另外，患者应完善常规生化及相关感染指标的检查。

（2）患者的准备：术前 2 天进流质或半流质饮食，术前禁食 12 小时以上，禁水 6

小时以上（因麻醉需要），必要时静脉补液。检查前提前 1 天进行清洁肠道准备；对于经肛小肠镜检查，肠道清洁度要求高，可以参照结肠镜肠道准备方法进行，但要求更高，如果不满意，可以加量服用清肠剂，并大量饮水；对于经口小肠镜检查，可参照结肠镜检查肠道准备方法进行，酌情可将清肠剂量减半。经口检查的患者，应摘去活动性义齿、眼镜等；经肛检查的患者，检查前换好肠镜检查专用裤。

（3）麻醉准备：术前麻醉专科医师决定并实施麻醉。麻醉及检查操作过程中，持续心电、血压、血氧监测。对于预计操作时间长于 2 小时者或经口检查者，应给予静脉全身麻醉并行气管插管管理气道。对于部分近回肠末段病变者进行经肛小肠镜时，可给予静脉全身麻醉，但需要密切监测观察，随时准备气管插管。对于个别十二指肠水平部或空肠上段病变的患者，可以在心电、血压、血氧监测条件下，经咽部局部麻醉后检查，必要时可以给予镇静剂。

（4）等麻醉准备完成后，患者在左侧卧位接受检查。经口检查者，需安放口垫并妥善固定。

（5）术前安装好内镜气囊。检查内镜的注气、注水按钮，内镜的控制旋钮，调试好图像；检查内镜与气泵的连接，测试内镜气囊及外套管气囊的工作状态。

2. 操作中护理

（1）检查时由医生负责内镜的旋钮，护士一般站在医生的左侧，扶持镜身，协助医生进行插镜。在插镜和抹镜的过程中要注意观察患者的反应，口腔分泌物多时要及时吸除，严密观察患者血压、脉搏、呼吸频率及血氧饱和度等监测指标，如有异常及时报告术者及麻醉师，随时保持呼吸道通畅。

（2）协助麻醉医生为患者进行血压、心电图、血氧饱和度监测，同时准备好吸痰管、吸引器、急救药物等。

3. 操作后护理

（1）检查结束后必须继续监测生命体征直至患者苏醒，部分患者清醒后会主诉有轻微的头昏及咽痛，要做好解释工作，嘱其卧床休息，告知因小肠镜检查时间较长，而且套管反复进出口咽部，摩擦引起咽部疼痛。

（2）严密监测术后并发症的发生。

（六）重点提示

（1）术前与患者及家属进行充分讨论，了解双气囊小肠镜的作用、局限性及可能并发症，签署知情同意书，另需签署麻醉知情同意书。

（2）由于小肠解剖的特殊性及小肠镜检查的技术限制，单侧进镜很难完成全小肠检查，所以术前应详细了解分析病史及相关检查，选择恰当的进镜途径，个别情况下，可能需要经口 + 经肛进镜联合检查。

（3）做好内镜本身的消毒工作，术前应查 HBsAg、HIV-Ab、血白蛋白等。

（4）术后需观察麻醉恢复情况，密切观察生命体征及腹部体征，观察排便情况，必要时进行相关检查，尽早发现并处理可能的并发症。

（5）由于小肠壁要薄于胃壁及结肠壁，对于小肠息肉切除、小肠良性狭窄的扩张治疗风险要高于胃镜及结肠镜的治疗，操作要小心。

（6）目前小肠镜的检查费用较高，注意掌握好适应证。

第二节 消化内镜手术护理

一、内镜下食管、贲门狭窄扩张术及护理

（一）目的

各种原因引起食管和贲门狭窄可导致食物通过障碍，患者常出现不同程度的吞咽困难，进食时间延长，伴有反食、呛咳甚至不能进水，引起严重营养不良、脱水等。而内镜下治疗食管、贲门狭窄的目的就是解除狭窄部位的通过障碍，缓解吞咽困难症状。

内镜下食管、贲门狭窄扩张术治疗的原理是通过对狭窄处的食管壁的纤维组织进行强力的伸张作用或通过对狭窄处的一处或多处撕裂达到扩张作用。由于扩张本身也造成一次创伤，创伤的修复是通过纤维组织的增生完成，术后有可能再狭窄，需要通过多次扩张才能完成。

（二）适应证

（1）食管的炎性狭窄。

（2）食管手术后吻合口狭窄。

（3）内镜治疗后食管狭窄，如食管大面积 ESD 术后。

（4）贲门失弛缓症。

（5）弥漫性食管痉挛。

（6）食管癌或贲门癌。

（7）化学性烧伤后狭窄。

（8）先天性食管狭窄如食管蹼。

（三）禁忌证

（1）同胃镜检查的禁忌证。

（2）无法忍受治疗者。

（3）化学性烧伤后 2 周内。

（4）活动性上消化道出血。

（5）能行手术治疗的食管癌和贲门癌者。

（6）病变狭窄范围广、位置过高、治疗非常困难者视为相对禁忌证。

（四）操作过程

1.探条扩张术　适用于非动力性狭窄。常规胃镜，确定及观察吻合口狭窄位置，估量狭窄部直径及所需扩张探条，测量狭窄部至门齿距离，经胃镜活检管道送入导丝，使导丝穿过狭窄部位进入胃腔，操作者缓慢拔出胃镜，保证导丝在胃内位置相对固定，选择比狭窄部口径略大的扩张条，将导丝穿入扩张条中心管道内，沿导丝送入扩张条，待有阻力感后，慢慢将扩张条的扩张部通过狭窄口送到狭窄部远端，依次增加扩张条的直径，使狭窄吻合口逐渐被扩开，扩张完毕，扩张条连同导丝一起退出，再次进镜，并进

入已扩开的狭窄部远端，观察狭窄的扩张程度及有无并发症的发生。

2.气囊扩张术　气囊扩张术适合于动力性狭窄常规胃镜，观察食管狭窄部位及程度，将气囊导管从活检孔道插入，在内镜直视下将气囊导管通过狭窄部位，当狭窄环位于气囊正中位置后缓慢注气，通过外接压力泵控制球囊压力，选用球囊大小及扩张程度应根据食管狭窄的程度及患者耐受能力而定。根据患者耐受情况持续扩张 1～3 分钟，然后球囊放气，间隔 3～5 分钟再重复操作 2～4 次，扩张结束后退出扩张球囊，再插入胃镜可见原狭窄处有少许出血，胃镜顺利通过即达到治疗目的。

3.水囊扩张术　水囊扩张术适合于动力性和非动力性狭窄。常规胃镜，观察食管狭窄部位及程度，将水囊导管从活检孔道插入，头端通过狭窄处继续插入至黑色标志刚好显露，胃镜头端退至距狭窄处，此时扩张器有效直径恰在狭窄处，注水同时操作者固定好扩张器之外露部，以免水囊上滑或下滑。扩张时需要一定的压力，维持 3～5 分钟之后抽尽囊内水，休息 2～3 分钟，重复上述过程，扩张完毕胃镜连同扩张器一并拔出。再插入胃镜可见原狭窄处有少许出血，胃镜顺利通过即达到治疗目的。

（五）护理

1.术前护理

（1）心理护理：术前应多与患者交流，充分了解患者的心理。向患者及家属介绍手术步骤、方法、术前准备、术后注意事项等，确认签署知情同意书，取得患者的主动配合。

（2）术前准备。

1）全面了解病史：术前行消化道钡餐检查，了解病变的长度、位置、狭窄程度和周围组织的关系，查血常规、出凝血时间等，对心、肺功能不良的患者及时调整，评估患者对手术的耐受性。

2）术前 6～8 小时禁食、禁饮：食物潴留者，延长术前禁食的时间或术前安置胃管，持续胃肠减压，必要时行食管冲洗，同时予完全肠外营养支持治疗。若存在食管炎症应在扩张前治疗。

3）协助更换病员服，有义齿的患者事先取出义齿。

2.术中护理

（1）操作者与助手应该密切配合，手法轻柔，选择恰当的器材，既要扩张力度够，达到疗效；又不要扩张过度，避免并发症的发生。

（2）扩张时，严禁越级扩张。

（3）严密观察患者的反应及病情的变化，并注意患者面部表情及生命体征的变化，同时要及时清除患者口腔分泌物，并保持其呼吸道的通畅，预防窒息的发生。

（4）密切观察有无胸痛、出血、皮下气肿等症状。

3.术后护理

（1）饮食指导：手术当日禁食、禁饮，予静脉补液治疗；禁食24小时后无不适者，先饮少量温热水，患者无呛咳后，方可进食流质饮食，术后禁暴饮暴食。扩张每周 1～2 次为宜，若患者能进食半流质饮食，扩张的间隔时间可延长至每月 1 次。

（2）遵医嘱用药：如抑酸药、黏膜保护药等，行相关药物知识指导。

（3）病情观察：观察患者生命体征、意识，准确记录出入量，观察大便、呕吐物颜色、性状及量，警惕有无消化道出血；观察有无咳嗽、咳痰、胸痛、呼吸困难、皮下气肿等症状，若有异常及时通知医生处理。

（4）并发症及护理。

1）胸骨后疼痛：是最常见的并发症，主要由于手术创伤所引起，观察疼痛的性质、部位、持续时间，观察有无食管穿孔、破裂等严重并发症发生。一般不需处理。若患者无法忍受，排除穿孔后，可遵医嘱给予止痛药。

2）出血：术后有少数患者痰中带血，早期主要由于扩张所致。护理人员应注意观察血痰量及性质、有无呕血及黑粪。及时报告医生，遵医嘱静脉用止血药。

3）反流性食管炎：指导患者进食的正确体位。严重者可给制酸药、黏膜保护药、胃动力药物予以治疗，2～3天后症状均会有不同程度改善。

4）穿孔或食管瘘：最严重的并发症。术后应密切观察患者有无难以忍受的疼痛、胸闷、呼吸急促、发绀、脉快、皮下气肿等，考虑穿孔的可能应及时处理。若发生较小穿孔时及时使用抗生素，并做禁食和留置鼻胃管等保守治疗，也可内镜下放置可去除带膜支架术进行治疗。

5）呼吸系统感染：主要是反流、误吸引起。观察咳嗽、咳痰情况，遵医嘱使用抗生素。

6）再狭窄：主要由于手术创伤后瘢痕形成，可再次进行扩张手术治疗。

4. 健康指导

（1）保持情绪稳定，积极面对病情。

（2）遵医嘱用药，如口服质子泵抑制药等。

（3）若出现吞咽困难时，可餐前15分钟舌下含化硝酸盐类药物，如（硝酸异山梨酯）、硝酸甘油等。此类药物可作用于食管下段平滑肌细胞，使其松弛，降低LES压力减小了食物通过的阻力，缓解症状。若吞咽困难仍未缓解，应及时就诊，必要时再次行扩张术治疗。

（4）定期门诊随访。

二、内镜下食管支架置入术及护理

（一）目的

内镜下食管支架置入术是治疗食管狭窄的有效方法之一，其创伤小、痛苦少，可再通食管狭窄、缓解梗阻引起的吞咽困难，阻断食管气管瘘，改善患者营养状况，提高生活质量。支架有带膜支架和不带膜支架两种。带膜支架对食管癌有压迫治疗作用，适用于合并食管-气管瘘者，但带膜支架易移位；不带膜支架附着性强，不易移位，但易阻塞和引起食管炎症。根据支架是否可回收，可分为可回收支架和不可回收支架，可回收支架适用于术后良性吻合口狭窄、扩张术后狭窄复发率高，需反复扩张者，一般放置时间7～14天，治疗效果明显。

（二）适应证

（1）恶性食管狭窄，如无法手术切除的食管癌或贲门癌、食管切除术后吻合口局部复发和食管癌放疗后狭窄。

（2）各种原因引起的食管气管瘘、食管纵隔瘘、食管破裂。

（3）贲门失弛缓症。

（4）高龄伴有其他疾病，一般情况差，难以承受开胸手术者。

（5）部分良性食管病变，化学性烧伤后瘢痕性狭窄、经反复扩张术后仍复发者、内镜下大面积 ESD 术后狭窄者，经扩张效果不佳者。

（三）禁忌证

（1）高位食管癌引起的梗阻。

（2）手术或放疗后 2 周内。

（3）严重脏器功能衰竭。

（4）不可控制的出血性疾病。

（5）严重瘢痕体质的良性食管狭窄。

（6）管腔梗阻无法通过引导钢丝者。

（7）支架固定困难者。

（四）操作过程

胃镜和（或）X 线透视介导下，置放扩张导丝，使之通过食管狭窄段，达到胃窦部，先把狭窄段扩张至 12mm 左右完成胃镜检查，确定病变范围，选择适当长度和类型的支架，置入食管后的支架上、下端超过狭窄段 2cm，在 0 ~ 10℃（冰冷水）将支架放入放送器，在导丝引导下，将放送器放入食管，通过狭窄段，当放送器内的支架头部超过狭窄部 2cm，释放支架，待支架恢复原状后，退出放送器和导丝，如果支架位置不合适，稍做调整，支架到位后，退出内镜。

（五）护理

1. 术前护理

（1）心理护理：术前应多与患者交流，充分了解患者的心理。向患者及家属介绍手术步骤、方法、术前准备、术后注意事项等，确认签署知情同意书，取得患者的主动配合。

（2）术前准备。

1）全面了解病史：术前行消化道钡餐检查，了解病变的长度、位置、狭窄程度和周围组织的关系，查血常规、出凝血时间等，对心、肺功能不良的患者及时调整，评估患者对手术的耐受性。

2）术前 6 ~ 8 小时禁食、禁饮：食物潴留者，延长术前禁食的时间或术前安置胃管，持续胃肠减压，必要时行食管冲洗，同时予完全肠外营养支持治疗。若存在食管炎症应在扩张前治疗。

3）协助更换病员服，有义齿的患者事先取出义齿。

2. 术中护理

（1）操作者与助手应该密切配合，手法轻柔，选择恰当的器材，既要扩张力度够，达到疗效；又不要扩张过度，避免并发症的发生。

（2）扩张时，严禁越级扩张。

（3）严密观察患者的反应及病情的变化，并注意患者面部表情及生命体征的变化，同时要及时清除患者口腔分泌物，并保持其呼吸道的通畅，预防窒息的发生。

（4）密切观察有无胸痛、出血、皮下气肿等症状。

3.术后护理

（1）心理护理：鼓励患者战胜疾病的信心，保持情绪稳定。

（2）休息与活动：进食时要求取坐位或半卧位，进食后忌平卧，睡眠时床头抬高15°～30°，或枕高枕取侧卧位。如身体状况允许，应进食后直立1h，睡前站立或活动0.5小时，尽量使胃排空以防反流。

（3）饮食指导：术后禁食24小时，24小时后鼓励患者多饮温水，使支架扩张到最佳状态。进食的原则要少量多餐、由稀到干、食量逐渐增加，观察进食后的反应，避免进食刺激性食物与碳酸饮料；避免进食过快、过量、硬质食物及冰冷食物。嘱患者1周内以流食为主，以后可酌情进半流食或软食，并将食物仔细咀嚼、少量缓慢咽下，同时忌干、粗糙、硬性食物，防止食物卡在支架上；禁食4℃以下的冰冷食物，以防支架变形脱落。适宜温度为40～50℃。每次进食前后饮温开水100～200mL，保持食管腔及支架清洁。

（4）抑酸药及黏膜保护药的应用：为了预防胃酸反流及出血，术后可给予H2受体拮抗药、质子泵抑制药、胃黏膜保护药等。检查大便潜血实验，如阳性者应立即遵医嘱予以止血药物治疗。

（5）病情观察。

1）术后密切观察患者的面色及生命体征变化，观察有无胸骨后剧烈疼痛、气胸、皮下气肿、呕血、黑粪，如有异常及时通知医生，并做好记录。

2）观察患者有无咳嗽、咳痰、发热等症状，必要时使用抗生素治疗。

3）观察患者有无胸痛，胸痛部位、性质、持续时间及与饮食的关系，如有病情变化及时汇报医师处理。

（6）并发症及护理。

1）胸骨后疼痛和异物感：是最常见的并发症，主要由于手术创伤和支架膨胀支撑的原因所引起。可持续3～5天，一般不需处理。观察疼痛的性质、部位、持续时间，通知医生查看有无食管穿孔、破裂等严重并发症发生。排除穿孔后，可遵医嘱给予止痛药，同时向患者和家属解释，给予精神上的安慰和鼓励。

2）出血：术后有少数患者痰中带血，早期主要由于扩张和支架损伤所致。护理人员应注意观察痰量及性质，有无呕血及黑粪，遵医嘱用止血药。

3）反流性食管炎：主要由于置入段部分食管丧失蠕动功能，且支架支撑部分无"活瓣"作用，易使胃内容物发生反流，应指导患者进食的正确体位。严重者可给抑酸药、黏膜保护药、胃动力药物予以治疗，2～3天后症状均会有不同程度改善。

4）穿孔或食管瘘：最严重的并发症。术后应密切观察患者有无难以忍受的疼痛、呼吸急促、发绀、脉搏快等，发生穿孔或瘘时应及时处理。

5）呼吸系统感染：主要由反流、误吸引起。

6）恶心呕吐、胃部不适：这些症状可能与支架刺激食管有关。宜少食多餐、进食后取半卧位或进食后适当活动可使症状减轻，如呕吐频繁应观察呕吐物的颜色、性质及量，同时观察腹部体征，呕吐后有无梗阻现象，观察是否有支架随呕吐脱出。

7）再狭窄：放置支架后期应注意观察患者进食情况。如果发生进食困难，首先要考虑食物嵌塞，或者因两端肿瘤再生长而狭窄。癌组织生长者，可针对肿瘤进行治疗，如化疗、放疗等。

8）支架移位：支架移位是带膜支架放置中一个常见并发症，主要与支架类型、释放技术、剧烈呕吐及过早进固体食物有关。术后应给予科学的饮食指导。如有恶心，可给予甲氧氯普胺 20mg 肌内注射，防止剧烈呕吐。

9）支架堵塞：多因患者进食不当引起，指导患者正确饮食，避免黏糯、粗纤维、大团块食物，嵌塞的食物可用内镜取出或推入胃内。

4.健康指导

（1）保持情绪稳定。

（2）饮食指导：学会正确的进食方法，同时观察进食后的反应，如出现咳嗽、呛咳，应立即停止进食，并及时就诊。

（3）若安置金属支架者禁止行 MRI，以防支架移位或脱落；若为可回收支架者应随时观察支架外固定绳子固定是否妥当，若有松脱应立即到医院就诊。

（4）出院 1 周内、3 个月内、半年至 1 年内定期复查，进行钡餐造影或内镜检查，以了解支架的位置、膨胀情况，以防管腔再次阻塞或病情复发，便于尽早采取措施。

三、食管－胃底静脉曲张内镜下止血术及护理

（一）目的

食管－胃底静脉曲张内镜下止血术主要包括内镜食管静脉曲张硬化剂治疗（endoscopic variceal sclerotherapy，EVS）和内镜食管静脉套扎术（endoscopic variceal ligation，EVL）。内镜食管静脉曲张硬化剂治疗主要目的是控制急性出血和预防再出血；内镜食管静脉套扎术则主要适合于中度和重度静脉曲张的患者，与硬化剂治疗联合应用时可以提高疗效。

（二）适应证

（1）食管静脉曲张、胃底静脉曲张破裂出血，药物止血无效者。

（2）既往曾接受断流术、分流术、脾切除术后再出血者。

（3）经双囊三腔管压迫止血、血管加压素或生长抑素暂时止血数小时的患者。

（4）重度食管静脉曲张，有出血史、全身状况差、不能耐受外科手术者。

（5）拟行外科手术治疗者，术前行 EVS。

（6）预防食管静脉曲张破裂出血者的择期治疗。

（三）禁忌证

（1）心、脑、肺、肾严重功能不全者。

（2）严重出血、出血性休克未纠正者。

（3）全身情况极差、不能耐受和配合治疗者。

（四）操作过程

1.内镜食管静脉曲张硬化剂治疗　内镜食管静脉曲张硬化剂治疗（EVS）是通过内

镜下注射硬化剂使曲张静脉发生化学性炎症，血管内膜破坏面相互粘连，血栓形成闭塞管腔，静脉周围黏膜凝固坏死组织纤维化，从而预防静脉曲张破裂出血。适用于食管－胃底静脉曲张的患者。

硬化剂的治疗方法及配合如下。

（1）患者的体位、内镜插入方法等同胃镜检查。

（2）用2%利多卡因咽部喷雾局部麻醉后，插入内镜抵达十二指肠球部。在胃镜顺序退出的同时，观察并记录出血病变部位、静脉曲张的程度及范围。

（3）常用的硬化剂为聚桂醇注射液。协助操作医生将准备好的硬化剂自活检孔道送入注射针，在食管、胃底静脉外选择穿刺点，先远端后近端，不应在同一平面上注射，以防止术后狭窄。然后伸出针尖穿刺静脉，可采取静脉内外结合注入硬化剂。注入剂量为静脉外每点1mL、静脉内每点3～6mL，总剂量不超过30mL，一般共选择4～5个注射点。注射结束后拔出针头再观察数分钟，若穿刺点有出血者应立即喷洒肾上腺素或凝血酶，或者压迫注射点。

（4）注射点的压迫方法有套管压迫法、气囊压迫法和镜身压迫法。注射点压迫的目的包括：①注射前期压迫曲张静脉的近侧端，致使血管充盈，以易于穿刺；②注射后压迫致使血流缓慢，利于硬化剂与血管壁有较长时间接触，避免快速消散于血流；③对注射后针孔予以压迫，可以起到止血作用。

2.内镜食管静脉套扎术 内镜食管静脉套扎术（EVL）是在内镜下，用食管静脉曲张套扎器把安装在内镜头端的橡皮圈套扎到食管曲张静脉，经机械作用使血管闭塞，以形成息肉状，数天后自行脱落，从而达到止血和预防止血的目的。适用于食管静脉曲张的患者。EVL不影响食管壁肌层，不会导致食管腔狭窄。内镜食管静脉套扎的方法及配合如下。

（1）患者体位及插镜方法同胃镜检查。

（2）协助操作医生将安装好套扎器的胃镜送入食管确定套扎的部位。

（3）在直视下使内环全周与套扎部位接触后行负压吸引，将曲张静脉吸入内环所形成的腔内。此时视野成红色，随即拉操作钢丝，"O"形橡胶圈则从内环脱落自然固定在病变的基底部，将病变套扎。用多发连续结扎器（有5环、6环）1次捅入胃镜可连续套扎多个点。套扎顺序：从食管下端自下而上，呈螺旋式逐一套扎，先粗后细。每次套扎数目根据静脉曲张数量及严重程度而定。

（五）护理

1.术前护理

（1）评估患者全身情况和生命体征。失血性休克、肝性脑病者需纠正后才能施行内镜下止血术。

（2）术前向患者解释止血的目的及必要性、方法、注意事项，解除其顾虑以取得配合。

（3）术前需常规禁食、禁饮6～8小时。

（4）完善血常规、心电图、胸部X线片、肝功能、凝血时间、上腹＋门静脉彩超及CT上腹三维血管重建增强扫描等相关检查，并合血备用。

（5）高血压、糖尿病患者应监测、控制血压和血糖变化。

（6）建立静脉通道（宜选用静脉留置针）。第1次做硬化剂注射或曲张静脉套扎术者可在术前、术中静脉滴注降低门脉压的药物（如生长抑素等），以后酌情应用。

（7）术前半小时遵医嘱酌情给予镇静药及解痉药，如地西泮、丁溴东莨菪碱等药物。其余与胃镜检查的准备相同。

（8）签署内镜治疗同意书。

2. 术中护理

（1）术中应密切观察患者的脉搏、血压。如有异常及时通知医师积极给予相应处理。

（2）术中注意患者有无恶心、呕吐，呕吐物的性质、量，以防大出血。

3. 术后护理

（1）病情观察：严密观察生命体征、意识；准确记录24小时出入量；严格遵医嘱，及时、准确补充血容量；观察有无呕血、黑粪，准确记录次数、量、性状及颜色等；注意控制输液速度，防止血容量过高引起门脉压力过高而致出血。

（2）休息与活动：严格卧床休息24小时，24小时后可床上活动；72小时后可下床活动，1周内注意限制活动量（套扎球脱落时期，局部形成浅溃疡可引起出血）。术后需禁食、禁饮24小时，24小时后无活动性出血可给冷流质饮食，72小时后可进无渣半流饮食，1周后逐步过渡到半流质饮食、软食、普食。保持大便通畅，必要时应用乳果糖等缓泻药，防止排便时过于用力，避免腹内压增加，造成出血或再次出血。

（3）药物护理：应用降门脉压的药物如生长抑素及其衍生物24～72小时；静脉滴注质子泵抑制药或H受体拮抗药、保肝药物。行EVL当天停用普萘洛尔（心得安，降门脉压），若无出血，24小时后加用，出血患者禁用普萘洛尔。

（4）并发症处理。

1）迟发性出血：套扎治疗7天左右，因形成局部溃疡可发生大出血。

2）溃疡：EVS、EVL都可发生溃疡，一般无症状、可自愈。EVS发生的溃疡与硬化剂的刺激、注射硬化剂的次数、硬化剂黏膜下泄漏程度有关，行EVL治疗者可在套扎部位发生浅表溃疡，治疗后应遵医嘱常规予以制酸药及黏膜保护药。

3）疼痛、吞咽困难、低热：一般不需处理，2～3天后可自行缓解。加强对患者的心理护理，缓解患者焦虑情绪。疼痛发热时可对症处理，必要时使用止痛药及退热药物。术后严格遵循饮食原则，可抬高床头，避免胃酸反流引起或加重患者的不适感。

4）穿孔：穿孔的发生与内镜突破或穿刺针穿透食管、硬化剂反应性组织坏死有关。经保守治疗或行带膜支架置入术，穿孔可愈合，如内科治疗无效，可行外科手术治疗。

5）狭窄：狭窄发生率约为3%，可能与硬化剂剂型、浓度及注射方法有关。

6）其他并发症：肺部并发症有胸腔积液；偶见食管旁脓肿、菌血症、纵隔炎等；亦可偶见异位栓塞，如脑栓塞、肺栓塞等。

4. 健康教育

（1）注意休息与活动，保持心情愉快，劳逸结合，不可过于兴奋激动。1个月后可做轻体力劳动，仍需注意避免腹部用力、提重物、用力弯腰及上下楼活动；勿用力咳嗽，咳嗽忍不住时可舌尖抵住上腭轻咳。

（2）建立合理的饮食结构和饮食习惯，特别注意高热量、高蛋白质、高维生素，以低脂肪为主，保持大便通畅。如果有肝性脑病前驱症状应该禁食蛋白质摄入量，并且及时就诊。

（3）告知患者及家属注意出血症状的观察，如有出血征象、上腹部不适、恶心、呕吐及黑粪，应及时就诊。

（4）按医嘱给药，详细向患者介绍药物的名称、剂量、用药时间及方法，教会其观察药物的疗效和不良反应。

（5）定期复查、定期门诊随访。

第三节 超声内镜诊疗操作护理

超声内镜自诞生之日起发展至今，已成为胰、胆疾病重要的诊疗手段。一名专业内镜护士除了需要做好术前相关准备之外，其术中配合技巧和术后护理也是决定超声诊疗术的成功与否的关键。

一、上消化道超声内镜检查护理

（一）术前准备

1. 患者准备

（1）患者空腹 8h 以上，年老体弱及行胃大部切除术后者应延长禁食水时间。幽门梗阻者应禁食 2 ~ 3 天，必要时胃肠减压或催吐。

（2）询问患者过敏史、用药史及既往史。如有活动义齿，嘱其取下。

（3）讲解检查过程及存在的风险，签署相关知情同意书，做好围术期心理护理。

（4）协助患者取左侧卧位，两腿半曲，保持腹部肌肉放松。

2. 术前用药

（1）祛泡剂及咽部麻醉：检查前 15 ~ 30min 口服祛泡剂及祛黏液剂，嘱患者检查时不要吞咽。未行麻醉超声内镜检查术者通常对咽部进行局部表面麻醉。

（2）解痉剂与麻醉剂：检查前可使用解痉剂，减少胃肠道蠕动。使用前须排除青光眼及前列腺肥大等疾病。临床上推荐无痛苦检查，但须进行详细的术前评估，把握好适应证。

3. 器械准备

（1）超声内镜：超声内镜连接好，确保各方面均正常后将内镜垂直悬挂后备用。

（2）超声内镜附件：主要为活检钳。使用前检查是否可以正常使用。

（3）注水泵：贮水瓶中装入适量无气水，避免剧烈晃动水瓶，以免产生气泡。水温要冷热适宜，在体外试验性注水，确保正常工作。

（4）水囊的安装和调试：安装前检查有无破损等现象，将囊置于专用推送器中，使大孔径一端橡皮圈翻折覆盖于推送器边缘，卡住其凹槽内，将推送器套在超声内镜前端，使翻折橡皮圈卡在超声内镜前端的大凹槽内，拔出推送器将水囊小孔径一端橡皮圈卡到超声内镜前端小凹槽内。安装完毕后，向水囊内注水，直径以 3cm 为限，如发现边缘渗水可调整水囊位置；如有漏水应更换；如发现明显偏心状态，用指腹按压校正。同时，注意囊内有无气泡存在。若有气泡，将内镜头端部朝下，反复吸引、注水将囊内气泡吸尽。

（5）超声系统准备：检查超声系统线路，开启电源并启动超声，确保图像及探头正常。输入受检患者一般资料。

（6）其他物品准备：吸痰管、冲洗用水、冲洗注射器及心电监护仪等。常规配备急救物品与药品。

（7）超声微探头连接与调试。

1）使用微探头须用 2.8mm 以上活检钳道胃镜。

2）在活检钳道口安装微探头专用注水接口及阀门。

3）连接超声驱动装置。

4）观察波形是否正常。如前端有气泡，轻轻捏住前端，向下轻轻甩动，排除气泡。

（二）术中配合

超声内镜检查时，以两名助手为宜，一名负责扶住患者头部及固定内镜口垫，同时观察患者生命体征及患者的反应；一名负责注水、活检及超声主机面板操作。

1. 超声内镜插入配合　当插镜至咽喉部时，协助患者轻抬下颌，使咽部与食管呈一直线便于插入。可嘱其做吞咽动作。

2. 浸泡法检查的配合

（1）发现病灶后，向受检部位注水，以超声探头与受检部位之间无空气为宜。

（2）为获得满意图像，必要时可变换体位，根据不同病变部位可采用不同体位，改变体位时应暂时停止注水。

（3）一次注水量不超过 500ml，避免患者恶心、呕吐后误吸入肺内，导致肺部感染。注意患者有无呛咳及不适，及时吸尽分泌物及呕吐物。

（4）检查完毕提醒操作者尽量将水吸尽，以防术后因注水过多引起患者腹痛、腹胀。

3. 胆胰疾病检查配合　胆胰疾病检查因反应大，恶心、呕吐明显，嘱患者做深呼吸，按压合谷穴以减轻症状。及时处理呕吐物，注意观察口垫有无脱落，防止咬损内镜。

4. 微型超声探头检查配合　适用于消化道病变直径 <10mm 的微小隆起性病变。

（1）发现病变后，向受检部位注入水，使病变浸没于水中。

（2）助手手持超声内镜探头前端，并递交给操作医生。

5. 操作超声主机面板　超声主机面板是重要部件，助手需要熟练掌握操作面板中按键的作用。

（三）术后护理

（1）患者护理：结束后取下口垫，清除口鼻分泌物，协助患者下床，并交代术后注意事项。无痛患者需在复苏室进行监护，待完全清醒后且有人陪伴下方能离开，以防意外。

（2）内镜处理：检查结束后，应立即对内镜进行再处理，具体过程略。

（3）附件处理：一次性物品术毕应毁形、丢弃。其他物品应执行相关再处理流程。

（4）超声内镜及微型超声探头保管：诊查结束后的超声内镜及微型超声探头应充

分干燥后储存。

二、下消化道超声内镜检查护理

（一）术前准备

1. 清洁肠道　术前准备的关键是做好肠道准备，肠道干净与否可直接影响检查结果的准确性。受检部位若在直肠，行灌肠术即可；在直肠以上者，则需要服用泻剂进行肠道准备。

2. 术前用药　必要时术前适当给予解痉剂。

3. 患者准备　更换肠镜检查裤，取左侧卧位，两腿弯曲，臀部区域检查床上垫治疗巾。

4. 器械准备　除结肠镜外，超声微探头、注水泵、超声系统准备同上消化道 EUS 检查。

（二）术中配合

（1）肛检。

（2）分开肛周皮肤，暴露肛门，进镜。

（3）进镜操作同结肠镜检查。发现病变行超声探查时，一名助手负责固定内镜、变换体位及观察患者反应，另一名助手负责注水及操作超声面板等。

（三）术后护理

询问患者有无腹胀、腹痛情况，协助更换裤子，交代注意事项。内镜和微型超声探头术后处置同上消化道 EUS 检查。

三、胆管和胰管内超声检查护理

胆胰管腔内超声（IDUS）是将微型超声探头插入胆管或胰管内检查，在 ERCP 检查的基础上进行。

（一）术前准备

1. 患者准备

（1）签署知情同意书，说明检查目的、检查过程及存在的并发症。取得同意后方可进行检查。

（2）禁食 8h 以上，年老体弱及行胃大部切术后者应延长禁食水时间。术前口服祛泡剂及咽喉部麻醉。

（3）右前臂留置静脉针，便于术前及术中静脉内给药。

2. 器械准备

（1）选用 3.2mm 以上活检钳道的十二指肠镜并确保可正常使用。

（2）探头最好选用头端可以沿导丝插入的规格。使用前确保可正常使用。

3. 常用内镜附件　切开刀、导丝、造影导管等插管附件，准备条件同 ERCP 诊疗术。

4. 其他物品　心电监护仪、吸氧管、吸痰管等。造影剂，以非离子型造影剂更理想。

（二）操作配合

1. 患者体位和术前给药　患者取俯卧位，咬上口垫，连接监护仪、吸氧管。静推解痉剂、镇静剂等药物。

2. 插管配合　插管成功后，在 X 线监视下缓慢推注造影剂，注意推注速度不宜过快。

3.探头插入和超声探查配合 导丝到达指定位置并留置于胆胰管内，沿导丝插入超声微探头。X 线监视下确认微探头位置，根据操作者指令，助手操作键盘、采集图像、留取照片。

（三）术后护理

1.器械处置 结束后退出导丝与微探头，关闭超声主机，内镜与探头应执行相关再处理流程。

2.患者护理 取下口垫、吸氧管，吸净口腔内分泌物，在复苏室内监护，待生命体征稳定后送入病房。

四、超声内镜引导下治疗护理

主要有细针穿刺活检术、药物注射治疗（腹腔神经节阻滞术、瘤体内注射重组溶瘤病毒等）、肿瘤内植入术（金标、放射性碘粒子）及胰腺囊肿穿刺置管引流等。

（一）术前准备

1.患者准备 患者术前准备同上消化道 EUS 检查术。

2.术前用药 宜在全麻下进行。如有麻醉禁忌，可在严密监视下静脉内注射镇静剂。

3.器械准备

（1）超声内镜：选用活检钳 3.7mm 超声内镜。术前检查内镜性能，安装水囊。

（2）穿刺针：选取合适规格的穿刺针，确保穿刺针各部件性能良好。抽取负压备用。

（3）支架：有双头猪尾型塑料支架及双头蘑菇式金属支架两种。

（4）注射用药物：阻滞剂有无水乙醇、布比卡因；肿瘤内注射为重组溶瘤病毒等。

（5）其他物品：包括尺寸为 0.035in 的导丝、扩张探条、扩张水囊、囊肿切开刀、支架推送器等。

（二）操作配合

分为细针穿刺活检术、药物注射治疗、肿瘤内植入术及胰腺囊肿穿刺置管引流。具体操作护理配合如下。

1.细针穿刺活检术

（1）操作者插镜至病变附近，超声清楚显示病灶。

（2）护士协助测量病灶大小，计算穿刺距离，选择规格适宜的穿刺针。

（3）协助取下活检阀门，穿刺针缓慢经活检钳道插入，插入后末端固定于内镜活检口处。

（4）开启超声多普勒，了解病灶周围血流分布情况。

（5）操作者选择穿刺路径，同时应避开血管。

（6）确定好穿刺路径后，助手将针芯向外退出 0.5mm。

（7）操作者将靶组织调整至视野中央或稍靠近镜头前方，穿刺针与胃肠壁呈锐角进入为宜。

（8）穿刺时一般以直接接触法显示病灶即可。

（9）显示穿刺针头端，观察针道回声情况，并将穿刺点周围气体吸尽。

（10）探头贴紧穿刺部位,调整好穿刺针伸出的距离并固定,快速将穿刺针刺入病灶。

（11）助手将针芯先往里推到底后拔出，并接上负压。也有学者主张不接负压，利用助手针芯缓慢退出时产生的微负压来吸取病灶组织。

（12）将针芯来回在靶组织内做提插运动数次后关闭负压，针芯退回到鞘内后，取出穿刺针。

（13）助手负责处理标本。组织条送病理学检查；组织液送细胞学检查。

（14）术中观察患者神态及生命体征，如有异常应及时通知操作者。

2.药物注射治疗　有腹腔神经节阻滞术（EUS–CPN）及瘤体内注射重组溶瘤病毒等。

（1）准备好注射所需药物，并备生理盐水用于冲洗针道。

（2）超声探查后，确定穿刺部位。CPN 为确定腹腔神经节位置；瘤体内注射溶瘤病毒须确定要注射的肿瘤体。

（3）护士协助测量穿刺的深度，选择规格适宜的穿刺针。

（4）助手取下活检阀门，将穿刺针缓慢插入，完全插入后将末端固定于内镜活检口处。

（5）协助开启超声多普勒，了解靶器官周围血流分布及病变情况。

（6）操作者选择合适的穿刺路径，同时应避开血管。

（7）穿刺过程同细针穿刺活检术，此处略。

（8）穿刺至靶器官后，助手将针芯先往里推到底后拔出，连接并打开负压，确认未穿刺于血管内后关闭并取下负压。

（9）助手将抽取好的药物缓慢推注，观察患者反应。

（10）将药物完全推注完毕后，继续推注适量生理盐水以确保所有药物均已进入靶组织。退出穿刺针，结束操作。

（11）术后，护士应密切观察患者生命体征。

3.肿瘤内植入术　主要为放射性碘粒子植入术和金标植入术，因两者从操作上来讲完全一致，故合并阐述。

（1）因碘粒子具有放射性，在操作前需穿戴防辐射装备。

（2）操作者经过超声探查并确定穿刺部位。

（3）协助测量穿刺的深度，选择 19G 以上规格穿刺针。

（4）取下内镜活检阀门，并将穿刺针缓慢插入，待完全插入后将末端固定于内镜活检钳道入口处。

（5）协助开启超声多普勒，了解靶器官周围血流分布情况。

（6）操作者选择合适的穿刺路径，同时应避开血管。

（7）穿刺过程同细针穿刺活检术，此处略。

（8）穿刺至肿瘤组织后，助手将针芯先往里推到底后拔出，连接并打开负压，确认未穿刺于血管内后关闭并取下负压。

（9）一名助手负责将金标或碘粒子释放至针道内，另一名助手用针芯将金标或碘粒子推送至肿瘤内后，退出针芯，等待下一颗植入，周而复始直至将所有金标或碘粒子植入。植入具体数目及计算方法请参阅相关章节。

（10）术后，护士应密切观察患者生命体征。

4.胰腺假性囊肿穿刺置管引流

（1）物品准备除 19G 穿刺针外，另需备 0.035in 导丝、扩张水囊、囊肿切开刀、支架推送器等。

（2）可在 X 线辅助下进行操作。

（3）超声探查到囊肿后，确定穿刺部位。

（4）协助取下内镜活检阀门，并将穿刺针缓慢插入，待完全插入后将末端固定于内镜活检口处。

（5）协助开启超声多普勒，了解囊肿周围血流分布及病变情况。

（6）操作者选择合适的穿刺路径，同时应避开血管。

（7）操作者刺入囊肿后，退出针芯并连接负压，负压注射器内瞬间可见大量液体被吸出即证明穿刺成功。关闭负压并取下。

（8）沿穿刺针置入导丝，导丝盘圈于囊肿内，以盘 3 圈为宜。

（9）穿刺针退回至针鞘内，退出穿刺针，保留导丝。

（10）沿导丝插入囊肿切开刀，切开胃壁及囊肿壁，建立隧道。保留导丝，退出囊肿切开刀。

（11）为防止患者反流误吸，应随时吸尽胃腔内囊液。

（12）如植入双蘑菇头支架，使支架两端分别位于囊腔和胃腔内，缓慢释放，防止移位，完全释放完毕后退出导丝及推送器。如植入双猪尾塑料支架，先行水囊扩张，完毕将支架及推送器沿导丝插入，推送器内芯进入囊肿内后，松开内芯和推送管旋钮，将支架推入囊肿内，放置适当后拔出导丝及推送器。

（三）术后护理

术后予以静脉输液、吸氧，同时监测患者生命体征，观察患者有无腹痛、腹胀等症状。交代注意事项，嘱患者卧床休息，禁食、禁水 24h 以上，待患者完全清醒、生命体征平稳后送入病房。

第十章 神经内科护理

第一节 周围神经疾病的护理

周围神经系统由除视、嗅神经外的脑神经和 31 对脊神经及周围自主神经系统组成，原发于周围神经系统的功能或结构障碍称周围神经疾病。

引起周围神经病变的原因很多，包括炎症、压迫、外伤、代谢、遗传、变性、肿瘤、免疫、中毒等。周围神经再生能力很强，不管何种原因引起的周围神经损害，只要能保持神经元完好者，均有可能经再生而修复，但其再生速度极为缓慢，为 1 ~ 5mm/d。

周围神经病的病理改变主要有四种类型：①华勒变性，任何外伤使轴突断裂后，远端神经纤维发生的一系列变化。表现为断端远侧的轴突和髓鞘迅速自近向远端发生变性、解体；②轴突变性，由代谢、中毒性病因引起从神经元开始的，由近端向远端发展的变性；③节段性脱髓鞘，由感染、中毒等原因引起的节段性髓鞘脱失而轴突相对保存；④神经元变性，是轴突参与周围神经的神经细胞的原发性损害。神经细胞体损害坏死后，其轴突的全长在短期内即变性、解体。

一、面神经炎

面神经炎是一种病因不明、急性发病的单侧周期性面神经麻痹，又称特发性面神经麻痹，或称贝耳（Bell）麻痹，是最常见的自发性面神经瘫痪的疾病。

（一）病因与发病机制

本病的病因与发病机制尚未完全阐明。受凉、感染、中耳炎茎乳孔周围水肿，面神经在神经管出口处受压、缺血、水肿等均可导致发病。除局部神经水肿外，严重者并发髓鞘脱失、轴突变性。

（二）临床表现

任何年龄、任何季节均可发病，男性略多。通常急性发病，于数小时或 1 ~ 3d 内达高峰。常于起床后刷牙时，从病侧口角漏水而发现。病初可有麻痹侧耳后或下颌角后疼痛。主要症状为一侧面部表情肌瘫痪，额纹消失，不能皱额蹙眉，眼裂闭合不能或闭合不完全。病侧鼻唇沟浅，口角歪向健侧，不能吹口哨，不能鼓腮等。少数病人可有乳突和茎乳孔附近压痛。面神经病变在中耳鼓室段者可出现讲话时回响过度和病侧前 2/3 味觉缺失，影响膝状神经节者，除上述表现外，还出现病侧乳头部疼痛，耳廓与外耳道感觉减退，外耳道或鼓膜出现疱疹，称为 Hunt 综合征。

面神经传导检查对早期（起病后 5 ~ 7d）完全瘫痪者的预后判断是一项有用的检查方法。如受累侧诱发的肌电动作电位 M 波波幅为对侧正常的 30% 或以上者，则在 2 个月内可望完全恢复；如为 10% ~ 29% 者则需 2 ~ 8 个月恢复，且可有一定程度的并发症；如仅为 10% 以下者则需 6 个月到一年才能恢复，且常伴有并发症（面肌痉挛）；如病后 10d 中出现失神经电位，恢复时间将延长。

（三）治疗

应改善局部血液循环，减轻面神经水肿，促进功能恢复。急性期应尽早使用糖皮质激素，可用泼尼松 30mg 口服，每日 1 次，或地塞米松静脉滴注 10mg/d，疗程 7d 左右，并用大剂量维生素 B1、B12 肌内注射，理疗可用茎乳孔附近红外线照射或超短波透热疗法。如系带状疱疹引起者，可口服无环鸟苷，按每公斤体重 5mg 计算，3 次 /d，7 ～ 10d。眼裂不能闭合者，可根据情况使用眼膏、眼罩、或缝合以保护角膜。

恢复期可进行面肌的被动或主动运动锻炼，也可用碘游子透入理疗。针灸可有帮助。在病后 2 ～ 3 个月，自愈较差的高危病人可行面神经减压手术，以争取恢复的机会。发病后一年以上仍未恢复，可考虑整容手术或面 – 舌下神经或面 – 副神经吻合术。

（四）护理措施

1. 一般护理　急性期注意休息，避免风寒，特别是患侧茎乳孔周围应加以保护，如出门穿风衣或系围巾等；饮食宜清淡，保证机体营养，严重者予以流质饮食；有味觉障碍的病人，应注意食物的冷热度，防止烫伤与冻伤口腔黏膜。

2. 对症护理　对不能闭眼者，应以眼罩加以保护，局部涂眼膏、滴眼药水，以防角膜感染；瘫痪侧食物残存时应漱口或行口腔护理，保持口腔清洁，预防口腔感染；尽早加强面肌的主动和被动运动，可教病人对着镜子做皱眉、举额、闭眼、露齿、鼓腮和吹口哨等动作，每日数次，每次 5 ～ 1 5min，并辅以面部肌肉按摩。

3. 用药护理　使用糖皮质激素治疗的病人，应注意药物的副作用，观察有无胃肠道出血、感染征象，并及时测量血压。

4. 心理护理　因病人口角歪斜，尤其是在说话时面神经抽搐加剧，造成心理负担加重，应鼓励病人表达自身的感受，给予正确指导。鼓励病人尽早治疗，告诉病人疾病的过程、治疗手段及预后，以增强病人的信心。

5. 健康指导　告知病人激素治疗不能突然停药，应遵医嘱逐渐减量；防止受凉、感冒，注意保暖；加强面肌功能锻炼，并持之以恒。

二、急性炎症性脱髓鞘性多发性神经病

急性炎症性脱髓鞘性多发性神经病（AIDP）又称为吉兰 – 巴雷综合征（Guillain Barre syndrome， GBS），又称为急性感染性多发性神经根神经炎，是以急性或亚急性起病的大多数可恢复的多发性脊神经（可伴脑神经）和神经根的脱髓鞘及炎性反应的自身免疫性疾病。本病任何年龄均可发病，但好发于青壮年。病死率为 3% ～ 4%，病残率为 2% ～ 10%。

（一）病因与发病机制

本病的病因与发病机制尚未完全阐明。一般认为属一种迟发性过敏的自身免疫性疾病。病变及其发病机制类似于 T 细胞介导的实验性变态反应性神经病（EAN），其免疫致病因子可能为存在于病人血液中的抗周围神经髓鞘抗体或对髓鞘有毒性的细胞因子等。支持自身免疫学说的理由有：①本病发生前有上呼吸道、肠道病毒感染史；有些地区当肠道病毒流行时本病有流行倾向；预防流感的病毒疫苗接种后，本病的发生率增加；②实验性变态反应性神经病（EAN）的临床症状与本病极为类似。

（二）临床表现

本病可见于任何年龄，一年四季均有发病。多数病人病前 1 ~ 4 周有上呼吸道或消化道感染症状，少数有疫苗接种史。起病呈急性或亚急性，进展迅速，1 ~ 2 周内达高峰，4 周时开始恢复。主要表现为因神经传导速度减慢而导致的一系列症状。

1. 首发症状　四肢对称性无力，多从双下肢开始，逐渐向上发展，出现弛缓性瘫痪，并由肢体远端向近端发展，多于数日至 2 周达高峰。病情危重者在 1 ~ 2d 内迅速加重，出现四肢对称性弛缓性瘫痪。

2. 多方面异常

（1）运动障碍：除四肢肌肉瘫痪外，严重者还可累及肋间肌、膈肌，使呼吸肌麻痹，出现呼吸困难，甚至死亡。呼吸肌麻痹是本病的主要死因。

（2）感觉障碍：表现为肢体远端有麻木、刺痛、烧灼样等感觉异常，可出现手套、袜子样分布感觉减退（末梢型感觉障碍的特点）。感觉障碍可先于运动障碍，但比运动障碍轻。部分病人无明显感觉障碍体征。

（3）脑神经受损：以双侧面瘫最常见，此外还可有吞咽困难、饮水呛咳、声音嘶哑等表现。

（4）自主神经功能障碍：可有多汗、皮肤潮红、手足肿胀、营养障碍、尿潴留、心动过速或过缓、血压升高或直立性低血压等。自主神经受损是吉兰 - 巴雷综合征病情危重的标志。

（5）神经反射异常：腱反射减弱或消失，肌张力降低。

3. 并发症　窒息、肺部感染、心力衰竭等。

（三）辅助检查

1. 脑脊液　脑脊液压力正常，无色透明。蛋白 - 细胞分离现象是本病的重要特点。即脑脊液中细胞数正常，而蛋白质明显增高（因髓鞘脱落和神经根炎症所致）。蛋白 - 细胞分离现象在发病后第 3 周最明显。

2. 肌电图检查　早期可正常，晚期可出现神经传导速度减慢现象。

3. 腓肠神经活检　可显示脱髓鞘和炎性细胞浸润。

（四）治疗

1. 本病的主要危险是呼吸麻痹，呼吸麻痹的抢救是增加本病的治愈率、降低病死率的关键。因此，密切观察呼吸情况，对有呼吸困难者及时行气管切开及插管，使用呼吸机进行人工辅助呼吸。

2. 病因治疗

（1）血浆置换疗法，由于体液免疫系统在周围神经脱髓鞘中的作用，病人血液中存在与发病有关的抗体、补体及细胞因子等，近年用血浆置换疗法治疗本病，在发病后 2 周内接受此疗法，可缩短病人的临床症状、缩短使用呼吸机的时间，降低合并症发生率，迅速降低抗周围神经髓鞘抗体滴度。适应证是不能独立行走、肺活量明显减少或延髓麻痹等病情较严重的病人。但本法只能在具有一定条件和经验的医疗中心进行，且费用昂贵。

（2）应用大剂量的免疫球蛋白治疗急性期病例，可获得与血浆置换治疗相接近的效果，且安全。但有部分病例症状可复发，再治疗仍然有效。

（3）糖皮质激素曾长期广泛地用于本病治疗，但近年来的临床研究未发现其效果优于一般治疗，且有可能发生并发症，现多已不主张应用。但慢性型对激素有良好的反应。

（4）免疫抑制剂，环磷酰胺对部分病例有效。

（5）B族维生素、辅酶A、ATP、加兰他敏、地巴唑等药物的辅助治疗。

（五）护理措施

1. 一般护理

（1）体位护理：不用呼吸机时取半卧位，以利于呼吸及排痰。

（2）饮食护理：给予高蛋白、高维生素、高热量且易消化饮食，保证机体足够的营养，尤其注意补充维生素B12。若有吞咽困难、进食呛咳等情况，应尽早进行鼻饲或肠外营养，进食时和进食后30min应抬高床头，防止窒息。

2. 病情观察 重症病人应在重症监护病房治疗，给予生命体征监测、心电监护、血氧饱和度监测。密切观察病人神志、呼吸及运动、感觉障碍情况，特别要注意有无呼吸费力、烦躁、出汗、发绀、吞咽困难、呛咳等现象，肺活量降至1L以下或动脉氧分压低于70mmHg时宜及早使用呼吸机。一般先用气管内插管，如1日以上无好转，则行气管切开，使用呼吸机。护理人员应熟悉血气分析的正常值，如发现异常及时报告医生，调整呼吸机各项指标。

3. 备好抢救物品 如气管插管包、气管切开包、呼吸机、氧气、吸引器、抢救车等抢救设备。

4. 预防并发症 保持病变肢体功能位，防止关节畸形；进行主动、被动肢体运动，防止肌肉萎缩及深静脉血栓形成；保持床单干燥、平整，按时翻身，避免皮肤长期受压，防止压疮。病变肢体处慎用热水袋，以免烫伤。做好口腔护理。

5. 用药护理 按医嘱正确给药，注意药物的作用、不良反应。某些安眠、镇静药可产生呼吸抑制，告知病人不能轻易使用，以免掩盖或加重病情。

6. 心理护理 针对病人恐惧、焦虑心理，要认真倾听病人主诉，告诉病人本病一般从发病后4周起开始恢复，大多数病人是可以完全恢复的，鼓励病人积极治疗，树立病人战胜疾病的信心。

7. 健康指导 病愈后仍应坚持适当的运动，增强机体抵抗力，避免受凉及感冒；给予高热量饮食，保证足够的营养；肢体锻炼应持之以恒，防止肌肉失用性萎缩；病人出院后要按时服药，并注意药物副作用。

第二节 脑出血的护理

脑出血指原发性非外伤性脑实质内出血，占脑卒中的10%～30%。急性期脑出血病死率为30%～40%。脑出血中大脑半球出血占80%，脑干和小脑出血占20%。老年人脑出血发病率较高。

一、病因与发病机制

高血压和脑动脉硬化同时存在，相互促进，是构成脑出血最常见、最主要的病因。少数脑出血为其他原因所致，如先天性脑血管畸形、颅内动脉瘤、脑动脉炎、血液病等。

导致脑动脉壁薄弱、容易破裂的主要原因如下。

（1）高血压合并脑动脉硬化使脑动脉管壁弹性降低、形成微小动脉瘤。脑出血中高血压性脑出血最常见。

（2）脑动脉管壁的外膜和中层比较薄弱。

（3）豆纹动脉从大脑中动脉直角发出，且承受较高压力，容易发生破裂。豆纹动脉是脑出血的好发部位，故脑出血80%在内囊区域。

二、临床表现

1.临床表现特点

（1）常在情绪激动、用力时发病。50%的病人出现剧烈头痛、呕吐、偏瘫、失语。甚至出现上消化道出血（应激性溃疡所致）。出血后血压明显升高。

（2）病情发展快，几分钟至几小时达到高峰。

（3）部分病人有昏迷、生命体征不稳、颅高压情况。可表现为面色潮红，有时呼吸鼾声。

2.神经系统表现　出血的大脑动脉部位不同，神经系统表现各不相同。

（1）内囊区出血约占全部脑出血的70%，其中壳核出血约占60%是高血压脑出血好发部位。丘脑出血约占10%。内囊区出血主要表现为"三偏征"，部分病人可有头和眼转向出血灶侧，呈"凝视病灶"状。影响到优势半球（多是左半脑）可有不同程度的失语。

（2）脑干出血绝大多数为脑桥出血。少量出血表现为眩晕、复视、呕吐，交叉性瘫痪，"凝视瘫肢"。大量出血表现为昏迷，双侧瞳孔极度缩小呈针尖样（交感神经纤维受损所致，是脑干出血的特征性体征），中枢性高热（体温持续39℃以上，躯干热而四肢不热。与破坏了联系丘脑下部调节体温的纤维有关），呼吸障碍（病变影响到了呼吸中枢），多在24～48h内死亡。

（3）小脑出血表现为枕部剧痛，起病突然，数分钟内出现头痛、眩晕、频繁呕吐、眼球震颤、共济失调，大量出血可在12～24h内陷入昏迷，有脑干受压征象。无肢体瘫痪是小脑出血的临床特点。

（4）脑膜刺激征：若血液流入蛛网膜下腔，脑膜刺激征阳性。

三、辅助检查

1.CT检查　是首选检查。发病后CT即可显示血肿的部位、大小、形态等，呈高密度改变。

2.MRI检查　敏感性更高，较CT更易发现脑血管畸形、血管瘤等。

3.数字减影脑血管造影（DSA）可检出脑动脉瘤、脑动脉畸形及脑血管炎等病。

4.脑脊液检查　脑脊液呈洗肉水样均匀血性，压力升高。因腰穿有诱发脑疝的危险，一般颅高压者不做此检查。

5. 其他 可有血白细胞、血糖、尿素氮等暂时升高及蛋白尿等。

四、治疗

1. 控制脑水肿，降低颅内压 脑出血后可引起血肿占位效应，使颅内压升高，脑出血后的脑水肿又进一步加重了高颅压。颅内压急剧升高，可导致最严重的并发症脑疝发生。脑疝也是脑出血急性期的最主要死因。控制脑水肿，降低颅内压是脑出血急性期治疗的一个重要环节。可选用以下药物。

（1）甘露醇：是控制脑水肿，降低颅内压的首选药。能迅速提高血浆渗透压，使组织间液向血浆转移，并通过肾脏由尿液中排出。常用20%甘露醇250ml快速静脉滴注，15～30min内滴完。用药后20～30min起效，作用维持4～6h。心、肾功能不全者要慎用甘露醇。

甘露醇主要从海带等大型褐藻中提制。甘露醇口服很少吸收。甘露醇为单糖，在体内不被代谢，不会导致血糖增高。20%甘露醇溶液注入静脉后，由于它在体内很少被分解，造成一时性的血液渗透压提高，使组织中的水分进入血液，从而减轻组织的水肿。甘露醇从肾小球滤过时，在肾小管中不易被重吸收，使肾小管中的原尿的渗透压增高带出大量的水分而起到利尿作用。

（2）呋塞米：常与甘露醇合用增强脱水效果。

（3）其他：甘油果糖脱水降颅压作用较弱，但很少引起水电解质紊乱。10%复方甘油果糖500ml静脉滴注，3～6h滴完，注意用量过大、输液过快会发生溶血反应。10%白蛋白对脑水肿伴低蛋白血症的病人较适用。地塞米松可降低毛细血管通透性，也可减轻脑水肿，起到降颅压作用。

以上各脱水降颅压药物，可引起水电解质紊乱，故要密切观察。

2. 慎重降血压 为保持颅高压情况下脑血流量的相对稳定，脑血管常自动调节使血压升高，当颅内压下降时，血压也会随之下降。因此，脑出血急性期收缩压小于180mmHg，舒张压小于105mmHg时，可以只加强观察，不必急于降血压。若血压过高，首先脱水，若血压不降，则须立即降压，以防再次出血。降压不宜过快过低，一般将舒张压降至100mmHg水平为宜。

3. 一般不用止血、凝血药 脑出血非凝血机制改变所致，用止血药、凝血药往往无效。但合并有消化道出血或凝血障碍时可以使用。

4. 外科治疗 大脑半球出血量在30ml和小脑出血量在10ml以上，都可以考虑手术清除血肿；血液破入脑室时，可行脑室引流或抽吸。手术宜在发病后6～24h内进行。

五、护理评估

1. 了解病史 询问病人既往有无高血压病史或动脉粥样硬化史。询问病人起病前有无明显的诱发因素，如情绪激动、过度兴奋、劳累或用力排便、脑力紧张等。

2. 身体评估 主要症状的特点，如头痛、呕吐、舌麻或手脚不灵活，言语是否清晰，大小便情况、目前的治疗和用药情况等。尤其应重点评估病人的神志、瞳孔和生命体征情况、有无"三偏征"、有无肢体瘫痪、意识障碍、血压升高、瞳孔不等大等。

3.心理评估　由于本病发病急，家属往往处于紧张、恐惧的状态。

4.辅助检查　血常规有无白细胞增高，腰穿时脑脊液压力是否增高，是否为均匀血性。CT检查提示脑梗死抑或脑肿瘤、脑出血，脑出血的部位、出血量等情况如何。

六、护理措施

1.一般护理

（1）饮食：急性脑出血病人，发病24h内禁食，24h后若生命体征平稳、无颅内压增高症状、无上消化道大出血，可以根据病情给予适当进食或鼻饲。恢复期饮食护理，同"脑血栓形成"护理措施。

（2）环境：急性期应绝对卧床休息。病室应保持安静，避免声、光刺激，限制探视。卧床休息时头抬高15°～30°，以减轻脑水肿。保持功能位，防止或减轻患肢畸形。

2.病情观察

（1）密切观察：观察神志、瞳孔、生命体征，观察有无颅高压、心律失常，有无临床症状、体征变化及并发症。

（2）病情危重时：进行心电监护、血压监测、体温观测、吸氧、吸痰、保持呼吸道通畅。

3.防止再出血

（1）严密监控血压，避免血压过高。

（2）避免搬动：病情危重者发病初24～48h内避免搬动，12h内不大幅度翻身，可以使用气垫床或用海绵圈、棉垫等将受压部位轻轻垫起，每2h变换垫托部位。注意减少头部的摆动。

（3）减少刺激：集中进行各项护理操作，动作轻柔。

4.用药护理　将甘露醇中结晶煮化，冷却后备用。选择粗大静脉注射，每日更换注射部位。注射局部加温，以防静脉炎发生。保持静脉通畅，密切观察输液速度，确保甘露醇按时快速输入体内。用药期间，注意病人有无心力衰竭、肾衰竭体征，密切观察尿量，用药后4h尿量少于200ml时，慎用或停用甘露醇。甘露醇的应用误区如下。

1）只要是颅内病变，首先给予20%甘露醇静脉滴注。

2）不根据颅内压情况决定甘露醇用量。甘露醇用量越大越好。

3）甘露醇使用时间过长。

4）甘露醇静脉滴注，越快越好。

5）不注意水电解质平衡，过度脱水。

6）甘露醇含糖量高，静脉滴注可致血糖升高。

5.并发症护理

（1）预防并发症：预防肺部感染、尿路感染、压疮、口腔溃疡、便秘等护理措施同"脑血栓形成"护理措施。

（2）预防脑疝：避免用力、屏气及腰穿。保持排便通畅。注意保暖，防止病人剧烈咳嗽、打喷嚏等。对颅高压者要立即降颅压，并密切观察病情变化。

（3）中枢性高热护理：若有中枢性高热，给予药物降温，如氯丙嗪等；物理降温，如在颈、腋、腹股沟等大动脉处冰敷，头置冰袋或冰帽等；予以吸氧。

6. 心理护理　脑出血病人急性期后常因留有后遗症，肢体功能和语言功能恢复慢，而产生烦躁、抑郁情绪，因此应鼓励病人增强生活的勇气与信心，消除不良心理反应。

7. 健康指导　同"脑血栓形成"护理措施。此外，还要注意保持排便通畅，不能屏气用力，不能剧烈活动。服用降压药，维持血压平稳。脑出血贵在预防。脑出血病人即使治疗得力预后也不太理想，偏瘫、失语等并发症难以完全避免。因此，对于脑出血必须懂得并且做到"预防第一"。中年人最好每年体检一次，特别是高血压病人更要时刻注意。季节变换之际，气温无常，要做到知冷知热，以免不良刺激诱发脑出血。

第三节　癫痫的护理

癫痫是一组反复发作的神经元异常放电所致暂时性中枢神经系统功能障碍的临床综合征。根据有关神经元的部位和放电扩散的范围，临床上可表现为运动、感觉、意识、行为、自主神经等不同程度的障碍，或兼有之。每次发作或每种发作称为痫性发作。

一、病因与发病机制

（一）病因分类

依据现有的检查方法，按有无病因而将癫痫分为特发性癫痫和症状性癫痫两大类。

1. 特发性癫痫　在这类病人的脑部并无可以解释症状的结构变化或代谢异常，而和遗传因素有较密切的关系，多数病人在儿童或青年期首次发病。

2. 症状性癫痫　是由脑部器质性病变和代谢疾病所引起，占癫痫的大多数，可发生于各个年龄组。

（二）发病机制

痫性发作的机制尚未完全阐明。神经元放电是神经系统的生理功能，而所有各种痫性发作均因脑部神经元过度放电而引起。神经系统具有复杂的调节兴奋和抑制的机制，通过反馈活动，使任何一组神经元的放电频率不会太高，也不会无限地影响其他部位，而表现为维持神经细胞电位的相对稳定。谷氨酸和天门冬氨酸是脑内最重要的兴奋性递质，其作用是使钠离子和钙离子进入神经元。在发作前，病灶中都发现这两种递质暂时性增加。

影响癫痫发作的因素可概括为遗传和环境两方面。

1. 遗传因素　在特发性癫痫的近亲中，癫痫患病率为 1% ~ 6%，高于普通人口的 0.5% ~ 1%。在症状性癫痫的近亲中，癫痫患病率为 1.5% 也略高于一般人。

2. 环境因素　年龄、内分泌、睡眠等环境因素与癫痫发生有关。疲劳、饥饿、过饱、饮酒、感情冲动以及各种一过性代谢紊乱和过敏反应都可能诱发癫痫发作。部分病人仅在某种特定的条件下发作，如闪光、音乐、阅读、下棋、刷牙，这一类癫痫统称为反射性癫痫。

二、临床表现

癫痫的临床表现极为多样，但均具有短暂性、刻板性、间歇性、反复发作的特征，可分为痫性发作和癫痫症两方面。癫痫病人有多种发作类型，每一种癫痫病人可以只有一种发作类型，也可以有一种以上的发作类型。单纯部分性发作可以发展为复杂的部分性发作或出现全面性强直－阵挛发作。因此，痫性发作与癫痫症系两种概念，痫性发作为临床表现，有一种或数种发作类型而且反复发作者即为癫痫症。

（一）痫性发作

临床上大多数痫性发作者是起源于大脑皮质的局限部位，所表现的症状是由局灶性放电扩散至邻近区域以至远隔部位而引起的。痫性发作的分类准则包括两个方面：一是痫性发作起始的异常放电是一侧脑部（部分性发作）还是两侧脑部（全面性发作）；另一方面是病人的意识是否保存。根据此分类准则，痫性发作分为两个主要类型：部分性和全面性。部分性发作起于一侧脑部（局灶性或局限性），也可扩展至两侧；全面性发作则同时起于两侧脑结构。

（二）癫痫症的表现

1. 部分性癫痫症

（1）特发性：发病与年龄有关，多为儿童期癫痫。部分性发作和局灶性脑电图异常，无神经系统体征或智能缺陷，常有家族史。痫性发作不尽相同，但每个患儿的症状相当固定。

（2）症状性 不同的病灶部位可以出现不同类型的发作，病理改变也不一致。如大多数癫痫病人，以起源于海马和杏仁核，表现为复杂部分性发作的颞叶癫痫。病因多为海马回硬化、良性肿瘤、血管畸形等。各种症状性部分性癫痫均可继发为 GTCS。

2. 全面性癫痫症

（1）特发性：与发病年龄有关，临床症状和脑电图变化自开始即为双侧对称，无神经系统阳性体征。

（2）症状性。根据有无特异的病因分类如下。

1）无特异病因者，如早期肌阵挛脑病。发病在出生后 3 个月内，有肌阵挛发作和强直发作，有智能发育障碍，预后不良。

2）有特异病因者，脑发育畸形，如缺脑回－巨脑回综合征可致婴儿痉挛症；先天代谢障碍，如苯丙酮尿症可表现为婴儿痉挛症和 GTCS。

（3）特发性或症状性：包括特发性或症状性病因均可产生的综合征，以及尚未判明病因者。

三、治疗

（一）发作时的治疗

当病人还处在全身抽搐和意识丧失时，原则上是预防外伤及其他并发症，而不是立即用药，因为任何药物已无法控制本次的发作，事实上当你可能还没有准备好药物时，此次发作已停止。应立即让病人就地睡平，解开衣领、衣扣，头偏向一侧保持呼吸道通畅，及时给氧。尽快地将压舌板或筷子、纱布、手帕、小布卷等置于病人口腔的一侧上、下臼齿之间，以防咬伤舌和颊部。对抽搐肢体不能用暴力按压，以免骨折、脱臼等。为预防再次发作，可选用地西泮、苯妥英钠、异戊巴比妥钠等药物。

（二）发作间歇期的治疗

癫痫病人在间歇期应定时服用抗癫痫药物，药物治疗的原则为：①从单一药物开始，剂量由小到大，逐步增加；②一种药物增加到最大且已达有效血药浓度而仍不能控制发作者再加用第二种药物；③偶然发病，脑电图异常而临床无癫痫症状和 5 岁以下，每次发作均有发热的儿童，一般不服抗癫痫药；④经药物治疗，控制发作 2 ～ 3 年，脑电图随访痫性活动消失者可以开始减少药量，不能突然停药。应首先从复合药物治疗转为单一药物治疗，单一药物的剂量逐步减少。千万不能服药后控制发作半年就自行停药。间断、不规则服药不利于癫痫控制，且易发生癫痫持续状态。

（三）癫痫持续状态的治疗

在给氧、防护的同时，应从速制止发作。此类病人的发作，主要取决于癫痫持续发作能否尽快地得到控制。可依次选用下列药物。

（1）地西泮 10 ～ 20mg 静脉注射，其速度不超过每分钟 2mg。无效则改用其他药物，有效而复发者可在半小时后重复注射，或给 100 ～ 200mg 地西泮，溶于 5% 葡萄糖盐水 500ml 中，于 12h 内缓慢静脉滴注。儿童一次静注量为 0.25 ～ 1mg/kg，不超过 10mg，必要时亦可重复。地西泮偶然抑制呼吸，则需停止注射。

（2）异戊巴比妥 0.5g 溶于注射用水 10ml 作静脉注射，其速度不超过每分钟 0.1g，注射应注意呼吸抑制和血压降低，每日极量为 1g。

（3）苯妥英钠注射剂每公斤体重 10 ～ 20mg 溶于生理盐水（20 ～ 40ml）作静脉注射，其速度不超过每分钟 50mg。

（4）水合氯醛灌肠。

（四）病因治疗

对查明病因者应积极进行病因治疗，如脑寄生虫病、低血糖、低血钙等代谢紊乱的治疗应针对病因。对颅内占位性病变首先应考虑手术治疗，但尽管手术非常顺利，而残余的病灶和手术瘢痕形成使半数以上的病人在术后继续发作，仍需药物治疗。

四、护理措施

（1）保持呼吸道通畅及氧供，取头低侧卧或平卧头偏向一侧，下颌稍向前，解开衣领及腰带，取下活动性义齿，防止舌后坠阻塞呼吸道，及时清除口鼻分泌物，以利呼吸道通畅。癫痫持续状态者及早置胃管鼻饲，防止误吸。必要时可置口咽通气道或气管切开。及时给氧。

（2）告知病人有前驱症状时立即平卧，用压舌板缠纱布或牙垫放在上下磨牙之间，防止咬伤舌及颊部，两手托住病人下颌，以免下颌脱臼，若发作之前未能放入，待病人强直期张口时再放入，阵挛期不要强行放入，以免伤害病人。发作未停时，一定要专人守护，床加护栏，躁动者给予约束带适当约束，易擦伤部位加棉垫或软垫，避免碰伤、擦伤、咬伤、坠床，避免约束过度造成骨折。

（3）严格记录每次发作持续时间（包括意识丧失时间、抽搐时间），要注意观察先抽搐的部位，是局部还是全身，是否伴有意识丧失及两目上视、二便失禁等，发作前后的表现、发作频率、时间及发作过程中行为、智能等方面的信息，为合理准确用药提供依据。

（4）发现癫痫病人烦躁、焦虑、恐惧、头痛、头晕时，要及时给予安慰，使其平静，预防发作。

（5）心理支持：告知病人疾病相关知识和预后的正确信息及药物治疗知识，帮助掌握自我护理的方法，尽量减少发作次数，避免促发因素，导致为难治性癫痫和发生癫痫持续状态。关心理解尊重病人，避免采用损伤病人自尊心的言行；鼓励病人表达生气、焦虑或无能为力的心理感受，告知病人紧张疲劳、感情冲动、缺睡可致诱发；指导其保持良好的心态，树立战胜疾病的信心，配合长期治疗。

（6）严格在医生指导下用药，详细记录剂量、时间、用法并观察药物不良反应。告知病人抗癫痫药物治疗的原则以及药物疗效与不良反应的观察，指导病人按医嘱坚持长期正确有规律的服药。

（7）备好抢救物品和安全防护措施，如开口器、缠好纱布的压舌板或牙垫、口咽通气道、氧气、吸引器、人工呼吸器以及药物、床挡、安全带等。准备好复苏设施和其他急救用品。

（8）要选择富有营养易于消化的食品，多吃些蔬菜，适当地限制水分和盐分。儿童病人要吃多脂肪、少糖类之食物，对于消除发作和减少发作频度有一定作用。要避免暴饮暴食，禁用烟、酒、浓茶等刺激性食品。

（9）健康教育。

1）入院教育

①基础知识教育：讲解癫痫的病因、发病机制、临床表现。

②心理教育：癫痫病人因反复发作而变得消沉、抑郁，缺乏耐心。应关心理解病人，避免损伤病人的自尊心的言行，指导病人解除心理上的负担，保持平衡心态，不要有自卑心理，树立战胜疾病的信心。

2）住院健康指导

①饮食指导：指导病人保持良好的饮食习惯，食物以清淡、无刺激性为宜，忌辛辣，避免饥饿或过饱，戒烟酒。

②用药指导：告知病人此病疗程长，强调长期用药的必要性，指导病人按医嘱坚持长期正确服药，切忌服药控制发作后自行停药，间断不规则服药不利于癫痫控制，易导致癫痫持续状态发生。解释药物可能出现的不良反应及药物之间的相互作用，并告诉病人轻度的不良反应不需停药，服药期间定期复查血药浓度。

3）出院指导

①自我防护：嘱病人有癫痫前驱症状时立即平卧，以防摔伤。不宜从事带危险性工作和活动，如司机、司炉、驾驶、登山、游泳及高空作业等。

②指导病人保持良好的生活规律，进行适当的体力与脑力劳动，避免过度劳累、睡眠不足和情绪激动。避免淋雨、声光刺激等，预防感冒。

第十一章 神经外科护理

第一节 颅内压增高患者的护理

颅内压增高是神经外科常见临床病理综合征，是许多颅脑疾病，如颅脑损伤、脑肿瘤、脑出血和脑积水等共有征象。由于上述疾病使颅腔内容物体积增加或颅腔容积缩小超过颅腔可代偿的容量，导致成人颅内压持续在 $200mmH_2O$ 以上，儿童颅内压持续在 $100mmH_2O$ 以上，并出现头痛、呕吐、视乳头水肿三大症状，称为颅内压增高。

一、病因

1. 颅腔内容物体积或量增加　脑组织体积增大，如脑水肿；脑脊液增多，如脑积水；脑血流量增多，如高碳酸血症时血液中二氧化碳分压增高、脑血管扩张所导致脑血流量增多。

2. 颅内空间或颅腔容积变小　颅内占位性病变使颅内空间相对变小，如颅内血肿、脑肿瘤、脑脓肿等；先天畸形使颅腔容积变小，如狭颅症、颅底凹陷等。

二、分类

1. 根据病因不同分类　颅内压增高可分为两类

（1）弥漫性颅内压增高：由于颅腔狭小或全面性脑实质的体积增大而引起，其特点是颅腔内各部位没有明显的压力差及脑移位。临床所见的弥漫性脑膜脑炎、弥漫性脑水肿、交通性脑积水等所引起的颅内压增高均属于这一类型。此类患者对颅内压增高的耐受力较大，很少引起脑疝，压力解除后，神经功能恢复较快。

（2）局灶性颅内压增高：由于颅内有局限的扩张性病变引起，压力先在病变部位增高，使附近的脑组织受到挤压而发生移位；并把压力传向远处，造成颅内各腔隙间的压力差，这种压力差导致脑室、脑干及中线结构移位，如各种颅内占位性病变（肿瘤、脓肿等）。患者对这种颅内压增高的耐受力较低，压力解除后神经功能的恢复较慢且不完全，这可能与脑组织移位，局部受压引起脑缺血以及脑血管自动调节功能受损，导致脑细胞坏死有关。

2. 根据病变发展的快慢不同分类　颅内压增高可分为急性、亚急性和慢性三类

（1）急性颅内压增高：病情发展快，颅内压增高所引起的症状和体征严重，生命体征变化剧烈。多见于急性颅脑损伤引起的颅内血肿、高血压性脑出血等。

（2）亚急性颅内压增高：病情发展较快，但不如急性颅内压增高那么紧急，颅内压增高的反应较轻或不明显。多见于发展较快的颅内恶性肿瘤、转移瘤及各种颅内炎症等。

（3）慢性颅内压增高病：病情发展较慢，可长期无颅内压增高的症状和体征，病情发展时好时坏。多见于生长缓慢的颅内良性肿瘤、慢性硬脑膜下血肿等。

三、病理生理

1. 颅内压的形成与正常值　颅内压（ICP）是指颅腔内容物对颅腔壁产生的压力。颅腔是由颅骨形成的半封闭的体腔，当儿童颅缝闭合后或成人其颅腔内容积固定不变，为 1400 ~ 1500mL。颅腔内容物包括脑组织、脑脊液和血液，3 种内容物与颅腔容积相适应，使颅内保持一定的压力。由于颅内的脑脊液介于颅腔壁和脑组织之间，故脑脊液的静水压代表颅内压，可通过侧卧位腰椎穿刺或直接脑室穿刺测量该值。成年人正常颅内压为 70 ~ 200mmH$_2$O，儿童正常颅内压为 50 ~ 100mmH$_2$O。

2. 颅内压的调节与代偿　正常情况下颅内压有小范围的波动，它与血压和呼吸关系密切，收缩期颅内压略有增高，舒张期颅内压稍下降；呼气时压力略增，吸气时压力稍降。颅内压的调节除部分依靠颅内的静脉血被排挤到颅外血液循环外，主要是通过脑脊液量的增减来实现。当颅内压降低时，脑脊液分泌增加而吸收减少，使颅内脑脊液量增多，从而适应颅内变化。相反，当颅内压增高时，脑脊液的分泌减少而吸收增加，使颅内脑脊液量减少，从而代偿增加的颅内压。另外，当颅内压增高时，有一部分脑脊液被挤入脊髓蛛网膜下腔，也起到一定的调节颅内压的作用。脑脊液的总量仅占颅腔总容积的 10%，血液则依据血流量的不同占到总容积的 2% ~ 11%，颅内压增加的临界容积一般约为 5%，超过此范围，颅内压开始增高。当颅腔内容物体积增大或颅腔容量缩减超过颅腔容积的 8% ~ 10%，即会产生严重的颅内压增高。

3. 颅内压增高的后果　颅内压持续增高可引起一系列中枢神经系统功能紊乱和病理生理变化。主要病理改变包括以下六方面。

（1）脑血流量的减少：正常成人每分钟约有 1200mL 血液进入颅内，并能通过脑血管的自动调节功能进行调节。计算公式为：脑血流量（CBF）＝脑灌注压（CPP）/脑血管阻力（CVR），式中脑灌注压＝平均动脉压 － 颅内压。正常的脑灌注压为 70 ~ 90mmHg，脑血管阻力为 1.2 ~ 2.5mmHg。当颅内压增高时，脑灌注压下降，机体可通过血管扩张使脑血管阻力减小，以维持脑血流量的稳定。如果颅内压急剧增高使脑灌注压低于 40mmHg 时，脑血管的自动调节功能失效，脑血流量随之急剧下降，就会造成脑缺血。当颅内压升高至接近平均动脉压时，脑血流量几乎为零，患者就会处于严重的脑缺血缺氧状态，最终导致脑死亡。

（2）脑疝：脑疝是颅内压增高的危象和引起此类患者死亡的主要原因。

（3）脑水肿：颅内压增高可直接影响脑的代谢和血流量，导致脑水肿，使脑的体积增大，进而加重颅内压增高。

（4）库欣（Cushing）反应：当颅内压急剧增高时，患者出现血压升高，心跳和脉搏缓慢，呼吸节律紊乱及体温升高等各项生命体征的变化。这种变化与库欣在 1900 年做的动物实验结果与临床表现相似，即称为库欣反应。这种危象多见于急性颅内压增高病例，慢性病例则不明显。

（5）胃肠功能紊乱及消化道出血：颅内压增高患者中有一部分可首先出现胃肠功能的紊乱，表现为呕吐、胃及十二指肠出血及溃疡和穿孔等。这与颅内压增高引起下丘脑自主神经中枢缺血而致功能紊乱有关。

（6）神经源性肺水肿：在急性颅内压增高病例中发生率为5%～10%，患者表现为呼吸急促、痰鸣，并有大量泡沫状血性痰液。这是因为下丘脑、延髓受压导致α-肾上腺素能神经活性增强，血压反应性增高，左心室负荷过重，左心房及肺静脉压增高，肺毛细血管压力增高所致。

四、临床表现

1.头痛　是颅内压增高最常见的症状之一，程度不同，以晨起或晚间较重，部位多在额部及颞部，可从枕部向前方放射至眼眶。头痛程度可随颅内压增高而进行性加重；当咳嗽、打喷嚏、用力、弯腰、低头时可加重。头痛性质以胀痛和撕裂痛为多见。

2.呕吐　常在头痛剧烈时出现，多呈喷射状。易发生于饭后，可伴有恶心，与进食无关。

3.视乳头水肿　是颅内压增高的重要体征之一。表现为视神经盘充血、边缘模糊不清、中央凹陷变浅或消失，视盘隆起，静脉怒张。若视神经盘水肿长期存在，可表现为视盘颜色苍白、视力减退、视野向心缩小，称为视神经继发性萎缩。此时如果颅内压增高得以解除，其视力的恢复也并不理想，甚至继续恶化和失明。

上述头痛、呕吐、视神经盘水肿是颅内压增高的典型表现，称之为颅内压增高的"三主征"。但各自出现的时间并不一致。

4.意识障碍及生命体征变化　慢性颅内压增高的患者可出现嗜睡、反应迟钝；急性颅内压增高的患者可有明显的进行性意识障碍，甚至昏迷。患者可伴有典型的生命体征异常变化，出现库欣反应，即血压升高（尤其收缩压增高）、脉搏缓慢、呼吸不规则、体温升高等。严重患者最终可因呼吸循环衰竭而死亡。

5.其他症状和体征　颅内压增高还可出现头晕、猝倒、复视等。婴幼儿可见头皮静脉怒张、头颅增大、囟门饱满、颅缝增宽或分裂。

五、辅助检查

1.电子计算机X线断层扫描（CT）　目前CT是诊断颅内占位性病变首选的辅助检查项目。通常能够显示病变的位置、大小、形态，它不仅可对绝大多数占位性病变做出定位诊断，还有助于定性诊断。慢性颅内压增高患者，可见脑回压迹增多、加深，蛛网膜颗粒压迹增大、加深及蝶鞍扩大等。

2.核磁共振成像（MRI）　在CT不能确诊的情况下选择MRI检查以利于确诊。

3.头颅X线摄片　小儿可见颅骨骨缝分离。X线片对于诊断颅骨骨折、垂体瘤所致蝶鞍扩大，以及听神经瘤引起内听道孔扩大等具有重要价值。

4.脑血管造影或数字减影血管造影　主要用于疑有脑血管畸形或动脉瘤等疾病的患者。

5.腰椎穿刺　可以测定颅内压力，同时取脑脊液做检查。对颅内占位性病变患者有一定的危险性，可引发脑疝，故应慎重进行。

六、治疗原则

1.非手术治疗 适用于颅内压增高原因不明，或虽已查明原因但一时不能解除者。

（1）降低颅内压治疗：常用高渗性和利尿性脱水剂，使脑组织间的水分通过渗透作用进入血液循环再由肾脏排出，从而达到缩小脑体积、降低颅内压的目的。常用的口服药物有：氢氯噻嗪 25～50mg，每日 3 次；乙酰唑胺 250mg，每日 3 次；适用于意识清楚、颅内压增高程度较轻的病例。常用的注射药物有：20%甘露醇 250mL，快速静脉滴注，每日 2～4 次；呋塞米（速尿）20～40mg，肌肉或静脉注射，每日 2～4 次；适用于有意识障碍或颅内压增高症状较重的病例。

（2）激素治疗：肾上腺皮质激素能改善毛细血管通透性，防治脑水肿。常用地塞米松 5～10mg 静脉或肌肉注射，每日 2～3 次；氢化可的松 100mg 静脉注射，每日 1～2 次；泼尼松 5～10mg 口服，每日 1～3 次。

（3）辅助过度换气：促进 CO_2 排出，减少动脉血内 CO_2 分压。当动脉血的 CO_2 分压每下降 1mmHg 时，可使脑血流量递减 2%，从而使颅内压相应下降。

（4）抗生素治疗：控制颅内感染或预防感染。

（5）冬眠低温治疗：应用药物和物理方法降低患者体温，有利于降低脑的新陈代谢率，减少脑组织的氧耗量，防止脑水肿的发生与发展，同时亦有一定的降低颅内压作用。

（6）对症治疗：对患者的主要症状进行治疗，疼痛者可用镇痛剂，忌用吗啡、哌替啶类药物止痛，以免抑制呼吸中枢而促使患者死亡；有抽搐发作的病例应给予抗癫痫药物治疗；烦躁患者给予镇静剂；保持大便通畅，可用开塞露或缓泻剂，禁止行高位灌肠。

2.手术治疗 对于颅内占位性病变，首先应考虑手术切除。有脑积水者，可行脑脊液分流术，将脑室内的液体通过特制导管分流引入蛛网膜下腔、腹腔或心房。当颅内压增高造成急性脑疝时，应紧急手术处理。

七、护理评估

1.术前评估

（1）健康史

1）一般情况：患者的年龄、性别和职业；重视患者的年龄，婴幼儿、小儿的颅缝未闭合或融合尚未牢固、老年人脑萎缩都可增加颅腔的代偿能力，从而延缓病情的进展。

2）疾病情况：患者有无脑外伤、颅内炎症、脑肿瘤、高血压、脑动脉硬化等病史；是否合并其他系统疾病，如肝性脑病、尿毒症、毒血症、酸碱平衡失调等。

3）相关因素：有无呼吸道梗阻、剧烈咳嗽、打喷嚏、便秘、癫痫等导致患者颅内压升高的因素。

（2）身体状况。

1）局部状况：患者头痛的部位、性质、程度及持续时间，有无诱因或加重因素。注意头痛是否影响患者睡眠，有无入睡困难的情况；有无因肢体功能障碍而影响自理能力。

2）全身状况：患者呕吐的程度，是否影响患者进食；是否有水、电解质紊乱或营养不良；有无意识障碍、视力减退；是否有高热。

3）辅助检查：血电解质检查是否提示有水、电解质紊乱的征象。CT 或 MRI 检查是否证实颅内出血或占位性病变等。

（3）心理和社会支持状况：患者及家属对所患疾病的认知和程度，有无因头痛、呕吐等症状而引起焦虑甚至恐惧等心理反应。

2. 术后评估

（1）手术情况：了解麻醉方式、手术类型和效果，术中出血、补液情况，是否输血和输血量，以及术后诊断。

（2）身体状况：评估患者生命体征、意识、瞳孔、神经系统症状的变化及表现。观察伤口有无出血、感染等并发症；了解引流管放置的位置及引流情况。判断颅内压变化情况，有无并发症发生。

（3）心理和社会支持状况：患者对开颅手术的认知程度，患者及家属对术后相关康复知识的掌握情况。

八、护理措施

1. 术前护理

（1）术前护理常规：见围术期患者术前护理。

（2）一般护理

1）体位：抬高床头 15° ~ 30°，使患者取头高脚低斜坡卧位，以利于颅内静脉回流，减轻脑水肿；昏迷患者取侧卧位，以便于呼吸道分泌物排出。

2）给氧：持续或间断吸氧，以降低 $PaCO_2$，使脑血管收缩，减少脑血流量，达到降低颅内压、改善脑缺氧的目的。

3）控制液体摄入量：不能进食者，成人每日补液量 1500 ~ 2000mL，其中钠盐不超过 500mL，保持每日尿量不少于 600mL；并应控制输液速度，防止短时间内输入大量液体，加重脑水肿。神志清醒者可给予普通饮食，但需限制钠盐摄入量，同时注意水、电解质平衡。

4）病情观察：密切观察患者意识、瞳孔、生命体征的变化，警惕颅高压危象和脑疝的发生。

①意识状态：对意识障碍程度的分级目前常用的有两种。

a. 传统方法　分为意识清醒、意识模糊、浅昏迷、昏迷和深昏迷 5 个级别。

b. 格拉斯哥（Glasgow）昏迷分级评分法　评定患者睁眼、语言和运动三方面的反应，三者的得分相加表示意识障碍程度。最高 15 分，表示意识清醒；8 分以下为昏迷；最低 3 分。分数越低，表明意识障碍越严重。

②瞳孔变化：正常瞳孔等大、等圆，自然光线下直径 3 ~ 4mm，直接、间接对光反应灵敏。严重颅内压增高继发脑疝时瞳孔可出现异常变化。

③生命体征变化：注意呼吸的节律和深度、脉搏的快慢和强弱，以及血压和脉压的变化。如患者血压上升、脉搏缓慢有力、呼吸深慢则提示颅内压升高。

（3）防止颅内压骤然增高的护理

1）卧床休息：嘱患者安心休养，保持病室安静；清醒的患者不要用力坐起或提重物。

稳定患者情绪，避免情绪激动，以免血压骤升而加重颅内压增高。

2）保持呼吸道通畅：当呼吸道梗阻时，因患者用力呼吸，使胸腔内压力及 $PaCO_2$ 增高，可致脑血管扩张，脑血流量增加，也可使颅内压增高。护理时应及时清除呼吸道分泌物和呕吐物；舌根后坠者，可托起下颌放置口咽通气道，解除舌后坠。任何卧位都要避免颈部过曲、过伸或扭曲，以免颈静脉及气管受压。对意识不清的患者及咳痰困难者，应配合医师尽早行气管切开术。定时为患者翻身、叩背，以防肺部并发症。

3）避免剧烈咳嗽和用力排便：患者剧烈咳嗽和用力排便可使胸腹腔压力骤然升高，有诱发脑疝的危险。因此要预防和及时治疗感冒，避免剧烈咳嗽。颅内压增高的患者因限制水分摄入及脱水治疗常出现大便干结，应嘱患者多吃水果和蔬菜，并给缓泻剂以防止便秘；已发生便秘者，嘱其勿屏气排便，可给予开塞露或低压小剂量灌肠通便；禁忌高压灌肠。

4）预防和控制癫痫发作：癫痫发作可加重脑缺氧及脑水肿。要保持病室环境安静，避免外界各种刺激；保持呼吸道通畅，给予吸氧，应专人看护，避免受伤。遵医嘱定时定量给予抗癫痫药物，用药过程中密切观察患者呼吸、心率、血压的变化。一旦发作，协助医师及时给予抗癫痫及降颅内压处理。

（4）对症护理

1）高热：高热者应给予有效的物理降温，若物理降温无效可采用冬眠疗法。

2）头痛：头痛者可遵医嘱给予镇痛剂，但禁用吗啡、哌替啶，以免抑制呼吸中枢。防止患者着凉，避免加重头痛的因素如咳嗽、打喷嚏，或弯腰、低头以及用力活动等。

3）呕吐：呕吐者应及时清理呼吸道的呕吐物，防止误吸。观察并记录呕吐物的量和性质。

4）躁动：颅内压增高、呼吸道不通畅导致的缺氧、尿潴留导致的膀胱过度充盈、大便干结导致的排便反射，以及冷、热、饥饿等不舒适因素均可引起患者躁动。对于躁动不安者，不能盲目使用镇静剂或强制性约束，应寻找原因及时处理，以免患者挣扎而使颅内压进一步增高。可适当地加以保护，以防外伤和意外。如躁动患者变安静或由原来安静变躁动，常提示病情发生变化。

5）视力障碍或复视：视力障碍或复视者，护士递送物品时应直接递送其手中；患者单独行动时，需嘱其注意安全。对复视者可戴单侧眼罩，两眼交替使用，以免发生失用性萎缩。

（5）药物治疗的护理

1）脱水治疗的护理：脱水疗法是降低颅内压的主要方法之一。最常用的是 20% 甘露醇 250mL，在 15～30 分钟快速静脉滴注。要注意输液的速度，观察脱水治疗的效果。脱水药物应按医嘱定时、反复使用。停药前应逐渐减量或延长给药间隔时间，以防止颅内压反跳现象。

2）激素治疗的护理：遵医嘱给药，主要通过改善血-脑屏障的通透性，预防和治疗脑水肿，并能减少脑脊液的生成，降低颅内压。在治疗中注意观察有无因应用激素诱发应激性溃疡出血、感染等不良反应。

（6）辅助过度换气的护理：过度换气常见的副作用是减少脑血流、加重脑缺氧，所以应定时进行血气分析，维持患者 PaO_2 在 90 ～ 100mmHg、$PaCO_2$ 在 25 ～ 30mmHg 水平为宜。过度换气时间不宜超过 24 小时，以免引起脑缺氧。

（7）冬眠低温疗法的护理

1）环境和物品准备：布置一光线暗淡的单人病房，室温 18℃ ～ 20℃。室内备氧气、吸引器、听诊器、血压计、冰袋或冰帽、水温计、冬眠药物、急救药物、护理记录单等物品，由专人护理。

2）降温方法

①根据医嘱给予足量的冬眠药物，常用冬眠药物有冬眠Ⅰ号合剂，包括氯丙嗪、异丙嗪和哌替啶；冬眠Ⅱ号合剂，包括哌替啶、异丙嗪和双氢麦角碱。待自主神经被充分阻滞、患者御寒反应消失、进入昏睡状态后，方可开始物理降温措施。否则，患者一旦出现寒战，可使机体代谢率升高、耗氧量增加、无氧代谢加剧、体温上升，反而增高颅内压。苯妥英钠或水合氯醛能加强冬眠效果，减轻御寒反应，可酌情使用。

②物理降温措施，可采用头部戴冰帽或在体表大血管放冰袋；还可采用降低室温、减少被盖、身体覆盖冰毯或冰水浴巾等方法。降温速度以每小时下降 1℃ 为宜，温度降至肛温 32℃ ～ 34℃，腋温 31℃ ～ 33℃ 较为理想。体温过低易引起心律失常、低血压凝血障碍等并发症，且患者反应过于迟钝影响观察；体温高于 35℃，则治疗效果不佳。

③冬眠药物最好经静脉滴注，以便于调节给药速度、药量及控制冬眠深度。

3）病情观察：冬眠低温疗程一般为 3 ～ 5 日。在治疗前，应观察生命体征、意识、瞳孔和神经系统病证并记录，作为治疗后观察对比的基础。冬眠低温期间，若脉搏超过 100 次 / 分、收缩压低于 100mmHg、呼吸次数减少或不规则，应及时通知医师，停止冬眠疗法或更换冬眠药物。

4）饮食护理：随着机体代谢率降低，患者对能量及水分的需求量也相应减少。每日液体入量不宜超过 1500mL，可根据患者意识状态、胃肠功能情况确定饮食种类。鼻饲者营养液温度应与当时体温相同。低温时肠蠕动减少，需观察患者有无胃潴留、腹胀、便秘、消化道出血等，注意防止反流及误吸。

5）预防并发症的护理

①肺部并发症：因患者处于昏睡状态和药物的作用使肌肉松弛，患者易出现舌下坠、吞咽和咳嗽反射均较正常减弱，应定时为患者翻身、叩背，遵医嘱给予雾化吸入，以防肺部并发症。

②直立性低血压：低温使心排出量减少，冬眠药物可使周围血管阻力降低而引起低血压。在搬运患者或为患者翻身时，动作要稳、缓，以防止发生直立性低血压。

③冻伤：冰袋外加用布套并定时更换部位，注意观察放置冰袋处的皮肤、肢体末端和耳郭处血液循环情况，定时局部按摩，以防冻伤发生。

④压疮：由于患者意识障碍及循环功能降低，应加强皮肤护理，防止压疮的发生。

⑤眼的保护：冬眠低温时，角膜反射减弱，保护性分泌物减少，应做好患者眼的保护。

6）缓慢复温：停止冬眠低温治疗时，应先停用物理降温，再逐渐减少药物剂量或延长相同剂量药物的维持时间，直至停用冬眠药物。为患者加盖毛毯保暖，待其体温自然回升。复温切忌过快，以免出现颅内压"反跳"、体温过高或酸中毒等。

2. 术后护理

（1）一般护理

1）搬运：术后搬运患者过程中动作必须轻稳，应由 3 ~ 4 人协作，需有专人扶持患者头部使头颈部呈一条直线，防止头颈部过度扭曲或震荡。

2）体位：全麻未清醒的患者应取侧卧位，以利于呼吸道护理。患者意识清醒、血压平稳后，宜抬高床头 15° ~ 30°，以利于颅内静脉回流。幕上开颅术后应卧向健侧或仰卧，以避免切口受压；幕下开颅术后，早期宜去枕侧卧或侧俯卧位；后组颅神经受损、吞咽功能障碍者只能取侧卧位，以避免口咽部分泌物误入气管。

3）监护：患者在病床上安置好后立即进行术后监护，监测体温、血压、呼吸、脉搏、意识、瞳孔的变化；根据需要连接颅内压监护仪及血氧饱和度测试仪。发现异常立即通知医师配合处理。

（2）保持呼吸道通畅：术后保持气道通畅至为重要，一般给予氧气吸入；及时清除呼吸道分泌物和呕吐物；舌后坠者可托起下颌或放置口咽通气道；防止颈部过曲、过伸或扭曲；定时为患者翻身、叩背；痰液黏稠者予以雾化吸入，严防肺部感染。

（3）镇痛与镇静。

1）术后患者主诉头痛，要了解头痛的原因，对症进行处理。切口疼痛多发生在术后 24 小时内，给予镇痛剂即可见效，但禁用吗啡、哌替啶。颅内压增高引起的头痛多发生在术后 2 ~ 4 日内脑水肿高峰期，常为搏动性头痛，严重者伴有呕吐，用脱水剂和激素治疗降低颅内压，即可缓解头痛，因此，术后使用脱水剂和激素应注意在 24 小时内合理分配，不可集中在白天。

2）术后患者需保持安静，如发现患者躁动不安，在排除颅内压增高或因膀胱充盈引起的烦躁后，应遵医嘱给予镇静剂，以防止颅内压增高及颅内出血。

（4）颅内压增高的预防与护理

1）嘱患者术后 3 日内不可用力排便，必要时给予缓泻剂。

2）手术后数日内，液体摄入量限制在每日 2000mL 左右，输液速度不宜过快。

（5）脑室引流的护理：脑室引流是经颅骨钻孔或锥孔穿刺侧脑室，放置引流管将脑脊液引流至体外的方法。护理时应重视以下几方面。

1）妥善固定引流管：患者回病室后，要立即在严格无菌操作下连接引流瓶（袋），妥善固定引流管及引流瓶（袋），引流管的开口需高出侧脑室平面 10 ~ 15cm，以维持正常的颅内压。搬动患者时，应将引流管暂时夹闭，以防止脑脊液反流引起逆行感染。

2）控制引流速度及量：引流早期要特别注意引流速度，若引流速度过快、量过多，可使颅内压急剧降低，导致意外发生。所以术后早期应适当抬高引流瓶（袋）的位置，以减缓流速，待颅内压力平衡后再降低引流瓶（袋）的位置；正常脑脊液每日分泌量 400 ~ 500mL，故每日引流量以不超过 300mL 为宜，避免颅内压骤降造成危害。

3）保持引流通畅：避免引流管受压、折叠、扭曲。术后应适当限制患者头部的活动范围，翻身及护理操作时应避免牵拉引流管。引流管有阻塞者，可在严格消毒管口后，用无菌注射器轻轻向外抽吸，切忌用生理盐水冲洗，以免管内阻塞物被冲入脑室系统，造成脑脊液循环受阻。

4）观察并记录脑脊液的颜色、量及性状：正常脑脊液无色透明、无沉淀，术后 1 ~ 2 日脑脊液可略带血色，以后转为橙黄色；若引流出大量血性脑脊液，提示脑室内出血；脑脊液浑浊提示颅内感染。

5）严格的无菌操作：每日定时更换引流瓶（袋），应先夹住引流管以免管内脑脊液逆流入脑室，注意保持整个装置无菌，避免发生逆行感染。

6）拔管指征：脑室引流时间一般不宜超过 7 日，时间过长可能发生颅内感染。开颅术后脑室引流管一般放置 3 ~ 4 日。拔管前先试行夹闭引流管 24 小时，同时注意观察患者神志、瞳孔及生命体征的变化，是否有颅内压再次升高的表现。拔管时应先夹闭引流管，以免管内液体逆流入颅内引起感染。拔管后，切口处若有脑脊液漏出，应通知医师妥善处理，以免引起颅内感染。

（6）脑脊液分流术后的护理：密切观察病情，及时判断分流术效果。观察有无脑脊液外漏，一旦发现，及时通知医师并协助处理。

（7）并发症的预防和护理。

1）感染：脑手术后常见的感染有切口感染、颅内感染和肺部感染。

①切口感染：与机体营养不良、免疫防御能力下降、皮肤准备不合要求等有关。多发生于术后 3 ~ 5 日，表现为患者切口疼痛缓解后再次疼痛，局部有明显的红肿、压痛及皮下积液，头皮所属淋巴结肿大压痛。严重的切口感染可波及骨膜，乃至发生颅骨骨髓炎。

②颅内感染：常继发于开放性颅脑损伤后，或因切口感染伴脑脊液外漏而导致的颅内感染。多发生于术后 3 ~ 4 日，表现为外科热消退之后再次出现高热，或术后体温持续升高，伴有头痛、呕吐、意识障碍，甚至出现谵妄、抽搐、脑膜刺激征阳性。腰椎穿刺可见脑脊液浑浊、脓性、白细胞数增加。

③肺部感染：多发生于术后 1 周左右、机体状态差的患者，若未能及时控制，可因高热及呼吸功能障碍导致或加重脑水肿，甚至发生脑疝。要做好呼吸道护理，保持呼吸道通畅，定时翻身、叩背，防止误吸引起窒息和呼吸道感染。

预防术后感染的主要措施是：严格无菌操作，合理应用抗菌药，加强营养及基础护理。

2）颅内出血：是脑手术后最常见、最严重的并发症，多发生在术后 24 ~ 48 小时内。患者常有意识改变，表现为麻醉苏醒后逐渐嗜睡、反应迟钝甚至昏迷。大脑半球手术后出血常有幕上血肿表现，或出现颞叶钩回疝征象；颅后窝手术后出血具有幕下血肿特点，可有呼吸抑制甚至枕骨大孔疝表现；脑室内术后出血可有高热、抽搐、昏迷及显著的生命体征紊乱。

术后护理要十分谨慎，密切观察，一旦发现患者有颅内出血征象，应立即通知医师，做好再次手术止血的准备。

九、健康教育

（1）有呕吐者，应及时到医院做检查以明确诊断；颅内压增高的患者要避免剧烈咳嗽、便秘、提重物等，防止颅内压骤然增高而诱发脑疝；防止上呼吸道感染，及时加减衣被，减少到公共场所活动。

（2）饮食宜清淡，不宜摄入过多钠盐，应注意营养丰富，戒烟酒，减少刺激。

（3）对患者及家属进行预防并发症的相关知识教育，要针对神经系统后遗症患者的不同心理状态进行心理护理；鼓励其积极参与各项治疗和功能训练，如肌力训练、步态平衡训练、排尿功能训练等，最大限度地恢复其生活自理能力。

第二节 脑损伤的护理

一、脑挫裂伤

（一）临床表现

1.意识障碍　意识障碍是脑挫裂伤最突出的临床表现，受伤当时立即出现。其程度和持续时间与脑挫裂伤的程度、范围直接相关，绝大多数患者超过半小时，重症者可长期持续昏迷。少数范围局限的脑挫裂伤，如果不存在惯性力所致的弥散性脑损伤，可不出现早期的意识障碍。

2.局灶症状和体征　受伤当时立即出现与伤灶相应的神经功能障碍或体征，如运动区损伤出现锥体束征、肢体抽搐或偏瘫，语言中枢损伤出现失语等。若发生于额、颞叶前端等"哑区"的损伤，则无局灶症状与体征。

3.头痛与恶心、呕吐　与颅内压增高、自主神经功能紊乱或外伤性蛛网膜下腔出血有关。后者还伴有剧烈头痛、频繁呕吐、颈项强直和克氏征阳性等脑膜刺激征，脑脊液检查有红细胞。

4.颅内压增高和脑疝　此为继发脑水肿或颅内血肿所致，可使早期的意识障碍或瘫痪程度加重，或意识障碍好转后又加重。同时伴有血压升高、心率减慢、瞳孔不等大及锥体束征等表现。

5.脑干损伤　意识障碍是脑挫裂伤中最严重的特殊类型，常与弥散性脑损伤并存。受伤当时立即昏迷，昏迷程度较深，持续时间较长。昏迷原因与脑干网状结构受损、上行激活系统功能障碍有关。伤后早期常出现严重的生命体征紊乱，表现为呼吸节律紊乱、心率及血压波动明显；双侧瞳孔时大时小、对光反应无常；眼球位置歪斜或凝视；出现病理反射、肌张力增高、中枢性瘫痪等锥体束征及去大脑强直等；经常出现高热、消化道出血。

（二）治疗原则

1.非手术治疗　轻度脑挫裂伤患者以非手术治疗为主。主要是减轻脑损伤后的生理反应，预防和处理并发症。常采取保持呼吸道通畅；加强营养支持；防治脑水肿（是治疗脑挫裂伤的重要环节）；促进脑功能恢复；应用抗生素预防感染和对症治疗等手段。

2.手术治疗　重度脑挫裂伤患者经上述治疗无效，并继发颅内血肿或脑疝者需做脑减压术或局部病灶清除术等。

二、颅内血肿

颅内血肿是颅脑损伤中最多见、最危险，但同时又是可逆的继发性改变。其严重程度在于可引起颅内压增高而导致脑疝；早期发现和及时处理可在很大程度上改善预后。

（一）病因与分类

1. 按血肿引起颅内压增高或早期脑疝症状所需的时间分类 可分为急性型、亚急性型和慢性型。急性型：3日内出现症状；亚急性型：3日至3周出现症状；慢性型：3周以上出现症状。

2. 按血肿的来源和部位分类 可分为以下三类。

（1）硬脑膜外血肿：出血积聚于颅骨与硬脑膜之间，与颅骨损伤有着密切关系。由于颅盖部的硬脑膜与颅骨附着较松，易于分离，而颅底部硬脑膜与颅骨附着较紧，所以硬脑膜外血肿一般多见于穹窿部线性骨折时，颞部多发。可因骨折或颅骨的短暂变形撕破位于骨管沟内的硬脑膜动脉或静脉窦而引起出血，或骨折的板障出血。血液积聚使在硬脑膜与颅骨分离过程中也可撕破一些小血管，使血肿更加严重。多数属于急性型。

（2）硬脑膜下血肿：出血积聚于硬脑膜下腔，是最常见的颅内血肿，常呈多发性或与其他血肿合并发生。急性硬脑膜下血肿多见于额极、颞极及其底面，由对冲性脑挫裂伤所致；出血多来自挫裂的脑实质损伤。慢性硬脑膜下血肿，其出血来源和发病机制尚不完全清楚；好发于老年人，多数有轻微的头部外伤史，可伴有脑萎缩、血管性或出血性疾病。

（3）脑内血肿：出血积聚在脑实质内。浅部血肿出血均来自脑挫裂伤灶，多伴有颅骨骨折或严重的脑挫裂伤，其部位多数与脑挫裂伤的好发部位一致，少数与凹陷性骨折的部位相应；常与硬脑膜下或硬脑膜外血肿并存。深部血肿多见于老年人，血肿位于脑白质深处，脑的表面可无明显的挫伤。

（二）临床表现

1. 硬脑膜外血肿 其症状受血肿的部位及扩展速度的影响。

（1）意识障碍：既可由原发性脑损伤直接导致，也可由血肿导致颅内压增高、脑疝引起，后者常在损伤后数小时至1～2日内发生。典型的意识障碍表现是在原发性意识障碍之后，经过中间清醒期，再度意识障碍，并渐次加重（即原发昏迷–清醒–继发性昏迷）。如果原发性脑损伤较重或血肿形成较迅速，也可能不出现中间清醒期。少数患者可无原发性昏迷，只在血肿形成后才出现昏迷。

（2）颅内压增高与脑疝表现：一般成人幕上血肿大于20mL以上、幕下血肿大于10mL就可以引发颅内压增高症状或脑疝，表现为头痛、恶心、呕吐剧烈和视神经盘水肿。幕上血肿患者大多先经历小脑幕切迹疝，然后合并枕骨大孔疝。因此，严重的呼吸循环障碍常发生在意识障碍和瞳孔改变之后。幕下血肿患者可直接发生枕骨大孔疝，较早发生呼吸骤停。

2. 硬脑膜下血肿

（1）急性与亚急性硬脑膜下血肿：若脑挫裂伤严重或血肿形成速度较快，其脑挫裂伤的昏迷与血肿所致脑疝的昏迷重叠，表现为意识障碍进行性加重，无中间清醒期或意识好转期表现。颅内压增高与脑疝的其他征象常在1～3日内进行性加重。若脑挫裂伤相对较轻或血肿形成较慢，则可有意识好转期出现。

（2）慢性硬脑膜下血肿：因致伤力小，出血缓慢，血肿增大缓慢，患者可出现慢性颅内压增高表现，如头痛、恶心、呕吐和视神经盘水肿等。血肿压迫可导致局灶症状和体征，如偏瘫、失语和局限性癫痫等。慢性压迫可使脑萎缩、脑供血不全症状显著，如智力障碍、精神失常和记忆力减退等。

3. 脑内血肿　以进行性意识障碍加重为主，与急性硬脑膜下血肿相似。如果血肿累及重要脑功能区，可有偏瘫、失语、癫痫等症状出现。

（三）辅助检查

CT检查有决定性诊断意义。硬脑膜外血肿可见颅骨内板与脑表面之间有双凸镜形或弓形密度增高影，常伴有颅骨骨折和颅内积气。急性硬脑膜下血肿可见颅骨内板与脑组织表面之间出现高密度、等密度或混杂密度的新月形或半月形影像。慢性硬脑膜下血肿可见颅骨内板下低密度的新月形、半月形或双凸镜形影像。脑内血肿可见脑挫裂伤灶附近或脑深部白质内有圆形或不规则高密度血肿影像，同时可见血肿周围的低密度水肿区。

（四）治疗原则

一经确诊，应立即手术清除血肿。术后治疗基本同脑挫裂伤的治疗。

三、护理评估

1. 术前评估

（1）健康史

1）一般情况：患者的年龄、性别和职业。

2）受伤史：了解患者头部受伤经过，如暴力大小、形状、方向、性质、速度及作用部位。患者有无意识障碍，其程度和持续时间，有无中间清醒期；伤后有无出现头晕、头痛、呕吐等颅内压增高症状；有无外耳道出血、脑脊液外漏的症状以及现场急救经过。

3）既往史：患者有无心脏病或脑血管病史。

（2）身体状况。

1）局部状况：患者头部有无血肿、破损、出血；血肿范围、破损面积、出血量等。

2）全身状况：生命体征是否平稳，意识、瞳孔及神经系统体征的动态变化；患者是否有颅内压进一步增高症状，有无脑疝危象的可能。神经系统功能有无障碍、障碍程度，有无躁动、癫痫发生，各种反应和深浅反射是否存在或消失。

3）辅助检查：了解X线、CT、MRI等检查结果，以判断颅脑损伤程度以及类型。

（3）心理和社会支持状况：了解患者和家属对遭受突如其来伤害的心理承受能力，以及对颅脑损伤相关知识的了解程度。

2. 术后评估

（1）手术情况：了解麻醉方式、手术类型和效果，术中出血、补液情况，是否输血和输血量，以及术后诊断。

（2）康复状况：评估患者生命体征、意识、瞳孔、神经系统症状的变化及表现。观察伤口有无出血、感染等并发症；了解引流管放置的位置及引流情况。判断颅内压变化情况，有无并发症发生。

（3）心理和社会支持状况：患者对开颅手术的认知程度，患者及家属对术后相关康复知识的掌握情况。

四、护理措施

1. 现场急救

（1）保持呼吸道通畅：置患者于侧卧或侧俯卧位，以利于口腔内分泌物排出。给予氧气吸入。脑损伤患者常有不同程度的意识障碍，丧失正常的咳嗽反射和吞咽功能，呼吸道分泌物不能顺利排出，可引起血液、脑脊液及呕吐物等误吸。应及时清除口腔及咽喉处的血块及呕吐物，呕吐时将头转向一侧。深昏迷患者应抬起下颌或放置口咽通气道，避免舌根后坠阻碍呼吸；短时间内不能清醒者，必要时行气管插管或气管切开；呼吸减弱、潮气量不足者，应及早使用呼吸机。

（2）外露的脑组织周围可用纱布卷保护，以防受压，外加干纱布适当包扎。若伤情允许，可将头部抬高以减少出血。全身抗感染及破伤风预防注射应尽早进行。

（3）防治休克：当患者出现血压下降、脉搏增快、面色苍白、肢端湿冷等休克征象时，应立即使患者平卧，注意保暖、给氧，开放静脉通路，补充血容量；禁用吗啡止痛；协助医师查找原因；出血较多者常引起休克，应尽快做好术前准备，送患者入手术室清创。

（4）做好护理记录：记录受伤经过、检查发现的阳性体征、急救措施、过程及急救效果。

2. 一般护理

（1）合理体位：意识清醒者取斜坡卧位，抬高床头 15°～30°。昏迷患者或吞咽功能障碍者宜取侧卧位或侧俯卧位，防止呕吐物、分泌物误吸。当患者处于休克状态或伴有脊髓损伤时，应采取仰卧位。

（2）营养支持：能进食的患者，给予高热量、高蛋白质、高维生素、易消化的软食。昏迷患者需禁食，应遵医嘱早期采用全胃肠外营养，必要时给予全血、血浆和清蛋白。定期评估患者的营养状况，以便及时调整营养素的供给量和配方。

（3）维持良好的脑灌注状态：保持病室的安静，减少对患者的各种刺激。保持呼吸道通畅，避免头颈部的扭曲，确保氧疗效果，减轻脑水肿。确保脱水药物的正确使用，观察脱水效果以及有无水、电解质的失衡，准确记录出入水量。

3. 密切观察病情　在损伤后的 3 日左右，护理的重点是密切观察患者的意识、瞳孔、生命体征、神经系统体征等情况，及时发现继发性病变。动态的病情观察是鉴别原发性与继发性脑损伤的主要手段。

（1）意识：在众多观察项目中，意识观察最为重要。意识障碍是脑损伤患者最常见的变化之一，意识障碍的程度可协助辨别脑损伤的轻重；意识障碍出现的迟早和有无继续加重，可作为区别原发性和继发性脑损伤的重要依据。如由昏迷转入躁动，出现抓伤口、拔尿管等动作，能遵医嘱举手睁眼、伸舌等，提示病情好转；而由躁动转为安静、昏睡、对周围反应迟钝、强刺激才能唤醒，则提示病情恶化。

（2）生命体征：患者伤后可出现持续的生命体征紊乱现象。为避免患者躁动影响监测的准确性，测定顺序为先呼吸、次脉搏、再血压，最后意识和体温。伤后早期，因组织创伤反应，可出现中等程度发热；如损伤累及间脑或脑干，可导致体温调节紊乱，出现体温不升或中枢性高热；伤后即发生高热、昏迷，多为视丘下部或脑干损伤；伤后数日体温逐渐升高，常提示有感染性并发症。注意呼吸节律和深度、脉搏快慢和强弱以及血压和脉压变化。若伤后血压上升、脉搏缓慢有力、呼吸深慢，提示颅内压升高，要警惕颅内血肿或脑疝发生；枕骨大孔疝的患者可突然发生呼吸停止；闭合性脑损伤呈现休克征象时，应检查有无内脏出血，如迟发性脾破裂、应激性溃疡出血等。

（3）神经系统病征：有定位意义。

1）瞳孔变化：瞳孔变化可提示脑损伤的情况，可因动眼神经、视神经和脑干损伤引起。注意观察两侧睑裂大小是否相等，有无上睑下垂，注意对比两侧瞳孔的形状、大小及对光反应。伤后立即出现一侧瞳孔散大是原发性动眼神经损伤所致；伤后一侧瞳孔进行性散大，对侧肢体偏瘫、意识障碍，提示脑受压或脑疝；双侧瞳孔散大、对光反应消失、眼球固定伴深昏迷或大脑强直多为原发性脑干损伤或临终表现；双侧瞳孔时大时小，变化不定，对光反射消失伴眼球分离或移位多为中脑损伤；眼球不能外展且有复视者多为展神经受损；双眼同向凝视提示额中回后份损伤。眼球震颤常见于小脑或脑干损伤。观察瞳孔时应注意：某些药物、剧痛、惊恐等也会影响瞳孔变化，如吗啡、氯丙嗪可使瞳孔缩小，阿托品、麻黄碱可使瞳孔散大。

2）锥体束征：应对比观察双侧肢体的肌力、肌张力、感觉和病理反射。若伤后立即出现的一侧上下肢运动障碍且相对稳定，多因对侧大脑皮质运动区损伤所致；伤后一段时间才出现一侧肢体运动障碍且进行性加重，多是小脑幕切迹疝压迫中脑的大脑脚损害其中的锥体束所致。

4.缓解患者焦虑情绪　向患者讲解疾病的相关知识，缓解其紧张情绪及恐惧心理。对少数脑震荡症状迁延者，要加强心理护理，帮助其正确认识疾病，以配合治疗和护理。

5.预防和护理并发症

（1）压疮：应保持皮肤清洁干燥，定时翻身，尤其注意骶尾部、足跟、耳郭等骨隆凸出部位，不可忽视敷料覆盖部位。消瘦患者伤后初期、高热需每小时翻身1次，长期昏迷及一般情况较好者可每3～4小时翻身1次。

（2）消化道出血：可因创伤应激或大量使用皮质激素引起应激性溃疡所致。如患者出现呕血、黑便应立即报告医师，并遵医嘱输液、输血，停用糖皮质激素，可使用止血药和胃黏膜保护剂。

6.术后护理

（1）保持呼吸道通畅：术后将患者头部抬高30°，头偏向一侧，给予低流量、低浓度持续吸氧，同时监测血氧饱和度和血气分析。

（2）加强气管插管和气管切开患者的护理：保持病室适宜的温度和湿度，气管插管内应持续湿化，拔管后应予以雾化吸入，必要时加强吸痰。

（3）术后的引流护理：颅脑手术后常有脑室引流和硬脑膜下引流。护理时注意无菌、妥善固定、防止脱落和折叠，保持引流通畅，观察引流液性状和量。

颅骨钻孔术、血肿冲洗引流术的护理：术后患者采取头低足高位向患侧卧，以便充分引流。引流袋应低于创腔30cm。术后不宜用强力脱水剂，也不过分限制水分摄入，以免颅内压过低影响脑膨出。通常术后3日行CT检查，证实血肿消失后方可拔管。

（4）自理缺陷的护理：术后评估患者每日活动及自理缺陷的范围，根据患者的具体情况提供相应的护理，如做好皮肤、口腔护理，协助进食，如厕或床上排便，洗漱，沐浴等，同时指导患者家属协助其逐渐学会部分或全部自理。

（5）废用综合征的护理：脑损伤患者因意识不清或肢体功能障碍，可发生关节肌腱挛缩和肌萎缩。所以应保持患者肢体于功能位，防止足下垂。每日做四肢关节被动活动及肌肉按摩 2 ～ 3 次，以促进肢体血液循环，增加肌张力，防止肢体挛缩和畸形，帮助恢复功能。

（6）并发症的预防和护理。

1）术后癫痫发作：多发生在术后 2 ～ 4 日脑水肿高峰期，是因术后脑组织缺氧及皮质运动区受激惹所致。当脑水肿消退、脑循环改善后，癫痫常可自愈。对拟做皮质运动区及其附近区域手术的患者，术前常规给予抗癫痫药物予以预防。癫痫发作时，按医嘱定时定量给予抗癫痫药物控制；嘱患者卧床休息，保证睡眠，避免情绪激动；吸氧；注意保护患者，避免意外受伤；观察发作时表现，并详细记录。

2）泌尿系感染：长期留置导尿管是发生泌尿系感染的主要原因，必须导尿时，要严格执行无菌技术操作；留置尿管过程中应加强会阴部护理；夹闭导尿管并定时放尿，以训练膀胱贮尿功能。尿管留置时间不宜超过 5 日，若需长期导尿者，可考虑行耻骨上膀胱造瘘术，以减少泌尿系感染。

3）暴露性角膜炎：眼睑闭合不全的患者，给予眼药膏保护。暴露性角膜炎无须随时观察瞳孔，可用纱布遮盖眼睑，甚至行眼睑缝合术。

4）术后血肿复发：血肿清除术后，应密切观察病情变化，如再次出现颅内压增高的症状应警惕血肿复发，需及时报告医师，并协助处理。

五、健康教育

1. 心理指导　鼓励轻型脑损伤患者尽早生活自理。对恢复过程中出现的头痛、耳鸣、记忆力减退的患者应给予适当解释和安慰，使其树立信心。

2. 饮食指导　应注意营养全面，要少食多餐，选择合适的饮食种类。

3. 疾病指导

（1）外伤性癫痫患者应按时服用抗癫痫药物，在医师指导下逐渐减量，直至停药。不宜做攀高、游泳等危险活动，以防意外。

（2）脑损伤遗留下的语言、运动或智力障碍，应指导患者进行适当的活动，提高患者自信心，功能的恢复一般从伤后 1 ～ 7 周病情稳定后开始，同时制订康复计划，进行语言、记忆力等方面的训练，以改善生活自理能力及社会适应能力。

（3）对重度残废患者的后遗症应采取适当的治疗，患者及家属大多对脑损伤的恢复存在忧虑，担心是否适应今后工作，生活是否会受到影响。对此，应鼓励患者树立正确的人生观，指导其部分生活自理，如穿衣、进食；并指导家属生活护理方法及注意事项。

第三节 颅骨骨折的护理

颅骨骨折是指颅骨受暴力作用所致颅骨结构改变。其临床意义不在于骨折本身，而在于骨折所引起的脑组织或颅内血管、神经的损伤，可合并脑脊液外漏、颅内血肿和颅内感染等。

颅骨分颅盖和颅底两大部分，颅盖和颅底都有左右对称的骨质增厚部分，形成颅腔的坚强支架。颅盖坚实，由内、外骨板和板障构成；外板厚，内板较薄，内、外骨板表面均有骨膜覆盖，内骨膜也是硬脑膜外层；在颅骨的穹窿部，内骨膜与骨板结合不紧密，当颅顶部骨折时易形成硬膜外血肿。颅底骨面凸凹不平，厚薄不一，有两侧对称、大小不等的骨孔和裂隙，脑神经及血管由此出入颅腔。颅骨被蝶骨嵴和岩骨嵴分为颅前窝、颅中窝和颅后窝；颅骨的气窦（如额窦、筛窦、蝶窦等）均贴近颅底，气窦内壁与颅脑膜紧贴，颅底骨折越过气窦时，相邻硬脑膜常被撕裂，形成脑脊液漏，可导致颅内感染。

一、病因

颅骨骨折是由直接暴力或间接暴力作用于颅骨所致，其致伤因素主要取决于外力和颅骨结构两方面。

二、分类

颅骨按骨折部位分为颅盖骨折和颅底骨折；按骨折形态分为线性骨折和凹陷性骨折；按骨折是否与外界相通，分为开放性骨折和闭合性骨折。

三、骨折机制

颅骨具有一定的弹性，也有相当的抗压缩和牵张的能力，故当颅骨受到强大外力打击时，不仅着力点局部可有下陷变形，整个颅腔亦可随之变形。若暴力强度较大、受力面积较小，多以颅骨的局部变形为主，当受力点呈圆锥形内陷时，内板首先受到较大牵张力而折裂。此时，如果外力作用终止，其外板可弹回原位保持其完整，仅造成内板骨折，骨折片可穿破硬脑膜造成局限性脑挫裂伤，较易被忽略，也是后期外伤性头痛和外伤性癫痫的原因。如果外力继续作用，其外板也将随之折裂，形成凹陷性骨折或粉碎性骨折。当外力引起颅骨整体变形严重、受力的面积又较大时，可不发生凹陷性骨折，但在较为薄弱的颞骨鳞部或颅底引发线性骨折，局部骨折线常沿暴力作用的方向和颅骨脆弱部分延伸。

四、临床表现

1. 颅盖骨折

（1）线性骨折：发生率最高，局部压痛、肿胀。常伴发局部骨膜下血肿和硬膜外血肿。

（2）凹陷性骨折：好发于颞骨和顶骨，多呈全层凹陷，局部可扪及局限性下陷区，少数仅为内板凹陷。成人凹陷性骨折多为粉碎性骨折，婴幼儿可呈"乒乓球"凹陷样骨折。若骨折片压迫脑重要部位，还可出现偏瘫、失语、癫痫等神经系统定位体征。

2.颅底骨折　常为线性骨折，因颅底部的硬脑膜与颅骨贴附紧密，故颅底骨折时易撕裂硬脑膜，发生脑积液外漏而成为开放性骨折。根据骨折的部位不同可分为颅前窝骨折、颅中窝骨折和颅后窝骨折，其临床表现各异。

五、辅助检查

1.头颅 X 线摄片　颅盖骨折主要靠头颅 X 线摄片确诊。凹陷性骨折的切线位 X 线片可显示骨折片陷入颅内的深度。

2.CT 扫描　有助于了解骨折情况和有无合并脑损伤。

六、治疗原则

1.颅盖骨折

（1）单纯线性骨折：本身无须特殊处理，关键在于处理因骨折引起的脑损伤或颅内出血，尤其是硬脑膜外血肿。

（2）凹陷性骨折：凹陷不深、范围小者一般无须处理。出现下列情况需手术治疗。

1）合并脑损伤或大面积的骨折片陷入颅腔，导致颅内压增高，CT 示中线结构移位，有脑疝可能者。

2）因骨折片压迫脑重要部位引起神经功能障碍者。

3）在非功能区部位的小面积凹陷性骨折，无颅内压增高，深度超过 1cm 者可考虑择期手术。

4）开放性粉碎性凹陷骨折。

2.颅底骨折　应着重观察有无脑损伤，处理脑脊液外漏、脑神经损伤等并发症。

（1）合并脑脊液外漏，属开放性损伤，应使用 TAT 及抗菌药预防感染；绝大多数漏口会在伤后 1 ~ 2 周内自行愈合。如超过 1 个月仍未停止漏液，可行手术修补硬脑膜，以封闭瘘口。

（2）对伤后视力减退、疑为碎骨片挫伤或血肿压迫视神经者，应争取在 12 小时内行视神经探查减压术。

七、护理措施

1.对于开放性颅骨骨折、严重颅盖凹陷性骨折或脑脊液外漏逾期不愈者　应立即做好术前准备。术前护理常规见围术期患者术前护理。

2.做好脑脊液外漏的护理以预防颅内感染

（1）明确有无脑脊液外漏：需鉴别脑脊液与血液、脑脊液与鼻腔分泌物。将血性液滴于白色滤纸上，若血迹外周有月晕样淡红色浸渍圈则为脑脊液外漏；或行红细胞计数并与周围血液红细胞比较，以明确诊断。可根据脑脊液中含糖而鼻腔分泌物中不含糖的原理，用尿糖试纸测定或葡萄糖定量检测以鉴别是否存在脑脊液外漏。有时颅底骨折虽伤及颞骨岩部，且骨膜及脑膜均已破裂但鼓膜尚完整时，脑脊液可经耳咽管流至咽部进而被患者咽下，所以应观察并询问患者是否经常有腥味液体流至咽部。

（2）取头高位：脑脊液外漏患者应取半坐卧位，头偏向患侧，维持特定体位至停止漏液后 3 ～ 5 日。其目的是借重力作用使脑组织移至颅底硬脑膜裂缝处，促使局部粘连而封闭漏口。

（3）保持鼻耳道清洁：每日 2 次清洁、消毒鼻前庭、外耳道，注意棉球不可过湿，以免液体逆流入颅。告知患者勿挖耳、抠鼻，不可堵塞鼻腔。

（4）避免颅内压骤升：嘱患者勿用力咳嗽、打喷嚏、擤鼻涕或用力排便等，以免颅内压骤然升高，导致气颅或脑脊液逆流。

（5）严禁对脑脊液鼻漏者从鼻腔进行护理操作：对脑脊液鼻漏者严禁从鼻腔吸痰或放置胃管，禁止做耳、鼻滴药、冲洗和填塞，禁止做腰穿。

（6）准确估计脑脊液外漏量：在患者鼻前庭或外耳道口松松地放置干棉球，随湿随换，记录 24 小时浸湿的棉球数，以估计脑脊液外漏量。

（7）密切观察有无颅内感染迹象：如头痛、发热等，遵医嘱给予抗生素和破伤风抗毒素或破伤风类毒素。

3.预防并发症

（1）颅内压增高、脑疝：同上述。

（2）颅骨骨折：该症可合并脑组织和血管损伤，引发癫痫、颅内出血、继发性脑水肿、颅内压增高等。脑脊液外漏可推迟颅内压增高症状的出现，而一旦出现，救治更为困难。故应密切观察意识、生命体征、瞳孔及肢体活动等情况，以及时发现颅内压增高及脑疝的早期迹象。

（3）颅内低压综合征：若脑脊液外漏多，可使颅内压过低而导致颅内血管扩张，出现剧烈头痛、眩晕、呕吐、厌食、反应迟钝、脉搏细弱、血压偏低等症状。应观察脑脊液的漏出量，出现颅压过低时可补充大量水分以缓解症状。

（4）外伤性癫痫：任何部位脑损伤都可发生癫痫，可用苯妥英钠预防发作，发作时使用地西泮控制抽搐。

八、健康教育

（1）颅骨缺损患者应做好自我保护，防止因重物或尖锐物品碰撞患处而发生意外，尽可能取健侧卧位，防止膨出的脑组织受压。告知患者可在头皮伤口愈合 3 ～ 6 个月视情况做颅骨修补术。

（2）告知颅骨骨折患者，骨折达到骨性愈合需要一定时间。线性骨折，一般成人需 2 ～ 5 年，小儿需 1 年。

第四节 脑脓肿的护理

脑脓肿是由于细菌入侵脑组织所引起的化脓性炎症，并形成局限性脓肿。

一、病因与分类

1.耳源性脑脓肿 耳源性脑脓肿最多见，约占脑脓肿的 48%，感染主要通过两种途径。

（1）炎症侵蚀鼓室盖、鼓室壁，通过硬脑膜血管、导血管扩延至脑内，大多位于同侧颞部，部分发生在同侧小脑半球，多为单发脓肿。

（2）炎症经乳突小房顶部、岩骨后侧壁，穿过硬脑膜或侧窦血管侵入小脑。

2.鼻源性脑脓肿　鼻源性脑脓肿是由邻近副鼻窦化脓性感染侵入颅内所致。如额窦炎、筛窦炎、上颌窦炎或蝶窦炎，感染经颅底血管蔓延至颅内，脓肿多发生在额叶前部或底部。

3.血源性脑脓肿　约占脑脓肿的30%，由脓毒症或体内感染灶所致的化脓性细菌经血液循环进入脑组织，常为多发脓肿。脑脓肿多分布在大脑中动脉供应区、额叶和顶叶。

4.外伤性脑脓肿　多继发于开放性脑损伤，致病菌经创口直接侵入或异物、碎骨片进入颅内而形成脓肿。伤后早期即可出现脑脓肿；也可因致病菌毒力低，伤后数月、数年才出现脑脓肿的症状。

5.隐源性脑脓肿　原发感染灶不明显或隐蔽，当机体抵抗力低下时，脑实质内隐伏的细菌逐渐发展而形成脑脓肿。隐源性脑脓肿实质上是血源性脑脓肿的隐蔽型。

二、病理分期

脑脓肿的形成是一个连续过程，常分为三期。

1.急性脑膜炎、脑炎期　化脓菌侵入脑实质后，患者表现出明显的全身感染反应和急性局限性脑膜炎、脑炎的病理变化。脑炎中心部逐渐软化、坏死，可出现很多小液化区，周围脑组织水肿。浅表的病灶部位可有脑膜炎症反应。

2.化脓期　脑炎软化灶坏死、液化，融合形成脑脓肿，并逐渐增大。许多个液化点汇合成大的液化脓腔，脓腔周围形成一薄层不规则的胶质细胞增生的炎性肉芽组织，外围有明显水肿和新生血管出现，血管周围有白细胞和复合细胞聚积等现象。

3.包膜形成期　一般在1～2周后，脓肿外围的肉芽组织由纤维组织和神经胶质细胞的增生而初步形成脓肿包膜；3～4周或更长时间脓肿包膜完全形成。包膜形成的快慢与细菌的毒力和机体的防御能力有关。

三、临床表现

大多数患者有近期感染史，如慢性中耳炎或鼻窦炎的急性发作、肺或胸腔的化脓性感染等。

1.疾病早期　出现急性化脓性感染的局部及全身症状，如畏寒、发热、头痛、呕吐和颈项强直等。

2.脓肿形成后　脑脓肿作为颅内占位性病变，可出现颅内压增高和局部脑受压症状。颅内压增高可导致脑疝。若脓肿接近脑表面或脑室壁，且脓腔壁较薄时，有可能突然溃破而造成急性化脓性脑膜炎或脑室炎；患者常可突发高热、昏迷、抽搐、角弓反张，甚至死亡。

四、辅助检查

1.实验室检查　血常规检查显示白细胞计数及中性粒细胞比例增多。疾病早期，脑脊液检查显示白细胞计数明显增多，糖及氯化物含量在正常范围或降低；脓肿形成后，脑脊液检查显示压力明显增高，白细胞计数正常或略增高，糖及氯化物含量正常，蛋白含量增高。若脓肿溃破，脑脊液白细胞计数增多，甚至呈脓性。

2.CT扫描　可确定脓肿的部位、形态、大小及数目，是诊断脑脓肿的首选及重要方法。

五、治疗原则

1.非手术治疗　脑脓肿急性期，应在密切观察下使用高效广谱抗菌药控制感染，同时进行降颅内压的治疗。

2.手术治疗　在脓肿局限、包膜形成以后可行脓肿穿刺术或切除术。对位于脑深部或功能区的脓肿且已出现脑疝或全身衰竭的患者，则应首选颅骨钻孔穿刺抽脓，做紧急处理，待病情稳定时，再行脓肿切除。

六、护理评估

1.术前评估

（1）健康史：详细询问病史，了解本次发病的原因、经过。脑脓肿的细菌感染途径主要有耳源性、血源性、鼻源性、外伤性及来源途径不明等。

（2）身体状况。

1）评估患者的生命体征、意识状态、瞳孔的变化；颅内压增高症状及局灶症状。

2）辅助检查结果。

（3）心理和社会支持状况：评估患者及家属的心理状况。

七、常见护理诊断／问题

1.体温过高　与颅内感染有关。

2.自理缺陷　与脑脓肿手术有关。

3.感染　与脑脓肿术后继发感染有关。

4.潜在并发症　包括脑疝、颅内压增高、意识障碍等。

八、护理措施

1.术前护理

（1）术前护理常规：同前述。

（2）降低颅内压：同前述。

（3）饮食护理：脑脓肿常伴有全身感染症状，患者多体质衰弱，因而需给予含有丰富蛋白质及维生素且易消化的流质饮食或半流质饮食；必要时给予静脉输入高营养液，以改善患者的全身营养状况，增强机体抵抗力；禁食辛辣、油腻食物，忌烟酒。

（4）降低体温：遵医嘱给予抗菌药物控制感染。若有高热，应及时给予药物或物理降温。脑脓肿患者体温在37.5℃～38℃时可给予冰毯、冰帽、酒精擦浴等物理降温处理，每4小时测1次体温，做好记录，并通知医师。

（5）并发症的预防和护理：颅内压增高、脑疝的预防和护理参见本章第一节相关内容。

2.术后护理

（1）一般护理

1）术后密切观察病情变化，如有异常立即报告医师。

2）脑脓肿为颅内化脓性感染疾病，开颅术后应住在单独的隔离房间，以防止交叉感染。

3）保持呼吸道通畅，加强营养，做好基础护理。

（2）脓腔引流护理

1）保持引流瓶（袋）位置：患者应取利于引流的体位，引流瓶（袋）至少低于脓腔 30cm 以下。引流管的位置要保留在脓腔的中心，故需根据 X 线检查结果加以调整。

2）冲洗：为避免颅内感染扩散，要在术后 24 小时，创口周围初步形成粘连后进行囊内冲洗；先用生理盐水缓慢注入腔内，然后再轻轻抽出，注意不可过分加压。冲洗后注入抗菌药，然后夹闭引流管 2 ~ 4 小时。

3）拔管：脓腔闭合时方可拔出引流管。

（3）并发症的预防和护理：颅内压增高、脑疝、意识障碍的护理同前述。

九、健康教育

（1）加强饮食调护，进食高蛋白质、高热量、高维生素饮食，多吃水果、蔬菜以增加肠蠕动，保持大便通畅，防止便秘及用力排便。

（2）对有神经系统后遗症的患者进行心理护理，鼓励其积极参与各项治疗和功能训练，最大限度地恢复其生活自理能力，使其及早回归社会。

（3）对患者及家属进行预防并发症的知识教育，身体出现任何感染均应及时就诊，防止病变，造成脑脓肿。

第十二章 肝胆外科疾病护理

第一节 肝损伤的护理

一、概述

在腹部创伤中，肝损伤较为常见，占15%～20%。肝脏是腹腔最大的实质性器官，质地脆而缺乏弹性，周围韧带的固定限制了它的退让余地，尽管位于右侧膈下和季肋深面，受到胸廓和膈肌保护，仍可在肋骨无损伤的情况下发生肝创伤。人自高处坠落，暴力虽未直接伤及肝脏，但仍可因惯性的反冲及应力作用，使肝脏发生严重的撕裂伤。肝脏因病变而肿大或变性时，受外力作用更易受损伤。

肝损伤后常伴有严重的出血性休克，因胆汁漏入腹腔引起胆汁性腹膜炎和继发感染，如处理不及时或不当，后果严重。

（一）病因

肝损伤时，根据腹壁有无穿透，可将其分为开放性损伤和闭合性损伤两种。

1.开放性损伤 因锐性外力，如利刃枪弹或弹片贯穿腹壁而损伤肝脏。

2.闭合性损伤 多因钝性外力，如打击、挤压、车祸、爆震或高处跌伤等原因使肝脏受到间接冲力作用而损伤。

（二）病理

肝外伤的主要病理改变是肝组织破裂出血、胆汁外溢和肝组织坏死。大量出血导致循环量减少，出现不同程度的休克。呼吸动作可以加重创伤组织撕裂出血。胆汁外渗引起腹膜刺激症状和继发性胆汁性腹膜炎。大量血液和胆汁积聚于第三间隙，引起脉速、电解质紊乱，可能有代谢性酸中毒，肾功能衰竭和休克肺等。

肝中央型破裂系深部实质破裂，肝表层组织损伤不明显，可以形成巨大的肝内血肿，造成较广泛的肝组织坏死和创伤性胆管出血。肝包膜下血肿大小不等，有时可容纳2000～3000ml血液。

一般而言，肝右叶遭受创伤的机会较左叶高出5～6倍。因右肝膈面向前上方呈穹隆状，且右肝的表面积和体积均较左肝叶大，下胸及上腹部受挤压伤时，右肝呈向上的折力，下胸部肋骨骨折或前腹壁创伤时，肝右叶首当其冲。在所有的肝损伤中，右膈顶部伤占38%～42%。

（三）临床表现

肝损伤的临床表现取决于肝损伤的病理类型及范围。主要表现是腹腔内出血或休克和腹膜刺激症状。

1.肝表浅裂伤 出血和胆汁外渗不多，甚至无胆汁明显外渗，在短期内多能自行停止，临床上一般仅有上腹部疼痛，可随时间推移症状减轻或消失。

2.中心型肝挫裂伤或贯通伤 多有广泛的肝组织碎裂和肝内较大的胆管及血管断裂，

腹腔内较多的出血和胆汁，患者可有不同程度的休克、腹部剧痛、腹肌紧张、腹部压痛，常伴有恶心、呕吐、脉速、面色苍白等。严重肝脏裂伤或合并有大血管损伤时，伤后短期内即出现严重休克及意识不清，腹部逐渐膨隆、脉细速、呼吸困难等，如处理不及时常因失血过多而死亡。

3.肝包膜下血肿和中心型破裂　因血液和胆汁局限在肝包膜下或肝实质内，无腹肌紧张，有时可触及到右上腹局限性压痛包块，肝肿大变形。叩诊肝浊音界扩大，伤员呈进行性贫血。如血肿与胆管相通，可表现为胆管出血；如因肝包膜张力过大而突然破裂，可出现急性腹痛和内出血等症状；如血肿出现继发性感染，则出现肝脓肿的临床表现。

除有失血性休克外，腹部有不同程度的肌紧张、压痛和反跳痛、肝区叩击痛以及肠鸣音减弱或消失等腹膜刺激综合征。如腹腔内有大量出血和胆汁，可有明显的移动性浊音。血液、胆汁刺激膈肌可引起呃逆和右肩牵涉痛。腹腔内大量积血时，直肠指检直肠膀胱陷窝饱满和触痛。

肝损伤的同时可伴有右下胸皮肤擦伤和皮下淤血，也可能因肋骨骨折产生皮下气肿，故应注意检查有无其他合并伤，以免延误治疗。

（四）诊断要点

肝损伤的诊断应及时，特别当闭合性肝损伤合并有胸、腹部严重复合伤时，伤势重，病情复杂，应结合受伤的情况、临床表现和各种必要的诊断辅助方法迅速作出判断。

1.超声波检查　是诊断肝破裂的首选方法。

2.腹腔穿刺　是一种安全、有效和操作简易的诊断方法，阳性率可达90%左右。当肝包膜下出血量少时，腹腔穿刺诊断可能有困难。

3.腹腔穿刺灌洗术　对诊断少量腹腔内出血者很有帮助，但临床应用少。

4.实验室检查　定时检查红细胞计数、血红蛋白和血细胞比容、白细胞计数及血清GPT、GOT值等，因为GPT选择性地在肝内浓缩，损伤后大量释放，所以GPT较GOT更具有特殊诊断意义。

5.X线检查　如发现右下胸肋骨骨折、右侧膈肌抬高、肝脏阴影增大变形、升结肠阴影向内侧移位，均提示有肝损伤内出血的可能。

6.其他　如CT、选择性肝动脉造影、放射性核素肝扫描、MRI等。对肝内血肿、膈下感染、肝组织缺血坏死、胆管出血、肝脓肿等，常需要借助这些方法作进一步的检查及病灶定位。

（五）治疗

1.手术治疗　严重的肝外伤必须施行手术治疗，抢救的基本原则是及时诊断，加强复苏；早期手术，彻底清创、止血，消除胆汁溢漏和建立通畅的引流，如肝单纯缝合术、肝部分切除术、肝动脉结扎术和选择性肝动脉结扎术等。对于严重肝脏损伤者可急诊施行肝移植术。

2.非手术治疗　指征如下。

（1）入院时意识清楚。

（2）血流动力学稳定，收缩压在90mmHg以上，脉率低于100次/分。

（3）无腹膜炎体征。

（4）B超或CT检查确定为轻度肝损伤，且无其他内脏合并伤，可在严密观察下进行非手术治疗。

二、术前护理

（一）护理评估

1. 健康史

（1）一般资料：年龄、生活饮食习惯、营养状况等。

（2）发病史：患者伤情及受伤后病情发展经过，包括受伤时间、地点，暴力的性质、大小、速度和作用部位以及就诊前的急救措施等。若伤员神志不清，应询问现场目击者及护送人员。

2. 生理状态

（1）局部：疼痛部位、性质，有无腹膜刺激征、其程度和范围；有无肝浊音界变化或移动性浊音；有无肠鸣音减弱或消失，直肠指诊有无阳性发现。

（2）全身：受伤后意识状态、生命体征的变化，有无面色苍白、出冷汗、脉搏细速、血压不稳定等休克征象；有无合并伤等。

（3）辅助检查：血生化检查和B超、CT、X线检查和诊断性腹腔穿刺检查等。

3. 心理状态

（1）心理反应：肝损伤大多在意外情况下突然发生，伤口、出血等对视觉的刺激，造成伤者的恐惧和焦虑，有濒死感。伤者及家属对损伤后治疗和可能发生的并发症的知晓程度和心理、经济承受能力。

（2）认知情况：伤者及家属对伤情的发展、治疗、护理方法了解情况。

（二）护理措施

1. 急救　肝损伤特别是合并其他脏器损伤时，情况急、病情重，应迅速处理危及患者生命的情况，如心脏骤停、窒息、大出血、张力性气胸等。及时补液、输血是抢救严重肝外伤的重要措施，对已发生休克者应迅速建立静脉通道。给予林格乳酸盐溶液，经中心静脉或大的肢体静脉输入，必要时建立两条静脉通道。因肝外伤可合并下腔静脉损伤，故输液通道应选择上肢静脉。由于低温不利于凝血，可使用加温器使液体升温至40℃输入，血型确定后再输入全血。对开放性损伤者，应妥善处理伤口、及时止血和包扎固定。

2. 病情观察及护理

（1）严密观察生命体征的变化　每15～30分钟观察记录脉搏、呼吸、血压1次；及时判断有无意识障碍；注意有无脉压缩小、脉搏减弱，呼吸运动是否受限，有无发热、寒战、四肢湿冷等。

（2）每30分钟检查记录腹部的症状和体征　注意腹膜刺激征的程度和范围变化，有无恶心、呕吐等消化道症状及呕吐物的性状、数量、气味，肝浊音界有无缩小或消失，有无移动性浊音，有无排气、排便、肠鸣音变化等。

（3）注意观察患者排尿情况，记录尿的颜色、量及性质等。

（4）观察期间患者应绝对卧床休息，不随便搬动，待病情稳定后改为半卧位。同时禁用吗啡类镇痛药物，禁止灌肠，以免掩盖病情。

（5）配合医师动态观察红细胞计数、白细胞计数、血红蛋白和血细胞比容的变化，以判断腹腔有无活动性出血。

（6）观察期间如出现生命体征不稳定；持续剧烈腹痛，并进行性加重，同时伴恶心、呕吐等消化道症状；明显的腹膜刺激征；肝浊音界缩小或消失；腹胀、肠蠕动减弱或消失；腹部出现移动性浊音等情况，应通知医师，并做好紧急手术的准备。

（7）肝损伤初期应禁食，行胃肠减压，待病情稳定，肠蠕动恢复后可拔除胃管，进食流质饮食。禁食期间需及时补充液体，防止水、电解质和酸碱失衡。

（8）做好心理护理，解释手术的必要性，肝损伤后可能出现的并发症、相关的医疗和护理，以取得配合，稳定情绪，消除恐惧心理。

三、术后护理

（一）护理评估

1.手术情况　手术名称、麻醉方式、术中情况、引流情况。

2.生理情况　生命体征、伤口情况、引流是否通畅、引流液的情况、有无并发症。

3.心理情况　患者对术后康复知识的掌握情况、对术后不适的承受能力。

（二）护理诊断

1.舒适的改变　主诉疼痛，全身不适，与手术创伤、术后置管及体位不适有关。主要表现为痛苦面容、呼吸加快、血压升高等。

2.体液不足　与创伤所致大量出血和手术时体液丢失等因素有关。主要表现为引流管有多量血液流出、血压低、心率快等。

3.体温过高　与术后感染有关。

4.知识缺乏　与缺乏肝损伤后相关知识有关。表现为反复询问和不能配合治疗、护理。

5.潜在并发症　出血、感染、胆瘘、肝昏迷等。

（三）护理措施

（1）术后给予平卧位，保持呼吸道通畅。行心电监护、给氧，肝动脉结扎及肝叶切除术后的患者要持续给氧24～72小时。每30分钟观察记录脉搏、血压、呼吸的变化，平稳后1～2小时测量记录1次。及时准确记录尿量，保持输液通畅，维持体液平衡。对危重患者尤应注意循环、呼吸、肾功能的监测和维护。

（2）加强巡视，倾听患者主诉，观察有无高热、肋缘下疼痛、呃逆等膈下脓肿的表现。循环稳定后给予半卧位，以利引流。

（3）根据病情给予舒适卧位，协助定时翻身拍背，指导有效咳嗽，预防肺部并发症。鼓励并协助患者多翻身、多活动，预防肠粘连和压疮，促进肠蠕动恢复。

（4）有效引流可以减少渗出血液及胆汁在腹腔内聚积所致的感染，可以减少无效腔的形成。各种引流管标记应清楚，妥善固定，保持通畅，避免扭曲、滑脱。引流管一般术后3～4天无渗出物时拔出，应密切观察引流液中有无血液、胆汁，并准确记录其颜色、数量、性质的变化。如引流管内引流液为大量鲜血或引流出胆汁，应及时通知医师处理。

（5）肝叶切除术后的患者，可能有不同程度的代谢紊乱、肝功能损害和凝血功能障碍，这与创伤程度、肝切除范围、失血量多少、休克时间长短和术后并发症有直接关系。

因而术后 5 ~ 7 天内应积极进行护肝治疗，防止出血、休克、感染、肠麻痹和肝功能衰竭。注意观察患者有无出血、水肿、意识改变等情况，补充维生素 K 和止血药物，必要时补充白蛋白、血浆或鲜血，有利于肝功能恢复。及时发现肝昏迷早期症状，给予谷氨酸钠或精氨酸，并控制蛋白的摄入。

（6）术后禁饮食期间，补充水、电解质，加强营养支持，维持酸碱平衡。肠功能恢复后，可给予高热量、高蛋白和易消化的饮食。

（四）出院指导

（1）宜进食富含蛋白质、维生素及高热量、易消化饮食，遵循循序渐进、少量多餐的原则，促进创伤愈合。应避免刺激性食物，禁止饮酒、吸烟。

（2）注意休息，鼓励患者适当活动，术后早期不可剧烈运动。

（3）交代复诊时间，如有不适应及时就诊。

第二节 肝脏良性肿瘤手术前后护理

一、术前护理

（一）护理评估

1.健康史

（1）一般资料：患者性别、年龄、营养状态等。

（2）既往史：有无上腹部不适，腹痛、腹胀发作史，病程长短等。

2.生理状况

（1）局部：疼痛部位、性质、有无压痛、反跳痛，有无肝肿大、包块等。

（2）全身：有无恶心、呕吐、发热、腹腔积液、黄疸等，患者意识状况、体温、脉搏、呼吸、血压等。

（3）辅助检查：主要脏器功能检查及手术相关检查。

3.心理社会支持状况 包括患者及家属对疾病的心理承受能力及对疾病治疗护理相关知识的认知程度，家庭的经济承受能力等。

（二）护理诊断

1.疼痛 与肝脏病变有关。主要表现为腹部隐痛或出现急性腹膜炎症状。

2.知识缺乏 缺乏疾病的相关知识。表现为反复向医护人员询问疾病的有关知识。

3.潜在并发症 腹腔内出血或感染。主要表现为出现急性腹膜炎症状或生命体征改变，如血压下降、心率增快、体温增高等。

（三）护理措施

1.病情观察

（1）生命体征：监测体温、脉搏、呼吸、血压情况，观察患者有无脉搏增快、面色苍白、皮肤湿冷等休克征象，如出现则提示腹腔内出血的可能。肝脏巨大肿瘤者，应卧床休息，不可剧烈活动，谨防肿瘤破裂。

（2）腹部体征：如患者出现腹痛加剧、腹部压痛、反跳痛、腹肌紧张，应警惕肿瘤破裂及出血，及时通知医师，并作好手术前的准备工作，如建立静脉通道、配血、备皮、禁食等。

2.疼痛护理

（1）解释疼痛原因，给予心理安慰。

（2）教会患者分散注意力的方法，如听音乐等。

（3）诊断明确的患者，遵医嘱给予镇痛药物缓解疼痛。

3.向患者及家属讲解肝脏良性肿瘤的相关知识 介绍疾病的治疗效果和自护措施。同情、关心患者，及时评估患者对疾病有关知识的了解情况。

4.指导门诊随访患者 1年内2～3月行B超或CT检查1次，出现腹痛加剧、面色苍白、出冷汗、血压下降等不适，及时就诊。

（五）护理评价

1.患者疼痛是否缓解或减轻。

2.患者是否能讲述疾病的相关知识。

3.患者有无出现腹腔内出血或感染等并发症。

二、术后护理

（一）护理评估

1.手术情况 麻醉方式、手术名称、引流管放置位置及数量。

2.生理状况 生命体征情况，引流管是否通畅，引流液量、色、性状，肝功能状况。

3.心理和认知状况 家属及患者对手术前后健康知识的掌握程度及心理状态。

（二）护理诊断

1.疼痛 与手术创伤有关。主要表现为表情痛苦、呻吟、心率增快、血压增高等。

2.营养失调 低于机体需要量与手术创伤、消耗有关。主要表现为消瘦、低蛋白血症、伤口愈合迟缓。

3.知识缺乏 缺乏引流管及术后康复有关知识。主要表现为反复向医护人员询问。

4.清理呼吸道无效 与切口疼痛有关。主要表现为咽喉部不适，咳嗽引起伤口疼痛加剧，抑制咳痰。

5.潜在并发症 出血、感染。主要表现为生命体征改变，伤口有大量血性液体渗出，腹腔管引流出大量血性液体，甚至出现失血性休克。

（三）护理目标

（1）术后疼痛得到有效缓解，患者得到良好的休息及睡眠。

（2）患者营养状况得到改善，体重增加或维持。

（3）患者及家属掌握有关康复知识，并积极配合。

（4）患者能够有效的清除呼吸道分泌物，保持呼吸道通畅。

（5）术后未发生并发症或并发症得到及时发现和处理。

（四）护理措施

1.体位和引流　患者术后麻醉未清醒前，取平卧位，妥善固定引流管，保持引流管通畅，防止扭曲、受压及脱出，准确记录引流液量、色、性状。术后卧床休息 24 小时，不宜早期活动，以免肝断面出血，指导患者进行踝关节的屈伸运动或行四肢的被动运动。病情稳定后和患者共同制订活动计划。

2.病情观察　每 30 ～ 60 分钟监测体温、脉搏、呼吸、血压的变化，观察伤口敷料有无渗血、渗液，引流液量、色、性状，并做好记录。如发现患者出现脉搏细速、面色苍白、血压下降、出冷汗等休克症状或引流液 1 小时超过 100ml，并持续数小时，警惕腹腔内出血的可能，及时通知医师，并配合抢救。

3.饮食与营养　术后禁食，肠蠕动恢复后，进流质、半流质饮食，逐渐过渡到普食，根据患者口味选择高蛋白、高热量、高维生素、膳食纤维、清淡易消化的食物。

4.疼痛护理　心理安慰，解释疼痛原因。指导患者自我镇痛的方法，如听音乐、有节律的深呼吸等。术后使用镇痛泵的患者，注意观察镇痛效果及不良反应。

5.保持呼吸道通畅　指导患者及时清除呼吸道分泌物，必要时行雾化吸入。术后 24 小时避免剧烈咳嗽，以免引起肝断面出血。术后鼻导管持续低流量吸氧 72 小时。

6.预防感染　保持伤口敷料清洁、干燥，避免污染，伤口渗血、渗液、敷料脱落时及时更换。观察切口有无红、肿、疼痛等。观察体温、脉搏变化，发现切口感染，及时处理。做好基础护理，每日行口腔护理 2 次；定时翻身，保持床铺的整洁干净，定时按摩受压皮肤，预防褥疮；每日行会阴部清洗，防止泌尿系感染。

（五）护理评价

（1）术后疼痛是否得到控制。

（2）营养状况是否得到改善，体重有无减轻。

（3）患者是否能正确描述术后有关的康复知识。

（4）患者术后是否能及时清除呼吸道分泌物，保持呼吸道通畅。

（5）术后生命体征是否稳定，有无出血、感染等并发症发生。

（六）出院指导

（1）注意休息，避免劳累。

（2）加强营养，进高蛋白、高热量、高维生素、营养均衡、清淡易消化的饮食。

（3）出现水肿、黄疸等不适，及时就诊。

（4）定期复查，每 6 个月至 1 年复查 1 次。

第三节　经门静脉介入治疗及护理

一、概述

近年的研究显示，肝动脉 - 门静脉短路存在，肝动脉栓塞术（TAE）、化疗等方法难以使肿瘤完全坏死。因此，门静脉介入治疗便应运而生。Fujisawa 等对选择性腹腔动脉造影证实为少血管的肝癌，进行经皮肝穿刺门静脉造影（FIP）后，发现肿瘤内有丰富的门静脉血供，造影后肿瘤血供有明显增强，且门静脉分支主要所在正是肿瘤生长最活跃之处，也是 TAE 后肿瘤复发之处。单纯门静脉化疗对治疗门静脉癌栓，也取得了良好效果。但门静脉栓塞化疗的并发症是直接关系到患者对手术的耐受性和影响预后的重要因素，因此，对患者进行严密的观察与护理，是预防、减少并发症发生的重要环节。除了经门静脉栓塞化疗外，也可经门静脉介入放疗。大量临床实践表明，经门静脉介入放射性核素治疗肝癌是一种有效的方法，对肝癌卫星病灶、肝内转移灶及门静脉癌栓均有较好的疗效，尤其是和经肝动脉途径介入治疗相结合，疗效更佳。

（一）门静脉栓塞和化疗

1. 适应证和禁忌证

（1）适应证。

1）失去手术机会的肝癌患者。

2）肝癌手术前使肿瘤减小及预防手术中癌细胞的播散，提高根治率，降低手术后的复发率。

3）肝癌手术后门静脉化疗降低复发率。

4）有手术适应证但无手术条件者。

5）肝癌切除手术不彻底或其他治疗方法效果欠佳者。

（2）禁忌证。

1）门静脉主干癌栓者。

2）重度门静脉高压者。

3）重度黄疸、腹腔积液和肝功能受损者。

2. 常用化疗药物

（1）细胞周期非特异性药物：丝裂霉素 C（MMC）10 ~ 20mg，阿霉素（ADM）20 ~ 40mg，表阿霉素（EADM）40 ~ 60mg，吡喃阿霉素（THP-ADM）15 ~ 30mg 等。

（2）细胞周期特异性药物：5-FU 500 ~ 1000mg，顺铂（DDP）40 ~ 80mg，近年来对不敏感患者可加用依托泊苷（VP-16），取得一定疗效。

栓塞者一般于 4 ~ 6 周后行第 2 次栓塞。门静脉化疗者一般 5 ~ 7 天给药 1 次；若一般情况较好，可每 3 天给药 1 次。一般需 4 ~ 6 次治疗。

3. 不良反应和并发症

（1）不良反应：发热，腹痛、腹胀、恶心、呕吐等胃肠道反应。

（2）并发症。

1）门静脉栓塞最严重的并发症是误栓非靶区（供应正常肝组织的门静脉分支、肠系膜静脉）和门静脉主干内血栓形成。

2）腹腔内出血：发生于血管变异、凝血功能差、操作不熟练时反复穿刺或直接穿刺主静脉主干。

3）血胸和气胸：与进针方向不准确有关。

4）胆瘘：肝脏门静脉系统解剖的特殊性使其合并有胆管扩张时容易胆瘘。

5）感染：操作用物或过程中有污染。

（二）经门静脉介入放疗

经门静脉插管灌注放射性核素或同时耦联化学抗癌药也是放射性核素治疗的新发展。放射性核素内照射疗法是近年来治疗中晚期肝癌时常采用的一种方法。它是把发射 β 射线的放射性核素标记物输注到肿瘤内部，从肿瘤内部进行照射治疗。由于 β 射线在组织内的射程较短，吸收剂量随着距离的增大而迅速减少。

因此，内照射疗法可使肿瘤获得较大的吸收剂量，而正常肝组织则受照射较少，从而避免了外照射疗法引起放射性肝炎等缺点。

1.常用放射性核素制剂

（1）131I-碘化油：碘化油可选择聚集于有血供的肝脏肿瘤，并能被肝癌细胞选择性摄取。与肝癌组织摄取的碘化油相比，被正常肝组织摄取的少量碘化油具有更快的清除速度。这一代谢特点使碘化油成为内照射治疗的理想载体。碘化油的摄影取量与肿瘤微血管丰富有关。血管丰富，131I碘化油可较多的沉积在肿瘤组织内，给予肿瘤较高的吸收剂量，治疗效果比较好，反则次之。由于正常肝组织也吸收少量的碘化油，为了使正常肝组织的吸收剂量进一步减少，可以采用分次给药的方法，亦可采用超选插管的方法。

（2）90Y-玻璃微球：90Y 是纯 β 射线发射体，90Y玻璃微球可栓塞在毛细血管内，是我国自己研制的高效内放射治疗剂。微球直径为 46～76μm，所含的 32P 释放纯 β 射线，能量高，半衰期长，也易于防护。

2.给药的方式 经皮肝穿刺插管、手术置管或植入式输药泵。

二、护理

（一）护理评估

1.健康史

（1）一般资料：年龄、性别、营养状况、饮食生活习惯等。

（2）既往史：有无手术史、肝炎史、消化道出血史及其他重要脏器，如心、肺等严重疾病。既往有无药物过敏史。

2.生理状况

（1）局部：肝区有无疼痛、肿块、压痛，上腹部有无包块等。

（2）全身：有无肝功能明显异常、重度黄疸及大量腹腔积液，低蛋白血症；黄疸指数增高；有无静脉主干癌栓栓塞；有无肝外及远处转移；有无严重感染及凝血功能严重障碍。

3.心理和社会支持状况

（1）认知程度：患者对门静脉介入治疗的方法、护理及术后康复知识的了解程度。

（2）心理承受能力：评估患者及家属对疾病的情绪反应，心理承受能力及对治疗和预后的了解程度。门静脉栓塞化疗需多次进行栓塞或给药，最严重的并发症是误栓非靶区，易使患者及家属对治疗方法、预后有后顾之忧，出现不同程度的紧张、焦虑或恐惧。

（3）经济承受能力：家庭的经济状况是否能承受多次的治疗。

4.术后身体康复情况 生命体征、化疗药物的副作用、异位栓塞、腹腔内出血、血胸、气胸、胆瘘和感染等。

（二）护理诊断

1.焦虑 与对门静脉栓塞化疗方法不熟悉有关。

2.体温型态改变 发热，与肿瘤坏死、部分吸收有关。

3.恶心、呕吐 与使用化疗药物有关。

4.潜在并发症 异位栓塞、门静脉主干内血栓形成、腹腔内出血、血胸、气胸、胆瘘、胆管出血和感染等。

（三）护理目标

1.患者了解门静脉栓塞化疗治疗方法，能述说门静脉栓塞化疗的目的。

2.患者体温恢复正常。

3.患者恶心、呕吐症状缓解或消失。

4.患者未出现异位栓塞、门静脉主干内血栓形成、腹腔内出血、血胸、气胸、胆瘘、胆管出血和感染等。

（四）护理措施

1.心理护理 向患者介绍治疗的目的、方法及注意事项，消除疑惑心理，作好接受治疗的心理准备。向家属讲清利弊，说明手术的作用和必要性及可能发生的并发症和风险，取得家属的理解。家属需签知情同意书。

2.术前化验检查 出血时间、凝血时间和血小板计数以了解凝血功能。肝、肾功能包括黄疸指数、一分钟胆红素、总胆红素、转氨酶、尿素氮、肌酐等。

3.皮肤准备 术前禁食4小时。

4.其他准备 指导患者注意保暖，防止上呼吸道感染；做好抗生素和碘的过敏试验；对于年老、虚弱或预计手术难度较大、手术时间长的患者，应常规放置导尿管。

5.术后 患者卧床12小时，观察穿刺部位有无渗血、出血。保持导管通畅，每天向导管内注入少量肝素盐水，注意无菌操作，避免感染。

6.静脉补液、鼓励患者多饮水 减轻化疗药物对肾脏的损害。观察尿量、颜色，每日尿量应在2000ml以上。如出现少尿、血尿，应立即处理。

7.指导进食 高蛋白、高热量的半流质饮食，多食水果、蔬菜。

8.密切观察体温变化 指导患者多饮水，保持皮肤清洁、干燥。

9.并发症的观察及处理

（1）恶心、呕吐：呕吐可在术中或术后短期出现，程度不同，与所用化疗药物和栓塞剂有关，可在1～2日后自行停止。

处理：常规肌内注射灭吐灵20～40mg或静脉推注恩丹西酮4～8mg。中医辨证论治以及针灸足三里、内关穴。做好心理护理，向患者解释呕吐的原因，提高心理耐受能力。恶心、呕吐较严重者暂禁食。

（2）白细胞计数下降：于治疗后2周降至最低点，到术后1个月可以恢复至术前水平。如果在治疗后1个月或重复治疗时患者的白细胞计数仍然低于3×10^9/L，则应使用升白细胞药物，促使其恢复至3×10^9/L以上。

处理：做好患者的基础护理，预防各种因素的感染，如有条件，可让患者住层流室。

（3）脱发：有的化疗药物，如蒽环类可以导致脱发，一般停药后可以再次长出。

处理：做好心理护理及头发的护理。

（4）发热：在栓塞术后 2～3 天出现，持续数日，最高可达 40℃以上。发热主要是肿瘤坏死、部分吸收所致。这与使用的栓塞剂有关。碘化油、明胶微球致体温升高明显。碘苯醋、无水酒精次之。明胶海绵块、不锈钢圈致体温升高较轻。

处理：一般不予特殊处治，也可适量应用退热剂，如中医辨证，柴胡注射液或消炎镇痛栓塞肛；高热患者应及时应用抗生素并给予高热护理。

（5）非靶区栓塞：门静脉栓塞极易产生反流，导致非靶区栓塞。最易出现供应正常肝组织的门静脉分支、肠系膜静脉栓塞。患者出现肝功能损害、腹痛、腹胀等症状。

处理：在操作过程中为避免非靶区栓塞，可用交换导丝送入球囊导管进行栓塞，以免误栓塞。注意观察有无腹痛、腹胀、恶心、呕吐等情况，观察呕吐物的量、色、性质及生命体征。必要时指导患者禁饮食，行胃肠减压，观察引流物的性质和颜色。保证有效循环血量，维持水、电解质及酸碱平衡。

（6）门静脉主干内血栓形成：患者表现为门脉高压的症状。

处理：在操作过程中预防门静脉主干栓塞形成，可间断注入肝素盐水、采取减少血管内膜损伤的措施。出现门静脉主干内血栓形成应积极处理，行取栓及溶栓治疗。

（7）腹腔内出血和肝包膜下出血：患者出现腹痛、腹胀，血压下降，脉搏增快甚至休克。

处理：密切观察患者生命体征情况，术后常规间隔半小时测血压 1 次，4 小时后改为每 4 小时测 1 次，观察穿刺部位有无渗血、渗液。如有出血积极抗休克治疗，给予补液或输血、止血，保持有效循环血量，准确记录 24 小时出入量。做好患者及家属的心理护理，保持床单元的清洁，减少污染物对患者的不良刺激。

（五）护理评价

（1）患者对门静脉栓塞化疗治疗方法是否了解，焦虑减轻程度，情绪是否稳定。

（2）患者发热时是否及时处理，体温是否恢复正常。

（3）患者恶心、呕吐症状是否缓解或消失。

（4）患者术后并发症，如异位栓塞、门静脉主干内血栓形成、腹腔内出血、感染等是否得到预防、及时发现和处理。

第四节 门静脉高压症的护理

一、临床表现

1. 脾大和脾功能亢进　脾大时可在左肋缘下触及肿大的脾脏。当脾功能亢进时，可出现全血细胞计数减少，患者出现贫血和出血倾向。

2. 呕血和黑便　食管下段胃底曲张静脉突然破裂大出血，是门静脉高压症时最凶险的并发症；呕血量大，一次可达 1000～2000ml，出血经胃酸和消化液作用，随大便排出时呈柏油样黑便。出血量大时极易诱发肝性脑病。

3. 腹水　是肝功能严重受损的表现。常伴有低蛋白血症，出现下肢水肿。

4. 其他　可伴有黄疸、蜘蛛痣、腹壁静脉曲张等。

二、评估要点

1. 一般情况　了解有无肝炎、肝硬化、血吸虫病史，有无长期大量饮酒史。

2. 专科情况　检查有无腹水、下肢水肿；有无肝大、脾大和移动性浊音；有无肝掌、蜘蛛痣、腹壁静脉曲张；有无呕血或黑便等。

3. 辅助检查

（1）血常规检查：脾功能亢进时，全血细胞计数减少。

（2）肝功能检查：血清转氨酶和胆红素升高，凝血酶原时间延长，白蛋白、球蛋白比例倒置。

（3）食管吞钡 X 线检查：食管为钡剂充盈时，曲张的静脉使食管黏膜呈虫蚀状改变；排空时，表现为蚯蚓样或串珠状负影。

（4）B 超检查：可确定有无肝硬化、脾大和腹水情况，了解门静脉扩张情况。

三、护理诊断

1. 组织灌注不足　与上消化道出血有关。

2. 体液过多，腹水　与肝功能损害导致低蛋白血症、血浆胶体渗透压降低和醛固酮灭活降低有关。

3. 营养失调，低于机体需要量　与肝功能损害、消化吸收障碍和摄入不足有关。

4. 感染　与机体免疫功能降低和手术等有关。

5. 焦虑　与呕吐、黑便以及对手术治疗效果的担心有关。

6. 潜在并发症　上消化道大出血、肝性脑病、静脉血栓形成等。

四、护理措施

1. 急性出血期的护理

（1）一般护理：迅速将患者安置到有抢救设备的病房，绝对卧床休息。及时清理血迹和呕吐物，做好口腔清洁。同时做好患者心理护理，减轻患者焦虑和恐惧心理，必要时可给予镇静药物，以免加重出血。

（2）迅速补充血容量：迅速建立液路，遵医嘱输血输液、补充血容量，宜输新鲜血，利于止血及防止肝性脑病。

（3）使用止血药物如下。

1）局部灌洗：遵医嘱用冰盐水加血管收缩剂经胃管注入，从而达到止血目的。

2）药物止血：遵医嘱经胃管注入凝血酶等止血药，并观察疗效。

（4）病情观察：监测生命体征，每 15 ~ 30min 测量 1 次患者的血压、脉搏、血氧饱和度、呼吸频率并记录，观察每小时尿量及中心静脉压的变化，注意有无水、电解质紊乱及酸碱平衡失调。

（5）放置双气囊三腔管并做好护理。

2．双气囊三腔管护理

（1）准备：双气囊三腔管是抢救门静脉高压症合并上消化道大出血所用的重要物品之一。置管前检查其有无老化、漏气。插管前做好解释工作，说明双气囊三腔管放置的目的、意义和方法，以得到患者的配合。

（2）插管方法：插管前进行鼻腔或口腔、咽部黏膜表面麻醉，以免患者恶心、呕吐。管壁上涂液状石蜡后，从患者一侧鼻孔轻轻插入，边插边嘱患者做吞咽动作，直至插入60～65cm，用注射器从管内抽到胃液后，向胃气囊注入150～200ml空气，用止血钳夹住管口，将管向外轻轻提拉，感到不再被拉出并有轻度弹力时，利用滑车装置在管端悬以0.5kg重物做牵引压迫。然后抽取胃液观察止血效果，若还有出血，再向食管气囊注入100～150ml空气以压迫食管下段。置管后，胃管接胃肠减压器或用生理盐水反复灌洗，观察胃内有无新鲜血液吸出。若无鲜血吸出且脉搏、血压渐趋稳定，说明出血已被控制。

（3）置管后护理。

1）患者头偏向一侧，及时清除口腔、鼻咽腔分泌物，防止吸入性肺炎。

2）用液状石蜡润滑鼻腔，保持黏膜湿润；观察调整牵引绳松紧度，防止鼻黏膜及口咽部长期受压发生糜烂、坏死。

3）双气囊三腔管压迫期间应每12h放气20～30min使黏膜局部血液循环暂时恢复，然后重新注气压迫。

4）观察、记录胃肠减压液的量、色泽，判断出血是否停止，这是决定是否紧急手术的关键。

5）床边备剪刀，若胃气囊破裂或漏气，气囊可上升阻塞呼吸道，引起呼吸困难甚至窒息，应立即用剪刀将双气囊三腔管剪断。

6）拔管：双气囊三腔管放置时间不宜超过3d，以免食管、胃底黏膜长时间受压而缺血、坏死。气囊压迫48～72h后（或止血24h后）可考虑拔管。放松牵引后先抽出食管气囊内气体，再抽出胃囊内气体。继续观察24h，若无出血，让患者吞服液状石蜡30～50ml，缓慢轻巧地拔除双气囊三腔管；若气囊压迫48h后，胃管内仍有新鲜血液流出，说明压迫止血无效，应做好紧急手术止血的准备。

3．术后护理

（1）病情观察。

1）每15～30min测量1次患者的血压、脉搏、血氧饱和度、呼吸频率。

2）记录胃肠减压引流和腹腔引流液的量、颜色和性状的变化，若引出新鲜血液量较多，应考虑是否发生出血。

（2）吸氧：氧流量1～2L／min，持续时间24～72h。

（3）卧位与活动：分流术后48h内，患者取平卧位或呈15°斜坡卧位，2～3d后改半卧位；避免过多活动，翻身时动作要轻柔；手术后不宜过早下床活动，一般需卧床1周，以防血管吻合口破裂出血。

（4）补液：保持液路通畅，维持水、电解质和酸碱平衡，按医嘱补充葡萄糖、氨基酸、维生素 C 及白蛋白、血浆，合理使用保肝药物。

（5）饮食：待胃肠功能恢复、排气后，指导患者从流质饮食逐步过渡到正常饮食，保证热量供给。分流术后患者应限制蛋白质和肉类摄入，忌食粗糙和过热食物。

4．并发症的护理

（1）肝性脑病：门静脉高压症患者术后易诱发肝性脑病。若发现患者有行为改变、神志淡漠、嗜睡、谵妄和扑翼样震颤，应立即通知医师。遵医嘱测定血氨浓度，对症使用谷氨酸钾、谷氨酸钠，降低血氨水平；限制牛奶、鸡蛋的摄入，以低蛋白、糖类食物为主，减少血氨的产生；使用缓泻剂灌肠和口服乳果糖，忌用肥皂水灌肠，减少血氨的吸收。禁用或少用吗啡、巴比妥类、盐酸氯丙嗪等损肝药物。

（2）静脉血栓的形成：脾切除后血小板迅速增高，有诱发静脉血栓形成的危险。术后 2 周内每日或隔日复查 1 次血小板，若超过 600×10^9／L，立即通知医师，协助抗凝治疗，同时注意用抗凝药物前后的凝血时间变化。

五、健康教育

（1）门静脉高压症的外科治疗并未解决肝硬化，术后仍有再次出血、发生肝性脑病的危险，需终生实施保肝措施。一旦有出血征象，立即来院就诊。

（2）饮食要有规律，少食多餐，以糖类食物为主。禁烟、酒，少喝咖啡、浓茶，避免粗糙、干硬、过热、辛辣食物，以免损伤食管和胃黏膜，诱发出血。

（3）用软牙刷刷牙，避免牙龈出血；避免用力排大便、打喷嚏、抬重物、减少出血危险性。

（4）按时服用保肝药物，定期复查肝功能。指导患者和家属如发现心慌、恶心、双眼发黑等出血先兆，学会立即平卧、放松呼吸等主要护理措施，必要时紧急到医院就诊。

第五节 急性胰腺炎的护理

急性胰腺炎是胰腺分泌的消化酶在胰腺内被激活后对自身器官及其周围组织产生自身"消化"作用而引起的急性炎症反应，是外科常见急腹症之一。按临床病情分为轻型急性胰腺炎和重症急性胰腺炎，前者病情轻，有自限性，预后较好；后者病情险恶，常涉及全身多个器官，病死率高达 10%～30%。

一、病因

引起急性胰腺炎的因素较多，任何造成胰液外溢和胰酶在腺体内被激活的因素，均可引起胰腺的自身消化进而发生急性胰腺炎。常见因素有以下几种。

（一）胆道疾病

是最常见的病因，在我国占急性胰腺炎发病原因的 50% 以上。主要原因有胆总管下端结石嵌顿、胆道蛔虫病、Oddi 括约肌水肿和痉挛及壶腹部狭窄。壶腹部狭窄时，即可引起梗阻。梗阻后可使胆汁逆流入胰管，激活胰酶。同时梗阻后又使胰管内压力增高，致使胰小管和胰腺腺泡破裂，胰液外溢，被激活的胰酶损害胰腺组织。

（二）饮酒过量

乙醇除直接损害胰腺，还刺激胃酸、促胰液素和胰液分泌增加，可引起十二指肠乳头水肿和 Oddi 括约肌痉挛，阻碍胰液和胆汁引流，进而导致胰管内压增高，造成细小胰管破裂，胰液进入腺泡周围组织，引发一系列酶性损害，对胰腺进行"自我消化"。

（三）十二指肠液反流

当十二指肠内压力增高时，十二指肠液可向胰管内逆流，其中的肠酶等物质可激活胰液中的各种酶，引起胰腺组织自身消化，从而导致急性胰腺炎。

（四）其他

暴饮暴食、药物、代谢性疾病、创伤、胰腺血液循环障碍以及特异性感染等因素，也可导致急性胰腺炎的发生。

二、临床表现

1. 症状

（1）急性腹痛：为主要症状，突然发生，非常剧烈，位于上腹部正中偏左，并向左肩及左腰背部放射。胆源性急性胰腺炎的腹痛开始于右上腹，逐渐向左侧转移。病变累及全胰时，疼痛的范围较宽且呈束带状向腰背部放射。疼痛的发生大多与饮食有关，如油腻饮食、暴饮暴食和酗酒，但不一定都具有明显的诱因。

（2）腹胀：与腹痛同时存在，大多数急性胰腺炎患者均有此症状。因胰腺的炎症累及肠道，可发生肠麻痹或肠梗阻而导致腹胀，一般都较严重。有时腹胀对患者的困扰超过腹痛，只有极少数的老年患者只有腹胀没有腹痛。

（3）恶心、呕吐：发作早且频繁，呕吐物为胃十二指肠内容物，呕吐后仍不能使腹痛缓解。

（4）发热：在急性胰腺炎的早期，患者只有中度发热，约为38℃。胆源性急性胰腺炎伴有胆道梗阻者，可有高热、寒战症状。胰腺坏死有感染时，持续性高热为主要症状之一。

（5）黄疸：胆道结石嵌顿或胰头肿大压迫胆总管可引起黄疸。部分患者可出现黄疸，但程度一般较轻。

（6）休克和脏器功能障碍：重症急性胰腺炎可引发休克和脏器功能衰竭。急性胰腺炎早期以全身炎症反应综合征和器官功能衰竭为主要表现。早期以低血容量休克为表现，后期坏死病灶合并感染，可继发脓毒血症，引发全身感染。呼吸衰竭主要表现为急性呼吸窘迫综合征（acute respiratory distress syndrome，ARDS），肾功能衰竭以少尿、无尿和血清肌酐升高为主要表现。重症急性胰腺炎常合并腹腔高压或腹腔间隔室综合征（abdominal compartment syndrome，ACS），严重时引起脏器功能障碍。有胰性脑病者，可出现中枢神经系统症状，如感觉迟钝、意识模糊甚至昏迷等。

2. 体征

（1）腹膜炎体征：急性水肿性胰腺炎压痛多只限于中上腹部，无明显腹肌紧张。急性出血坏死性胰腺炎时，压痛明显，有肌紧张和反跳痛，逐渐波及全腹，肠鸣音减弱或消失，移动性浊音多为阳性。

（2）皮下出血：少数急性出血坏死性胰腺炎患者的腰部、季肋部和腹部皮肤出现大片青紫瘀斑，称 Grey-Turner 征；若出现在脐周，称 Cullen 征。主要是由胰液外溢经腹膜后途径渗至皮下，溶解皮下脂肪使毛细血管破裂出血所致。

三、辅助检查

1.实验室检查

（1）胰酶测定：血清、尿淀粉酶测定最为常用。血清淀粉酶在发病 2 小时后升高，24 小时达高峰，4 ~ 5 日后逐渐降至正常。尿淀粉酶在发病 24 小时后开始升高，48 小时达高峰，1 ~ 2 周恢复正常。血清淀粉酶值超过 500U/dl（正常值 Somogyi 法：40 ~ 180U/dl），尿淀粉酶明显升高（尿淀粉酶 Somogyi 法：正常值 80 ~ 300U/dl）有诊断价值，但淀粉酶升高幅度与病变严重程度不一定成正比。如严重的出血坏死性胰腺炎时，胰腺腺泡广泛破坏，胰酶生成减少，故血、尿淀粉酶可不增高。

（2）血清脂肪酶：明显升高，与血清淀粉酶伴行，故两者联合检测可提高诊断的准确性。

（3）其他检查：白细胞增高、血钙下降、血糖升高、肝功能异常、血气分析等指标异常。诊断性腹腔穿刺若抽出血性渗出液，所含淀粉酶值高时对诊断有帮助。

2.影像学检查

（1）腹部B超：主要用于诊断胆源性胰腺炎，可发现胰腺水肿、增大和胰周液体积聚，有无出血、坏死，还可了解胆道有无异常。

（2）胸、腹部 X 线片：胸片可见左肺下叶不张、膈肌抬高、胸腔积液，腹部平片可见肠管积气、积液等。

（3）CT、MRI：对急性胰腺炎有重要的诊断价值。通过显示胰腺大小、密度是否均匀，有无出血、坏死，胰腺周围组织受侵程度、有无渗液等，能够鉴别水肿性和坏死性急性胰腺炎。MRI 在评估胰腺坏死、炎症范围及有无游离气体等方面有价值。磁共振胰胆管造影（magnetic resonance cholangio pancreatography，MRCP）可帮助判断胆管及胰管的情况。

四、治疗原则

急性胰腺炎尚无继发感染者，均首选非手术治疗。急性出血坏死性胰腺炎继发感染者需手术治疗。

1.非手术治疗　包括：①禁食、胃肠减压；②补液、防治休克；③抑制胰腺分泌和胰酶活性；④解痉镇痛；⑤营养支持；⑥预防和控制感染；⑦中药治疗。

2.手术治疗

（1）适应证：①不能排除其他急腹症时；②胰腺和胰周组织继发感染；③伴胆道梗阻或胆道感染者；④合并肠穿孔、大出血或胰腺假性囊肿。

（2）手术方法：最常用的是胰周坏死组织清除引流术，其他式有：①坏死组织清除术；②腹腔引流术；③胃造瘘、空肠造瘘及胆道引流术；④伴有胆道下端梗阻或胆道感染的重症患者，应急诊或早期（72 小时内）行胆管探查术。

3.常见局部并发症的处理

（1）出血：由于胰液对胰周组织的消化作用，有时会造成腹腔或腹膜后大出血；急性出血坏死性胰腺炎可使胃肠道黏膜防御能力减弱，易引起应激性溃疡出血。主要应用 H2 受体拮抗剂和抗酸药物预防和治疗；胃内出血时可应用血管收缩剂加冰盐水配制的溶液行胃内降温灌注治疗，常需手术止血。

（2）胰瘘：急性出血坏死性胰腺炎经坏死组织清除或引流术后常遗有胰瘘，多数患者在 3～6 个月内经引流可自行愈合，不能自行愈合者需手术治疗。

（3）肠瘘：为胰腺和胰外坏死组织感染侵犯肠管所致。肠瘘的治疗一般首选非手术方法，将瘘口与敞开的切口隔开，局部可用 0.3% 乳酸溶液持续灌洗，部分瘘口可自行愈合。对经久不愈的肠瘘，待病情稳定后行手术治疗。

（4）胰腺假性囊肿：囊肿较小，无感染、全身症状较轻者，可行非手术治疗，但应及时行 B 超检查，如一旦发现囊肿增大，不能自行消散，应及时手术治疗。

（5）胰腺及胰周脓肿：由胰腺组织和（或）胰周坏死组织液化继发感染所形成的包裹性积脓。

五、护理评估

（一）术前评估

1. 健康史　评估患者既往有无胆道疾病史，近期有无腹部手术、外伤、感染及用药等诱发因素；评估患者的饮食习惯，有无长期大量饮酒、暴饮暴食等。

2. 身体状况

（1）症状：了解腹痛的性质、程度、时间及部位，呕吐次数、呕吐物性状及量；生命体征变化，意识、尿量、皮肤黏膜色泽、有无呼吸增快和呼吸音减弱等。

（2）体征：了解腹部体征，尤其是腹膜刺激征、腹胀及肠鸣音变化，了解腰部、季肋部皮肤有无出现大片青紫瘀斑等。

（3）辅助检查：血、尿淀粉酶值的变化；有无水、电解质失衡及凝血功能障碍；患者营养状况等。

（二）术后评估

了解患者术中所采取的麻醉、手术方式及术中输血、输液等情况，评估患者回病房后的神志、生命体征及切口情况；评估腹腔引流管是否通畅有效，引流液的颜色、性状和量；评估患者疼痛是否缓解，有无休克、出血、多器官功能衰竭、胰瘘等并发症的发生。

（三）心理 - 社会状况

由于本病（尤其是急性出血坏死性胰腺炎）具有发病急，病情发展快，且凶险、并发症多、病程长、预后差、易复发、花费大等特点，常使患者及家属产生焦虑、恐惧、失眠等不良情绪反应。评估患者的社会地位、工作职务、经济状况，对疾病治疗方案及预后的了解程度及其反应，对治疗、护理的配合，尤其是否能理解与配合改变长期的饮食习惯，对长期接受治疗的心理反应，对防止胰腺炎复发和有关疾病康复知识的掌握情况；评估家属对疾病、治疗方案及预后的了解程度及其反应，是否能为患者提供精神和物质的支持，以及家庭经济条件能否支付较高昂的治疗花费。

六、护理措施

（一）术前准备和非手术患者的护理

1. 疼痛护理 对诊断明确、腹痛较重的患者遵医嘱给予镇痛、解痉药物，如哌替啶、阿托品等，禁用吗啡，以免引起 Oddi 括约肌痉挛。协助患者取弯腰屈膝侧卧位，以减轻疼痛；按摩背部，增加舒适感。如有剧烈腹痛辗转不安者应防止发生坠床。遵医嘱准确应用抑制胰腺分泌及抗胰酶药物，以减少胰液的分泌，减轻患者的痛苦。

2. 维持水、电解质及酸碱平衡 密切监测生命体征，观察患者意识状态，体温、脉搏、呼吸、血压，腹部体征，皮肤黏膜温度和色泽变化；准确记录 24 小时液体出入量和水、电解质失衡状况；必要时给予留置导尿，观察并记录每小时尿量；防止发生休克，水、电解质失衡及多器官功能衰竭。

3. 降低体温 急性胰腺炎患者容易合并细菌感染，引起患者体温升高。发热的患者可以使用物理降温，如冷敷、温水或酒精擦浴，必要时可以使用药物进行降温。遵医嘱合理使用抗生素可以有效地预防和控制细菌感染。

4. 维持营养供给 急性胰腺炎发作期，应禁食水，减少胰液分泌，促进胰腺恢复。禁食期间给予肠外营养支持。当患者症状消退，可进食无脂、低蛋白流质饮食，如藕粉、米汤、果汁；随着患者病情逐步好转，饮食由低脂流质饮食逐渐过渡到低脂半流食，每日 5～6 餐；痊愈后应禁烟酒、忌辛辣、低脂肪、严禁暴饮暴食，以免复发。重症急性胰腺炎在病情稳定、淀粉酶恢复正常以及肠麻痹消失后，可通过空肠造瘘管行肠内营养支持，逐渐过渡为全肠内营养并经口进食。在进行肠内、肠外营养治疗时，应注意有无导管性、代谢性或胃肠道并发症。

5. 胃肠减压护理 持续胃肠减压可引流出胃液，减少胰酶和胰液的分泌，使胰腺得到休息，并可减轻恶心、呕吐和腹胀。因此，在留置胃肠减压期间应妥善固定，保持通畅，观察胃液的颜色、性质和量并准确记录，确保负压吸引在有效状态。此外，应每日给予患者口腔护理。

6. 心理护理 急性胰腺炎患者因突然发病，病情进展快，多在重症监护病房治疗，患者往往没有准备，容易产生焦虑和恐惧心理；此外，由于病程长、病情不稳定，患者易产生悲观消极情绪，有时甚至不配合治疗。因此，护士应为患者提供舒适安静的治疗环境，保证患者睡眠，使胰腺负担减轻和脏器血流量增加，促进组织修复和体力恢复。与患者沟通时，了解患者感受，耐心恰当地解答患者提出的问题，向患者及家属介绍治疗方案及其意义、康复预防等知识，增加患者对疾病预后的信心。

7. 术前准备 遵医嘱为患者进行皮肤准备和备血，进行药物过敏试验并记录。非急症手术患者可嘱其术前禁食 12 小时，禁水 4 小时，并做好肠道准备。同时护士应向患者及家属说明手术前准备的过程及其意义，使其积极配合；保持环境的安静和整洁，使患者得到充分的休息。术后患者返回病房时，应按要求备好监护仪、氧气等用物。

（二）术后护理

1. 病情观察 严密观察生命体征，记录 24 小时出入量，观察腹部症状，及时发现和预防并发症，如出血、休克、多器官功能衰竭等。遵医嘱监测血、尿淀粉酶、血糖、血钙等的动态变化。

2. 引流管护理 急性胰腺炎患者术后常留置多根引流管，包括胃肠减压管、T形管、腹腔双套管、胰引流管、胃空肠造瘘管和导尿管等。应分别标明每根引流管的名称、放置部位并与相应引流装置正确连接，妥善固定。保持各引流管通畅，防止扭曲、堵塞、受压和滑脱，确保有效引流。定时更换引流装置，严格无菌操作，观察并准确记录各引流液的颜色、性质和量，动态监测引流液的胰淀粉酶值，以便了解病情变化。

（1）腹腔双套管灌洗引流护理：腹腔双套管灌洗引流可清除腹腔内有害物质，如坏死组织、脓液等，护士在灌洗过程中应注意。

1）冲洗液应现配现用，常用生理盐水加抗生素，滴速为20～30滴/分为宜。

2）维持一定的负压，吸引力不宜过大，以免损伤腹腔内脏组织和血管。

3）保持灌洗引流通畅，如有脱落坏死组织、脓液或血块堵塞管腔，可用生理盐水缓慢冲洗，若疏通困难需协助医生在无菌条件下更换内套管。

4）观察灌出液的颜色和量，保证灌洗液出入量的平衡。

5）保持引流管周围皮肤清洁干燥，局部可用氧化锌软膏涂抹或凡士林纱布覆盖，防止胰液腐蚀皮肤并发感染。

6）拔管护理：术后10天左右，如患者体温正常且稳定，白细胞计数正常，引流液少于5ml/d且淀粉酶值正常后可考虑拔管。拔管后应注意观察拔管处有无渗漏，若有渗出应及时更换敷料。

（2）空肠造瘘管护理：空肠造瘘可保证肠内营养（EN）物质的供给。护理措施。

1）妥善固定：将管道固定于腹壁，避免牵拉，防止管道脱出。

2）保持管道通畅：在给予营养液滴注前后使用生理盐水或温开水冲洗管道，持续输注时应每隔4小时冲洗管道一次。

3）营养液输注注意事项：术后从空肠造瘘给予要素饮食时，要现配现用，自小剂量、低浓度开始，逐步递增；温度适宜，以接近正常体温为宜，过高会灼伤胃肠道黏膜，过低则会刺激胃肠道、引起痉挛等；滴速不宜太快，滴注时观察患者的反应，如有无腹痛、腹泻等；滴完后，用清水冲洗管道，滴注瓶每日更换；记录24小时滴注量。

3. 营养支持 由于患者术后需长时间禁食、留置胃管又同时有多根引流管，机体消耗较大。因此，要注重及时补充营养，使机体达到正氮平衡，以利于组织修复。术后早期给予肠外营养，约2～3周，以减少对胰腺分泌的刺激，待病情稳定，血、尿淀粉酶恢复正常，肠功能恢复后，可在肠外营养同时，通过空肠造瘘管给予肠内营养，约3～4周。饮食以选择要素膳或短肽类制剂为宜，患者若无不良反应，可逐步过渡到肠内营养和经口进食。护士应做好肠外、肠内营养的护理，防止并发症发生。

4. 并发症的观察与护理

（1）术后出血：定时监测血压、脉搏，观察患者呕吐物、排泄物及引流液颜色、性质和量。若腹腔大血管受腐蚀破裂继发出血，则引流液为血性；若因胰腺炎引起应激性溃疡出血，胃肠减压引流液为血性，应及时倾倒引流液和清理血迹，立即通知医生，遵医嘱给予止血药物等，监测凝血功能，必要时做好急诊手术止血的准备。

（2）多器官功能障碍：常引发急性呼吸窘迫综合征、休克、急性肾衰竭等。

1）观察患者呼吸型态，监测血气分析；有无呼吸困难、发绀、血氧饱和度下降等异常表现。保持呼吸道通畅，及时给予氧气吸入，遵医嘱给予药物治疗，必要时准备气管插管或气管切开，应用呼吸机辅助呼吸应做好气道护理。

2）监测患者生命体征的变化，观察有无脉搏细速、血压下降、面色苍白、四肢厥冷等休克表现。如发生上述症状，立即通知医生，迅速建立静脉通道，快速输液，监测中心静脉压的变化，给予休克体位、保暖，积极抗休克治疗，并备好抢救物品。

3）留置导尿护理，保持尿管通畅，观察尿液的颜色、性质和量。如发现患者少尿或无尿时，应通知医生。遵医嘱给予利尿剂并观察用药后的反应。必要时给予血滤或血液透析。

4）观察患者的意识状态，如出现反应迟钝、谵妄、昏迷或出现弥漫性头痛及脑膜刺激症状时，警惕胰性脑病的发生。

（3）胰瘘或肠瘘：部分急性出血坏死性胰腺炎患者可并发胰瘘或肠瘘。若从腹壁切口渗出或引流管引流出无色透明的液体时，应疑为胰瘘；合并感染时引流液可呈脓性。若术后腹部出现明显的腹膜刺激征，且引流出胃肠液或输入的肠内营养液样液体时，则应考虑肠瘘。除观察和保持引流通畅外，还应涂氧化锌软膏保护切口周围皮肤，防止胰液、肠液腐蚀皮肤。同时要加强营养，维持水、电解质平衡。指导患者正确使用造口袋，必要时做好手术准备。

术后第 3 天或以上引流液的淀粉酶数值达正常上限的 3 倍以上，同时产生了一定的临床影响，需积极进行治疗。仅仅是淀粉酶升高达正常上限 3 倍以上而无临床影响的不再诊断为胰瘘。

A 级胰瘘更新为"生化漏"（biochemical leak，BL），其不再作为胰瘘分级中的一级，而是被认为是一个胰瘘前状态，也不属于术后并发症。持续引流超过 3 周和经皮或超声下穿刺引流均被划分为 B 级胰瘘。

C 级胰瘘是指出现以下情况之一：术后胰瘘引起二次手术、单或多器官衰竭、死亡。

（4）胰腺或腹腔脓肿：急性胰腺炎患者术后 2 周出现发热，腹部可触及包块时，应检查有无胰腺脓肿或腹腔脓肿发生。

（5）控制感染：遵医嘱应用抗生素，并评估其效果。加强基础护理，预防口腔、肺部和尿路感染的发生。

（三）健康教育

1.减少诱因　向患者及家属讲解急性胰腺炎的有关知识，帮助患者及家属正确认识胰腺炎易复发的特点。多数急性胰腺炎由胆道疾病引起，因此待病情稳定、全身情况好转后，应积极治疗胆道结石和胆道疾病，防止诱发胰腺炎。

2.配合治疗　对于非手术患者，向其解释禁食、胃肠减压的目的和意义，鼓励患者积极配合治疗，缩短住院时间，减少费用支出。对于手术患者除做好术前准备外，还应向其讲解手术对病情恢复的重要意义、术后长期禁食的原因及注意事项、负责医生的医技水平等，帮助患者树立战胜疾病的信心。

3.合理膳食　讲解暴饮暴食、酗酒与胰腺炎的关系。告诉患者及家属痊愈后要养成良好的饮食习惯，饮食以低脂清淡为主，忌辛辣刺激性食物，少量多餐、定时、定量。

对于糖尿病患者，嘱其不吃含糖量较高的水果，多食蔬菜，严格控制主食的摄入量，适度锻炼。

4.用药指导 指导患者遵医嘱服药并让其了解服药须知，如药名、作用、每次剂量、用药途径、不良反应和注意事项。因胰腺内分泌功能不足而血糖升高的患者，遵医嘱应用降糖药物；行胰腺全切者，需终生注射胰岛素。定时检测尿糖和血糖；高脂血症者应长期服用降脂药物。

5.出院指导 告知患者出院后4~6周内应避免过度疲劳和举重物。要保持良好的情绪，适当参加活动，做到劳逸结合。教会患者自我观察，如发现腹部肿块逐渐增大，并有腹痛、腹胀、呕吐等症状，需及时就医。

第十三章 胸外科护理

第一节 先天性心脏病的护理

先天性心脏病是心脏胚胎发育畸形或遗留缺损，如左右心房间隔缺损称房间隔缺损，左右心室间隔缺损称室间隔缺损。各处瓣膜均可有狭窄或闭锁，如右肺动脉瓣狭窄、主动脉瓣狭窄。心室一侧发育不良或缺如，如左心发育不良、单心室。心脏各腔及动、静脉之间连接异常，如完全性大动脉转位、完全性或部分性肺静脉畸形。也可能多种畸形同时存在，如法洛四联征（肺动脉狭窄、室间隔缺损、主动脉骑跨及右室肥厚四种畸形并存）等。临床表现为发绀、呼吸急促、上呼吸道感染、杵状指（趾）、下肢动脉搏动减弱或消失。

一、房间隔缺损

房间隔缺损（ASD）可分为原发孔和继发孔缺损两类，后者最为常见。继发孔缺损绝大多数为单发，也可见多发或筛状者，按其部位将其分为上腔型、卵圆孔型、下腔型及混合型。原发孔缺损，缺损位于冠状窦口前下方，常伴二尖瓣裂缺。

房间隔缺损将使左房血向右房分流，随年龄增长，分流量加大孔缺损，对存有二尖瓣大瓣裂损者，二尖瓣反流使左向右分流量增高，肺动脉高压出现较早。

（一）病因及发病机制

左心房的压力通常高于右心房，故心房间隔缺损时左心房的血液分流入右心房，分流量的大小随缺损和肺循环阻力的大小、右心室的相对顺应性以及两侧心房的压力差而不同。此时右心室不但接受由上下腔静脉流入右心房的血液，同时还接受由左心房流入右心房的血液，故右心室的工作负担增加，排血量增大。但大量血液在从右心房到右心室、肺血管、左心房，最后又回到右心房这一途径中进行的循环是无效循环。肺循环的血流量增加，常达到体循环的 2 ~ 4 倍，体循环的血流量则正常或略降低。长期的肺血流量增加，可导致肺小动脉内膜增生，管腔狭窄，肺动脉阻力增高而出现显著的肺动脉高压。

本病心脏增大以右心室与右心房为主，常肥厚与扩大并存，肺动脉及其分支扩大。

（二）临床特点

1. 症状　患者出生后常无症状，偶有婴儿期出现充血性心力衰竭和反复肺部感染病史，患儿易疲劳，常有劳力性呼吸困难和体格发育不良。成年患者常见心律失常、肺动脉高压、阻塞性肺血管病变和心力衰竭等。婴儿期患者来就诊往往是由于体检或其他病就诊时发现心脏杂音而要求进一步检查。

2. 体征　婴儿常可在胸骨左缘 2、3 肋间听到柔和的收缩中期杂音，第二心音增强或亢进并有固定性分裂，缺损较大可在剑突下听到三尖瓣有舒张期的隆隆样杂音。在伴有二尖瓣脱垂时可在心尖部听到全收缩期或收缩晚期杂音，向左腋下传导。成年患者可因严重肺动脉高压在肺动脉听诊区听到舒张期杂音。

（三）护理问题

1. 术前

（1）活动无耐力：与氧的供需失调有关。

（2）有成长发展改变的危险：与心脏结构与功能异常有关。

（3）有感染的危险：与肺充血有关。

（4）潜在并发症：心力衰竭、感染性心内膜炎。

2. 术后

（1）有窒息的危险：与呼吸道阻塞有关。

（2）有体液不足的危险：与利尿剂的使用和入量过少有关。

（3）有感染的危险：与手术免疫屏障被破坏有关。

（4）潜在并发症：出血、心律失常。

（四）护理目标

（1）患者在良好的状态下接受手术。

（2）患者顺利度过围手术期，无并发症。

（3）患者的父母了解患者的目前状态。

（五）护理措施

1. 术前

（1）同心内直视术术前护理常规。

（2）让患者安静休息，减少哭闹等不良刺激，减轻对心脏的负担。

（3）选择易消化营养丰富的食物。

（4）有肺动脉高压的患者，每日间断吸氧 2 ~ 3 次，每次 30 分钟。

（5）注意保暖，预防感冒，有上呼吸道感染者必须控制感染后方可手术。

2. 术后

（1）执行心内直视术术后护理常规。

（2）严密观察神志、瞳孔、表情、感觉、四肢活动，并记录，以便及早发现病情变化。

（3）婴幼儿呼吸道较小，容易被痰液和呕吐物堵塞，引起窒息，所以术后保持呼吸道通畅极为重要。定时吸痰，雾化吸入加强体疗，减少并发症。

（4）观察切口有无渗血，引流管需 15 ~ 30 分钟挤压 1 次，密切观察引流液的变化。

（5）婴幼儿对失血的耐受性差，术后及时补充输血。入量和性质根据血压、尿量、引流量、中心静脉压、肺毛细血管嵌压调整。

（6）术后选用低毒性的抗生素预防感染。

（7）早期下床活动时注意保护患者防止摔伤。

（8）为父母提供探视的机会，主动介绍病情。病情允许的情况下，可以让父母参与部分的护理活动，增加与患者的接触机会，减轻焦虑。

二、室间隔缺损

室间隔缺损（VSD），其病理为室间隔部位左右心室间的交通，产生心室水平的左向右分流,占先天性心脏病的12%～20%。最常见部位为膜部,分流最终导致肺动脉高压、心力衰竭。

（一）病因及发病机制

在心室收缩期左心室压力高于右心室,故心室间隔缺损的分流是自左至右。分流量主要取决于缺损的大小和肺循环的阻力。缺损小、肺循环阻力增高者,肺循环血流量仅略大于体循环;缺损大和肺循环阻力低者,肺循环血流量可为体循环血流量的3～5倍。通过肺循环回到左侧心腔的血流相应地增多,因此缺损大者可显著地增加左心室负担,右心室负担亦加重,故左心室和右心室均可增大。肺循环血流量大又可使肺动脉压增高,并逐渐促使肺循环阻力增高而产生肺动脉显著高压,待肺动脉血压增高到等于或高于体循环血压时,则出现双向或右至左的分流而出现发绀,即形成所谓艾森曼格综合征。

（二）临床特点

1.症状 患者的临床症状与VSD大小,分流量大小及有无肺动脉阻塞性病变密切相关。缺损小、分流量小的患者一般无临床症状,往往在体检其他疾病就诊时发现有心杂音,并因而进一步诊治。缺损较大的VSD因分流量大而致肺血增多,表现为反复呼吸道感染、活动受限和劳力性气短、气促,婴儿喂养困难、体格瘦小,严重者可出现充血性心力衰竭。成年患者常见有亚急性细菌性心内膜炎发生;在肺血管阻塞性病变的初期,患者的临床症状有短期明显的改善,主要是呼吸道感染的次数减少,但劳力性气短、气促加重,且出现紫绀和杵状指（趾）。

2.体征 根据患者缺损及分流量的大小而出现不同的症状和体征。限制性VSD可在心前区扪及收缩期震颤,可闻及粗糙的、吹风样高音调的全收缩杂音,第二心音单一增细但往往被响亮的收缩期杂音掩盖而显得减弱。非限制性VSD因分流量大而造成有右心室高压,病儿常有心前区骨性隆起,胸骨左缘3、4肋间的收缩期颤相对较轻而收缩期杂音以中、低频音为主,但第二心音往往增强、亢进并可有分裂,有时可在心尖部听到二尖瓣流量增加引起的舒张期杂音。在伴有主动脉瓣关闭不全时,可在胸骨右缘第2肋间或胸骨左缘第3肋间听到舒张期杂音。两肺下部常可听到较细小湿啰音,常难以消除。

（三）护理问题

1.术前

（1）活动无耐力:与氧的供需失调有关。

（2）有成长发展改变的危险:与心脏结构与功能异常有关。

（3）有感染的危险:与肺充血有关。

（4）潜在并发症:心力衰竭、感染性心内膜炎。

2.术后

（1）有窒息的危险:与呼吸道阻塞有关。

（2）有体液不足的危险:与利尿剂的使用和入量过少有关。

（3）有感染的危险:与手术免疫屏障被破坏有关。

（4）潜在并发症:出血、心律失常。

（四）护理目标

（1）患者在良好的状态下接受手术。

（2）患者顺利度过围手术期，无并发症。

（3）患者的父母了解患者的目前状态。

（五）护理措施

1. 术前

（1）同心内直视术前护理常规。

（2）让患儿安静休息，减少哭闹等不良刺激，减轻对心脏的负担。

（3）选择易消化营养丰富的食物。

（4）有肺动脉高压的患者，每日间断吸氧 2 ~ 3 次，每次 30 分钟。

（5）注意保暖，预防感冒，有上呼吸道感染者必须控制感染后方可手术。

2. 术后

（1）执行心内直视术术后护理常规。

（2）严密观察神志、瞳孔、表情、感觉、四肢活动，并记录，以便及早发现病情变化。

（3）婴幼儿呼吸道较小，容易被痰液和呕吐物堵塞，引起窒息，所以术后保持呼吸道通畅极为重要。定时吸痰，雾化吸入加强体疗，减少并发症。

（4）观察切口有无渗血，引流管需 15 ~ 30 分钟挤压 1 次，密切观察引流液的变化。

（5）婴幼儿对失血的耐受性差，术后及时补充输血。入量和性质根据血压、尿量、引流量、中心静脉压、肺毛细血管嵌压调整。

（6）术后选用低毒性的抗生素预防感染。

（7）早期下床活动时注意保护患者防止摔伤。

（8）为父母提供探视的机会，主动介绍病情。病情允许的情况下，可以让父母参与部分的护理活动，增加与患儿的接触机会，减轻焦虑。

三、动脉导管未闭

动脉导管未闭（PDA）是一种非常常见的先天性心血管畸形，约占先心病发病率的 20%，新生儿的 0.2‰，是最早外科治疗，也是疗效最好的先心病。常见于早产儿或有呼吸窘迫的新生儿。PDA 根据分为成人型和婴儿型，根据导管粗细分为粗导管（直径 > 1.5cm）、中等粗导管（直径 0.5 ~ 1.5cm）和细导管（直径 < 0.5cm），根据导管形态分为管型、漏斗型、哑铃型、窗型和动脉瘤型。PDA 常常和其他心脏畸形合并发生构成复杂性先心病，本节所述的是单纯性 PDA，不并发其他心血管畸形。

（一）病因及发病机制

主动脉收缩压与舒张压均比肺动脉的收缩压与舒张压要高，故发生连续的血液左向右的分流。肺循环要同时接受右心室排出的血液和从动脉导管分流来的主动脉血液，因此血流量加大。肺静脉回流左心室的血液也增加，左心室负荷增加，肺循环压力重，左右心室肥厚，肺动脉高压。当脉动脉压力超过主动脉的压力时又可发生血液右向左的分流，临床上即出现发绀。

（二）临床特点

1. 症状　细导管可以没有症状或症状很轻，常在体检时听到心杂音而来就诊；典型的症状主要是左→右分流、肺充血反复发作性肺部感染、咳嗽、呼吸增快、喂奶困难、体重增加缓慢或减轻，成人常有劳力性气短、运动耐力降低和胸闷症状。晚期患者出现艾森曼格综合征时，可有典型的半身发绀（左上肢及下半身紫绀）和一系列的心力衰竭症状。

2. 体征　其典型体征是胸骨左缘2～3肋间连续性机器样杂音，声音粗糙响亮并向左锁骨下传导，当伴有肺动脉高压，心力衰竭时可仅有收缩杂音，如出现严重肺动脉高压，仅可听见相对肺动脉瓣关闭不全的泼水样杂音。在分流量大的病例，心尖区可闻及舒张期杂音，其余体征还包括动脉瓣区连续性或收缩期震颤，心尖区隆起。肺动脉第二音亢进等，周围血管征可查见股动脉枪击音，甲床毛细血管搏动征等。

（三）护理问题

1. 自理缺陷　与术后活动受限有关。

2. 恐惧、焦虑　与术后切口疼痛，环境陌生有关。

3. 潜在并发症　高血压、喉返神经损伤、肺不张、肺部感染。

（四）护理目标

（1）消除恐惧及焦虑情绪，以最好的心理状态迎接手术。

（2）无术后并发症。

（3）症状减轻或消失，逐渐恢复体力。

（五）护理措施

（1）术前测身高、体重，以便术中术后用药。

（2）术后密切观察生命体征、心电图、血氧饱和度的变化。

（3）由于患者术前易发生呼吸道感染，呼吸道分泌物较多，术后切口疼痛，患者不愿咳嗽，易致分泌物潴留，引起肺炎肺不张。故要加强呼吸道的护理，指导、协助患者行腹式深呼吸和有效咳嗽排痰，并辅以雾化吸入。

（4）心理护理：患者中以儿童居多，而且进监护室后父母不在身边，因恐惧会哭闹，因此，术前可带患儿参观监护室，使之熟悉环境，术后监护室的护士要和蔼可亲，从而消除孤独恐惧感，配合治疗和护理。

（5）术后并发症的护理：喉返神经损伤：术后1～2日若出现单纯性的声音嘶哑，嘱禁声休息。若术后发音低微、失声且有饮水呛咳，考虑是术中将喉返神经误扎或切断所致，常不易恢复，要做好患者的心理疏导，嘱其少饮水、多进糊状食物，进食时头偏向一侧。

四、法洛四联征

法洛四联征（TF）为最常见的发绀型心脏畸形，占先心病的12%～14%。病变包括4种病理改变：室间隔缺损、主动脉骑跨、肺动脉狭窄、右心室肥厚。

（一）病因及发病机制

由于肺动脉口狭窄造成血流入肺障碍，右心室排出的血液大部分经由心室间隔缺损进入骑跨的主动脉，肺部血流减少，而动静脉血在主动脉处混合被送达身体各部，造成动脉血氧饱和度显著降低，出现发绀并继发红细胞增多症。肺动脉口狭窄程度轻的患者，在心室水平可有双向性的分流。右心室压力增高，其收缩压与左心室和主动脉的收缩压相等，右心房压亦增高，肺动脉压则降低。

（二）临床特点

1. 症状　出生时可无发绀而仅有心脏杂音，3～6个月后逐渐出现发绀，并在哭闹时加重。出生后有呼吸困难、气急和喂奶困难，严重时可出现抽搐、晕厥，甚至心跳呼吸骤停，睡眠时喜欢侧卧胸膝位。稍大的小儿有气急、气短、呼吸能力降低、喜欢蹲踞，蹲踞可迅速缓解患者呼吸困难并且改善发绀。TF引起心力衰竭较罕见，发绀严重的病例可出现高血压，成年人常有咯血，在秋冬季多发。

2. 体征　口唇及面颊部有发绀，有杵状指（趾），婴幼儿患者杵状指（趾）并不明显。心脏听诊S1往往正常，在肺动脉瓣区往往听到较响亮的第二心音，这往往是主动脉瓣第二心音，是右心室肥厚导致心脏顺钟向转位，使得主动脉向前、向左移位造成的，第二心音常常被掩盖听不清楚。

（三）护理问题

1. 活动无耐力　与机体长期缺氧有关。

2. 心输出量减少　与心律失常引起组织灌注不足有关。

3. 有电解质紊乱的危险　与手术创伤引起体液丢失和内环境紊乱有关。

4. 恐惧感　与不熟悉环境和担心治疗效果有关。

（四）护理目标

（1）消除恐惧心理，以最好的心理状态连接手术。

（2）帮助患者安全渡过围手术期，配合医生获得手术成功。

（3）患者的父母了解患者的目前状态。

（五）专科护理

1. 术前护理　同体外循环心内直视术前护理，并间断吸氧，每次15～30分钟，每日3次。

2. 术后护理

（1）术后注意生命体征的观察，法洛氏四联征患者的静脉压可略高于正常值1.5～2kPa左右。监测各项指征在正常范围，严防低心排的发生。

（2）注意血气分析和钾、钠、氯的监测。准确记录尿量，了解肾功能及水电解质酸碱平衡情况。以便协助医生及时调整治疗方案。

（3）观察切口有无渗血、皮下淤血、警惕DIC的发生。

第二节 食管癌术后并发症的护理

一、吻合口瘘

（一）概述

吻合口瘘是指食管与胃（肠）吻合口封闭不严密或愈合不良而发生瘘，有的用胃包盖或悬吊吻合口，缝线过深撕脱造成胃或食管局部穿孔，也称为瘘。吻合口瘘是食管癌术后最为严重的并发症之一，也是术后患者死亡的主要原因。食管癌术后的吻合口瘘的发生率在 0 ~ 41%，吻合口瘘的死亡率为 38.1% ~ 53.6%。近年来随着食管外科技术的提高和围手术期处理经验的积累，特别是吻合器械的临床应用，吻合口瘘的发生率和死亡率均明显降低。

（二）临床表现

1. 吻合口瘘

（1）颈部吻合口瘘，主要表现为颈部皮下感染，红、肿、热、痛，有分泌物，较少出现全身中毒症状。

（2）胸内吻合口瘘，主要表现为高热、胸闷、胸痛、呼吸困难等全身中毒症状，主要是消化液刺激胸腔组织的反应，或体温平稳后又突然升至 39℃ 以上且持续不退，全身大汗淋漓、呼吸急促、脉搏细速、不能平卧，并伴有不同程度的咳嗽、胸背部疼痛、末梢血氧饱和度降低、中毒症状等。

2. X 线检查　吻合口周围有块状阴影或纵隔阴影增宽，有液气胸，B 超可见液性暗区。

3. 其他检查　口服含亚甲蓝的泛影葡胺，在透视下可看见造影剂有异常分流，胸腔穿刺液和胸腔引流液可呈蓝色。

（三）治疗方法

1. 保守治疗　由于胸膜粘连、胸腔感染严重，大多只能采取保守治疗。

（1）有效的胸腔闭式引流，保持引流通畅，促使肺膨胀。

（2）禁食有效的胃肠减压，以减少消化液流入胸腔。

（3）合理应用药物，积极控制感染。如为颈部吻合口瘘，加强颈部切口换药，局部置管引流，部分患者仍可经口进食。

（4）营养支持，空肠造瘘维持营养比较经济实用。

（5）注意预防其他并发症，如肺炎、腮腺炎、压疮、静脉炎等。

（6）近年来随着介入治疗的开展，可用带膜食管支架治疗瘘，其效果有待总结。

2. 手术治疗　再次开胸手术的指征。

（1）早期吻合口瘘，瘘口小于 1cm，发生时间短，胸内感染轻。

（2）患者体质能耐受，可以经受第 2 次手术。

（3）胸胃的长度足以允许再次行高位吻合。

（4）胸腔引流量大，疑为胃壁坏死和穿孔，或吻合口裂开。

（四）病情观察

1. 体温变化　大多发生在术后 5 ~ 10d，术后 1 周内要严密观察患者的体温变化。

术后并发吻合口瘘主要表现为体温升高，可达 38 ～ 40.5℃，持续不退，且使用退热药及更改抗生素后仍不能控制体温，常规检查白细胞计数明显升高。因此，术后体温正常，继而又出现不明原因的高热，应警惕吻合口瘘的发生，及早发现、及时处理预后较好。

2. 呼吸变化　呼吸变化对判断术后胸腔内有无炎症有重要意义。若术后出现呼吸急促、氧分压下降、突然胸痛加重，在排除手术创伤引起的疼痛外，应高度警惕吻合口瘘的发生，及时报告以明确诊断。

3. 引流液变化　胸腔引流液的变化能较早反映病情变化，一旦吻合口瘘发生时，胸腔引流液明显增多，颜色呈微黄色或暗红色，且有不同程度的混浊，有时可出现纤维物质和食物残渣。应注意以下事项。

（1）若发现引流液中混有胃内容物或胆汁时，应及时协助患者取半卧位，以减少胃内容物由吻合口反流外溢污染胸腔的危险。

（2）若引流液的颜色由黑绿色逐渐变淡，继而转为清淡，且患者全身中毒症状好转，则预示吻合口即将愈合。若引流量突然减少且体温增高，提示有引流不畅或引流管滑脱的可能。

（3）如果引流液逐渐减少或突然由 200 ～ 300mL/d 减为 100mL/d 左右，患者体温不高，全身情况好转，则提示瘘口已愈合，口服美蓝溶液可以证实。

（五）护理措施

1. 术前改善营养状况　患有营养不良、糖尿病及食管梗阻严重的患者是术后并发吻合口瘘的高危人群。因此，要改善术前的营养状况，增强机体抵抗力。了解患者进食情况，鼓励能经口进食者，合理进食高热量、高蛋白质、富含维生素的易消化食物；对于消瘦、营养状况差或进食困难的患者，要评估有无电解质紊乱、贫血、低蛋白血症等。必要时遵医嘱给予输液、静脉高营养，适当给予输血、补充白蛋白等。

2. 术后营养支持　一般采用静脉营养和肠内营养相结合，逐步过渡到全肠内营养的循序渐进的营养支持原则。食管癌手术患者术中可留置十二指肠营养管或行空肠造瘘，自营养管或空肠造瘘管注入肠内营养液。进行肠内营养时应注意以下几点。

（1）营养液种类：应选择低脂低糖、富含各种维生素的无渣流食，如牛奶、豆浆、米汤、菜汤、鸡汤、鲜果汁等，也可选择百普力等营养液制品。如有消化不良应及时调整食物。若患者出现脂性腹泻宜减少食物中脂肪含量，可在营养液中加些多酶片之类的助消化药。若患者腹泻严重，可暂停，待腹泻停止后再行肠内营养治疗。

（2）营养灌注方法：用 50mL 注射器抽取备好的流质饮食缓慢注入营养管或空肠造瘘管，一开始每隔 1h 灌注 1 次，每次 50mL，如无不适可逐渐增加至 200mL，每隔 2h 灌注 1 次，24h 总量可达 3000mL 左右。也可将百普力等营养液制品经营养泵从营养管或空肠造瘘管持续泵入，开始时每天 20 ～ 40mL，如无不适可逐渐增加灌入量。灌注时应注意从清流质饮食到一般流质饮食，匀速灌注逐渐加量，同时注意勿将空气注入，以免造成腹胀不适。护士要经常巡视，发现问题及时处理。

（3）营养液的温度：以 38 ～ 40℃为宜，温度过高易烫伤肠黏膜，温度过低易刺激肠蠕动而致腹泻。

（4）保持营养管或空肠造瘘管通畅：注意食物的碎细度，而且每次灌注前后均需用温开水 20 ~ 30mL 冲洗管腔，保持管道清洁通畅，同时注意食具卫生，营养液应新鲜配制以免久置变质导致肠炎腹泻。

（5）空肠造瘘管周围每日应予清洁消毒，更换敷料 1 次，灌注后需将造瘘管远端夹紧并用无菌纱布包裹，妥善固定以防滑脱。

3. 口腔护理　口腔护理每日 2 次，并用温开水或漱口液漱口，每日 3 ~ 4 次。

4. 高热的护理

（1）卧床休息，减少机体消耗。

（2）高热给予物理降温。

（3）降温过程中出汗时及时擦干皮肤，随时更换衣物，保持皮肤和床单清洁、干燥，注意降温后的反应，避免虚脱。

（4）降温 30min 后测量体温。

（5）及时补充水分以防止脱水，鼓励患者管饲高热量、高维生素、营养丰富的流食，保证机体的营养需求。

5. 心理护理　吻合口瘘发生后，患者及其家属的心理压力和经济负担加重，常表现为焦虑、恐惧，甚至绝望。护士应了解患者的心理需要，根据其文化程度酌情说明病因及最佳治疗方案，介绍成功病例，在生活上多给予关心与照顾，激发患者树立战胜疾病的信心，使其在良好的心理状态下接受治疗和护理。

二、乳糜胸

乳糜胸是大量淋巴液由胸导管或其主要分支的瘘口进入并潴留在胸腔而形成的，由于胸导管与食管解剖关系密切，在实施食管胸中、上段癌切除术时，最容易发生胸导管损伤，如果术中未予以正确处理，术后就将发生乳糜胸。乳糜胸如采取保守治疗，死亡率达 50% 以上。近年来，由于对乳糜胸的病理生理的研究、诊断和治疗方面认识的提高和及时手术治疗，死亡率已降至 10% 左右。

（一）临床表现

乳糜胸一般出现在术后第 4 ~ 5d 患者开始进食水时，偶尔也可在术后 24h 之内或术后第 7 ~ 14d 表现出来。乳糜胸一旦发生，将引起一系列重要的病理生理变化。大量乳糜液在胸腔潴留将导致呼吸循环功能的严重紊乱，典型的症状有胸闷、心慌气短、乏力、患侧胸部不适等，严重时可造成休克。乳糜液的丢失还会引起代谢、营养和免疫系统功能的严重障碍，由于大量水分、营养物质、电解质、各种淋巴细胞和抗体的丢失，患者因免疫功能降低和全身消耗衰竭而死亡。另外，由于乳糜液中含有卵磷脂和脂肪酸，这两种成分具有抑菌作用，因此不易并发感染。

（二）治疗

发生乳糜胸后，一般先采取保守治疗，密切观察乳糜引流量，如每日在 500mL 以下并逐渐减少，因有自愈可能，可继续观察。如每日大于 1000mL，最多观察 3 ~ 4d 即应手术，观察时间过长可导致患者衰竭，增加手术死亡率。

1. 保守治疗

（1）禁食或遵医嘱进低脂、高蛋白、高糖流质、半流质饮食。可食用富含中链甘油三酯的棕榈油或椰子油，可防止营养不良的发生，减少乳糜液的形成。因为中链甘油三酯与长链脂肪酸不同，它自肠道吸收后不参与乳糜液形成，而经门脉进入肝脏。

（2）静脉高营养，也可静脉补充全血、血浆蛋白、氨基酸、脂肪乳、电解质、维生素及微量元素，维持水、电解质平衡。

（3）放置胸腔闭式引流，保证肺膨胀良好，促使胸膜粘连。

（4）胸腔灌洗治疗，促使胸膜腔粘连，如注入50%葡萄糖溶液50～100mL、凝血酶2000～4000U、1%滑石粉混悬液100mL后嘱患者反复转动体位，让药液均匀涂布胸膜，尤其是肺尖。

2．手术治疗　开胸结扎胸导管。

（三）护理目标

（1）患者体液平衡得以维持，循环系统功能稳定。

（2）患者术后营养状况得以维持或改善。

（3）患者术后呼吸功能改善，血氧饱和度维持在正常范围。

（4）患者情绪稳定，能配合各项检查和治疗。

（四）护理措施

1．病情观察

（1）生命体征的观察：密切监测患者的生命体征——心率、血压、血氧饱和度的变化，有无气促及呼吸困难，有无心力衰竭的表现。如患者临床症状较重，并伴有精神差、呼吸或心率增快、血压下降等，应立即通知医生准备手术治疗。

（2）胸液的观察：除常规胸腔闭式引流管的护理外，还应密切观察患者胸液的颜色、量、性状，定期挤压保持引流管的通畅。因乳糜液凝固性较高，应经常挤压引流管以防止乳糜液堵塞引流管，且可以用持续低负压吸引，定时检查引流管有无受压、扭曲及引流瓶的密封程度。观察引流瓶的水柱波动情况，做好记录。如引流量少，应考虑引流管是否通畅，并报告医生。如因胸腔内出现纤维分隔状致引流不畅，需更换引流管装置。

2．胸腔灌洗的护理　胸内注入50%葡萄糖溶液50～100mL后夹闭胸管，嘱患者平卧，并转动体位，使药液能均匀涂布于脏壁层胸膜上，同时嘱患者咳嗽，促使肺复张，更有利于药剂均匀地涂布在胸膜壁上，使两层胸膜靠近，有利于胸膜粘连，闭锁胸膜腔。1～2h后开放胸管，观察胸腔引流液的性质和量的变化。48～72h后，经胸腔引流液的观察或胸片、胸透证实仍有乳糜液者，可继续按照上述方式用药。

3．心理护理　发生乳糜胸后患者体质虚弱，加上胸闷气短、呼吸困难，会引起患者及其家属的焦虑、怀疑，加之术后全身管道多，活动不便会造成患者情绪低落，对治疗产生抵触心理。护士应积极主动与患者及其家属沟通，耐心听取患者的主诉，介绍医院的技术水平、疾病的相关知识及将采取的检查、治疗措施，消除顾虑，取得患者的信任。在每次进行治疗、检查、护理前充分向患者及其家属讲解其目的、方法、注意事项等，从而建立相互信任的护患关系，使其在最佳心理状态下接受治疗，增强患者战胜疾病的信心。

4．呼吸道管理　保持呼吸道通畅，每1～2h协助患者咳嗽，排痰1次，咳嗽时轻轻挤压伤口，使痰液能够顺利排出。向患者讲解咳嗽的重要性，雾化吸入每日2～3次。

痰液黏稠不易咳出者，可行鼻导管或纤支镜吸痰，确保呼吸道通畅，减少肺部并发症的发生。

5. 饮食护理　因乳糜液大量丢失，容易导致营养不良、免疫力低下，易感染，因此禁食期间，应遵医嘱给予静脉高营养治疗，如脂肪乳、氨基酸、葡萄糖或卡文注射液等，及时补充水、电解质、白蛋白、血浆等，合理安排输液顺序，保持均衡营养，纠正负氮平衡，维持水、电解质、酸碱平衡，提高机体免疫功能。

6. 十二指肠营养管的护理　妥善固定十二指肠营养管，班班交接检查十二指肠营养管放置长度（置入长度一般不少于60cm），每日更换固定十二指肠营养管的胶布，每次鼻饲前要检查十二指肠营养管的长度确定位于肠内，若十二指肠营养管不慎脱出，立即通知医生处理。

三、肺部感染

肺部感染包括终末气道、肺泡腔及肺间质在内的肺实质性炎症，是食管癌术后最常见的肺部并发症。

（一）病因

（1）气管插管、麻醉和辅助机械通气，手术中压迫使肺萎陷及损伤，患者的咳嗽反射受到抑制，术后由于肺组织出现炎性渗出加之支气管纤毛活动功能减弱，造成分泌物潴留，排出困难，增加了肺部感染的发生率。术中应间断膨肺防止肺萎陷时间过长。

（2）术后胃反流误吸，引起下呼吸道及肺实质的急性化学性刺激，可激发细菌感染。

（3）患者有长期吸烟史，或伴发阻塞性通气功能障碍、高龄、营养不良、低蛋白血症、糖尿病、慢性酒精中毒、肝硬化等慢性疾病的存在，术后肺部感染发生率比正常人高2倍。

（二）病程

1. 肺不张　由于气管内分泌物潴留及术后疼痛，致使潮气量减少等，导致范围不等的肺不张。

2. 肺炎　在肺不张的基础上，呼吸道对细菌的易感性增加，使细菌在支气管肺泡内更加容易繁殖，术后肺炎多集中在小支气管，再向周围延伸扩散至肺内其他部位。

3. 肺脓肿　极少数患者的肺不张、肺炎治疗不当，炎症进一步发展，肺组织坏死液化后形成肺脓肿，脓肿可破溃到支气管内，刺激患者咳嗽，并咳出大量黄色脓痰。

（三）临床表现

肺部感染多发生于术后48h内，其症状和体征与肺不张发生的程度和范围有关。患者可有咳嗽、咳痰、心率快、体温升高、叩诊呈浊音，听诊呼吸音减弱或呈现管状呼吸音，肺炎或肺脓肿发生后出现寒战、高热，体温达39～40℃，咳嗽剧烈，脓痰、胸痛，同时伴有乏力、出汗等中毒症状。

（四）治疗和预防

1. 治疗

（1）化痰、排痰：督促患者积极咳嗽排痰，应用化痰药物，并辅以人工吸引、气管内注药、纤维支气管镜吸痰等措施。

（2）抗生素治疗：及时、足量应用抗生素，并根据痰培养结果选择敏感药物，同时要注意预防其他部位并发症的发生。

（3）合并脓胸及胸腔积液：应根据脓胸治疗原则进行处理。

（4）气管切开及呼吸机支持治疗：当肺部感染造成呼吸功能不全甚至呼吸衰竭时，一般治疗效果不佳。病情恶化者，应积极应用呼吸机辅助呼吸，改善通气功能，必要时行气管切开。

2. 预防　术前教会患者有效的咳嗽和深呼吸，指导吸烟患者戒烟。术后定时翻身、叩背、有效咳嗽排痰，给予雾化吸入，合理应用抗生素。

（五）护理措施

（1）病房定时开窗通风，严格限制陪护及探视人员，确保空气环境质量，感染严重者应予以隔离，避免交叉感染。

（2）保持呼吸道通畅。

1）及时清理呼吸道的分泌物，注意湿化呼吸道，给予雾化吸入，痰液黏稠不易咳出者，可行鼻导管吸痰或气管镜深部吸痰，确保呼吸道通畅，减少肺部感染的发生。

2）呼吸功能锻炼，指导患者做深呼吸、有效咳嗽等，促进肺复性和胸液的引流，避免引起胸腔感染。

（3）口腔护理，选择合适的漱口液，指导患者每日漱口数次以减少口腔定植菌，在禁食及留置胃管期间每日口腔护理 2 次。

（4）严格无菌操作。

（5）加强营养支持，提高机体免疫力，可降低肺部感染的发生。

（6）高热的护理。

1）卧床休息，减少机体消耗。

2）高热时给予物理降温，必要时遵医嘱用退热药物。

3）降温过程中出汗时应及时擦干皮肤，随时更换衣物，保持皮肤和床单清洁、干燥；注意降温后患者的反应，及时补充水分避免虚脱。

4）降温 30min 后测量体温。

5）及时补充水分，防止脱水，鼓励患者管饲高热量、高维生素、高蛋白营养丰富的流食，保证机体的营养需求。

四、脓胸

胸膜腔受化脓性病原体感染，产生脓性渗出液积聚，称为脓胸。脓胸是食管癌常见的并发症，处理不及时会转变成慢性脓胸，甚至影响吻合口愈合，导致吻合口瘘等并发症的发生。

（一）病因

食管癌术后脓胸是指术后非吻合口瘘或胸内消化道穿孔所引起的单纯性脓胸。当食管肿瘤破裂或胃内容物外溢污染胸腔造成术后脓胸，其次脓胸也跟患者的体质、营养、身体状况等因素有关。

（二）临床表现

食管癌术后胸腔感染，首先要注意生命体征，患者可能会有发热、胸闷、呼吸困难等症状。严密观察患者胸液的颜色、性质、量、气味及混浊度。若胸管拔除 1 ~ 2d 后，出现体温升高、气促、胸痛加重应考虑脓胸。血白细胞计数高于正常，X 射线透视、胸片可见胸腔内积液，B 超定位胸穿。脓胸渗出期，胸腔穿刺抽出淡血性混浊液体；当脓胸发展到脓性纤维素期，脓液逐渐变为黄白色或白色。

（三）治疗

治疗上，除全身控制感染和支持疗法外，对急性全脓胸和液气胸应及时行胸腔闭式引流，这对减轻全身感染中毒症状和促使肺膨胀闭锁脓腔是最有效的疗法。要注意保持引流通畅，引流位置不当应及时调整。至于少数慢性局限性脓胸，待全身情况好转后如仍不愈，可考虑手术。

（四）预防措施

（1）术前准备：改善患者一般情况，提高免疫力；食管梗阻严重者，术前冲洗食管并应用抗生素。

（2）手术过程：要严格无菌操作。

（3）术后处理：保持胸腔闭式引流通畅，鼓励和协助患者咳嗽和排痰，促使肺膨胀，引流管拔除 3 ~ 5d 胸部透视或拍片，必要时胸穿，出院前应复查胸片，以防漏诊。

（五）护理措施

1. 病情观察　密切观察患者的体温、呼吸、脉搏、血压、血氧饱和度及胸腔闭式引流液的颜色、性质、量、气味及混浊度等。术后早期并发脓胸，患者多在拔除胸管 1 ~ 2d 后体温复升（可持续 1 ~ 2 周），脉搏加快、胸闷、气促，严重者出现呼吸窘迫现象，胸腔穿刺抽出淡红色混浊胸液。随着病情发展，胸液变为黄白色或白色脓液。

2. 卧位　患者取半卧位，便于胸液引流，减少腹部张力。

3. 胸腔闭式引流的护理　同上述。

4. 保持呼吸道通畅　同上述。

5. 高热的护理　同上述。

6. 口腔护理　选择合适的漱口液，指导患者每日漱口数次，在禁食及留置胃管期间，口腔护理每日 2 次以保持口腔黏膜完好、清洁湿润、无特殊异味，防止继发感染。

7. 营养支持　能经口进食者可多进食高蛋白、富含纤维素的食物，保证充足的营养；不能经口进食者可采用静脉高营养和肠内营养。

五、胸胃穿孔

食管癌术后并发胸胃穿孔是少见的严重并发症之一，食管癌并发胸胃穿孔率＜1%，临床上常被误诊为吻合口瘘，病死率高，合理有效的护理是预后的关键。

（一）病因

胸胃溃疡是导致术后胸胃穿孔的重要原因，而溃疡的形成又与多种因素有重要关系，术前有反复胃溃疡或慢性胃炎病史的患者术后更易出现胸胃穿孔。手术创伤、术中及术后血压的波动、血容量的改变，是由于胸胃底部血运差，另外，胸胃腔内压力过高也是引起胸胃穿孔的原因。

（二）临床表现

胸胃穿孔常于术后 3 ～ 7d 发生。多见于突发胸部剧痛，放射至上腹部，腹肌紧张，呼吸困难伴高热，甚至有呛咳。胸管引流出胃内容物，X 线、胸片示胸腔内有液气平面，行碘油胃肠造影见造影剂流入胸腔。

（三）治疗

1. 保守治疗　及时留置胸腔闭式引流管，确保引流通畅。胃管持续有效的胃肠减压，减轻胃部张力。留置鼻饲管，给予肠内营养支持。同时加强抗炎等对症处理和支持治疗。

2. 手术治疗　术后发现胸液内有胃液或拔除胸管后胸穿抽出胃液，应尽早行二次开胸探查。术后要尽可能清除坏死组织，直至显露正常鲜活组织。术后加强营养，特别要注重肠内营养支持。

（四）护理目标

（1）患者术后呼吸功能改善，血氧饱和度维持在正常范围。

（2）患者主诉疼痛减轻或缓解，能耐受。

（3）患者体温恢复正常。

（4）患者术后营养状况得以维持或改善。

（5）患者情绪稳定，能配合各项检查和治疗。

（五）护理措施

1. 病情观察　发生胸胃穿孔后应严密观察患者的体温、血压、心率、呼吸、血氧饱和度、神志、面色、中心静脉压、胃肠减压液及胸腔闭式引流液的颜色、性质和量（胸腔闭式引流液是否为鲜红色血液，有无食物残渣，是否混浊等）、末梢循环、全身皮肤黏膜状况等。

2. 迅速建立有效的静脉通道　根据血压及中心静脉压变化调整输液量及速度。

3. 吸氧　根据病情决定吸氧时间及流量，目的是改善组织缺氧，减少肺部并发症。

4. 体温　由于体温每上升 1℃可增加机体代谢 10%，所以应严密观察体温变化，每 4h 监测体温 1 次，根据体温变化给予对症处理，如体温下降、四肢厥冷，给予保暖；静脉输库存血时，应复温后再输注；体温过高时，给予物理降温。

5. 做好记录　严格记录生命体征变化和出入水量。

6. 保持呼吸道通畅　及时清理呼吸道的分泌物，注意保持呼吸道通畅，痰液黏稠不易咳出者，可行雾化吸入，改善不了的可行鼻导管或气管镜深部吸痰，确保呼吸道通畅，减少肺部并发症的发生。

7. 心理护理　发生胸胃穿孔后，应派专人陪在患者身边，安慰患者及其家属，减轻并降低患者及其家属的恐惧，向其讲解各种操作目的，指导患者配合治疗护理方法，转移注意力，激发患者正性心态，取得配合。

8. 管路护理

（1）胸腔闭式引流的护理　同上述。

（2）胃肠减压的护理　同上述。

9. 口腔护理　给予口腔护理每日 2 次，也可选用合适的漱口液漱口。

10. 饮食护理　患者病情明显好转，拔除胃管观察 1 ～ 2d 后，可先试饮少量水。

无异常后第 2 日可试饮少量果汁、米汤，1 周后可进半流质饮食，2 ~ 3 周后无异常可进软质饮食，1 个月后进普食。但应遵循少量多餐，避免进食过多、过快、过饱、过硬的饮食原则。同时告诉患者进餐后 2h 勿平卧，最好在室内走动片刻，以防食物堵塞而再次发生胸胃穿孔。

（六）预防

胸胃穿孔重在预防。充分做好术前准备，对术前有溃疡病史或慢性胃炎病史的患者，术前即开始应用制酸剂，术后继续应用。术后处理好非手术因素的影响，做好胸管及胃肠减压管的护理，加强营养支持，就可能有效地防止胸胃穿孔的发生。

第十四章 骨科护理

第一节 关节脱位病人的护理

一、概述

关节脱位（俗称脱臼）指关节面失去正常的对合关系。失去部分正常对合关系的称半脱位。多发生于青壮年和儿童，多为各种直接或间接暴力导致。创伤性脱位是最常见的原因。上肢关节脱位多于下肢，肩关节和肘关节脱位最为多见，髋关节次之。

（一）分类

1. 按脱位发生的原因

（1）创伤性脱位：最为常见，多发生于青壮年，是由各种直接或间接暴力作用于正常关节引起的脱位。

（2）先天性脱位：各种因素导致胎儿在母体内发育异常而致关节先天性发育不良，出生后即存在脱位，且逐渐加重。如由于髋臼和股骨头先天发育不良或异常引起的先天性髋关节脱位。

（3）病理性脱位：关节结构发生病变，骨端遭到破坏，不能维持关节面正常的对合关系，称为病理性脱位。如关节结核或类风湿性关节炎等，导致关节面结构破坏，无法维持正常的对合关系。

（4）习惯性脱位：创伤性脱位后，关节囊及韧带松弛或在骨附着处被撕脱，影响了关节的稳定性，以致轻微外力即可导致再脱位，如此反复，即为习惯性脱位。多见于肩关节。

2. 按脱位程度

（1）全脱位：指关节面完全丧失对合关系。

（2）半脱位：指关节面失去部分对合关系。

3. 按脱位发生的时间

（1）新鲜脱位：脱位时间未满 3 周。

（2）陈旧性脱位：脱位时间超过 3 周。

（二）病理生理

创伤性关节脱位后，主要表现为构成关节的骨端移位，关节囊破裂，关节腔周围积血。血肿机化后，形成肉芽组织，进一步发展成为纤维组织，与关节周围组织粘连。脱位可伴关节附近韧带、肌肉和肌腱损伤，也可伴撕脱性骨折及周围血管、神经的损伤。

（三）临床表现

1. 一般症状 关节疼痛、肿胀、局部压痛及关节功能障碍。

2. 专有体征

（1）畸形：关节的正常骨性标志发生改变，脱位的关节处明显畸形，常见畸形包括肢体内旋或外旋、内收或外展、变长或缩短等。

（2）弹性固定：关节脱位后，患肢由于关节囊周围韧带及肌肉的牵拉，处于异常位置，被动活动时检查者感觉存在弹性抗力。

（3）关节盂空虚：脱位后可触及空虚的关节盂，移位的骨端突出于邻近异常位置。若肿胀严重则难以触之。

3.其他　早期全身可合并多处复合伤、休克等，局部还可合并骨折及血管神经损伤等。晚期可发生骨化性肌炎、骨缺血性坏死和创伤性关节炎等。

（四）辅助检查

关节正侧位 X 线检查是最常采用的检查方法，可明确脱位的方向、程度、有无合并骨折等，以防止漏诊或误诊。

（五）处理原则

1.复位

（1）手法复位：是主要的复位方式，最好在脱位后 3 周内进行。因为复位时间越早，手法复位的成功率越高，效果也越好。若脱位时间过长，则关节周围组织出现挛缩、粘连，空虚的关节腔被纤维组织充填，手法复位较为困难。

（2）切开复位：若发生以下情况，应考虑行手术切开复位：①合并关节内骨折；②有软组织嵌入；③手法复位失败或手法难以复位者；④陈旧性脱位手法复位失败者。

关节脱位复位成功的标志是被动活动恢复正常、骨性标志恢复，X 线检查提示关节恢复正常对合关系。

2.固定　即将复位后的关节固定于适当位置，以修复损伤的关节囊、韧带、肌肉等软组织。固定的时间应依个体的脱位情况而定，一般固定 2～3 周，太长易发生关节僵硬，太短则损伤的关节囊未完全修复，容易引起习惯性脱位。陈旧性脱位手法复位后，固定时间应适当延长。

3.功能锻炼　鼓励早期活动，应鼓励病人在固定期间要经常进行关节周围肌肉和患肢其他关节的主动活动，防止关节僵硬和肌萎缩。固定解除后，逐步扩大患部关节的活动范围，以主动锻炼为主，辅以理疗、按摩等，促进关节功能恢复。但在功能锻炼过程中切忌粗暴的被动活动，以免增加损伤。

（六）护理措施

1.体位　抬高患肢并保持患肢处于关节的功能位，以利于静脉回流，减轻患肢肿胀。

2.缓解疼痛

（1）局部冷热敷：伤后 24 小时内局部冷敷，达到消肿止痛的目的；受伤 24 小时后局部热敷，减轻肌肉痉挛引起的疼痛。

（2）避免加重疼痛的因素：进行护理操作或移动病人时，托住患肢，动作轻柔，避免不适当活动加重疼痛。

（3）镇痛：采用心理暗示、转移注意力或放松疗法等非药物镇痛方法来缓解疼痛，必要时遵医嘱使用镇痛剂。

3.病情观察　当移位的骨端压迫邻近血管和神经，可引起患肢缺血、感觉及运动障碍。故应定时观察患肢远端血运、皮肤颜色、温度、感觉和运动情况等。若发现患肢苍白、发冷、患处瘀肿、疼痛加剧、感觉麻木等异常情况，及时通知医师并配合处理。

4. 保持皮肤完整性　使用石膏固定或牵引的病人，避免因固定物压迫而损伤皮肤；保持床单位整洁；鼓励长期卧床者经常更换体位；对于皮肤感觉功能障碍的肢体，防止烫伤和冻伤。

5. 心理护理　关节脱位多由意外事故造成，病人常出现焦虑、恐惧以及自信心不足等负性情绪，在生活上应给予帮助，加强沟通，耐心开导，使之心情舒畅，进而愉快地接受并配合治疗。

6. 健康教育　向病人及家属讲解关节脱位治疗和康复的知识。说明复位后固定的目的、方法、意义及注意事项，使其了解固定的重要性、必要性及复位后必须固定的时限。指导病人进行康复锻炼，讲述功能锻炼的重要性和必要性，使病人能自觉按计划实施。固定期间进行肌肉舒缩活动及邻近关节主动活动，切忌被动运动；固定拆除后，逐步进行肢体的全范围功能锻炼，防止关节粘连和肌萎缩。习惯性反复脱位者，须保持有效固定，严格遵医嘱坚持功能锻炼，避免发生再脱位。

二、肩关节脱位

肩关节是全身活动范围最大的关节，其特点是肱骨头面大，肩胛盂浅而面小，肱骨头相对大而圆，关节囊及周围韧带薄弱松弛，因此，关节稳定性相对较差，容易发生肩关节脱位。

（一）概述

肩关节脱位是成人全身关节脱位中最常见的疾病，约占四肢大关节脱位的40%。肩关节脱位多发于青壮年，男性多于女性。

（二）脱位机制

肩关节由肱骨与肩胛骨关节盂构成，关节盂小而浅，而肱骨头大，他们之间只有1/4～1/3的接触面，因此具有关节活动度大、关节盂浅的特点，而且关节囊的下壁最为薄弱，肩关节囊薄弱而松弛，肱骨头容易从此滑出，所以在大关节脱位中所占比例较大。肩关节周围肌肉组织的相互作用是维持肩关节稳定的主要来源。肩关节的稳定性取决于肩袖、关节盂、盂唇、盂肱韧带及关节囊的完整性，它们发生变异或损伤往往会导致肩关节不稳。损伤稳定结构中的任何一部分，均可导致肩关节不稳定。

（三）分型

肩关节脱位根据脱位后肱骨头所处位置不同，分为如下几种。

（1）肩关节前脱位：脱位后肱骨头位于肩胛盂或喙突的前下方，占所有肩关节脱位的85%～95%肱骨头。根据肱骨头所处位置前脱位又分盂下型、喙突下型和锁骨下型。

（2）肩关节后脱位：肱骨头在肩胛盂后的肩峰下或肩胛冈下，在脱位过程中常发生肩胛骨关节盂后缘盂唇软骨损伤或骨折。临床较为少见，发病率不到5%。脱位类型根据肱骨头脱出后的位置分为三型：①盂下型，肱骨头位于关节盂下方，此类少见；②冈下型，肱骨头位于肩胛冈下，亦少见；③肩峰下型，肱骨头位于肩峰下方，关节面朝后，位于肩胛盂后方，此类最常见。

（3）肩关节脱位伴肱骨近端骨折的临床分型：Ⅰ型，无移位或轻度移位，肱骨大结节骨折、肱骨小结节骨折、肱骨外科颈骨折三项中任意一项伴肩关节脱位；Ⅱ型，移位小于 1cm 或成角小于 5°，肱骨大结节骨折、肱骨小结节骨折、肱骨外科颈骨折三项中任意一项伴肩关节脱位；Ⅲ型，移位大于 1cm、成角大于 5°、完全移位、粉碎性、旋转大于 45°、肱骨头翻转移位中任意一项或一项以上，肱骨大结节骨、肱骨小结节骨折、肱骨外科颈骨折三项中任意两项或两项以上伴肩关节脱位。

（四）临床表现

（1）肩关节前脱位：疼痛、畸形及方肩畸形，拒绝上臂进一步的内收或内旋动作。Dugas 征阳性。X 线片检查可见肱骨头前下脱位。

（2）肩关节后脱位：临床表现疼痛较轻，不如前脱位剧烈。患侧上臂常处于内旋、外展和前屈位，且常用健侧手握住患肢牵向胸前，使患肩向健侧倾斜。可无方肩畸形，喙突处异常突起，而肩前侧平坦，肩峰后下方隆起并可触及脱位的肱骨头形态。患肩外旋严重障碍。体检时屈肘 90° 作肩外旋，常旋至中立位时很难继续外旋。X 线片及 CT 检查可见肱骨头后脱位。

（3）肱骨近端骨折伴肩关节脱位：临床上较为常见。创伤后肩关节疼痛、肿胀、畸形、可有方肩及肩关节弹性固定，肩峰下有空虚感，摄肩关节正位片及斜位片即可明确诊断，必要时可做 CT 检查以了解骨折块的大小及移位情况。

（五）相关检查

X 线片检查不仅可以明确脱位类型，而且有助于了解是否伴有骨折、骨性缺损、盂缘磨损等。常拍前后位、侧方穿胸位和腋窝位 X 线片，或上臂内旋 50° ～ 80° 时拍片，可以发现肱骨头后外侧有无骨折凹陷。有时由于患肢的疼痛和肌肉痉挛，无法进行腋窝位摄片，也可以采用穿胸位 X 线片检查。正常人肩胛骨外缘与肱骨颈内侧皮质可连续成为一柔顺的抛物线，称为 Moloney 线，肩关节脱位时该线中断或增宽。

肩关节后脱位时，前后位 X 线片见肱骨头极度内旋，肩峰下型者肱骨头与肩胛盂后唇重叠影明显减少；肱骨颈不显示，大结节与肱骨头重叠，小结节显示在内侧，肱骨头与大小结节轮廓呈"葫芦"状影。盂下型者肱骨头位于肩胛盂下方，呈内旋位。在穿胸位肩关节侧位 X 线片上，可见肱骨头移向肩胛盂后方；Moloney 线有中断，肩峰下型及冈下型者顶端变尖锐。肩胛骨正位 X 线片，可见肱骨头与肩胛盂有重叠。

CT 扫描能准确地显示出肱骨头脱出的方向、旋转情况与周围结构的关系，以及碎骨块的数量、大小、位置和移位类型。MRI 能够进一步显示可能存在的肩袖损伤，对治疗方法的选择更具指导意义，CT 检查可见关节盂前下方撕裂，关节镜检查更能直视下发现关节盂唇撕裂。

（六）治疗

（1）非手术治疗：对于新鲜、单纯肩关节前脱位、后脱位以及Ⅰ型、Ⅱ型肱骨近端骨折伴肩关节脱位患者都可以考虑非手术治疗，行手法复位。常采用的手法复位方法有：① Kocher 法；②手牵足蹬法（Hippocrates 法）；③ Stimson 法；④牵引推拿法；⑤改良椅背法。

复位后逐步作肩关节的各方向主动活动锻炼，使关节囊内积血或部分关节囊挤出关节腔。腋位肩部 X 线投照和 CT 检查显示已复位后，用胸壁绷带固定，将患肢屈肘

60°～90° 上臂外展外旋，前臂依附胸前，用纱布棉花放于腋下和肘内侧，以保护皮肤，接着将上臂用绷带固定于胸壁，前臂用颈腕带或三角巾悬吊胸前2～3周。固定可使受伤肌腱、韧带等软组织得以有良好的修复。

（2）手术治疗：适应于手法复位失败或Ⅲ型肱骨近端骨折伴肩关节脱位者根据骨折的分型、患者的年龄情况选择适当的内固定方式，包括克氏针和螺丝钉固定，小骨折块可采用张力带钢丝固定，T形接骨板或者肱骨近端解剖型接骨板适用于不稳定的肱外科骨颈骨折，髓内针适用于较稳定的肱骨外科颈骨折。腋丛神经可因为肱骨外科颈骨折向上、向内移位和肱骨头挤压损伤，如神经无断裂可不需手术探查。

（3）治疗复发性肩关节脱位的原则是，区分创伤性脱位与非创伤性脱位。非创伤性脱位以及偶尔发作的创伤性脱位，应该进行观察和肌肉锻炼，包括肩部所有肌肉，特别是肩袖肌群包括斜方肌、背阔肌、前锯肌、肩胛下肌和胸大肌等。对于频繁发作的肩关节脱位，影响工作和生活，应该考虑手术治疗。可以采用的手术方式有：关节囊修补；重叠紧缩关节囊及肩胛下肌；加强及平衡肌力；矫正肩关节盂以及肱骨畸形等根据手术中实际情况，采用一种或者几种手术方式联合，其中最常用的是 Bankart 修复手术。

（七）护理措施

1.关节复位前护理

（1）缓解疼痛：患肢制动，受伤24小时内给予冷敷，以减少渗出、促进消肿，缓解疼痛。

（2）加强病情观察：定时观察患肢的皮肤温度、颜色、感觉、运动及血运情况等，如发现皮温降低、皮肤颜色发绀或苍白、肿胀加重、感觉麻木等，应及时联系医师，妥善处理。

（3）完善复位前检查：如实验室检查、X线等。

2.关节复位后护理

（1）体位：平卧时用软枕抬高患肢，并保持肢体功能位。

（2）病情观察。

1）生命体征：术后24小时内密切观察脉搏、血压等的变化，必要时行床旁心电监护。

2）切口情况：观察切口敷料有无渗血、渗液，警惕切口有无红、肿、热、痛等感染征象。

3）引流情况：观察引流液的颜色、性状、量等。通常术后引流液呈血性，颜色逐渐变淡，量逐渐减少，如引流液呈鲜红色，无减少趋势，应警惕出血可能。

4）肢端血运：密切观察患肢皮温皮色、动脉搏动及感觉、运动情况，警惕缺血性肌挛缩、骨筋膜室综合征等。

（3）生活护理：指导病人练习用健肢独立完成日常生活，必要时予以协助。

（4）功能锻炼：术后3周内切实制动肩关节，可进行手指和腕关节的屈伸运动，但应禁忌肩关节的外旋、外展活动；术后3～4周，肩关节制动解除后，可在健肢的帮助下逐步行患肢内收、外展、上举运动等；6周后逐渐增加肩关节的主动活动范围，如指导病人进行爬墙、摸头、绕头摸对侧耳等活动。锻炼须循序渐进，不可冒进。出院前评价患肢的康复情况，是否出现关节僵硬、肌萎缩等。

3.健康教育　根据病人关节的康复状况为其制订出院后的功能锻炼计划。鼓励病人用患肢进行日常活动，如使用筷子、系衣扣等，但3个月内患肢避免剧烈活动及提重物。指导病人出院后自我监测病情变化，告知复诊时间。

三、肘关节脱位

在肩、肘、髋、膝四大关节中，肘关节脱位的发生率列第二位，多为运动损伤，容易合并周围骨折和神经血管损伤。

（一）概述

肘关节的稳定结构包括静力性和动力性。静力稳定结构包括：肱尺关节、内侧副韧带和外侧副韧带以及次要的静力稳定结构桡骨头、伸肌和屈肌总腱的起点以及关节囊。动力稳定结构为横跨肘关节的肌肉，对肘关节产生挤压力，包括肘肌、肱三头肌和肱二头肌。

（二）流行病学

肘关节脱位是肘关节常见损伤，占所有肘关节损伤的15%～20%。肘关节脱位多发生于青少年，成人和儿童也时有发生，又以肘关节后脱位最常见。

（三）损伤机制

暴力传导和杠杆作用是肘关节脱位的基本外力形式。肘关节后脱位时，患者在跌倒时用手撑地，作用力沿尺、桡骨长轴向上传导，使尺、桡骨上端向近侧冲击，并向上后方移位。当传达暴力使肘关节过度后伸时，尺骨鹰嘴冲击肱骨下端的鹰嘴窝，产生一种有力的杠杆作用，使止于喙突上的肱前肌和肘关节囊前壁撕裂。肱骨下端继续前移，尺骨鹰嘴向后移，形成肘关节后脱位。

肘关节前脱位多为直接暴力产生，发生时多在伸肘位、肘后暴力造成鹰嘴骨折后尺骨近端向前脱位。

肘关节处于内翻或外翻位，遭受传导暴力时，肘关节侧副韧带和关节囊撕裂，肱骨下端向桡侧或尺侧移位，产生肘关节侧方脱位。

肘关节骨折脱位亦称复杂肘关节脱位，还伤及韧带和关节囊软组织以及桡骨头和（或）尺骨近端，常见的类型有：①肘关节后脱位合并桡骨头骨折；②肘关节后脱位合并桡骨头和尺骨冠状突骨折，即肘关节恐怖三联征；③前方尺骨鹰嘴骨折脱位（经尺骨鹰嘴肘关节骨折脱位）；④后方尺骨鹰嘴骨折脱位。

（四）临床表现

肘部明显畸形，肘窝部饱满，前臂外观变短，尺骨鹰嘴后突，肘后部空虚和凹陷。关节处于半屈曲位，只有微小的被动活动度。肘后三角关系改变。

（五）相关检查

X线片可判断肱骨远端与桡、尺骨近端的关节对位关系变化并可发现骨折情况。以肱骨远端为标准点，桡尺骨近端向后上方移位为后脱位，向前下方移位为前脱位，向侧方移位为侧方脱位。

（六）诊断

有外伤史，以跌倒手掌撑地最多见。肘部三角关系破坏。X线检查可确诊。

（七）治疗

1. 非手术治疗　单纯的肘关节脱位通过非手术治疗可以取得满意疗效，遗留的后遗症较少。复位后将上肢用固定在功能位 3 周，拆除石膏后做主动功能锻炼。

2. 手术治疗　复杂肘关节脱位，即肘关节骨折脱位治疗较为棘手，常需要手术治疗。治疗目的是恢复骨关节的稳定性，以使复杂的肘关节脱位变为简单的脱位。原则首先是恢复肱尺关节，复位肘关节脱位，尺骨近端（冠状突、鹰嘴）骨折的复位内固定；其次是如果肱尺关节不能恢复到正常，通过复位内固定或置换治疗桡骨头骨折，恢复其对肘关节的稳定作用；最后，侧副韧带损伤应该予以修复。

肘关节后脱位合并桡骨头骨折，首先进行肘关节复位，桡骨头的治疗要根据患者因素和骨折相关因素等决定。骨折块大于桡骨头的 1/3、粉碎严重不能作内固定治疗时应该作桡骨头置换。

肘关节后脱位合并桡骨头和尺骨冠状突骨折（恐怖三联征）需在完成尺骨冠状突骨折固定、桡骨头复位内固定或置换后，修复外侧副韧带。之后还应检查肘关节的稳定性。肘关节由伸直位到屈曲位，如果屈曲未达 30° ～ 40° 时轻易发生脱位，应该修复内侧副韧带或应用铰链外固定支架固定。

经尺骨鹰嘴肘关节骨折脱位时内侧副韧带通常完整或部分损伤。常采取后侧入路，先经尺骨鹰嘴骨折整复冠状突，将其临时固定于尺骨干或肱骨远端，然后复位鹰嘴进行固定。

后方尺骨鹰嘴骨折脱位时内侧副韧带常完整。如存在肘关节不稳，则需检查外侧副韧带，如损伤应予修复。

（八）护理措施

1. 关节复位前护理

（1）缓解疼痛：患肢制动，受伤 24 小时内给予冷敷，以减少渗出、促进消肿，缓解疼痛。

（2）加强病情观察：定时观察患肢的皮肤温度、颜色、感觉、运动及血运情况等，如发现皮温降低、皮肤颜色发绀或苍白、肿胀加重、感觉麻木等，应及时联系医师，妥善处理。

（3）完善复位前检查：如实验室检查、X 线等。

2. 病情观察　定时观察患肢的皮肤温度、颜色、感觉、运动及桡动脉搏动情况等，如发现肢端皮温降低、皮肤苍白或发绀、肿胀加重、感觉麻木等，应警惕缺血性肌挛缩，及时通知医师。

3. 功能锻炼　固定期间，可进行伸掌、握拳、手指屈伸等活动，在外固定保护下活动肩、腕关节及手指，同时可指导病人使用握力器等进行患肢的等长收缩运动。去除固定后，锻炼肘关节的屈伸、前臂旋转活动及锻炼肘关节周围肌力。肘关节完全恢复通常需要 3 ～ 6 个月，在此期间应避免用患肢进行重体力劳动。

4. 关节复位后护理

（1）体位：平卧时用软枕抬高患肢，并保持肢体功能位。

（2）生活护理：指导病人练习用健肢独立完成日常生活，必要时予以协助。

5. 健康教育 根据病人关节的康复状况为其制订出院后的功能锻炼计划。鼓励病人用患肢进行日常活动，如使用筷子、系衣扣等，但3个月内患肢避免剧烈活动及提重物。指导病人出院后自我监测病情变化，告知复诊时间。

四、髋关节脱位

（一）概述

髋关节是全身最大的杵臼关节，由股骨头和髋臼构成，髋臼为半球形，深而大，含纳大部分的股骨头，周围有强大的韧带及肌肉保护，结构稳固，因此，髋关节脱位的发生率较低，多由强大暴力所致。约50%的髋关节脱位同时合并有骨折。

（二）脱位机制

髋关节脱位源于高能量车祸伤，其他受伤机制包括：坠落伤，运动伤。后脱位常发生于屈髋屈膝状态下，暴力作用于膝部，力量通过股骨传导至髋臼，使得股骨头从髋关节囊的后下部薄弱区脱出。前脱位主要发生在髋关节外展伸直位时。此时伤者多处于髋关节屈曲外展外旋位，肌肉处于松弛状态，突然遭受强大外力，髋关节可能瞬间转变成过伸外展外旋位，从而造成股骨头从髋关节囊前方内下部薄弱部分脱出。

（三）临床表现

髋关节脱位后髋部有明显的疼痛，髋关节弹性固定不能活动。后脱位时呈屈曲、内收、内旋、短缩畸形，大转子位于 Nelaton 线之上，臀部可触及脱位的股骨头。前脱位表现为患髋外展外旋及屈曲畸形，髋关节功能完全丧失，髋部肌肉痉挛，腹股沟下方可扪及股骨头。后脱位常合并坐骨神经损伤，复位前应仔细检查坐骨神经支配区的感觉及运动，特别是足及第一趾的背伸及足外翻功能。前脱位可合并股神经、股血管的损伤，应检查大腿前方皮肤感觉及伸膝肌力有无异常，足背动脉搏动有无减弱。由于造成髋关节脱位的暴力通常较大，有时可合并股骨骨折及膝关节损伤，个别情况下可能合并骨盆及脊柱骨折、脊髓损伤。

（四）分类

根据脱位后股骨头与髂坐线的位置关系髋关节脱位分为三种类型，即前脱位、后脱位和中心性脱位。股骨头停留在髂坐线前方者为前脱位，停留在该线后方者为后脱位。其中后脱位最多见，较前脱位发生率之比约为9：1。股骨头穿破髋臼底进入盆腔者为中心性脱位。

（五）相关检查

髋关节后脱位时，骨盆前后位 X 线片表现为股骨头位于髋臼顶部并重叠，股骨头较健侧缩小，股骨颈变长，小转子缩小。髋关节前脱位时 X 线片股骨头位于髋臼影内侧或偏下方，耻骨上支附近，股骨头较健侧增大。必要时可行 CT 检查明确有无骨折。

（六）诊断

髋关节脱位的诊断根据外伤史、典型的临床表现及辅助检查不难作出。

（七）治疗

1. 非手术治疗 非手术治疗主要采用手法复位和适当固定制动。几乎所有的髋关节脱位均应尝试手法闭合复位，包括合并股骨头或髋臼骨折的患者。但合并无移位股骨颈骨折者是手法复位的禁忌。复位时间应尽早，最初 24 ～ 48 小时是复位的黄金时间。手法复位应在适当麻醉、肌肉松弛状态下进行，复位后应常规行 X 线检查了解复位情况，复位后患侧与健侧比较头臼匹配不满意应立即行 CT 扫描，了解髋臼内有无残留的骨片阻挡复位。

（1）髋关节后脱位闭合复位的方法有如下几种。

1）Allis 法：患者仰卧于地上，术者站在患髋旁，一名或两名助手压住并固定骨盆，术者一手握住患肢踝部，另一只手前臂屈肘套住腘窝屈髋屈膝至 90°，松弛髋关节周围韧带及肌肉。然后用套在腘窝部的前臂沿股骨干长轴用力持续向上牵引，同时用握踝部的手下压小腿，并向内外旋转股骨，使股骨头从撕裂的关节囊裂隙中回到关节囊内然后伸直外展患肢，此时可感到股骨头纳入髋臼时的弹响，畸形消失。

2）Bigelon 法：患者仰卧于地上，助手按住双侧髂前上棘固定骨盆，术者一手握住患肢踝部，另一前臂置于患者膝关节下方，沿患肢畸形方向牵引，持续牵引下内收内旋，并屈髋 90° 或超过 90°，再外展外旋伸直髋关节，股骨头即可进入髋臼内，即画问号的方法。

（2）髋关节前脱位手法复位的方法：患者仰卧位，一助手按住双髂前上棘，另一助手握住小腿，屈膝 90° 缓慢增加髋部外展外旋及屈曲，并向外牵引，使股骨头与闭孔或耻骨上肢分离，此时术者握住大腿上部向外下按压，一手用力将股骨头推进髋臼内同时在牵引下内收患肢。感到股骨头纳入髋臼内出现弹响时即已复位。

（3）手法复位后的处理：髋关节后脱位复位后皮牵引固定于轻度外展位，前脱位需固定于轻度内收内旋位。牵引时间 3 ～ 4 周，其后扶双拐下地活动患肢部分负重。

2. 手术治疗　对于复杂的、合并骨折的、闭合复位失败的髋关节脱位均应尽早急诊施行手术切开复位。复位前应注意检查髋臼内有无碎骨块及软组织填塞。对于合并严重髋臼毁损的髋关节脱位可考虑同时行内固定，必要时可行关节融合或关节置换。

（八）护理措施

1. 关节复位前护理

（1）缓解疼痛：患肢制动，受伤 24 小时内给予冷敷，以减少渗出、促进消肿，缓解疼痛。

（2）加强病情观察：定时观察患肢的皮肤温度、颜色、感觉、运动及血运情况等，如发现皮温降低、皮肤颜色发绀或苍白、肿胀加重、感觉麻木等，应及时联系医师，妥善处理。

（3）完善复位前检查：如实验室检查、X 线等。

2. 体位与活动　髋关节脱位复位后行持续皮牵引者，应保持患肢外展中立位。注意保持床单的清洁、舒适，协助病人定时翻身，指导病人翻身过程中避免患肢屈曲、内收、内旋而引起再脱位。

3. 满足病人的日常生活需求　根据病人情况适当调整床边的用物摆放，将常用物品置于病人易取放处，指导病人及家属使用床上桌等。

4. 功能锻炼　患肢皮牵引期间鼓励病人进行股四头肌的等长收缩锻炼、踝关节的屈、伸运动，并指导病人利用床头的拉手，与健腿配合在床上进行抬臀训练；术后 2 ～ 3 周后可以进行髋、膝关节的屈伸活动；术后4周去除外固定后，可以协助病人扶双拐下地活动；3个月内患肢不能负重，以免发生股骨头缺血性坏死或因受压而变形；3个月后进行X线检查，显示无股骨头坏死时方可完全负重活动。行牵引固定者，按其常规护理。

5. 健康教育　根据病人关节的康复状况为其制订出院后的功能锻炼计划。鼓励病人用患肢进行日常活动，如使用筷子、系衣扣等，但3个月内患肢避免剧烈活动及提重物。指导病人出院后自我监测病情变化，告知复诊时间。

第二节　化脓性关节疾病的护理

一、急性化脓性关节炎

（一）概述

急性化脓性关节炎是发生于关节内的急性化脓性感染，临床上并不少见，但随着抗菌药物的广泛应用，耐药菌的出现，典型的病例并不多见。常见致病菌有金黄色葡萄球菌、链球菌。

（二）流行病学

急性化脓性关节炎在儿童、婴儿多见，随着年龄的增长，发病率逐渐减少，男性多于女性，髋，膝关节为易发部位，其次为肘，肩，踝关节。病变多为单发性。儿童可累及多关节。多由于其他部位出现感染灶而继发产生的，原发多为直接感染所致。

（三）病理生理机制

1. 病因学　同急性化脓性感染一样，急性化脓性关节炎是由化脓性细菌感染所致，金黄色葡萄球菌是最常见的致病菌，达到85%以上；其次为白色葡萄球菌，淋病奈瑟菌，肺炎球菌和大肠埃希菌等。

急性化脓性关节炎的发病原因已比较明确，主要通过4方面途径引起关节内的感染。血源性感染：由身体其他部位的感染灶，形成的细菌栓子，脱落进入血液循环中，在关节部位停留后，大量繁殖，进而导致关节内的感染；直接感染：开放的创口使关节腔内直接受到污染，在周围软组织损伤重，身体抵抗能力下降，特别有异物残留时，容易发生关节内的感染；医源性感染：关节的无菌操作相比较其他部位来说更加重要，在消毒范围不足，操作不严格时，细菌将直接进入关节内，而引发感染；关节周围感染直接蔓延：存在于关节周围的感染病灶，在没有及时控制的情况下，就会通过周围的软组织的侵袭，导致关节内的感染。

2. 病理生理学及病理学　典型的急性化脓性关节炎的病变演变过程可以分成三个阶段，三个阶段都有比较典型的特征，但病情发展是动态和连续的，往往由于病情发展迅速而难以区分出是哪个阶段。

（1）浆液性渗出期：细菌侵袭关节腔后，感染了关节的滑膜，刺激关节滑膜组织引起机体的炎性反应，导致滑膜的充血，水肿，产生滑膜组织的炎性渗出，关节表面的软骨并没有发生器质性改变，此期的渗出物多呈淡黄色，镜下为大量的白细胞浸润的浆液性渗出物。当诊断正确，治疗正确，这种渗出物可以完全被吸收而不会遗留任何问题，关节功能恢复正常，是可逆性的，因此此期的治疗极为关键。

（2）纤维素性渗出期：当病情没有有效控制，炎症反应继续进展，渗出物由相对清亮过渡到混浊而黏稠，镜下看到白细胞数量大量增加，滑膜充血，水肿进一步加剧，关节表面软骨也失去光泽。这个阶段，往往是由于滑液中出现了酶类物质，使血管的通透性增加。同时，大量的纤维蛋白也出现在关节液中，不仅影响关节软骨的代谢，而且还妨碍软骨内代谢产物的释放和滑液内营养物质的摄入。不及时处理，就会发生软骨面破坏。导致不可逆的软骨崩溃，断裂与塌陷，远期出现关节粘连与功能障碍。

（3）脓性渗出期：渗出液转为脓性，关节液呈黄白色，脓液内含有大量细菌和脓细胞，不仅死亡的多核粒细胞释放出蛋白分解酶破坏软骨下骨，而且引起周围软组织的蜂窝织炎。病变严重者，虽经治疗得以控制炎症，但病变为不可逆性，修复后关节重度粘连或骨性强直，遗留有重度关节功能的障碍。

（四）临床表现

1.全身症状 起病急，病情重，发展迅速，全身不适，无力，甚至疼痛等菌血症表现，体温可达 39℃以上，伴有寒战高热，儿童可由于高热引发惊厥，谵妄等表现。

2.局部表现 病变关节迅速出现疼痛与功能障碍，对于浅表的关节，如膝，肘，踝关节，局部皮温升高更加明显，深部的关节，如髋关节，局部表现可能并不明显，但都会表现出局部的剧痛，并无法承受主动和被动的活动，关节常处于半屈曲位，以缓解疼痛。另外，关节的肿胀也会越来越明显，如膝关节感染后，髌上囊隆起，浮髌试验阳性。

当炎症引发的脓液穿透至软组织，局部的压力迅速降低，疼痛会明显缓解；形成窦道后，全身与局部的表现进一步缓解，病变转为慢性阶段。

（五）相关检查

1.实验室检查化验

（1）血常规检查：为最快，最有效判断炎症的全身检查，往往急性关节感染的患者白细胞在 10×10^9/L 以上，显现中性多核细胞升高。

（2）关节穿刺液检查：为最直接的检查，镜下可见大量炎性细胞，革兰染色，可见成堆阳性球菌。细菌培养为最准确的诊断，寒战期抽血培养可检出病原菌，可以同时进行药敏试验，为下一步抗菌药物的应用提供积极的指导。另外，关节穿刺液还可以最直观的判断关节内炎症的演化阶段：浆液渗出期（清亮），纤维素性渗出期（混浊），脓性渗出期（黄白色）。

（3）血沉、C反应蛋白（CRP）：炎症初期红细胞沉降率、CRP往往增快明显，当炎症得以有效控制时，血沉、CRP将逐渐恢复正常，这对判断炎症的变化，提供一个很好的参考指标。

2.影像学检查 X线在早期见到关节周围软组织肿胀的阴影，但对早期诊断往往比较困难，当出现骨质改变时，时间较晚，往往第一征象为骨质疏松；既而发生关节软骨破坏，关节间隙进行性变窄；严重会出现虫蛀状骨质破坏。磁共振检查（MRI）是目前最准确和快捷的检查，早期诊断，以及对关节内软骨，关节腔积液情况有很好的评价。CT检查同样在一定程度上，能够比较有效地早期判断出炎症对关节损害的情况。

（六）诊断

依据局部和全身症状，化验室血常规以及关节穿刺液的检查、MRI，典型的急性化脓性关节感染诊断并不困难。往往急性化脓性关节炎表现并不典型，主要是因为耐药菌的出现，抗菌药物不合理的应用，给疾病早期诊断带来困难，关节穿刺和关节液检查对早期诊断很有价值，应在应用抗菌药物前，及时作细胞计数，分类，涂片染色检查，同时抽出物应作细菌培养和药物敏感试验，能够提高阳性率。同时要注意到 X 线表现出现往往较迟，不能作为诊断依据。

（七）鉴别诊断

1. 关节结核 起病并不急骤，关节局部表现并不明显，虽然疼痛，肿胀较明显，但出现局部不红，不热寒性脓肿的表现，甚至可以在关节远处发现流注脓肿。影像学可以看到早期骨不同程度的破坏。

2. 类风湿关节炎 病程长，多发，关节肿胀但不红，关节内无脓，细菌培养阴性。

3. 创伤性关节炎 有明显的外伤病史，病情逐渐加重，休息后可以明显缓解，血象没有明显改变，关节肿胀为创伤性的滑膜炎，菌培养为阴性，影像学表现出创伤所引起的关节间隙变窄，边缘硬化，关节表面不平。

4. 痛风 多为成人，有饮酒史，关节的炎症表现并不明显，关节穿刺不会出现脓性改变，化验室检查可以发现血尿酸升高明显。

（八）治疗

1. 加强营养 纠正贫血、低蛋白血症，及足量热量的供给，补充维生素矿物质，提高机体抵抗力。

2. 制动 急性期、疼痛、炎性反应明显时可采用皮牵引或石膏固定制动患肢。

3. 药物治疗 主要适用于早期、无骨破坏患者、表现症状较轻的患者。早期足量全身性使用针对细菌培养和药敏试验的抗菌药物和关节腔内注射抗菌药物。每天都需要进行关节穿刺，抽出炎性关节液后，将抗菌药物注入关节腔内。同时要密切观察病情的发展状况，当观察到抽出液逐渐变清，关节的局部症状和体征缓解，说明治疗有效，可以继续使用，直至恢复正常；当抽出液变得更为混浊，炎症症状越来越明显，应及时停止穿刺治疗，改为灌洗或切开引流。应该注意到的是：关节腔内注射往往容易对抗菌药物产生耐药，不利于长期治疗。

经关节镜灌洗：适用于表浅的大关节，是一种简便而有效的手段。随着关节镜的广泛开展，微创治疗越来越受到青睐，对于在关节内的感染，在通过关节镜灌洗后，关节内留置两根导管，一根为灌洗管，一根为引流管。经灌洗管滴入抗菌药物溶液。直至病情好转，稳定，引流液转清，细菌培养阴性，方可拔除引流管。

4. 手术治疗 感染不能控制、软骨、骨破坏进行性加重时，应及时进行手术治疗。包括切开引流、病灶清除、置管冲洗。关节切开引流对于治疗关节的感染尽管创伤较大，但是最为充分和有效的，更适用于较深的大关节，如髋关节，可以将关节内的脓性组织清除干净，用过氧化氢溶液，消毒剂反复清洗，还可以进行置管灌洗引流，能够有效地保护关节，因此发生关节内感染发展到一定程度时，为了保护关节，有必要切开时，必须切开。

二、慢性化脓性关节炎

（一）概述

急性化脓性关节炎未得到有效控制，病变逐渐侵入软骨及骨质，若穿破皮肤，形成窦道，经久不愈，全身与局部症状缓解，病变演变成慢性化脓性关节炎。

（二）流行病学

本病常见于 10 岁左右儿童。成年人少见，男多于女。最常发生在髋关节和膝关节。以单发关节为主。

（三）病理生理机制

1.病因学　慢性化脓性关节炎的致病菌也多为葡萄球菌，其次为链球菌，淋病双球菌，形成窦道，容易形成混合感染。

2.病理生理学及病理学　细菌侵入关节后，先有滑膜炎，关节渗液。当病情发展后。积液由浆液性转为浆液纤维蛋白性，最后则为脓性。死亡的白细胞变成脓细胞后释放出大量的溶酶体酶，引起关节软骨破坏、降解；关节软骨被破坏后，即可进一步破坏软骨下骨质。最早出现在关节面的相互接触部分，即负重部分。表现为关节面模糊和不规则。继而形成较大的破坏区，形成死骨。由于机体的修复作用，肉芽组织变成了纤维组织，引起关节内粘连，破坏区周围因骨质增生而密度增大，关节边缘有唇样骨质增生。当骨小梁贯穿关节间隙以连接两侧骨关节面时称之骨性强直。

（四）临床表现

关节有肿胀及疼痛，活动受限，有同关节相通的窦道，内有脓性分泌物流出，全身症状轻，时有发热，全身不适。

（五）相关检查

1.实验室检查　血常规：白细胞总数升高，中性粒细胞增多；血沉增快，C 反应蛋白升高；窦道内流出物经培养可呈阳性。关节滑液检查：是诊断的关键，宜尽早进行。滑液为浆液性或脓性。白细胞总数常大于 $50 \times 10^9/L$。甚至高达 $100 \times 10^9 \sim 200 \times 10^9/L$。中性粒细胞大于 80%。革兰染色可找到细菌。细菌培养阳性，但一次培养不能说明问题，需要多次培养。多为混合感染，同时作药敏试验。

2.关节镜检查　可直接观察关节腔结构，取滑液或组织检查。

3.影像学检查　X 线检查关节周围软组织肿胀影，骨质疏松，常伴有关节间隙变窄，骨质破坏及增生。晚期关节呈纤维性或骨性融合，死骨形成，可出现关节脱位。CT 可出现明显关节表面侵蚀。

（六）诊断

根据急性化脓性关节炎的病史，以及局部关节的表现，如出现窦道，以及影像学的表现，以及关节镜下的观察，细菌培养的结果，能够诊断出慢性化脓性关节炎。

（七）鉴别诊断

本病需与下列的几个疾病进行鉴别。

1.类风湿关节炎　多侵犯四肢小关节。为对称性多发性关节炎。类风湿为因子阳性。

2.风湿性关节炎　为游走性大关节炎。伴有风湿热的其他表现。如心肌炎、皮下结节、环形红斑等。抗"O"增高。对水杨酸制剂疗效好。炎症消退后关节不留畸形。

3.结核性关节炎 病程长，反复发作，滑液呈渗出性为淡黄色，结核菌素试验呈强阳性，抗结核治疗有效。

（八）治疗

1.非手术治疗 全身情况差、不能耐受手术，或抗菌药物治疗有效。具体见本章第一节急性化脓性关节炎的非手术治疗内容。

2.手术治疗 全身情况稳定、窦道流脓、骨结构破坏、抗感染治疗有效时可采取手术治疗。手术方式包括关节切开引流、关节内的清理手术，或关节融合术。术后肢体保持在功能位，防止挛缩畸形或纠正已有的畸形。晚期关节功能恢复治疗与关节功能畸形矫正手术治疗。

（九）观察要点

观察患者的生命体征，根据肢体局部的红肿、疼痛程度判断感染的严重程度。观察脓液的颜色、气味、黏稠度判断细菌的种类，为合理应用抗生素提供临床依据。

（十）护理要点

1.常规护理

（1）卧床休息：急性期患者应适当抬高患肢，限制活动；保持患肢功能位，以减轻疼痛，消除肿胀，并预防关节畸形。急性期过后，鼓励患者做主动活动。

（2）高热护理：给予乙醇擦浴、温水擦浴、头置冰袋等方法进行物理降温，必要时遵医嘱行药物降温。

（3）药物观察：根据细菌培养和药物敏感试验合理选用抗生素。注意用药浓度和药物滴速，观察药物的副反应。

2.专科护理

（1）引流管的护理：经一般治疗效果不理想的患者，可行关节切开置管冲洗引流。保持冲洗管和引流管通畅，维持引流管呈负压状态。观察引流液的性质，有无渗漏，及时更换污染的敷料。每日更换负压吸引器，注意无菌操作。妥善固定引流管，避免堵塞、扭曲、脱落。

（2）石膏固定的护理：临床上常采用石膏固定限制患肢活动，防止炎症扩散；减轻疼痛；防止肌肉萎缩。在石膏未干前减少搬动，勿使其折断，冬季可用电吹风吹干；从膝关节凹处将患肢抬高，观察末梢血液循环及有无石膏压迫症状；保持石膏清洁，尤其是女患者，教会其仰卧排便的方法，避免尿液、粪便污染；髋人字形石膏固定的患者，要观察臀部、骶尾部是否石膏过紧，以防压疮。有无恶心、呕吐、腹胀等石膏综合征的发生，给予对症处理，必要时，在腹部开窗，并在背部适当垫枕以减轻对腹部的压迫。

（3）功能锻炼：急性期患者可做等长收缩和舒张运动；待炎症消退后，关节无明显破坏者，应鼓励患者逐渐锻炼关节功能，并配合理疗和热敷，防止关节内粘连和强直；对正常的关节应该做主动功能训练，防止废用性萎缩。

（4）出院指导：教会患者带石膏活动方法。

1）翻身法：必须待石膏干后进行。患者仰卧向患侧床边移动，然后伸直健腿，双手抓紧头侧栏杆，在护理人员协助下向健侧翻转，然后将身体移至床中央。

2）坐起法：患者先向患侧移动，臀部抵达床沿，然后双手抓住固定在床尾的拉绳，用力坐起。

3）下地法：将患肢用绷带在下面兜住患肢石膏足底部，上面挂在颈部，使患肢悬空不负重，借助双拐下地活动。

3. 健康指导

（1）向患者及家属介绍疾病的发生原因、治疗方法和预后情况。

（2）讲解石膏护理的方法。

（3）强调功能锻炼的重要性和方法。

（4）介绍压疮产生的原因及预防压疮的方法。

（5）讲解自我检测的方法及定期复查的意义，安排复查时间。

第三节 髋关节结核的护理

一、概述

髋关节结核是一种继发病，多见于学龄前儿童。发病缓慢，最早症状为步态发生变化，行走时健侧肢体着地负重而患肢轻，略显跛行。约 95% 继发于肺结核，是结核分枝杆菌经原发活动病源通过血液回流浸入关节而引起感染。儿童髋关节结核，由于股骨上端骨骺板受到破坏，可引起肢体缩短，也可因炎症刺激骨骺，出现肢体增长。本病早期经抗结核药物治疗和手术等方法，治愈率较高。疗效欠佳多因髋关节部位深、早期症状不明显和不易发现、延误诊断治疗以及未经正规治疗和未及时接受治疗者。

二、流行病学

髋关节结核中以单纯滑膜结核较多，其次为单纯骨结核和晚期全关节结核。本病占全身骨与关节结核的第三位，仅次于脊柱及膝关节结核，最常发生在 10 岁以下儿童，男孩较多见。

三、病理生理机制

但发生在儿童期的髋关节结核，对患肢生长发育有一定影响。单纯滑膜结核和髋臼结核、或是距骨骺较远的股骨颈基底部结核，可刺激骨骺而加速生长，股骨头逐渐增大，股骨颈变长，呈髋外翻，股骨较健侧较长。相反，距骨骺板头颈部结核，因骨骺板破坏，股骨头颈发育受到抑制，致股骨头颈缩小或消失，颈部变短呈髋内翻同时股骨上端吸收变细生长发育抑制，患肢短缩。此外，患肢长期牵引可损伤股骨下端骨骺，使骨骺提前闭合造成下肢短缩。

髋关节结核可在臀大肌深面或穿破髋臼底在骨盆内形成脓肿；股骨颈部结核脓肿可流注到大转子和大腿外侧。股骨头圆韧带严重破坏，股骨头可发生半脱位或脱位（通常为后脱位）。

四、临床表现

疼痛，活动障碍和肌萎缩是髋关节早期三个具有特征性症状。髋关节结核通常起病缓慢，全身结核中毒症状不甚明显，小儿、乏力懒于行走夜啼。有时髋关节结核的痛点并不在髋部，而在膝部，常见于儿童。关节功能障碍是髋关节结核的主要症状。体检常可发现关节活动受限，而关节后伸和内旋活动受限是早期髋关节结核最常见的症状。肌肉萎缩和肌肉痉挛是髋关节结核具有特征性的症状之一。臀肌萎缩最为明显，患髋消瘦、臀沟平和臀下折皱下垂，这在鉴别早期髋关节结核时，具有重要意义。髋关节结核随病变进展关节肿胀明显，疼痛亦明显加重。关节周围肌肉痉挛常使关节处于强迫体位，以后逐渐发生肌肉挛缩，引起患肢处于典型的畸形位置。开始短期内是轻微屈曲、外展、外旋，以后很快变成内收内旋，顽固的屈曲、内收畸形是髋关节结核的典型体征。临床上常用 Thomas 征检查髋关节结核的屈曲挛缩畸形。

下列各种检查试验有助于诊断。

1.“4”字试验 本试验包含髋关节屈曲、外展或外旋三种运动，髋关节结核者本试验应为阳性。

2.髋关节过伸试验 可用来检查儿童早期髋关节结核，患儿俯卧位，检查者一手按住骨盆，另一手握住踝部把下肢提起，直到骨盆开始桌面升起为止。同样试验对侧髋关节，两侧对比，可以发现患侧髋关节在后伸时有抗拒感觉，因而后伸的范围不如正常侧大，正常侧可以有 10° 后伸。

3.托马斯征 托马斯征阳性用来检查髋关节有无屈曲畸形。髋关节结核可出现阳性。

五、相关检查

影像学检查：早期髋关节结核 X 线征象缺乏典型表现不易分辨，或仅表现为局部骨质疏松。髋关节单纯骨结核可见股骨头轮廓模糊不清，有局限性骨质破坏，边缘可有轻度硬化，其间可有死骨存在。来自滑膜结核的全关节结核骨质破坏较均匀，骨小梁模糊不清，而来自骨结核者则骨质破坏大多严重，且周围骨质密度亦都增高。

CT 检查常有助于早期全关节结核的发现，如关节软组织肿胀、关节囊肥厚、积液和积脓以及关节间隙的狭窄或消失，限局性骨质破坏等。RMI 检查可见骨、关节腔及周围组织呈高信号，并可发现周围寒性脓肿。

六、诊断

有结核病史及结核病患者接触史，可有结核中毒症状，髋关节部疼痛、活动障碍、跛行、屈曲内收畸形。托马斯征阳性。结核活动期血沉增快，CRP 升高。X 线摄片或 CT 扫描可显示髋臼或股骨头有骨质破坏，关节间隙狭窄等改变。

七、鉴别诊断

根据病史、症状与影像学表现，髋关节结核诊断不难，须与下列疾病鉴别。

（一）一过性滑膜炎

多为一过性。7 岁以下儿童多见，有过度活动的病史，表现为髋部疼痛和跛行，X

线片未见异常，卧床休息 2 周即愈，没有后遗症。

（二）儿童股骨头骨软骨病

本病 X 线表现特殊，初期关节间隙增宽，接着骨化中心变为扁平和破碎以及囊性改变，血沉正常，但早期滑膜结核却与儿童股骨头骨软骨病难以区别。

（三）类风湿关节炎

儿童型类风湿关节炎也有发热、血沉增高，尤其是初发时为单关节时很难区别，但本病的特征为多发性和对称性，经过短期观察不难区别。

（四）化脓性关节炎

起病急，病程短，关节软骨和关节面迅速破坏，骨破坏同时多伴有增生硬化，骨质疏松不明显，间隙均匀性狭窄或消失，最后形成骨性强直。对于慢性低度感染或已用抗生素却未完全控制的化脓性关节炎，穿刺抽脓有助于鉴别。

（五）儿童 Perthes 病

患儿一般情况好，无消瘦、盗汗、发热等症状，患髋可有轻、中度活动受限，Thomas 征阳性，无肿胀，骨骺与髋臼间距离增宽，骨骺延迟出现，变小变形，密度增高，股骨头变扁甚至碎裂，颈干角变小，髋臼无明显破坏。

（六）先天性髋脱位

女孩多见，可单侧或双侧发生，股骨头骨骺出现晚，髋臼变浅，股骨颈变短，无明显骨破坏或骨质疏松，Shenton 线不连续。

八、治疗

（一）非手术治疗

早期单纯滑膜结核，关节滑膜处于充血、渗出和轻度水肿阶段。关节内压增高，关节间隙增宽，患者自觉关节酸胀疼痛及行走乏力等，此时可暂时采用非手术疗法治疗。

（二）手术疗法

1. 单纯滑膜结核 滑膜切除适应于非手术治疗病情控制不理想，患髋有进一步骨破坏趋势。髋关节结核滑膜切除有全滑膜切除术和次全滑膜切除术。抗结核药物的支持下，次全滑膜切除术被广泛应用与治疗效果同全滑膜切除术，同时缩短了卧床时间，加快了关节功能的恢复，不切断圆韧带股骨头不脱位。术后将患肢置于外展、内旋位牵引，重量为 2.5 ～ 5kg，4 ～ 6 周后去牵引床上练习活动，6 周后下地拄拐行走。为了尽量减少术后关节粘连，使患肢早日恢复关节功能。

2. 单纯骨结核病灶清除术 适应于骨病灶范围小、无死骨形成非手术治疗无效，可行病灶清除、骨缺损较大时可取同侧髂骨或带血管蒂髂骨植骨。术后处理同滑膜切除术。臀部脓肿者，可考虑采用髋关节后方入路清除骨病灶和臀部脓肿，术中应注意避免损伤臀上动静脉及坐骨神经。

3. 早期全关节结核病灶清除术治疗 适应于股骨头及髋臼关节软骨面破坏不足整个关节软骨面的 1/3，病变范围不甚广泛，关节功能大多尚存在，经非手术治疗无法改善关节功能者。应尽早实施髋关节病灶清除手术治疗，终止病变进程，抢救残存关节功能。术后处理同滑膜切除术后处理。对于不能合作的儿童，术后可作短期单腿髋人字石膏固定，4 ~ 6 周后，拆除石膏练习床上活动。

4.晚期全关节结核的治疗 晚期全关节结核的手术治疗应包括关节内外病灶清除与关节功能重建两方面。

（1）晚期全关节结核的病灶清除：适应于晚期全关节结核病变范围广，关节主要结构大部受损，关节内外有大量结核性坏死物质，脓液、肉芽、干酪、死骨、滑膜组织肥厚变性坏死，骨缺损，关节软骨面大部分破坏缺损者。抗结核药物治疗的前提下，尽早进行彻底的病灶清除术。术后处理同滑膜切除术。

（2）关节融合术：适应于年轻、从事体力劳动的单侧髋关节结核,关节软骨严重破坏;陈旧性髋关节结核或病变已治愈的髋关节结核，因关节纤维强直行走疼痛。关节融合术使其获得一个无痛稳定，足以胜任体力劳动的稳固的髋关节。术毕患髋关节固定在屈曲 10° ~ 20° ，外展 10° ~ 15° ，外旋 5° ~ 15° 位。3 个月后拍片检查，如骨性愈合可下地站立或扶拐行走。如未达骨性愈合，可将膝关节下方石膏拆去，解放膝关节，以免固定时间太长膝关节强直。髋关节持续固定，直至骨性融合后方可下地行走活动。

5.关节功能重建 在彻底的病灶清除的基础上，根据不同情况进行不同的关节功能治疗。

（1）关节成形术：晚期全关节结核病变已静止，或病变在抗结核药物的治疗下病变已稳定，无严重屈曲，内收畸形和肢体短缩，无严重混合感染者。患者不需要长时间站立或行走工作，可考虑在彻底的病灶清除术后行关节成形术。常采用的关节成形方式包括关节头（颈）臼成形术、关节面成形术、头颈切除成形。

（2）截骨矫形术：晚期髋关节结核骨性强直合并有屈曲内收畸形者可借助截骨矫形术矫正畸形改善肢体功能。临床常用的截骨矫形术有：股骨转子下斜面截骨术，头、颈切除转子下截骨术，转子间杵臼截骨术。

（3）人工髋关节置换术：髋关节置换术适应证：病变治愈或病变控制静止 2 年以上，近期无其他感染疾患、患髋肌肉条件良好、年龄在 40 ~ 50 岁者。

九、观察要点

观察生命体征变化，每 2 小时监测体温、脉搏、呼吸、血压，及时防治休克。观察伤口渗血情况，保持敷料清洁干燥，避免大小便污染，有渗液、渗血应及时更换敷料。

十、护理要点

（一）术前护理

（1）发热护理：因结核患者长期低热、盗汗，应及时擦洗皮肤，更换清洁干燥的衣裤、床单，使患者舒适。若退热过程中患者大量出汗，体液丢失过多，要鼓励患者多饮水，适当给予静脉补液，维持水、电解质平衡，防止发生虚脱。若体温超过 39℃，应每 4 小时测量体温 1 次，并采用物理降温措施，如温水擦浴、乙醇擦浴、冰敷等，必要时给予药物降温，防止惊厥、谵妄等发生。

（2）休息及饮食护理：保持病室空气新鲜，适当调节室温及光线，使患者得到良好的休息，可降低机体代谢，减少消耗，有利于机体康复。指导患者进食高蛋白、高热量、富含维生素、粗纤维食物，必要时静脉补充氨基酸、白蛋白、新鲜血，以提高机体抵抗力。

（3）疼痛护理：观察疼痛的部位、性质及程度，消除诱发疼痛的因素。应用松弛疗法减轻患者的不舒适感。限制患肢活动，使用支架、皮牵引或石膏固定患肢于功能位，可以缓解肌肉痉挛，减轻疼痛，防止关节畸形。疼痛剧烈时，遵医嘱适当给予镇痛剂。在进行护理操作过程中动作应轻柔，以免增加患者的痛苦。

（4）给药护理：遵医嘱使用抗结核药，合理安排给药时间及控制药物浓度，在用药过程中，注意观察药物的用药效果及毒副反应，定期复查肝肾功能，若发现恶心、呕吐、耳鸣、听力下降、肝肾功能损害等症状，应及时告诉医生以便采取相应措施，或更换药物。

（5）牵引护理：保持牵引的有效性，观察牵引装置是否起到有效的牵引作用。注意牵引肢体的肢端血液循环，包括皮肤颜色、温度、感觉、运动、足背动脉搏动及患者的主诉，出现异常及时处理。

（6）心理护理：耐心倾听患者主诉，了解患者的心理状况。积极与患者沟通，关心、安慰患者，介绍手术相关知识，解除其思想顾虑，使患者情绪稳定，积极配合治疗及护理。

（7）术前准备：完成手术区皮肤准备，交叉配血试验，药物过敏试验及常规禁食水。

（二）术后护理

（1）引流管护理：妥善固定引流管，防止扭曲、滑脱。经常捏挤引流管以保持引流通畅，观察并记录引流液的量及性状。

（2）预防并发症：加强皮肤护理，勤擦洗及按摩受压部位，保持床单清洁、干燥、平整，防止压疮发生；经常翻身拍背，鼓励患者咳痰，避免着凉，防止坠积性肺炎发生；留置尿管者，鼓励饮水，每日做膀胱冲洗，训练膀胱功能，尽早拔管，防止泌尿系感染。

（3）功能锻炼：按摩患肢，指导患者做患肢股四头肌等长收缩运动以及病变以外关节的全方位运动，预防肌肉废用性萎缩及关节僵硬的发生。拆除石膏后，鼓励患者积极主动地进行患肢关节锻炼，学会扶拐行走，逐渐进行患肢的负重练习。

（三）健康指导

（1）向患者讲解疾病的防治方法，指导患者定期复查，及早发现疾病复发的征象。

（2）向患者及家属讲解长期治疗的重要性，出院后坚持服用抗结核药并观察药物的不良反应。膝、髋关节的用药时间一般为 1 ~ 2 年。

（3）指导患者增加营养，多进食高热量、高蛋白、富含维生素食物，提高机体抵抗力，预防结核复发。

（4）讲解功能锻炼的重要性，指导患者有计划地进行功能锻炼。

第四节 膝关节结核的护理

一、概述

膝关节结核是最常见的关节结核,由于膝关节滑膜面积大,松质骨丰富,下肢负重大、活动多且易扭伤等有关因素,因此,患病率较高。膝关节结核与其他骨关节结核一样是一种继发性病变,绝大多数由肺结核转变而来。膝关节结核通常分为单纯滑膜结核、单纯骨结核和全关节结核。

二、流行病学

国外文献报道,膝关节结核的发病率也是在脊柱之后,居于6大关节的首位或第2位。膝关节结核以10岁以下儿童多发,性别上无明显差别,儿童膝关节结核由于病程长,易累及骨骺,故常常引起患肢的发育生长畸形。在国内大宗结核病例的报道中,膝关节结核的发病率仅次于脊柱结核,在6大关节中居首位。

三、病理生理机制

关节结核的基本病理变化主要包括渗出性病变、增生性病变和变质性病变三种,而上述三种病变在骨关节结核的发生、发展过程中又不能截然分开,可同时存在于同一病灶中,只是因结核分枝杆菌与机体状态的不同,病变性质可表现为以一种变化为主。

膝关节结核的发生除与结核菌的数量和毒力有关外,也与膝关节本身的解剖力学特点和机体的抵抗力密切相关。膝关节是全身最大的屈成关节,它的关节面是由半球形和平台组成,不相适应,也不稳定,容易损伤。膝关节位于下肢负重的中点,关节所受的杠杆作用力很大,因此膝关节容易发生劳损和扭伤,从而造成关节血肿滑膜损伤。另外,膝关节是全身滑膜最多的关节,有着丰富的末梢血管网,血流缓慢,结核菌易在此沉积生长。这些因素的变化均可能是膝关节结核发病的诱因。

但膝关节结核有其特殊性。如晚期全膝关节结核,由于软骨及骨质的大量破坏,关节囊和侧副韧带松弛,在腘绳肌和髂胫束的牵拉作用下,胫骨可向后外侧脱位,当胫骨结节或胫骨上端骺板前部破坏时,可致膝反张。如儿童期股骨和胫骨上端的骨骺板破坏,可导致患肢的生长发育障碍,造成肢体短缩或过长。晚期膝关节结核由于关节周围韧带、软组织纤维化、形成瘢痕,可引起膝关节形成纤维性或骨性强直,此时关节常并有屈曲及内外翻畸形,特别是胫骨的外翻、屈区、外旋半脱位。

四、临床表现

膝关节结核患者多为儿童及青壮年,单发,双侧很少同时受累。通常全身症状较轻,如合并全身其他活动性结核时则症状可加重。全身中毒症状不明显。疼痛与压痛、肿胀、肌肉萎缩、功能障碍跛行是膝关节典型临床表现,甚至部分病例出现膝关节病理性半脱位等畸形。部分晚期病例可形成脓肿及窦道。

五、相关检查

（一）影像学检查

1.X 线表现

（1）单纯滑膜结核可见软组织肿胀和骨质疏松，股骨下端及胫骨上端可出现普遍的骨质疏松。关节间隙可因较多的关节积液或滑膜增生肥厚而扩大或狭窄。

（2）单纯骨结核可有中心型和边缘型结核两种，常见于股骨下端和胫骨上端，髌骨结核少见。中心型病变多见于股骨和胫骨的干骺端或骨骺，X 线片可呈磨砂玻璃样改变。以后可见死骨、空洞。

（3）全关节结核可在骨质边缘见到小而局限的溶骨破坏，软骨下骨板大部分保持完整，关节间隙正常或稍窄。

（4）晚期全关节结核可见骨破坏明显增加，软骨下骨破坏消失，关节间隙狭窄或消失，严重者可有骨性强直、病理性脱位、膝关节屈曲及内外翻，儿童患者可见股骨和胫骨的发育障碍，长期的混合感染可见到骨质增生硬化性改变，存在时间较长的冷脓肿可发生钙化。

2.CT 与 MRI 检查　通过 CT 与 MRI 检查可以看到普通 X 线片上不能显示的病灶，特别是 MRI 检查，具有早期诊断价值。

（二）关节镜检查

关节镜检查对早期诊断膝关节滑膜结核具有独特价值，在检查的同时可取活检组织及行关节镜下滑膜切除术。

六、诊断

膝关节疼痛、肿胀、压痛、活动障碍、浮髌试验阳性，可发生屈曲畸形，甚至有病理性半脱位；可发生寒性脓肿，溃破后形成窦道；结核活动期血沉增快。根据病史、症状、体征和 X 线表现可做出诊断。早期通过腹股沟淋巴结活检有助于膝关节滑膜结核的诊断。

七、鉴别诊断

膝关节滑膜结核应与以下疾病鉴别。

（一）类风湿关节炎

早期常开始于单侧膝关节发病，故与单纯滑膜结核不易区别。可通过类风湿因子、结核菌素试验，关节液结核菌涂片镜检或关节液结核菌培养和滑膜活检来明确诊断。

（二）创伤性滑膜炎

通常有明确外伤史，青壮年发病多，没有全身结核症状。以局部关节肿胀积液为特点，关节穿刺液可为淡黄清亮或血色，X 线片无骨质变化。

（三）骨关节炎

主要是老年人发病，关节疼痛以休息后痛及行走劳累后疼痛为特点，常合并有腘窝囊肿存在，囊肿大小常随关节疼痛严重程度变化，休息一段时间，囊肿常缩小或消失。抽液则与普通关节液相同，血沉及 C 反应蛋白常正常，通常无骨质破坏。

（四）色素绒毛结节性滑膜炎

本病为类肿瘤病，分为绒毛和结节两型。以膝踝关节多发，病史可长达数年到数十年之久。关节肿胀，扪之可有"面团"感或结节感。关节功能一般不受影响，血沉不快，长期病例可在骨质边缘有小的溶骨破坏，行关节穿刺可抽出暗血性或咖啡样液体。病理活检可确诊。

（五）血友病性关节炎

多见于男孩，常有母系家族史，平时患者即有出血倾向，关节积液反复发作，关节抽液为血性，X线片表现为骨膜下血肿钙化，关节间隙狭窄，关节面不规则，尤以股骨髁间沟变深加宽为特点。

（六）夏科关节病

此病为神经系统疾病继发而来。关节本身失去疼痛性的自我保护，不断造成创伤。故亦称神经性关节病。其特点为关节破坏严重关节肿胀、出血、关节面破碎而关节功能不受限并局部疼痛没有或极轻微。有些患者关节的异常活动还增加。神经系统检查可见患肢深感觉减弱或消失。

（七）化脓性关节炎

急性感染易鉴别，慢性感染鉴别较困难。慢性感染常发生在全身其他部位的化脓性感染之后。故常需作关节穿刺液的细菌学检查。

（八）骨脓肿

此病为低毒性局限性的骨感染。发病缓慢，隐痛，劳累后加重。好发于股骨下端和胫骨上端干骺区。X线片可见局部溶骨破坏，周围骨硬化，并有骨膜反应和新骨生成。通过病理学和细菌学检查可确诊。

（九）肿瘤

滑膜肉瘤疼痛剧烈，病程进展快，触之滑膜肿块呈大块分叶状，可有钙化，可侵蚀破坏骨骺。滑膜软骨瘤病可见滑膜肿胀，触之有很多活动小结节，X线片可见关节腔内有很多游离体或钙化点。另外其他好发于股骨下端胫骨上端的肿瘤有：骨巨细胞瘤，骨肉瘤、纤维肉瘤、尤因瘤和网织细胞瘤等，一般鉴别不困难或全脱位的发生给患者遗留下终生的痛苦。

八、治疗

膝关节结核的治疗主要为两部分，全身治疗和局部治疗。局部治疗又分非手术治疗和手术治疗，全身和局部治疗的密切配合；非手术和手术治疗的正确选择可使膝关节结核的治愈率大大提高。

（一）非手术治疗

膝关节结核非手术治疗同关节结核的非手术治疗。

（二）手术治疗

目的是清除病灶，矫正畸形，尽量保存关节功能。术前均应进行不少于2周的抗结核治疗。术后还应进行抗结核治疗。

1.膝关节滑膜次全切除术 适用于单纯滑膜结核患者非手术治疗无效、或晚期滑膜结核滑膜肥厚的，15 岁以下儿童早期全关节结核。术后早期无痛情况下积极开始膝关节功能康复锻炼。术后全身用药时间应不少于 6 ~ 12 个月，局部用药时间 2 ~ 3 个月。术后 1 个月扶双拐下床活动。

2. 膝关节结核病灶清除术　适用于病灶接近关节，易侵入关节或有死骨及骨脓肿，对于保守治疗无效的单纯骨结核。术中要点是在清除病灶时，切忌刮除时不要用力过猛，以免穿入关节。

3. 关节融合术　当膝关节结核骨或关节破坏严重，用其他方法不能止痛和稳定关节，则需行膝关节加压融合术。此手术为目前临床上治疗晚期全膝关节结核的最常用最有效的方法。

手术适应证：①晚期全膝关节结核，结核病变已愈，但遗留严重关节屈曲畸形者；②晚期全膝关节结核，病变尚在进行中，局部仍有脓肿，窦道和混合感染，已不存在抢救关节功能的问题；③ 15 岁以上的晚期全膝关节结核。8 ~ 15 岁儿童患者如需手术时，应避免损伤骨骺板，以免影响患肢体的生长发育，造成肢体短缩。8 岁以下儿童因软骨成分多，不宜做关节融合手术。

九、观察要点

观察生命体征变化，每 2 小时监测体温、脉搏、呼吸、血压，及时防治休克。观察伤口渗血情况，保持敷料清洁干燥，避免大小便污染，有渗液、渗血应及时更换敷料。

十、护理要点

（一）术前护理

（1）发热护理：因结核患者长期低热、盗汗，应及时擦洗皮肤，更换清洁干燥的衣裤、床单，使患者舒适。若退热过程中患者大量出汗，体液丢失过多，要鼓励患者多饮水，适当给予静脉补液，维持水、电解质平衡，防止发生虚脱。若体温超过 39℃，应每 4 小时测量体温 1 次，并采用物理降温措施，如温水擦浴、乙醇擦浴、冰敷等，必要时给予药物降温，防止惊厥、谵妄等发生。

（2）休息及饮食护理：保持病室空气新鲜，适当调节室温及光线，使患者得到良好的休息，可降低机体代谢，减少消耗，有利于机体康复。指导患者进食高蛋白、高热量、富含维生素、粗纤维食物，必要时静脉补充氨基酸、白蛋白、新鲜血，以提高机体抵抗力。

（3）疼痛护理：观察疼痛的部位、性质及程度，消除诱发疼痛的因素。应用松弛疗法减轻患者的不舒适感。限制患肢活动，使用支架、皮牵引或石膏固定患肢于功能位，可以缓解肌肉痉挛，减轻疼痛，防止关节畸形。疼痛剧烈时，遵医嘱适当给予镇痛剂。在进行护理操作过程中动作应轻柔，以免增加患者的痛苦。

（4）给药护理：遵医嘱使用抗结核药，合理安排给药时间及控制药物浓度，在用药过程中，注意观察药物的用药效果及毒副反应，定期复查肝肾功能，若发现恶心、呕吐、耳鸣、听力下降、肝肾功能损害等症状，应及时通知医生以便采取相应措施，或更换药物。

（5）牵引护理：保持牵引的有效性，观察牵引装置是否起到有效的牵引作用。注意牵引肢体的肢端血液循环，包括皮肤颜色、温度、感觉、运动、足背动脉搏动及患者的主诉，出现异常及时处理。

（6）心理护理：耐心倾听患者主诉，了解患者的心理状况。积极与患者沟通，关心、安慰患者，介绍手术相关知识，解除其思想顾虑，使患者情绪稳定，积极配合治疗及护理。

（7）术前准备：完成手术区皮肤准备，交叉配血试验，药物过敏试验及常规禁食水。

（二）术后护理

（1）引流管护理：妥善固定引流管，防止扭曲、滑脱。经常捏挤引流管以保持引流通畅，观察并记录引流液的量及性状。

（2）预防并发症：加强皮肤护理，勤擦洗及按摩受压部位，保持床单清洁、干燥、平整，防止压疮发生；经常翻身拍背，鼓励患者咳痰，避免着凉，防止坠积性肺炎发生；留置尿管者，鼓励饮水，每日做膀胱冲洗，训练膀胱功能，尽早拔管，防止泌尿系感染。

（3）功能锻炼：按摩患肢，指导患者做患肢股四头肌等长收缩运动以及病变以外关节的全方位运动，预防肌肉废用性萎缩及关节僵硬的发生。拆除石膏后，鼓励患者积极主动地进行患肢关节锻炼，学会扶拐行走，逐渐进行患肢的负重练习。

（三）健康指导

（1）向患者讲解疾病的防治方法，指导患者定期复查，及早发现疾病复发的征象。

（2）向患者及家属讲解长期治疗的重要性，出院后坚持服用抗结核药并观察药物的不良反应。膝、髋关节的用药时间一般为1～2年。

（3）指导患者增加营养，多进食高热量、高蛋白、富含维生素食物，提高机体抵抗力，预防结核复发。

（4）讲解功能锻炼的重要性，指导患者有计划地进行功能锻炼。

第十五章 儿科护理

第一节 消化系统疾病患儿的护理

一、口炎的护理

口炎是指口腔黏膜的炎症，若病变限于局部，如舌、牙龈、口角，亦可称为舌炎、牙龈炎、口角炎。本病多见于婴幼儿。可单独发生，亦可继发于急性感染、腹泻、营养不良以及维生素 B、C 缺乏等全身性疾病。感染常由病毒、真菌、细菌引起，亦可因局部受理化刺激而引起。不注意食具及口腔卫生、不适当擦拭口腔、食物温度过高或各种疾病导致机体抵抗力下降等因素均可导致口炎的发生。以口腔黏膜破损、疼痛、流涎及发热为特点。

（一）护理评估

1. 健康史　评估患儿家长有无乳具消毒的习惯，有无不适当擦拭患儿口腔或饮用过热、过硬食物、误服腐蚀性药物史；患儿有无感染、营养不良、长期应用广谱抗生素或类固醇激素等导致机体抵抗力下降史。

2. 辅助检查　必要时采集口腔黏膜渗出物进行涂片检查，采集血常规以做出病原学诊断。

3. 心理－社会状况　口炎患儿可因明显口痛而烦躁、哭闹；家长常因患儿不能顺利进食而出现焦虑，急于寻求解决办法的办法，愿意接受健康指导。

（二）护理措施

1. 一般护理

（1）口腔护理：鼓励多饮水，进食后漱口，保持口腔黏膜湿润和清洁。根据病情选用药物清洁口腔，每日 2～4 次，以餐后 1 小时左右为宜，动作应轻、快、准，以免引起呕吐，较大儿童可用含漱剂。清除分泌物及腐败组织，减少继发感染，利于溃疡愈合。对流涎者，及时清除流出物，保持皮肤干燥、清洁，避免引起皮肤湿疹及糜烂。疼痛严重者可在餐前用 2% 利多卡因涂抹局部。

（2）饮食护理：供给高热量、高蛋白、含丰富维生素、易消化的温凉流质或半流质为宜。不能进食者，应予以肠道外营养，以确保能量和水分供给。

（3）按医嘱正确涂药：涂药前应先清洁口腔，再用纱布或干棉球放在颊黏膜腮腺管口处及舌系带两侧，以隔断唾液，用干棉球将病变部黏膜表面吸干净后涂药。涂药后嘱患儿闭口 10 分钟，然后取出隔离唾液的纱布或棉球并叮嘱患儿不可马上漱口、饮水或进食。清洁口腔及局部涂药时应用棉签在溃疡面上滚动式涂药。严重者可同时全身给药，并给予 B 族维生素及维生素 C，有利于疮口愈合。

（4）防止继发和交互感染：护理口腔前后应及时洗手，患儿的食具、玩具、毛巾等应及时煮沸或高压灭菌。哺乳期妇女的内衣应经常更换清洗，并在喂乳前后母亲洗手、清洗乳头。防治原发病，增加机体抵抗力。

2. 病情观察及并发症的监测　观察口腔黏膜病变情况；观察生命体征、神志等变化；观察用药效果和不良反应等。

3. 心理护理　护理人员要态度和蔼，关心爱护患儿，做好家长基本知识宣教，加强护患之间的沟通，提高家长对口炎病的防护知识，促进患儿的康复，消除家长的紧张、焦虑情绪。

4. 健康指导

（1）向家长讲解口炎发生的原因、影响因素及护理要点；讲解并示教清洗口腔和局部涂药的方法及要点；强调操作前后要洗手。

（2）指导家长对患儿用过的食具、玩具、毛巾等要及时清洁消毒；鹅口疮患儿使用过的乳瓶、乳头应放于5%碳酸氢钠溶液中浸泡30分钟后再煮沸消毒；疱疹性口炎的传染性较强，应注意隔离，食具专用，以防传染。

（3）讲解流涎是口炎患儿对疼痛的一种反应，对清洁口腔有一定作用，但应注意保持口周皮肤干燥，防止出现皮肤损伤。

（4）指导家长教育儿童养成良好的卫生习惯，纠正患儿吮指、不刷牙等不良习惯。指导年长儿进食后漱口，保持口腔清洁的卫生习惯；避免进食过热、过硬、过酸食物；掌握正确的刷牙方法，避免损伤口腔黏膜。

（5）讲解均衡营养对提高机体抵抗力的重要性，培养良好的饮食习惯，避免偏食、挑食。

二、腹泻病的护理

腹泻病是一组由多病原、多因素引起的以大便次数增多和大便性状改变为特点的消化道综合征，严重者可伴有脱水、酸碱失衡和电解质紊乱。是我国婴幼儿最常见的疾病之一。腹泻病多发生于6个月~2岁婴幼儿，1岁以内占半数，是造成儿童营养不良、生长发育障碍甚至死亡的主要原因之一。

临床上根据腹泻的病因分为感染性腹泻和非感染性腹泻；根据病程分为急性腹泻（病程<2周，最多见）、迁延性腹泻（病程在2周~2个月）和慢性腹泻（病程>2个月）；根据病情分为轻型腹泻和重型腹泻。

（一）临床表现

1. 轻型腹泻　多由肠道外感染和非感染因素引起，以胃肠道症状为主。大便次数5~10次/日，大便黄色、黄绿色或蛋花汤样，常见白色或黄白色奶瓣，少量黏液和泡沫，有酸臭味。食欲减退，伴有轻度恶心、呕吐、溢乳、腹痛等症状。无脱水及全身中毒症状，多在数日内痊愈。

2. 重型腹泻　多因肠道内感染所致，除有较重的消化道症状外，还有明显的脱水、电解质紊乱及全身中毒症状，如发热或体温不升、精神烦躁或萎靡、嗜睡、面色苍白、意识模糊甚至惊厥、昏迷、休克等。

大便次数>10次/日甚至每日达数十次，大便水样、量多、少量黏液、腥臭。厌食、呕吐，严重者可吐咖啡渣样液体。由于频繁大便刺激，肛周皮肤可发红或糜烂。有明显的水、电解质和酸碱平衡紊乱症状。

3. 水、电解质及酸碱平衡紊乱症状　主要表现为脱水，代谢性酸中毒，低血钾和低钙、低镁血症。

4. 几种常见急性感染性肠炎的表现特点

（1）轮状病毒肠炎：好发于秋季，又称秋季腹泻，见于6个月～2岁的婴幼儿。潜伏期1～3天，起病急，常伴有发热和上呼吸道感染症状，病初即可发生呕吐，大便次数多，每日可几次至几十次、量多，黄色水样或蛋花汤样，无腥臭味，常并发脱水、酸中毒。本病为自限性疾病，数日后呕吐渐停，腹泻减轻，不喂乳类的患儿恢复更快，3～8天自行恢复。大便镜检偶有少量白细胞，血清抗体多在感染后3周上升。

（2）大肠埃希菌肠炎：多发生在气温较高季节，可在新生儿室、托儿所甚至病房内流行。营养不良、人工喂养或更换饮食时更易发病。

（3）空肠弯曲菌肠炎：多发生于夏季，可散发或暴发流行，6个月～2岁婴幼儿多见，为人畜共患病，以侵袭性感染为主。发病急，症状与细菌性痢疾相似，可有剧烈腹痛，可有发热、头痛，大便次数增多，排黏液便、脓血便，有腥臭味，大便镜检有大量白细胞及数量不等的红细胞。

（4）鼠伤寒沙门菌小肠结肠炎：夏季发病率高，多见于2岁以下婴幼儿，尤其是新生儿和婴儿，易在新生儿室流行。发病急，发热，腹泻，大便性状多样易变，为黄绿色或深绿色，水样、黏液样或脓血样，镜检有大量白细胞和数量不等的红细胞。

（5）抗生素诱发的肠炎：多继发于长期使用广谱抗生素使肠道正常菌群被抑制，而继发肠道内耐药金黄色葡萄球菌、变形杆菌、梭状芽孢杆菌或白念珠菌等大量繁殖引起的肠炎。多发生在持续用药2～3周后，也有在用药数日内发病。病情与耐药菌株的不同以及菌群失调的程度有关，婴幼儿病情多较重。

5. 迁延性腹泻和慢性腹泻　病因复杂，感染、食物过敏、酶缺陷、免疫缺陷、药物因素、先天性畸形等均可引起。以急性腹泻未彻底治疗或治疗不当，迁延不愈最为常见。以营养不良儿患病率高。表现为腹泻迁延不愈，病情时轻时重，大便次数和性质不稳定，严重时可出现水、电解质紊乱。多伴有消瘦、贫血、多种维生素缺乏及继发感染等。

（二）护理评估

1. 健康史　评估患儿的喂养史，包括喂养方式、喂何种乳品、冲调浓度、喂哺次数及量；转乳期食物添加及断奶情况，是否近日添加了新食物或进食量增大，有无不洁饮食史。既往有无腹泻情况，是否长期使用抗生素、激素，是否对牛奶蛋白、大豆蛋白等食物过敏。了解患儿的消化道症状，包括腹泻开始的时间，大便次数、颜色、性状、量、气味，有无呕吐、腹痛、腹胀等。

2. 身体评估

（1）轻型腹泻：多由肠道外感染和非感染因素引起，以胃肠道症状为主。

大便次数5～10次/日，大便黄色、黄绿色或蛋花汤样，常见白色或黄白色奶瓣，少量黏液和泡沫，有酸臭味。食欲减退，伴有轻度恶心、呕吐、溢乳、腹痛等症状。无脱水及全身中毒症状，多在数日内痊愈。

（2）重型腹泻：多因肠道内感染所致，除有较重的消化道症状外，还有明显的脱水、电解质紊乱及全身中毒症状，如发热或体温不升、精神烦躁或萎靡、嗜睡、面色苍白、意识模糊甚至惊厥、昏迷、休克等。大便次数＞10次／日甚至每日达数十次，大便水样、量多、少量黏液、腥臭。厌食、呕吐，严重者可吐咖啡渣样液体。由于频繁大便刺激，肛周皮肤可发红或糜烂。有明显的水、电解质和酸碱平衡紊乱症状。

（3）水、电解质及酸碱平衡紊乱症状：主要表现为脱水、代谢性酸中毒、低血钾和低钙、低镁血症。

3. 辅助检查　采集大便标本做常规、大便培养，及时送检；采集血液标本，做血生化检查，分析化验结果；观察记录大便的排便量、颜色、气味和次数；观察记录尿量；全面了解患儿病情，观察疾病进展情况。

4. 心理-社会评估　评估家长是否缺乏儿童喂养、饮食卫生、疾病护理等方面的知识。重症患儿常需住院治疗，由于对医院环境感到陌生、害怕打针等原因而产生恐惧；家长因担心危重患儿的预后而焦虑。

（三）护理措施

1. 一般护理

（1）调整饮食：腹泻患儿存在消化功能紊乱，应根据病情合理安排饮食，以达到减轻消化道负担，恢复消化功能的目的。除严重呕吐者暂禁食4～6小时（不禁水）外，均应继续进食，暂停辅食。母乳喂养儿可减少哺乳次数或缩短哺乳时间，暂停喂不易消化和脂肪类等辅食；人工喂养者，可喂以等量米汤或稀释的牛奶，或喂以发酵奶、去脂奶；病毒性肠炎不宜用蔗糖，暂停乳类，改为豆制代乳品或发酵乳，以减轻腹泻，缩短病程。已断奶者喂以稠粥、面条加一些熟植物油、蔬菜末、精肉末等，少量多餐。根据患儿病情及医嘱合理安排饮食。恢复饮食时，应由少到多，由稀到稠，逐步过渡到正常饮食。同时，观察记录患儿进食后的反应，以评估对喂养的耐受情况并及时调整。

（2）纠正水、电解紊乱及酸碱失衡：通过恢复血容量，纠正水、电解质紊乱和酸碱平衡紊乱，排泄毒素，补充部分热量及静脉给药，以恢复机体的生理功能。

2. 病情观察及并发症的监测

（1）严密观察病情。

1）监测体温变化：体温过高者应采取适当的降温措施，做好皮肤、口腔护理，鼓励患儿增加口服补液盐的摄入，提供患儿喜爱的饮料，尤其是含钾、钠高的饮料。

2）注意消化系统症状的变化：观察记录大便的次数、颜色、性状，若出现脓血便，伴有里急后重的症状，考虑是否有细菌性痢疾的可能，应立即送检大便等，为治疗提供可靠的依据。观察呕吐、腹痛、腹胀、食欲等情况变化。

3）判断脱水程度：通过观察患儿的神志、精神、皮肤弹性、前囟及眼眶有无凹陷、尿量等表现，估计患儿脱水程度。观察经过补液后脱水症状是否得到改善。

4）观察低钾血症表现：低血钾常发生在输液治疗脱水、酸中毒纠正时，当患儿出现精神萎靡、吃奶乏力、腹胀、肌张力低、心音弱、呼吸频率不规则等表现，及时报告医生，做血生化测定及心电图检查。

5）观察代谢性酸中毒：当患儿呼吸深快、精神萎靡、口唇樱红、血 pH 下降时积极准备碱性液体，配合医生抢救。

（2）防止交叉感染：严格做好消化道分室和床边隔离，排泄物应按规定处理后再排放。护理患儿前后认真洗手。患儿的食具、衣物、尿布应专用，并进行适当消毒处理，防止患儿的手和物品被污染。对传染性较强的腹泻患儿最好用一次性尿布，用后焚烧，防止交叉感染。

（3）维持皮肤黏膜完整性。

1）口腔黏膜干燥的患儿，每日至少2次口腔护理，以保持口腔黏膜的湿润和清洁。

2）保持床单位清洁、干燥、平整，及时更换衣裤。每次便后及时更换尿布，用温水冲洗臀部并擦干，保持肛周皮肤清洁、干燥。

3. 心理护理　关心爱护患儿，做好家长基本知识宣教，加强护患之间的沟通，提高家长对腹泻病的防护知识，促进患儿的康复，消除家长的紧张、焦虑情绪。对慢性腹泻患儿的家长，采取以家庭为中心的护理模式。

4. 健康指导

（1）指导家长及时清除患儿口腔中的呕吐物，勤饮水、漱口，保持口腔卫生，必要时进行口腔护理。指导家长正确洗手，并做好污染尿布及衣物的处理、出入量的监测以及脱水表现的观察。讲解臀部皮肤护理的意义及方法。

（2）说明调整饮食的重要性，指导家长 ORS 溶液的配制和使用。

（3）告知家长遵照医嘱正确用药。如微生态制剂应温水冲服，水温＜37℃，以免杀伤有关的活菌。肠黏膜保护剂如蒙脱石散最好在空腹时服用，以免服用该药呕吐误吸入气道，每次至少用 30 ~ 50mL 温开水冲服有利于药物更好地覆盖肠黏膜。

（4）为患儿提供安静舒适的休息环境。随身携带玩具等安慰性物品，与患儿交谈，尽可能触摸、拥抱患儿，鼓励家庭成员参与护理，以减少分离性焦虑。对需要静脉穿刺的患儿，操作前先告之操作会引起疼痛，给予鼓励，同时对患儿采取治疗性游戏，如允许患儿触摸仪器等以减轻恐惧。主动与患儿及家长进行交谈，允许他们提出问题，鼓励患儿将生气、害怕和疼痛等表达出来，以减轻压力，促进相互信任。

（5）宣传预防腹泻的相关知识。宣传母乳喂养的优点，指导合理喂养，避免在夏季气温高时断奶，按时按序进行转乳期食物摄入，防止过食、偏食及饮食结构突然改变。适当户外活动，加强体格锻炼。气候变化时防止受凉或过热。及时治疗营养不良、佝偻病、贫血等。避免长期滥用广谱抗生素和激素。口服轮状病毒疫苗，于每年 8 ~ 10 月给婴幼儿接种 1 次。

（6）向家庭成员宣传防止感染传播的措施。教育儿童饭前、便后洗手，勤剪指甲，注意食物新鲜、清洁和食具消毒，注意饮食和饮用水卫生。

第二节　急性肾小球肾炎的护理

急性肾小球肾炎（AGN）简称急性肾炎，是一组不同病因所致感染后免疫反应引起的急性弥漫性肾小球炎性病变。临床主要表现为急性起病，水肿、少尿、血尿、蛋白尿和高血压。急性肾小球肾炎为儿科常见病，四季均可发病，多见于 5 ~ 14 岁儿童，2

岁以下少见。男女之比为 2：1，一般预后较好，有极少数转为慢性。

一、病因与发病机制

本病最常见的病因是 A 组 β 溶血性链球菌感染所致上呼吸道或皮肤感染。一般认为是感染后机体发生免疫复合物型变态反应，造成肾小球免疫损伤和炎症。免疫损伤使肾小球基底膜断裂，血浆蛋白、红细胞、白细胞通过肾小球毛细血管壁渗出到肾小囊内，尿中出现蛋白、红细胞、白细胞及各种管型。炎症造成细胞增生、肿胀，肾小球毛细血管管腔狭窄，甚至闭塞，肾小球血流量减少，滤过率降低，体内水、钠潴留，导致细胞外液和血容量增多，临床出现少尿、水肿、高血压等。

二、临床表现

急性肾小球肾炎临床表现轻重不一，轻者仅有镜下血尿，重者可在发病 1 ~ 2 周内出现严重循环充血、高血压脑病或急性肾功能不全而危及生命。

1. 前驱感染　本病发病前常有呼吸道或皮肤的链球菌感染史，夏秋季以皮肤感染多见，秋冬季以上呼吸道感染多见。发病年龄以 5 ~ 10 岁为多见，< 2 岁者少见。男女性别比为 2：1。

2. 典型表现　急性期可有低热、疲倦、乏力、食欲减退等一般表现，部分患者仍可见呼吸道或皮肤感染。

（1）水肿、少尿：水肿为最常见和最早出现的症状，初起为眼睑及面部浮肿，重者渐波及全身，呈非凹陷性，少数可伴胸水、腹水。水肿一般在 1 ~ 2 周内随尿量增多而逐渐消退。

（2）血尿：起病时轻者仅为镜下血尿。肉眼血尿多在 1 ~ 2 周内逐渐消失；镜下血尿持续 1 ~ 3 个月或更长时间。尿的颜色与其酸碱度有关，酸性尿时呈浓茶色或烟灰水样，中性或弱碱性尿时呈鲜红色或洗肉水样。

（3）高血压：1/3 ~ 2/3 的患儿在发病初期即可出现轻度至中度高血压。

3. 严重病例　少数患儿在发病的第 1 ~ 2 周内可出现下列严重症状。

（1）严重循环充血：轻者仅有轻度呼吸增快，肝大等；严重者明显气急，端坐呼吸，咳粉红色泡沫痰，双肺底湿啰音，心脏扩大，心率增快，有时还可出现奔马律等症状，病情急剧恶化，如不及时抢救，可于数小时内死亡。

（2）高血压脑病：剧烈头痛，烦躁不安，恶心呕吐，复视或一过性失明，严重者突然出现惊厥和昏迷。

（3）急性肾功能不全：病程早期患儿在尿量减少同时可出现暂时性氮质血症，严重少尿或无尿患儿可出现电解质紊乱、代谢性酸中毒及尿毒症症状。一般持续 3 ~ 5 日，在尿量逐渐增多后病情好转。

三、治疗原则

本病为自限性疾病，主要是预防和治疗链球菌感染，限制活动（严格卧床休息），控制钠、水入量及利尿、降压等对症处理。

1.控制链球菌感染和清除病灶 有感染灶时用青霉素 10 ~ 14 天；青霉素过敏者改用红霉素，避免使用肾毒性药物。

2.对症治疗

（1）水肿：有明显水肿、少尿或有高血压及全身循环充血者，应用利尿剂，可选用呋塞米（速尿）。

（2）高血压：血压持续升高，当舒张压高于90mmHg时应给降压药，首选硝苯地平（心痛定）；高血压脑病时，首选硝普钠，同时给予地西泮（安定）止痉及呋塞米利尿脱水等。

（3）严重循环充血：限制活动（严格卧床休息），限制钠水入量，尽快降压、利尿。

（4）急性肾衰竭：及时处理水过多高钾血症和低钠血症等，必要时采用透析治疗。

四、护理评估

1.健康史 询问平时健康状况；病前 1 ~ 3 周有无上呼吸道或皮肤感染史；水肿发生的时间、部位、进展情况；排尿次数、尿量及颜色；既往有无类似疾病及治疗情况等。

2.身体评估 观察患儿目前神志、精神状态、颜面水肿情况、尿色和尿量等；测量患儿生命体征及体重。

3.辅助检查 采集尿、血标本及时送检并记录尿色和尿量，分析化验结果。

4.心理 – 社会评估 评估患儿及家长因卧床休息、形象改变和不能上学等原因产生的紧张和焦虑心理；评估患儿家长对疾病的认识、家庭经济情况。

五、护理措施

1.一般护理

（1）休息：起病两周内应严格卧床休息，直到水肿减退、血压降至正常、肉眼血尿消失，可下床做轻微活动或户外散步；血沉正常可上学，但需避免体育活动；Addis 计数正常后，方可恢复体力活动，正常生活。

（2）饮食护理：给予高糖、高维生素、适量蛋白和脂肪的低盐饮食。水肿、少尿时，限制钠和水的摄入，每日钠盐以 60mg/kg 为宜。氮质血症者，应限制蛋白的摄入，每日给优质动物蛋白 0.5g/kg。水肿消退、血压恢复正常后，逐渐由低盐饮食过渡到普通饮食。

2.病情观察及并发症的监测

（1）尿量、尿色及水肿情况：每周测体重 2 次，水肿严重者，每天测体重 1 次，观察水肿的变化；每周留晨尿 2 次，进行尿常规检查；准确记录 24 小时液体出入量；尿量增加和肉眼血尿消失提示病情好转。如果持续少尿，甚至无尿，提示可能发生急性肾衰竭，应做好透析前护理。

（2）生命体征、神志等变化：监测生命体征，定时巡视病房，及时发现并处理并发症。如患儿出现头痛、呕吐、眼花或一过性失明、惊厥和血压突然升高等，提示高血压脑病；出现烦躁不安、端坐呼吸、心率增快，肺底闻及湿啰音、肝脏增大等，提示严重循环充血，应立即报告医生并配合救治。

（3）观察用药效果和不良反应：用利尿剂后观察患儿体重、水肿、尿量变化并做好记录，注意有无水、电解质紊乱的发生；应用硝普钠，需新鲜配制和严格避光，准确控制剂量和速度，严密监测血压和心率变化，注意有无呕吐、情绪激动、肌肉痉挛、头痛等不良反应。

3. 心理护理 护理人员要态度和蔼，多同患儿交流，告诉家长和患儿本病是自限性的，绝大多数预后良好。创造良好的休养环境，提供适合患儿的床上娱乐、学习用品，消除父母和患儿的焦虑。

4. 健康指导 指导家长防止链球菌感染的方法，如平时应加强锻炼、注意皮肤清洁卫生、预防呼吸道和皮肤感染。一旦感染应及早应用抗生素彻底清除感染灶。强调限制患儿活动是控制病情进展的重要措施。讲明控制患儿饮食的重要性，出院后 1 ~ 2 个月适当限制活动，定期查尿常规，按时随访。

第十六章 新生儿护理

第一节 新生儿的日常护理

一、脐带的护理

在生命孕育的过程中，有一条亲密的纽带连接着妈妈和宝宝，它为宝宝传送成长所需要的各种养分。宝宝离开妈妈身体的那一刻，这条纽带也随之被断开。同时，在靠近宝宝的一端会留下一段脐带残端。脐带的残端会在两三周之内，有时候甚至会更久一些，逐渐地变干和脱落。由于脐带是被切断的，所以存在创面，脐带脱落前如果不注意清洁，被细菌污染，轻者可使脐部发炎，重者可引起败血症甚至导致死亡。所以，脐部护理不容忽视。

回家后宝宝小肚脐的护理：在这段时间内，我们需要做的就是保持创面的干燥和清洁，避免细菌的侵袭。可选用75%酒精消毒脐带根部及周围皮肤。

如果洗澡时不慎打湿脐带，应先将脐窝内的水渍用棉签擦干，然后用75%酒精浸湿的棉棒，按照从脐带根部到脐带再到周围皮肤的先后顺序来擦拭。脐带根部不容易暴露时，可以用手轻轻牵拉脐带残端，这样才能做到消毒彻底，不留死角。因为脐带上没有神经末梢，所以不用担心宝宝会感觉到疼痛。

一般来说，每天至少做一次脐带护理。如果宝宝脐部潮湿或者被尿液、粪便污染，应增加护理次数。平时，我们给宝宝包尿布的时候，也要注意尽量低于脐带处，也可以选择专门给脐带留出缺口的新生儿尿布。这样可以让脐带完全裸露在外面，不会受到尿液污染，时刻保持清洁、干爽、透气。如果脐部出现红肿、糜烂、出血、脓性分泌物或有臭味，应及时到医院就诊。

二、口腔的护理

新生儿的口腔黏膜柔嫩，血管丰富，唾液腺发育不足，唾液分泌较少，黏膜较干燥，如果护理不当，不仅容易出现口腔疾病，而且会导致消化道和全身疾病，影响宝宝健康。因此，年轻的爸爸妈妈熟悉正确的新生儿口腔护理知识非常重要。千万不要贸然采纳一些不科学的建议，反而对宝宝造成不必要的痛苦。首先，我们来了解一下正常新生儿的口腔生理特征。

1. 马牙 所谓"马牙"是胎儿在6周时，就形成牙的原始组织，叫牙板，而牙胚则是在牙板上形成的，以后牙胚脱离牙板生长牙齿，断离的牙板被吸收而消失。有时这些断离的牙板形成一些上皮细胞团，其中央角化成上皮珠，有些上皮珠长期留在颌骨内，有的被排出而出现在牙床黏膜上，即为"马牙"。

2. 彭氏珠 硬腭中线上可见大小不等的黄色小结节，称为"彭氏珠"，也是上皮细胞堆集而成，数周后可自行消退。

3. 螳螂嘴　两侧颊部各有一个隆起的脂肪垫，俗称"螳螂嘴"，有利于吸吮乳汁。

这些看似异常的口腔赘生物其实都是一种正常的生理现象，如果听从一些老方法、土规矩，用尽各种办法去除或挑破，结果也许会引起口腔感染，甚至可能出现严重并发症，威胁到宝宝娇弱的生命。

有些新手妈妈看到宝宝舌苔很厚，想要帮助宝宝清洁口腔。她们常常用纱布蘸水，擦拭口腔黏膜。但是我们的宝宝口腔黏膜非常细嫩，稍不留意，纱布就会损伤宝宝稚嫩的口腔黏膜，而且是肉眼看不到的损伤。细菌、真菌随着侵入繁殖，引起真菌性口腔炎，俗称"雪口"。

真菌在受损的黏膜上繁殖生长，初起时，呈点状或小片状，逐渐融合成大片乳白色膜，略凸起，边缘不充血，不易擦掉，强行剥落后，局部黏膜潮红、粗糙，伴有黏膜溢血，白膜迅速又生成，这种现象称为"鹅口疮"。

严重时，病变可进一步蔓延至全身，偶尔可侵入血液形成败血症、脑膜炎等严重并发症。如果发生鹅口疮，可使用 2% 碳酸氢钠溶液清洗口腔。病变面积较大者，可用新配置的制霉菌素溶液（10 万～20 万单位/毫升）涂口腔，每日 3 次。或口服制霉菌素，每天 25 万～50 万单位，可同时服用维生素 B2 及维生素 C。

其实宝宝的口水就有很强的口腔清洁作用，无须特别的清理程序。日常护理时只需要做到以下几点。

1. 多饮温开水　喂奶后适当补充一点温开水，特别是在宝宝发热、感染时，更应该勤喂温开水。这样可以冲净宝宝口腔里的奶渣，避免口腔中细菌发酵产生异味，还可以防止便秘。

2. 严格控制乳头、奶具卫生　母乳喂养时，哺乳前妈妈应用肥皂清洗双手和乳头，擦拭乳头的毛巾也应经过消毒后再使用。人工喂养时，各种奶具同样应经严格清洗并高温消毒后才能使用。喂奶前可在手臂内侧滴一滴来测试奶液温度，不要直接吸橡皮奶嘴，以防烫伤口腔黏膜。

三、眼睛的护理

宝宝刚出生时，眼睛常常闭合，对光线会有反应，但眼球运动没有目的且两眼协调能力欠佳，有时一睁一闭。经阴道分娩或有难产史的宝宝，有时可见球结膜下出血或虹膜边缘一周呈紫红色，这多数是由于分娩过程中受到挤压，毛细血管淤血或破裂所致，无需特别处理，数日后会自行吸收。

正常情况下，宝宝的眼睛会晶莹透亮，眼睛大小适中，活动自如。要观察宝宝的眼睛发育是否异常，可从双眼的大小、外形、位置、活动、色泽等几个方面观察。若两眼之间距离宽或双眼上斜，应怀疑是否有染色体疾病；眼睑水肿和大量脓性分泌物常是淋球菌感染的典型表现；大面积角膜混浊伴有眼球变大，可能患有先天性青光眼；瞳孔区内有白色物则提示有白内障、肿瘤或视网膜病的可能。爸爸妈妈作为宝宝最密切的观察者，如果能及早发现异常，就能抓住及时治疗的良机。眼睛是心灵的窗口。

为了让宝宝有一双明亮的眼睛，爸爸妈妈们日常生活中需要注意以下几方面的问题。

1. 保持眼部清洁　每天清洁面部时应先从眼部做起。用清洁的软布或棉球轻轻由内向外擦拭眼部。眼睛有分泌物要及时清理，若眼屎很多或伴有脓性分泌物应及早就医。

2. 避免强光刺激　宝宝在睡眠时，应将卧室调节成较暗的睡眠灯。这样可以建立宝宝明暗交替的感觉变化，同时也能帮助养成良好的睡眠习惯。外出时，可选择轻薄的纱巾罩在宝宝头上，用来柔和光线，避免强光的直接刺激。同时，在为宝宝留下精彩瞬间的那一刻，也不要忘记把相机的闪光灯关闭，因为闪光灯的强光会损伤视网膜。

3. 注意环境的布置和体位的变换　宝宝喜欢颜色鲜明、曲线复杂的物体。所以，在他们周围不要长时间固定在一个位置摆放吸引目光注视的玩具。喂奶和睡觉时，最好也不要长时间保持一种体位。这些因素都容易让宝宝的视力集中固定在同一个方向，造成"斜视"。有了爸爸妈妈的细心呵护，我们的宝宝才能透过这美丽的心灵之窗一点一点地认识这个多彩的世界。

四、外耳道和鼻腔的护理

（一）外耳道的护理

新生儿耳郭软硬程度根据其成熟度而各有不同，且耳道狭窄，灌入污水后容易引发炎症感染。初生几天内，由于分娩时耳道内仍有少量羊水残留，听觉不太灵敏，但数日后可恢复正常。

在日常生活中我们应该注意以下几个方面的问题。

1. 及时更换体位　宝宝的耳郭柔软，长期保持一种体位容易导致耳郭扁平或招风耳，影响将来的美观。所以要经常变换睡姿，可轻轻按摩耳郭，保持正常形态。更换体位的同时，分娩期残留在耳道内的羊水也能顺势流出，使听觉更快恢复。

2. 动作轻柔　平时要注意外耳道的清洁。可使用棉签或柔软的小毛巾轻轻擦拭。切忌掏耳朵。

3. 避免灌入污水　沐浴时应该反折宝宝的耳垂，堵住耳道，防止污水灌入耳道。宝宝吐奶时，也要尽快擦净污渍，避免流入耳道内，引起感染。

4. 细心观察　当耳道有炎症感染时，剧烈的疼痛会让宝宝哭闹不安。当宝宝不明原因哭吵时，家长们应观察是否存在耳部感染的问题。可以到医院专科及时就诊，查明病因，早期治疗。

（二）鼻腔的护理

小宝宝鼻梁低，鼻骨软，鼻腔狭窄，鼻腔内黏膜组织娇嫩，遇到轻微刺激容易充血、水肿。在打喷嚏、接触冷空气、哭闹后会容易出现流鼻涕、鼻塞的现象。而鼻塞又会引起喂养障碍，影响宝宝睡眠和舒适感。所以我们要学会帮助宝宝清洁鼻腔，保持畅通的呼吸。

最安全的方法是选择专用吸鼻器。但很多宝宝不适应，而且吸引的效果也一般，因此，很多家长更愿意用棉签来清洁鼻腔。使用棉签清洁鼻腔时，应选择小号棉棒用清水蘸湿，轻轻地在鼻孔口旋转式擦净鼻腔内分泌物。若鼻痂较硬，可用水蘸湿软化后，轻轻按压鼻翼，使其松动，再用棉签轻柔的将其拔出。有时也可以使用毛线轻挠宝宝鼻腔，刺激宝宝打喷嚏，将鼻腔内分泌物排出。

切忌用棉签棍掏鼻孔或用指甲挖鼻孔。宝宝的耳咽管较粗、短、直，位置也比成人低，因此不要经常捏宝宝的鼻子。乱捏鼻子会使鼻腔中的分泌物通过耳咽管进入中耳，引起中耳炎。

五、皮肤的护理

皮肤是人体防止感染的一层天然保护屏障。新生宝宝皮肤娇嫩，表面的角质层薄，皮层下毛细血管丰富，需要倍加呵护。初生时，宝宝皮肤表面会覆盖一层灰白色的胎脂，是由皮脂腺分泌的皮脂等组成的，具有保护皮肤、保暖、防止感染等作用。出生后数小时胎脂将逐渐被吸收，皮肤皱褶处胎脂比较厚难以吸收时，可以用温水或植物油轻轻擦去。

小宝宝新陈代谢旺盛，而娇嫩的皮肤很容易受到汗液、尿液、奶渍的刺激发生褶烂。特别是在颈部、腋下、肘窝、大腿根部、会阴部以及腘窝这些皮肤皱褶处，常常因为不良刺激而发生皮肤糜烂。

因此，在温度适宜的情况下应该每天洗澡，保持皮肤皱褶处的清洁。为宝宝选择洗护用品时，应使用 pH 值中性，不含皂质、酒精等刺激成分的产品。根据季节的变化，婴儿护肤品也要适当更换。如夏季多汗，可以使用爽身粉保持皮肤干爽；秋冬季节皮肤干燥，则可以选用滋润的婴儿油或润肤乳来锁住水分和油脂。

日常护理宝宝的过程中，家长们要注意修剪指甲，动作要轻柔，不要用毛巾直接摩擦皮肤，避免造成损伤。接触宝宝的毛巾、衣物应柔软舒适，彻底清洁。以下是新生儿常见的皮肤问题。

1. 新生儿红斑　常在出生后 1 ~ 2 天内出现。表现为大小不等、边缘不清的斑丘疹。一般散布在头面部、躯干及四肢。皮疹多在 1 ~ 2 天内自行消失，无需处理。

2. 粟粒疹　新生儿常见的皮疹之一，一般发生在小儿鼻尖、鼻翼及面颊部等处。粟粒疹直径 1 ~ 2 毫米，呈黄白色颗粒状，它是由于皮脂腺阻塞而引起的，一般在生后几周内可自行消失，不需要治疗。

3. 头皮乳痂　有些宝宝在出生以后的几周内，头顶部出现黑色或褐色鳞片状融合在一起的皮痂，且不易洗掉，俗称"胎垢"。这是皮脂腺分泌的油脂以及灰尘等组成的，一般无刺激，不会影响到宝宝的健康，但是很脏，应该及时清洗。可以在患处涂些植物油，将乳痂浸软后，用钝齿梳子轻轻梳去。如果乳痂很厚，可以每天涂 1 ~ 2 次植物油，直到乳痂浸透后再梳去，然后用温水将头皮洗净。注意，不可用手抓或用梳子硬梳乳痂，以免头皮破损继发感染。

4. 汗疱疹　炎热的时候，在宝宝额部、胸前常常可见大小不等的类似于小水疱一样的汗疱疹，又称为"白痱"。与新生儿汗腺功能欠佳有关。应注意保持房间通风，不要穿太多，保持皮肤的干爽。

5. 青记　又称为"蒙古斑"。一般在宝宝背部、臀部多见，呈蓝绿色，随着年龄的增长会慢慢消退。

六、新生儿游泳的护理

新生儿时期是人生中生长最重要、发育最旺盛的时期。妙用这一黄金时期，因地制宜地开展游泳和抚触活动，对孩子的身心发育大有好处。健康的新生儿天生不怕水，喜欢在水的环境中寻找感觉，他们会把这当做在子宫内羊水生活的继续。

（一）目的

刺激新生儿脑神经发育；增加肺活量，促进胸廓发育；增加胃肠蠕动促进食物消化吸收，减少不良睡眠习惯；促进血液循环，提高机体免疫力；加强骨骼系统灵活性和柔韧性，加强睡眠，促进身心发育。

（二）准备

小婴儿游泳池、婴儿游泳圈（颈圈）、浴巾、小毛巾、婴儿衣物、尿布、水温计、水中可漂浮的玩具。

（三）操作方法及程序

（1）保持室内适宜的温度 26 ~ 28℃，游泳池水温 38 ~ 40℃。播放舒缓的背景音乐。

（2）护士应洗手，修剪指甲，以免划伤新生儿皮肤。新生儿游泳池（较大浴盆）水深＞ 60cm，必须以新生儿足不能触及池底为宜。

（3）将新生儿全身裸露，贴好脐带防水贴。根据颈围和体重选择合适的游泳圈。小号＜ 20cm，中号 21 ~ 23cm，大号 24 ~ 26cm，加大号 27 ~ 29cm，特大号 30 ~ 33cm。套好泳圈后，检查下颌部是否垫托在预设位置（双下颌角紧贴内圈），下颌置于其槽内，缓慢放入水，头部始终保持在水面之上，防止耳朵进水。医护人员在旁协助新生儿肢体伸展活动，并主动给予轻柔抚触。

（4）游泳时间控制在 10 ~ 20 分 / 次。练习时间的长度取决于新生儿的体力、精神状态。

（5）游泳结束，应双手抱住新生儿躯干离开水池，在工作台上擦干身体注意保暖，取下游泳圈和防水护脐贴，用 0.1% 安尔碘消毒液或 75% 酒精消毒肚脐 2 次，并用护脐带包扎。

（四）注意事项

所有游泳新生儿必须通过医生同意；游泳宜于奶后 30 ~ 60 分进行；游泳圈使用前必须经过安全检查，如型号、保险暗扣、漏气与否等；注射疫苗 3 天后方可游泳；出生 10 天内的新生儿脐部必须贴防水护脐贴。游泳后要将护脐贴取下，脐部进行消毒；游泳时全过程必须有专人全程监控；游泳结束后休息 10 分，若无特殊情况方可离开。

第二节 超低体重儿的定义、特点及护理

一、超低出生体重儿的定义及现状

超低出生体重儿（ELBWI）是指出生体重不满 1 000 克的婴儿。他们都是早产儿，大部分胎龄在 28 周以下，个别可达 32 周。20 世纪 70 年代，随着围产医学的进步，呼吸管理的改进，超低出生体重儿才有存活记录。2000 年 12 月，北京报道 1 例胎龄 26 周，出生体重 780 克的婴儿，经新生儿重症监护（NICU）78 天的精心护理，长到 2 000 克出院。

众多资料显示，目前国际、国内对超低出生体重儿的救治水平有了很大提高。救活超低出生体重儿，并将后遗症降低到最少最轻，反映了医疗技术的高水平发展。由于需要住在 NICU 接受管理长达 2 ～ 3 个月，因此，亦反映了围产有关医护人员的业务水平及其医德和技术的综合实力。

二、病因

由于小胎龄胎儿、低体重胎儿存活的可能性已大大增加，故产科医生的顾虑就减轻了许多。对高危妊娠的母亲与胎儿作全面考虑时，有时为了及时解除母亲的高危状况，以免胎儿在子宫里受到恶劣环境影响，需选择较小孕周进行分娩。

三、抢救存活的要素

我国的政策是一个家庭只生一个孩子，但试管婴儿的多胎率、低体重儿率的增加，超低出生体重儿亦会增加，因此对超低出生体重儿医学的重视亦属必要。如果家庭中产下了超低出生体重儿，抢救如此小而未成熟的孩子，其成功要素之一是家长一定要认同自己的小宝宝，建立起信心，相信和配合医生。

一定要到有新生儿监护条件的医疗中心或三甲医院救治。尽可能用自己母乳喂养，以加强母婴关系，这对 ELBWI 的存活和成长发育极有帮助，亦是对超低出生体重儿医学发展的一种重要的贡献。要强调的是，只有到条件好的医院才能做到超低出生体重儿的围产期安全分娩和抢救存活。

条件好的标准有如下几点。

（1）三甲医院。

（2）具备技术力量雄厚的产科。

（3）具备技术力量雄厚的新生儿科、新生儿重症监护室（NICU）。

（4）良好的产前检查技术和条件。

要求产科医生和儿科医生密切合作，从母胎双方考虑，创造良好环境，控制损伤和不良事件在最小限度内。但是如果在远离城市的郊区医院即将有超低出生体重儿出生，最佳方案是转运孕母到具有良好接产和设有 NICU 的高层次医院，胎内转运是对 ELBWI 的最好保护，因为出生后的转运，即使有良好的转运系统，但仍难保证如胎内一样的良好环境。

如已近临产，则应该与城市的儿科专科医院联系好，专科医院配备好技术优良的医护人员和完善的转运设施，及时赶到郊区医院协助抢救 ELBWI，当超低出生体重儿条件允许时可转运到专科医院的 NICU，转运过程中的监护与抢救措施对 ELBWI 的存活与生长发育是绝对必要的。

四、在监护室期间的护理

1. 体温与湿度管理　我们大家都知道一个道理，新生婴儿类似一个球形，超低体重儿体重小、体表面积相对大，皮肤薄，热量极易丧失，体内棕色脂肪少，产热很不足，因此，一旦娩出，应立即用已经准备好的温暖、干燥、柔软的毛巾将其体表水分迅速吸干，然后放入预热好的暖箱。

要给以中性温度（亦即该环境温度要保证体温恒定，腹壁皮肤温度保持在 36.5 摄氏度，且耗氧量最小），随着日龄增加，中性温度亦相应变化。超低体重儿体内含水量大，体液占体重的 85%～90%，在没有湿度保证而仅仅加温的情况下，皮肤水分大量丧失。因此，最好保持环境中有 90% 的高湿度，即除暖箱湿化器外，还可从窗口插入导管作雾化。

2. 皮肤管理 超未成熟儿皮肤非常不成熟，极易受到破坏引发严重的问题，如感染、体液丢失等，因此皮肤护理相当重要。出生后脸部胎脂要清除，其他部位如果清除困难可待以后处理。各种监护电极的粘贴最好用纸质胶布或低过敏性的棉胶布，且尽可能减少胶布与皮肤的接触面积。

各种监护电极也尽可能放置在较小范围内，且用较少的电极进行多参数监护。12 小时更换经皮血氧饱和度检测探头位置，经皮二氧化碳和氧分压监护探头应 4 小时更换一次位置。尽量避免损伤性的操作，如反复的采血和穿刺。尽可能应用中心静脉输注液体，避免药物外渗导致皮肤坏死。

3. 呼吸管理

（1）头罩或鼻导管吸氧：血氧饱和度低于 85% 者，应给予吸氧，一般用头罩吸氧，应尽可能采用有空氧混合的头罩气源，总流量为 4～6 升/分，根据血氧饱和度或血气检测调整吸氧浓度，对日龄较大者可用鼻导管吸氧，氧流量为 0.5～1 升/分。要严格控制吸入氧浓度，监测血氧饱和度，一般将血氧饱和度维持在 88%～93% 即可，不宜高于 95%。

（2）持续气道正压呼吸：对轻症或早期 NRDS、湿肺、呼吸暂停、感染性肺炎等病例可使用鼻塞持续气道正压呼吸（CPAP），CPAP 能使肺泡在呼气末保持正压，有助于萎陷的肺泡重新张开，压力以 3～5 厘米水柱为宜，吸入氧浓度尽可能低一些，及时使用 CPAP，可减少机械通气的使用。

（3）机械通气：如用 CPAP 后病情仍继续加重，则改用有创机械通气，一般先用常频通气，根据病情和血气分析调节呼吸机参数。如常频通气效果不理想，可改用高频通气。

（4）应用肺表面活性物质：对诊断或疑诊 NRDS 者应给予肺表面活性物质（PS）治疗，要早期给药，一旦出现呼吸困难、呻吟，即可给药，不要等到影像学出现典型 NRDS 改变。

剂量每次 100 毫克/千克左右，按需给药，如吸入氧浓度大于 0.4 或平均气道压大于 0.78 千帕，可重复给药，间隔时间 10～12 小时，有些病例需给 2～3 次。对胎龄小于 28 周，出生体重小于 1 000 克的早产儿，出生时即可给 PS 预防，复苏后经气管插管给药，一次剂量为 100 毫克/千克。

（5）呼吸暂停的防治。

1）加强监护：包括仪器监护、医师护士的密切观察。将患儿头部放在中线位置，颈部姿势自然，以减少上呼吸道梗阻。

2）刺激呼吸：发生呼吸暂停时予以托背、弹足底，出现青紫需气囊给氧。

3）药物治疗：氨茶碱，其缺点是半衰期短，需多次给药，副作用较多，有烦躁、心动过速、惊厥、胃肠道出血、喂养不耐受、尿量过多、脱水及高血糖等。枸橼酸咖啡因，半衰期较长，不良反应较少，脂溶性高，透过血脑屏障快。纳洛酮，主要用于母亲分娩时用过麻醉剂，如哌替啶者（吸毒者禁用）。

4）其他治疗：频发的阻塞性或混合性呼吸暂停，可使用鼻塞 CPAP。如呼吸暂停仍频繁发生者需用机械通气。继发性呼吸暂停者，应积极治疗原发病。

（6）支气管肺发育不良（BPD）的防治：应采取综合治疗。

1）呼吸支持：BPD 患儿对呼吸机和吸氧产生依赖，要以尽可能低的气道压力和氧浓度维持血气指标基本正常，争取尽早撤离呼吸机。

2）限制液体量：BPD 的发生与液体量过多、肺水肿有关，应限制液体入量，并使用利尿剂。

3）糖皮质激素：激素具有抗炎作用，但副作用较多，不宜常规使用激素预防BPD。对严重病例可适当使用，以气道局部喷雾给药为宜。

4）抗感染：BPD 患儿常并发肺部感染，而感染可促使 BPD 的发生和发展，抗感染治疗非常重要，多做痰培养，根据药敏结果选用抗生素。

5）营养支持：给予足够的热量，补充微量元素和维生素。

4. 发育支持护理

（1）将房间的照明度降低，在暖箱上盖适当的罩布使之变暗，降低室外噪声。

（2）护理前和护理中与婴儿轻声交谈。

（3）让婴儿容易将手伸至口周。

（4）护理时或改变体位时注意其反应及征兆。

（5）利用器具来抑制婴儿的活动范围，协助其保持四肢呈屈曲状态。

（6）护理操作轻柔娴熟，减少侵袭性的操作，把各种操作检查引起的不必要接触减少到最小，并采用一定方法减轻疼痛。执行可引起不快的复杂操作时，利用器具约束婴儿或助手协助进行。

（7）根据其睡眠 / 觉醒规律进行护理，尽可能不妨碍其睡眠。

（8）集中护理操作，观察有无不适的征兆，必要时缩短操作时间。

（9）根据每个婴儿的不同情况提供相应的护理，而非千篇一律。

（10）向双亲介绍发展性照顾，指导双亲观察来自婴儿的信息，使其不论在 NICU还是在家中都要更多地参与婴儿的护理。

五、预防感染

由于超低体重儿过早离开母体，加上皮肤不成熟，角质层薄，对防止水分丧失和阻止病原入侵均十分不利，加之低 γ - 球蛋白血症，因此婴儿的衣服、被褥、自身尿粪（污染会阴皮肤）等均可介导细菌感染，特别是家长未洗净的手为感染源的主要传播工具，故均应严加管理。

感染重在预防，但有难度，除上述的注意事项外，婴儿口腔护理亦应重视。通常感染菌以链球菌、金葡菌、大肠杆菌、铜绿假单胞菌等较为常见，对 ELBWI 而言，有时很弱的菌株以及念珠菌等条件致病菌亦可使其致病。

由于超低体重儿感染时症状并不明显，需仔细观察，即使仅仅是一顿奶吃得不好，体温稍许波动，反应稍许呆滞，轻微硬肿或呼吸暂停出现，都提示有感染的可能，需及时到有条件的医院就诊。

六、营养管理

1. 经胃肠喂养 超低体重儿储备的能量不足，胃肠发育及功能尚不完全，因此，一开始均需要静脉给予营养，但静脉营养难免使得肠道功能减退，还有并发症的可能，而且费用贵，可以通过加上经肠的管道鼻饲喂养，管饲喂养的量非常微小，医学上叫做微量喂养。

微量喂养对于活化酶类并改善肠道的外分泌与内分泌环境都有非常好的作用，故在病情允许的情况下，选择合适时机管饲十分重要，对于超低体重儿肠道功能能否适应，现已有许多研究表明，胎儿很早就开始吞咽羊水，孕晚期时胎儿每天吞咽羊水近 500 毫升，不仅从中每日摄取 3 克蛋白，而且这是有利于胃肠功能成熟的一种训练。

胎龄 28 周时肠道已分化，30 周时小肠开始功能性蠕动，34 周左右有系统的肠蠕动，β - 半乳糖苷酶等在 34 周虽尚不充分，但给予肠管营养后即可活化。

这是肠道内喂养的理论依据。但需要特别注意的是，若全身状态不稳定时进行肠管喂养，可加重肠管对氧的需求，若循环仍在缺血状态，可使超低体重儿患上一种严重的疾病，即新生儿坏死性小肠结肠炎（NEC）。

当然 NEC 的发生亦与感染有关，而肠管缺血与出生前的低血压、低氧状态，出生时的低体温，复苏抢救时的刺激等相关，这些均可引起肠管循环低下，而再灌注后的氧自由基亦可造成肠道组织功能障碍。

经过多年的实践与争论发现，早期经肠内营养有相当的优越性，经肠道喂养者不仅NEC 发生率明显减少，呼吸道并发症的发生减少，而且早喂养者喂养耐受好，血胆红素低，血胰高糖素和胃泌素增高，肠发育成熟，肠动力良好，骨质形成佳，因此尽可能早的经肠道营养。早期喂养不仅与出生早期的生长有关，而且与以后儿童期的发育相关，国外有报道，早期喂养、营养充足的早产儿，其体重长得好，追访 7.5 ~ 8 年，发现智测分数亦高。

肠道管饲营养以新鲜母乳最好，每次从 0.5 ~ 1 毫升开始，3 小时 1 次，每次喂注15 ~ 20 分钟为妥，下次喂养前要先回抽看是否有残余奶，如无残余，表示婴儿适应，可每次加 0.5 毫升，如有残余，宜回注，而该顿奶的量应减去此量后再注入，如有腹部可疑问题，即使轻微腹胀亦应停喂观察，作 NEC 诊断的检查。

关于并发 NEC，应时刻留意，一般先有腹胀，然后呕吐，再有血便，X 线检查可有肠管扩张，肠管壁肥厚，肠囊样积气等，严重时可有门脉积气影。生后 1 个月内以单纯母乳为原则，母乳为婴儿之最佳选择（见母乳喂养节），母乳喂养的足月儿在出生第 4天时肠道中已有双歧杆菌，6 天时肠道中双歧杆菌的含量约 1 000 倍于其他肠杆菌（如有害菌大肠杆菌、梭状芽孢杆菌），但 VLBWI（出生体重小于 1 500 克）在出生后，肠道首先定植的是其他肠杆菌和链球菌，双歧杆菌要到出生后 10 天左右才在肠道中出现，即 VLBWI 易受到致病菌的感染，值得重视。

1个月后，由于生长发育所需营养物质增加，而母乳中的蛋白质、钙和磷等略显不足，此时宜加用合适 ELBWI 的配方奶，国际上正在推行母乳强化剂。

2. 静脉营养 有报道指出对 ELBWI 不要依赖静脉营养，但如果存在消化道功能障碍或 NEC、重症 RDS、重症循环障碍、危重败血症等，还是有必要静脉营养，关键是在行静脉营养同时，应尽量试行少量经胃肠营养，其互补作用已如前述。

静脉营养包括3大营养物质：葡萄糖静滴，脂肪乳剂，氨基酸液。维生素和微量元素补充亦应早期开始，同时要维持水电解质平衡。

七、呼吸系统异常及管理

由于 ELBWI 胸廓柔软，肺扩张能力有限，肺泡换气面积相对小，肺表面活性物质产生不足，肺血管阻力高，易发生 RDS、呼吸暂停以及 BPD。故超低体重儿生后有呼吸窘迫及呼吸暂停，呼吸暂停的发作一般在生后一周左右逐渐出现，可用托背法即靠触觉来刺激皮肤使呼吸恢复，同时给氧，并考虑给予药物。

八、中枢神经系统异常及管理

ELBWI 神经系统两大特征性疾病为脑室周围出血（IVH）和脑室周围白质软化（PVL），围产期新生儿如有窒息、低氧血症、高碳酸血症、惊厥、气胸、败血症、酸中毒、低血压后遂即的高血压、缺血后的再灌注、脐带结扎造成的血压改变等，均可导致 IVH，此外血液凝固功能差或血小板减少等亦为诱因。

床边头颅超声检查对婴儿十分安全，是诊断 IVH 和能多次进行随诊观察的最好办法，可前后对照出血程度，是否有脑室扩大等，以决定治疗方案。脑室周围白质软化（PVL）症状不突出，有时表现为呼吸暂停，头颅床边超声为最佳诊断手段，由于治疗方法较少，故重在预防，即在整个围产期宜注意防止母体和胎儿脑血流或血压降低等情况。

已经发生 PVL 者，以后可发展为不同类别、不同程度的脑瘫，需进行长期的康复训练，只要耐心坚持训练，必有成效。

据报道，4% ~ 16% 的低体重儿存在听力损害，其原因是未成熟的脑部受诸多围产不利因素（如低氧、酸中毒、颅内损害）的侵害所致，对在 NICU 住院时间较长的低体重婴儿，在入院和出院时均应作听力筛查，并应长期定期（1 ~ 3 个月）随访复查和评估，如有失聪可获早期干预。6 个月内婴儿一般用听觉脑干反应或耳声发射法进行听力筛查。

九、循环系统异常及管理

由于 ELBWI 的肺血管，特别是肺动脉平滑肌很少，故肺动脉舒张与收缩均显困难，因此当出现高碳酸血症、低氧血症、代谢性酸中毒、循环量减少、心功能不全、低体温等均可造成肺动脉高压，是 ELBWI 致死的高危因素之一，应积极进行抢救。

当 ELBWI 动脉导管重新开放时，只要血流有极小的一点短路即可发生心功能不全，会诱发许多更危险的疾病。

当然临床上亦有许多能自然关闭的例子，药物治疗可应用吲哚美辛，但需特别注意该药对肾脏的损害和对消化道的影响。此外，宜控制液体量（限制水分在每天每千克体重 60 ~ 80 毫升之内），少数病例有时需手术结扎 PDA。

十、贫血及管理

ELBWI 的红细胞生成素数量少且活性低下，故出生早期易贫血（非失血性），有时由于采血做化验而致医源性贫血亦不在少数，如果血红蛋白小于 80 克 / 升，或红细胞压积低于 25%，可考虑给胎儿输血，近年来国际上开始使用红细胞生成素来治疗 ELBWI 的贫血，用粒细胞集落刺激因子来治疗未成熟儿的白细胞低下。

十一、视网膜病的预防（ROP）

对 ELBWI 用氧要控制，切忌高浓度或长时期的给氧。而换血、贫血、吲哚美辛应用、败血症、低氧血症、低碳酸血症、水分供给过多和母体糖尿病等都是造成 ROP 的危险因素，对此要高度重视，以尽量减少 ROP 的发生。由于存在着自愈的可能性，故需长期在眼科随访，治疗视网膜病。

对于 ELBWI 的预后及随访需从围产期着手，对高危妊娠和 ELBWI 进行全面的良好管理，无疑对其预后起很大的作用。ELBWI 在 NICU 中，不仅限于疾病的治疗，在病情许可的情况下，可进行合适的抚触帮助，并对其母亲进行指导（如何抱起如此弱小的婴儿，哺乳的姿势，与婴儿的游戏等）。在准备出院前，有条件的 NICU 应另辟专门房间，让父母与婴儿同住 1 ~ 2 天，同时由护士告知育儿方法，然后再出院。

出院后要长期的定期地进行随访，要从合理喂养、体格生长、神经发育、智能、心理和行为发育等对家长进行全面的指导和监测，如有合适的康复中心，婴儿与家长可短期在康复中心接受训练和培训，回家时，已具有一定的帮助孩子康复的知识和经验，可在家中继续进行康复训练，则收效将更好。

医护人员的随访工作做得越好，家长接受执行康复程度就越好，这将和 ELBWI 的预后成正比。如今，ELBWI 的存活率大大提高，后遗症明显减少，但对家长及社会而言，经济的负担是巨大的，精神、感情的压力是沉重的。因此，医护人员肩上的担子也很重。

第三节 新生儿疾病的护理

一、新生儿黄疸

（一）概述

新生儿黄疸又称新生儿高胆红素血症，是由于新生儿时期胆红素在体内积聚而引起皮肤、巩膜或黏膜黄染的现象。

（二）病因及分类

1. 生理性黄疸　由新生儿胆红素代谢特点决定。50% ~ 60% 足月儿和 80% 早产儿在生后可出现暂时性的高胆红素血症。

（1）胆红素生成较多：新生儿每日生成的胆红素约为 8.8mg/kg，超过成人的 2 倍，主要原因为如下几点。

1）新生儿出生时红细胞数量多，出生后由于血氧分压升高，红细胞大量破坏。

2）新生儿红细胞寿命短。

3）新生儿肝脏和其他组织中所形成的旁路胆红素数量多。

（2）转运胆红素能力不足：胆红素进入血液循环，与白蛋白结合为结合胆红素，不能透过血脑屏障引起脑组织损伤。早产儿胎龄越小，白蛋白含量越低，其联结的胆红素的量就越少。新生儿常有不同程度的酸中毒，也可减少胆红素与白蛋白的结合。

（3）肝功能不成熟。

1）新生儿肝脏内摄取胆红素的 Y、Z 蛋白含量低，肝细胞摄取胆红素的能力差。

2）新生儿肝细胞内尿苷二磷酸葡萄糖醛酸基转移酶（UDPGT）含量低，且活性不足，形成结合胆红素的功能差。

（4）肠肝循环特点：新生儿刚出生时肠道内无正常菌群，不能将进入肠道的胆红素转化为尿胆原和粪胆原，且新生儿肠道内 β－葡萄糖醛酸苷酶活性较高，可将结合胆红素转化成未结合胆红素，导致未结合胆红素又被肠壁重吸收入血液循环回到肝脏。

2.病理性黄疸　各种因素使血中游离胆红素浓度过高，则产生病理性黄疸。当胆红素升高明显时，未结合胆红素会通过血脑屏障，常引起脑细胞变性、受损及坏死，导致胆红素脑病，出现严重的神经系统症状。

（1）感染性因素：细菌、病毒感染，如新生儿败血症、尿路感染、肝炎综合征等是新生儿高胆红素血症的重要原因。

（2）非感染性因素：新生儿溶血、先天性胆道闭锁、遗传代谢性疾病、药物性黄疸以及先天性肠道闭锁、巨结肠、肠麻痹等所致胎粪排出延迟而使肠肝循环增加。

（三）临床表现

1.生理性黄疸　足月儿一般在生后 2～3 天出现，4～5 天最明显，10～14 天消退，早产儿可延迟到 3～4 周；足月儿早产儿血清胆红素正常，肝功能正常。

2.病理性黄疸

（1）特点：①生后 24 小时内出现黄疸；②血清总胆红素浓度足月儿＞221μmol/L，早产儿＞257μmol/L；③黄疸发展快，血清总胆红素每日上升＞85μmol/L；④黄疸持续不退或退而复现，足月儿＞2 周，早产儿＞4 周；⑤血清结合胆红素＞34μmol/L。

（2）胆红素脑病：血清未结合胆红素浓度超过 342μmol/L 时，可通过血脑屏障出现胆红素脑病。患儿出现嗜睡、吸吮无力、肌张力下降及各种反射减弱等，持续 12～24 小时，很快出现双眼凝视、肌张力增高、前囟隆起、尖叫、惊厥、角弓反张、呕吐、呼吸困难或暂停，常伴发热，1/2～2/3 患儿因呼吸衰竭或 DIC 而死亡。

（3）不同原因引起黄疸的特点。

1）新生儿溶血症：常见于母婴血型不全，以 ABO 血型不合常见（主要发生在母亲为 O 型血，子女为 A 或 B 型血者），其次为 Rh 血型不合（发生于母亲为 Rh 阴性，子女为 Rh 阳性者），患儿常于生后 24 小时内出现黄疸，并伴有贫血、肝脾肿大、水肿等。

2）先天性胆道闭锁：黄疸进行性加重，并伴有肝肿大；大便颜色由黄色变成白色，患儿 3 个月后会出现肝硬化。

3）新生儿肝炎：患儿食欲下降，肝脏肿大，检查以直接胆红素为主。

4）新生儿败血症：患儿体温升高或不升，拒乳，活动减少，有全身中毒症状，黄疸持续时间长。

（四）辅助检查

（1）血清总胆红素浓度测定，血清直接和间接胆红素浓度测定。

（2）血红蛋白、血细胞比容、网织红细胞、葡萄糖–6–磷酸脱氢酶（G-6-PD）、红细胞直接抗人球蛋白试验、血清游离抗体（抗 A 或抗 B 及 IgG）检查，鉴别病理性黄疸的原因。

（3）肝胆超声和核素显像 检查肝脏大小、胆道发育状况。

（五）治疗

（1）针对病因采取相应的措施，治疗原发疾病。

（2）降低血清胆红素的措施：①蓝光疗法；②早期喂养，建立正常肠道菌群，保持大便通畅，减少肠肝循环；③换血疗法；④白蛋白、苯巴比妥（肝酶诱导剂）等药物治疗。

（3）对症治疗：及时纠正缺氧，治疗低血糖、低体温等。

（六）护理评估

1.健康史　母亲有无不明原因的流产、死胎等病史；患儿出生胎龄，有无使用磺胺类、水杨酸类等药物史；出生后有无感染，胎便排出的时间、喂养情况等；母亲及患儿血型等。

2.身体状况　测量生命体征，观察黄疸的程度，检查有无水肿、贫血、肝脾肿大等，皮肤有无感染病灶，观察患儿吸吮力、反应等的变化。

3.辅助检查　了解患儿血清胆红素、血型、特异性抗体等的检查结果。

4.心理–社会评估　评估家长对于黄疸的认知程度，了解重症患儿家长是否有恐惧、焦虑的心理。

（七）护理措施

1.生活护理　保持室内相对适宜的温度、湿度，维持患儿体温在正常范围内；根据患儿的病情选择合适的喂养方式，保证患儿热量的摄入，并能促使胎便排出，减少肠肝循环量，光疗时可适当增加热量摄入；重症患儿要保持安静，避免各种刺激。

2.对症护理　配合医生实施光照疗法；对于出现胆红素脑病的患儿采用换血疗法，并做好换血前后的准备工作。

缺氧时给予吸氧，控制输液量及速度，避免快速输入高渗性药物。密切观察患儿皮肤黄染的范围和程度，判断患儿黄疸的程度、进展等；监测患儿的心率、呼吸及大小便的颜色变化，密切观察患儿神经系统的表现；如患儿出现拒乳、嗜睡、肌张力降低等胆红素脑病的早期表现，立即通知医生，做好抢救准备。

3.健康教育　使家长了解生理性黄疸和病理性黄疸的区别，能及时识别黄疸的类型；教会家长观察患儿的病情及治疗效果；新生儿溶血症，要做好产前咨询及孕妇预防性服药；新生儿胆红素脑病者，如留有后遗症的，要给予康复治疗和护理；红细胞 G-6-PD 缺乏的患儿，禁食蚕豆及其制品，衣物保存时禁放樟脑丸。

二、新生儿窒息

（一）概述

新生儿窒息是指胎儿娩出后 1 分钟内无自主呼吸或未建立自主呼吸，导致低氧血症和混合性酸中毒。因缺氧发生呼吸循环障碍，是新生儿时期引起死亡和脑损伤的主要原因之一。

（二）病因与发病机制

凡能造成胎儿或新生儿缺氧的因素均可引起窒息。常见的有如下几点。

（1）孕母因素：胎盘功能障碍、孕母患全身性疾病、孕母吸毒、吸烟或年龄大于 35 岁等。

（2）胎儿因素：巨大儿、早产儿、羊水或胎粪吸入、宫内感染等。

（3）分娩因素：子宫过度收缩、产程中应用药物、头盆不称、宫缩无力、臀位，采用高位产钳、胎头吸引等。

窒息时新生儿呼吸停止或抑制，其本质是缺氧，缺氧导致细胞代谢障碍、功能和结构异常甚至死亡。不同细胞对缺氧的易感性不同，脑细胞最为敏感，其次为心肌细胞、肝细胞、肾上腺细胞，因此各器官发生的损伤程度有差异性。

（三）临床表现

1. 宫内缺氧 早期表现为胎动次数增加，胎心率加快（≥ 160/ 分钟）；晚期胎动减弱甚至消失，胎心率减慢或不规则，羊水被胎粪污染。

2. 新生儿窒息 临床上通常用 Apgar 评分来判断新生儿窒息的程度。

分别于生后 1 分钟、5 分钟和 10 分钟进行评分：8 ~ 10 分为正常，4 ~ 7 分为轻度窒息，0 ~ 3 分为重度窒息。其中，1 分钟评分主要是反映患者窒息的严重程度，5 分钟和 10 分钟评分主要用于判断患儿的预后，如 5 分钟后评分仍低于 6 分者，则影响神经系统可能性较大，预后较差。

3. 多器官功能损害

（1）中枢神经系统：缺氧缺血性脑病和颅内出血等。缺氧缺血性脑病主要表现为意识障碍、肌张力及原始反射的改变、惊厥、颅内压增高等神经系统症状。

（2）呼吸系统：羊水或胎粪吸入综合征、肺透明膜病等。

（3）循环系统：心肌损伤、心力衰竭和心源性休克等。

（4）泌尿系统：肾功能衰竭、肾静脉血栓形成等。

（5）消化系统：应激性溃疡、坏死性小肠结肠炎、高胆红素血症等。

（四）辅助检查

1. 血气分析 PH 和 PaO_2 降低，$PaCO_2$ 升高。

2. 头颅 B 超或 CT 检查 B 超检查无创、价廉、可床边操作，多普勒超声可检测脑血流速率及阻力指数，对诊断和预后判定有一定帮助；CT 扫描对肿瘤、颅内出血类型及病灶部位等有确诊价值。

3. 脑电图 可协助临床确定惊厥的诊断和判断预后。

（五）治疗原则

1. 早期复苏　尽早按 ABCDE 复苏方案进行复苏。即 A（air way）清理呼吸道、B（breathing）建立呼吸、C（circulation）维持正常循环、D（drugs）药物治疗、E（evaluation）评估。其中 A 是根本，B 是关键。复苏后评估患儿的呼吸、心率、皮肤颜色等。

2. 控制惊厥，治疗脑水肿　止惊的药物首选苯巴比妥，减轻脑水肿应用呋塞米，颅内压增高明显时应用 20% 甘露醇。

3. 纠正代谢紊乱　限制液体入量，监测患儿体重、血压、电解质、尿素氮及酸碱平衡，供给足够热量。改善通气后仍有酸中毒的，可用碳酸氢钠纠正。

（六）护理评估

1. 健康史　了解母亲孕期健康史，有无心肺功能不全等影响胎儿血流灌注的疾病；了解分娩前胎心及胎动的变化、分娩过程和孕母用药情况。

2. 身体状况　检查患儿皮肤颜色、心率、呼吸次数等；评估各脏器功能，皮肤、黏膜被污染程度。

3. 辅助检查　了解血气分析的结果，协助医生进行合理的抽血化验；了解头颅 CT 及脑电图的结果。

4. 心理 – 社会状况　了解患儿父母对于本病的病因、临床表现、疾病相关知识的了解程度，评估其父母对患儿预后的担心程度及对后遗症康复护理知识的了解情况。

（七）护理诊断

1. 自主呼吸障碍　与呼吸道梗阻、羊水等吸入有关。

2. 体温过低　与缺氧、环境温度低下有关。

3. 潜在并发症　颅内压增高、缺氧缺血性脑病。

4. 焦虑、恐惧　与病情危重及预后不良有关。

三、新生儿呼吸窘迫综合征

（一）概述

新生儿呼吸窘迫综合征又称新生儿肺透明膜病，是由于肺泡表面活性物质缺乏，引起新生儿出生后不久即出现进行性呼吸困难、青紫、呼气性呻吟、吸气性三凹征和呼吸衰竭。多见于早产儿，胎龄越小发病率越高。

（二）病因与发病机制

肺泡表面活性物质是由肺泡 II 型上皮细胞产生，其作用是降低肺泡表面张力，使肺泡吸气时易于扩张，呼气时肺泡不易萎陷，有利于肺泡内保存气体。本病是由于肺泡表面活性物质合成不足而导致肺泡进行性萎缩、塌陷，进行性肺不张，最终使肺通气量减少，气体交换面积减少，导致缺氧和二氧化碳潴留，机体出现酸中毒，肺毛细血管和肺泡壁渗透性增高，纤维蛋白渗出沉着在肺泡腔内，形成嗜伊红透明膜，更加重气体交换障碍。早产儿、剖宫产儿、母患糖尿病、患儿有宫内窘迫和出生后窒息者多见。

（三）临床表现

多数患儿出生时无症状，常在生后 2 ～ 6 小时内出现呼吸困难、青紫，伴三凹征和呼气性呻吟，并进行性加重。开始有气促，呼吸频率可达 60 ～ 90 次以上，以后出现呼吸不规则，呼吸暂停，面色青紫，肌张力减弱。叩诊出现浊音，两肺呼吸音降低。心率快，心音由强变弱，有时在心前区可闻及 II ~ III 级收缩期杂音。生后 2 ~ 3 天病情严重，3 天后开始好转。

（四）辅助检查

1. 胸部 X 线　有特征性的改变如下。

（1）毛玻璃样改变：早期两肺呈普遍性透亮度降低，可见弥漫性均匀的细小颗粒网状阴影。

（2）支气管充气征：在弥漫性肺不张的背景下，可见清晰充气的树枝状支气管充气征。

（3）白肺：严重时双肺野不充气，均呈白色，肺肝界及肺心界均消失。

2. 血生化　PaO_2 降低、$PaCO_2$ 升高、PH 降低、血钠偏低，血钾早期正常，以后升高。

3. 肺成熟度评估

（1）羊水卵磷脂 / 鞘磷脂（L/S）比值：若 ≥ 2 提示肺已发育成熟，1.5 ~ 2 为可疑，< 1.5 则提示肺未发育成熟。

（2）胃液泡沫振荡实验：取生后 1 小时婴儿胃液 1mL 加无水乙醇 1mL，置于直径约 1cm 的玻璃试管内，盖住管口用力震荡 15 秒钟，沿管壁有多层泡沫形成为阳性，可排除本病。

（五）治疗原则

立刻给氧，纠正酸中毒和电解质紊乱，支持和对症治疗，必要时使用肺泡表面活性物质进行替代治疗。

（六）护理评估

1. 健康史　了解患儿是否为早产儿、剖宫产儿、窒息新生儿，母孕期是否有糖尿病等。

2. 身体状况　评估患儿呼吸情况，是否有进行性呼吸困难、呼吸不规则、呼吸暂停、吸气性三凹征、呼气时呻吟、青紫等。

3. 辅助检查　收集患儿胸部 X 光片、血气检查资料等。

4. 心理 - 社会状况　评估家长对该病的认识情况，有无焦虑和恐惧。

（七）护理诊断

1. 自主呼吸障碍　与肺泡表面活性物质缺乏导致的肺不张、呼吸困难有关。

2. 气体交换受损　与肺泡表面活性物质缺乏、肺透明膜的形成有关。

3. 营养失调，低于机体需要量　与摄入不足，消耗增加有关。

4. 潜在并发症　感染、呼吸衰竭、肾衰竭、心力衰竭、休克等。

5. 焦虑、恐惧（家长）　与患儿病情危重，预后差有关。

（八）护理目标

保持呼吸道通畅，给予吸氧或辅助呼吸，改善呼吸功能；保证营养和液体供给，及时发现呼吸衰竭、心力衰竭表现，遵医嘱处理；对家长讲清该病的危险性、预后，安慰家长，使其理解和配合治疗。

（九）护理措施

1. 改善呼吸功能

（1）保持呼吸道通畅：将患儿置于辐射台上，头稍向后仰，气道伸直，及时清除口、鼻、咽部分泌物，必要时雾化后吸痰。

（2）供氧及辅助呼吸：根据病情轻重和血气分析结果选择供氧方式，使 PaO_2 维持在 $50 \sim 80mmHg$、SaO_2 维持在 $90\% \sim 95\%$ 之间。

1）头罩给氧：选择和患儿相适应的头罩，氧流量不少于 $5L/$ 分，以防止 CO_2 积聚在头罩内。

2）持续正压呼吸给氧（CPAP）：一旦发生呼气性呻吟，立刻给予呼吸机 CPAP 给氧或用简易鼻塞瓶装法，即鼻塞一端接氧气，另一端接水封瓶长管，长管深入水面下的深度即为呼气末正压的数值，一般为 $5 \sim 10cm H_2O$。

3）气管插管给氧：对反复呼吸暂停或自主呼吸表浅，用 CPAP 后病情无好转，应采用间歇正压通气（IPPV）加呼气末正压呼吸（PEEP）。

（3）肺泡表面活性物质替代：彻底吸净呼吸道分泌物后，将肺泡表面呼吸物质（如固尔苏）从气管插管滴入肺中，用药后 $4 \sim 6$ 小时内禁止气道内吸引。

2. 保暖　根据患儿的体重和日龄选择合适的暖箱温度，维持体温 $36 \sim 37℃$，对患儿进行各项治疗和护理时注意保暖，防止散热。每 2 小时测体温 1 次，发现异常及时通知医生处理。

3. 保证液体和热量的供给　根据患儿的吸吮和吞咽能力，选择不同的喂养方法。对于吸吮和吞咽尚可的，可以选择奶瓶喂养；对吸吮和吞咽差者，可选用鼻饲管或静脉高营养。静脉补液不宜过多，一般为 $60 \sim 80mL/kg$。

4. 预防感染　在各项抢救治疗和护理过程中，应严格无菌操作；医护人员接触患儿前后，应彻底洗手，防止交叉感染；加强口腔、脐部、皮肤皱褶处、臀部等护理，预防感染。疑有感染者遵医嘱应用抗生素。

5. 严密观察病情　记录 24 小时患儿出入水量，监测生命体征变化。如患儿出现血压降低、四肢冰凉、尿少则提示休克发生；如患儿面色发灰、发绀，呼吸浅快不规则，听诊肺部出现湿啰音则提示肺部感染。

6. 健康教育　做好孕期保健，预防早产，分娩时防止窒息发生。对有早产可能的孕妇应做羊水检查，如卵磷脂/鞘磷脂比值低于 2∶1 的，可给予孕妇地塞米松进行肌注促进胎儿肺泡表面活性物质的合成。剖宫产必须在临产发动后再进行手术，母亲有糖尿病者在分娩前 $1 \sim 7$ 天口服地塞米松，以预防新生儿呼吸窘迫综合征出现或减轻症状。

四、新生儿缺氧缺血性脑病

（一）概述

新生儿缺氧缺血性脑病（hypoxic – ischemic encephalopathy，HIE）是各种因素引起的缺氧和脑血流的减少或暂停而导致的胎儿或新生儿的脑损伤。是新生儿窒息后的严重并发症之一。病情重，病死率高，幸存者常留下永久性功能性神经功能缺陷如智力障碍、脑性瘫痪等。

（二）病因与发病机制

凡能引起胎儿和新生儿缺氧和缺血的因素都能引起新生儿缺氧缺血性脑病。如胎儿期前置胎盘、胎盘早剥、脐带脱垂、绕颈、打结、早产儿、巨大儿、先天畸形、羊水或胎粪吸入、宫内感染等；新生儿期新生儿窒息、严重呼吸系统疾病等。其中新生儿窒息是新生儿缺氧缺血性脑病的主要原因。

缺氧一方面可引起脑血流自主调节功能受损，脑血流随血压波动，当血压升高过大时，可造成脑室周围血管的破裂出血；如缺氧时间过长，心输出量和平均动脉压下降，则使脑血流量显著减少，又可引起缺血性损伤。另一方面严重的缺氧缺血导致脑细胞生化代谢障碍，细胞膜离子泵的功能受损，细胞内水钠增多肿胀引起脑水肿；且钙通道异常，大量钙离子进入细胞内导致脑细胞不可逆性损害。

（三）临床表现

主要表现为意识障碍、肌张力低下和原始反射异常。根据病情程度的不同，可分为轻、中、重三度。

1. 轻度　生后 24 小时内症状最明显，以兴奋症状为主，主要表现为兴奋、易激惹，肢体可出现颤动，吸吮反射正常，拥抱反射稍活跃，肌张力正常或增强，呼吸平稳，前囟平，瞳孔无改变，一般不出现惊厥。上述症状一般于 3～5 天逐渐减轻，患儿预后良好。

2. 中度　生后 24～72 小时最明显，表现为反应迟钝，嗜睡，肌张力降低，吸吮反射和拥抱反射均减弱。大多数患者可出现惊厥、前囟张力正常或稍高，瞳孔缩小，对光反应迟钝。症状多在 1 周左右消失。少数病情恶化者，可出现反复抽搐、嗜睡程度加深甚至昏迷，很可能留有后遗症。

3. 重度　生后 72 小时症状最明显，以抑制症状为主，表现为意识不清，常处于昏迷状态，肌张力消失，各种反射消失，反复呼吸暂停，瞳孔不等大或散大，对光反应差，心率减慢，惊厥频繁发作。本型死亡率高，存活者多数留有神经系统后遗症。

（四）辅助检查

1. 影像学检查　头颅 B 超和 CT 检查可帮助确定病变部位、范围及有无颅内出血等情况。

2. 脑电图　反映脑功能障碍，可显示低电压等电位的改变。

（五）治疗

主要针对缺血缺氧所致的多器官功能损伤，保持内环境的稳定，控制惊厥和脑水肿的发生，主要措施为支持疗法如下。

（1）维护良好的通气和换气功能。

（2）维持各器官血流的灌注。

（3）维持正常血糖水平和对症处理：首选苯巴比妥控制惊厥；应用甘露醇降低颅内压；清除脑干症状。

（六）护理评估

1. 健康史　详细了解胎儿在母体内的发育状况，有无胎动增加或减慢的病史；分娩时有无产程延长、羊水污染的病史；患儿出生时 Apgar 评分情况。

2. 身体状况　检查患儿心率、呼吸次数等生命体征，意识状态、囟门、肌张力、瞳孔对光反射等。

3. 辅助检查　了解头颅 B 超、CT 及脑电图的结果，清楚了解患儿的病情及预后。

4.心理–社会评估 了解患儿父母对于疾病相关知识的了解程度，评估其父母对患儿病情的担心程度及家长心理的变化。

（七）护理诊断

1.潜在并发症 颅内压增高。

2.有废用综合征的危险 与缺氧缺血导致的脑损伤有关。

3.恐惧（父母） 与病情危重有关。

五、新生儿颅内出血

（一）概述

新生儿颅内出血是围生期新生儿最严重的脑损伤，主要由早产、缺氧引起，病死率高，存活者常留有神经系统后遗症。

（二）病因与发病机制

1.缺氧缺血 以早产儿多见，分娩前、分娩时及分娩后一切引起胎儿或新生儿缺氧、缺血的因素如脐带绕颈、胎盘早剥、窒息等都可导致颅内出血。缺氧缺血可直接损伤毛细血管内皮细胞，使其通透性增加，同时也可使脑血管自主调节能力受损而出血，缺氧还可以引起脑室管膜下生发层基质出血，血液进入脑室而引起脑室内出血。

2.产伤 以足月儿多见，因头盆不称、胎头过大、使用高位产钳和吸引器助产等，使胎儿头部挤压、牵拉而引起硬脑膜下出血。

3.其他 快速输入高渗液体、机械通气不当，血压波动过大也可引起颅内出血。新生儿特别是早产儿肝功能不成熟，凝血因子不足，也是引起出血的原因。

（三）临床表现

临床表现与出血部位和出血量有关，轻者可无症状，大量出血者可在短期内死亡，多数临床表现在生后2～3天内出现。

1.神经系统症状 为本病的主要症状，一般先出现兴奋症状如激惹、烦躁不安、肢体过多抖动、脑性尖叫、呼吸增快、腱反射亢进、颈强直、惊厥及角弓反张。然后出现神经系统抑制症状如反应低下、嗜睡、昏迷、肌张力减弱或消失、各种反射减弱或消失。

2.眼部症状 凝视、斜视、眼球震颤及转动困难，严重者可出现瞳孔对光反应迟钝或消失、瞳孔大小不等或散大。

3.伴随症状 前囟张力增高、体温不稳、黄疸、贫血等。

（四）辅助检查

1.脑脊液检查 脑室内出血和蛛网膜下腔出血急性期可见均匀血性脑脊液，镜下可见皱缩红细胞。

2.影像学检查 B超和CT检查有助于发现出血部位、出血量，协助判断患儿预后。

3.血液检查 黄疸者胆红素升高，出血多者周围血红细胞及血红蛋白降低。

（五）治疗

应用维生素K1、止血敏等药物止血；选用苯巴比妥、地西泮等控制惊厥；选用呋塞米，有脑疝发生的情况下选用20%甘露醇降低颅内压；出血停止后，可给胞二磷胆碱、脑活素等促进脑细胞代谢。

（六）护理评估

1. 健康史　了解孕母在妊娠期间有无异常情况，分娩过程中有无缺氧、产伤等；患儿有无意识异常，有无肌张力低下、反射消失等症状；生后有无输入高渗液体或机械通气病史。

2. 身体状况　检查患儿生命体征、意识状态、肌张力；密切观察患儿呼吸、心率、血压的变化，眼睛有无斜视，前囟有无隆起，测量头围等；有无皮肤黄染等体征。

3. 辅助检查　了解头颅 B 超、CT 的结果。

4. 心理 – 社会评估　了解患儿父母对本病病情的了解情况，评估父母有无担心患儿而出现紧张、焦虑等心理变化。

（七）护理诊断

1. 潜在并发症　颅内压增高。

2. 低效型呼吸形态　与呼吸中枢受损有关。

3. 有窒息的危险　与惊厥、昏迷有关。

4. 焦虑或恐惧（父母）　与患儿病情危重有关。

六、新生儿脐炎

（一）概述

新生儿脐炎指细菌侵入脐带残端并繁殖而引起的急性炎症。常因脐带残端处理不当引起，最常见致病菌为金黄色葡萄球菌，其次为大肠杆菌、溶血性链球菌等。

（二）病因

多由于断脐消毒不严或生后处理不当而引起。

（三）临床表现

轻者出现脐轮红肿，脐周皮肤轻度红肿，或有少量脓性分泌物，体温正常，无全身症状。重者脐部及脐周皮肤明显红肿发硬，有大量脓性分泌物并伴有恶臭味，患儿会出现体温升高、拒乳、精神差等全身反应。严重者病变可向周围组织扩散，引起腹膜炎、败血症等。

（四）辅助检查

（1）血常规：白细胞数量升高，分类以中性粒细胞为主。

（2）脐部分泌物培养呈阳性。

（五）治疗

清除局部感染灶，有全身症状者可选用适宜抗生素，对症处理。

（六）护理评估

询问患儿是否有断脐时消毒不严病史；检查患儿脐部有无红肿及脓性分泌物，有无发热等全身症状；了解血常规结果，协助医生取脐部分泌物进行培养；评估家长对于本病的了解情况及对新生儿护理知识的掌握情况。

（七）护理诊断

1. 潜在并发症　败血症。

2. 皮肤完整性受损的危险　与脐部感染有关。

（八）护理措施

1. 对症护理　脐部感染轻者用 0.5% 的碘伏或 75% 的乙醇消毒，从脐根部由内向外环形清洗，每日 2 ~ 3 次；重症者按医嘱使用抗生素治疗。同时要注意保持脐部干燥，沐浴后要用消毒棉签吸干脐窝内水，并用 75% 的乙醇消毒。如已形成脓肿的，可及时切开引流；形成慢性肉芽肿者可用硝酸银局部烧灼。

2. 病情观察　观察患儿有无体温升高、精神差等症状，如出现要考虑败血症的可能，及时按医嘱用抗生素控制感染。

3. 健康教育　断脐时采用严格的无菌操作；做好断脐后的护理，局部保持干燥；生后 24 小时脐部不再用纱布覆盖。

七、新生儿败血症

（一）概述

新生儿败血症是指新生儿期病原体侵入血液循环并在其中生长繁殖产生毒素而造成的全身感染。是新生儿时期常见的感染性疾病之一，其发病率和死亡率较高。

（二）病因与发病机制

1. 病原菌　我国以金黄色葡萄球菌最常见，其次是大肠杆菌；近年因低出生体重儿的存活率提高和各种导管、气管插管的普遍使用，表皮葡萄球菌、绿脓杆菌等条件致病菌引起的败血症有所增多。

2. 感染途径

（1）产前感染：与孕母感染有关，以羊膜腔感染多见。

（2）产时感染：与胎儿通过产道时被细菌感染有关，如产程延长、胎膜早破及助产过程消毒不严等。

（3）产后感染：为最主要感染途径，与细菌经脐部、皮肤黏膜、呼吸道及消化道等侵入有关，以脐部感染最多见。

3. 易感因素　新生儿免疫系统功能不完善；皮肤黏膜薄嫩，屏障功能差，易破损感染，未愈合的脐部是细菌入侵的门户；血中补体少，白细胞在应激状态下杀菌能力下降，T 细胞对特异性抗原反应差，细菌一旦侵入易致全身感染；IgM 和 IgA 分子量较大，不能通过胎盘，易患革兰阴性杆菌感染。

（三）临床表现

患儿无特异性表现，常累及多个系统，主要以全身中毒症状为主。早期表现为"三少"，即少吃、少哭、少动；病情进展表现为"七不"，即不吃、不哭、不动、体温不升（或发热）、体重不增、精神不好（萎靡、嗜睡）、面色不好（苍白或灰暗）。出生 7 天内发病者称为早发型败血症，出生 7 天后发病者称为晚发型败血症。

（四）辅助检查

1. 血常规　白细胞总数多升高，有中毒颗粒和核左移，少数重症患者也可出现白细胞减少。

2. 细菌培养　使用抗生素之前进行血细菌培养，呈阳性者可确诊。皮肤感染灶、脐部和外耳道分泌物等培养阳性可证实细菌感染，但不能确诊。

3.病原菌抗原检查　采用对流免疫电泳、酶联免疫吸附试验和乳胶颗粒凝集试验，用已知抗体检测体液相应抗原。

4.急相蛋白　C反应蛋白（CRP）等在急性感染早期即可增加，在感染6～8小时内即上升，8～60小时达高峰，感染控制后可迅速下降。

（五）治疗原则

1.控制感染　应早期、联合、足量、静脉用抗生素，根据药敏结果选用抗生素，血培养阴性、病原菌不明时可选用三代头孢。

2.处理并发症　休克时输新鲜血浆或全血，同时要注意纠正酸中毒和低氧血症；免疫力低下时可输注免疫球蛋白。

（六）护理评估

1.健康史　了解母亲在妊娠后期有无感染，分娩时有无胎膜早破等，出生时有无窒息及抢救情况，出生时脐部的处理等。

2.身体状况　检查患儿生命体征、意识状态、哭声等；检查皮肤黏膜的颜色、有无瘀点等；前囟有无隆起，口唇有无发绀；脐部有无红肿及脓性分泌物等。

3.辅助检查　了解血常规的结果，协助采集血液、脓液及体液标本并及时送检。

4.心理－社会评估　评估患儿父母对本病病情的了解情况，评估父母有无焦虑、恐惧等心理。

（七）护理诊断

1.体温调节无效　与感染、环境变化有关。

2.皮肤完整性受损　与脐炎、脓疱疮等感染灶有关。

3.营养失调　与吸吮无力及摄入量不足有关。

4.潜在并发症　肺炎、化脓性脑膜炎等。

八、新生儿寒冷损伤综合征

（一）概述

新生儿寒冷损伤综合征又称新生儿硬肿症，是指新生儿时期由于寒冷等多种原因引起的皮肤和皮下脂肪变硬及水肿，常伴有低体温，重症者可出现多器官功能损害，以早产儿多见。

（二）病因与发病机制

寒冷、早产、感染、窒息是引起新生儿寒冷损伤综合征的主要原因。新生儿体温调节中枢发育不成熟，主要靠棕色脂肪产热，体表面积相对较大，且血管丰富，皮下脂肪层少，易散热造成低体温，而早产儿棕色脂肪储存量少，产热量少，在感染、窒息和缺氧时棕色脂肪产热不足，更易出现体温过低。新生儿皮下脂肪中饱和脂肪酸含量大，其熔点高，寒冷时易凝固造成皮肤硬肿。低体温和皮肤硬肿可引起微循环障碍，导致皮肤毛细血管通透性增加，出现水肿；低体温持续存在和（或）硬肿面积扩大，使缺氧和代谢性酸中毒加重，易引起多器官功能损害。

（三）临床表现

多见于生后1周以内的新生儿，以早产儿多见，多发生在寒冷季节，夏季发生的大多由严重感染或窒息引起。

1.一般表现　吸吮力弱，哭声低，反应低下，体温不升，体重不增。

2.低体温　体温常低于35℃，严重者低于30℃，腋–肛温差由正值变为负值；轻者局部皮肤发冷，重者全身冰冷。

3.皮肤硬肿　发生在全身皮下脂肪积聚的部位，其特点为皮肤发硬、水肿，紧贴皮下组织，颜色暗红，按之如橡皮样。硬肿为对称性，出现顺序依次为小腿→大腿外侧→整个下肢→臀部→面颊→两上肢→全身。硬肿范围的估算依据为头颈部20%、双上肢18%、躯干部28%、双下肢26%、臀部8%。

4.多器官功能损害　重症者可出现心率减慢、呼吸节律改变、尿少等；严重者出现休克、心力衰竭、弥漫性血管内凝血、肾衰竭等多器官功能损伤，甚至威胁患儿的生命。

（四）辅助检查

1.血液检查　血小板数量常减少，有酸中毒、低血糖、尿素氮增高、凝血时间长等，感染时可出现白细胞和中性粒细胞增高。

2.胸部X线　了解肺部炎症、水肿及出血情况。

（五）治疗原则

1.复温　是低体温患儿治疗的关键，复温的原则是循序渐进，逐步复温。

2.保证热量和液体均衡供给　供给充足的热量有助于复温和维持正常体温，但有明显心肾功能损害者，注意严格控制输液速度和液体入量。

3.控制感染　根据血培养和药敏结果应用抗生素。

4.纠正器官功能紊乱　对心力衰竭、休克、凝血障碍、弥漫性血管内凝血等给予相应的治疗。

（六）护理评估

1.健康史　了解新生儿胎龄、分娩方式、Apgar评分、出生体重、喂养及保暖等情况；出生后是否有感染、缺氧的病史；有无拒乳、不哭、少尿、反应低下等情况。

2.身体状况　评估患儿全身硬肿范围及程度；观察患儿的吸吮、吞咽能力及对外界刺激的反应能力；听诊心音、心律及肺部呼吸音，观察是否有多器官的损伤。

3.辅助检查　了解血常规、血液生化及胸片等检查结果。

4.心理–社会状况　评估患儿家长对本病及患儿病情了解程度，评估其家庭居住环境、经济状况及心理状态等。

（七）护理诊断

1.体温过低　与新生儿体温调节功能不足、寒冷等因素有关。

2.皮肤完整性受损　与皮肤硬肿、局部血液供应不良有关。

3.有感染的危险　与新生儿免疫功能、皮肤黏膜屏障功能低下有关。

4.营养失调　与吸吮力差，热量摄入不足有关。

5.潜在并发症　肺出血、弥漫性血管内凝血等。

6.知识缺乏　家长缺乏保暖等相关育儿知识。

（八）护理目标

患儿在12～24小时内体温逐渐恢复正常，皮肤硬肿逐渐消退，能摄入充足的能量和营养素，体重开始增长，在住院期间不发生继发感染及肺出血等并发症。患儿家长能正确采取保暖措施，正确喂养和护理患儿。

（九）护理措施

1. 生活护理　保持环境清洁卫生，温湿度适宜。保证患儿热量和液体的供给，根据患儿病情选择喂养方式，能吸吮者采用母乳或稀释牛乳喂养，少量多餐；无吸吮力的可选鼻饲或静脉营养，伴有尿少、无尿或明显心肾功能损害者，应严格限制输液速度和输液量。

2. 对症护理

（1）复温。

1）轻、中度：肛温＞30℃，腋－肛温差为正值（产热良好）的患儿，置入预热至30℃的保暖箱内，每小时提高箱温0.5～1℃，箱温不超过34℃，于6～12小时内恢复正常体温。无保暖箱的乡村、基层医疗单位可用热水袋、热炕、电热毯包裹或母怀取暖等方法。

2）重度：肛温＜30℃或腋－肛温差为负值（产热衰竭）的患儿，置于比肛温高1～2℃的保暖箱中，每小时提高箱温1℃，最高箱温不超过34℃，在12～24小时内恢复正常体温。

（2）皮肤护理：加强皮肤护理，保持清洁，经常更换体位，避免皮肤受压；衣服应宽松、质地柔软；护理动作要轻柔，尽量避免肌内注射。

3. 病情观察　密切观察患儿体温、呼吸、脉搏、心率和硬肿范围及程度的变化，详细记录24小时液体出入量。如发现患儿出现面色青紫、呼吸增快、听诊肺部啰音增多提示肺出血；患儿若尿量明显减少提示肾功能损害；若出现皮肤瘀斑、呕血、便血等提示弥漫性血管内凝血；若出现四肢冰凉、血压下降、心音低钝、脉搏细速等提示休克。

4. 健康指导　加强孕期保健，预防早产；提高助产技术，防止窒息、感染等；冬季出生的新生儿要注意保暖，鼓励母乳喂养，保证足够的热量。介绍疾病的相关知识及保暖的重要性，向家长讲解皮肤护理的方法，讲解体温、呼吸、皮肤硬肿的观察方法。

九、新生儿低血糖

（一）概述

目前认为凡全血血糖＜40mg/dL（2.2mmol/L）都可诊断为新生儿低血糖症，不考虑患儿的胎龄、出生体重等。

（二）病因与发病机制

1. 葡萄糖储存不足　早产儿、小于胎龄儿肝糖原储存不足是引起低血糖的主要原因。

2. 糖的消耗增多　新生儿期出现感染、缺氧、酸中毒等时，儿茶酚胺分泌增加，糖的消耗增多，使血糖下降。

3. 先天性内分泌疾病和代谢缺陷病　如糖原累积症、半乳糖血症、先天性氨基酸和脂肪代谢缺陷。

（三）临床表现

大多数患儿无明显症状，表现为嗜睡、喂养困难、哭声异常、肌张力低、呼吸暂停、阵发性青紫、激惹、惊厥等非特异性表现，经补充葡萄糖后症状消失、血糖恢复正常者称为症状性低血糖。如反复发作应考虑由先天性垂体功能不全、糖原累积病等疾病引起。

（四）辅助检查

1. 血糖测定　是确诊和发现低血糖的主要依据，对可能发生低血糖者可在生后、3、6、12、24、48 小时监测血糖。

2. 其他　对持续性低血糖者，可进一步做血胰岛素、胰高血糖素、促甲状腺激素、生长激素及皮质醇等检查。

（五）治疗原则

对可能发生低血糖者，生后 1 小时开始喂糖水；无症状低血糖者可给予进食葡萄糖，如无效改为静脉输注葡萄糖；对有症状患儿都应静脉输注葡萄糖。对反复低血糖者可结合病情加用胰高血糖素肌内注射或氢化可的松静脉点滴，同时积极治疗原发疾病。

（六）护理评估

1. 健康史　了解新生儿胎龄、出生体重、喂养及保暖等情况；出生后是否有感染、缺氧的病史；母亲是否有糖尿病史，家族中是否有遗传代谢性疾病。

2. 身体状况　测量体温、脉搏、呼吸、心率等的变化，观察患儿的反应、哭声、肌张力等，有无阵发性呼吸困难、紫绀等。

3. 辅助检查　协助医生采集血液标本送检，监测血糖变化。

4. 心理－社会状况　了解患儿家长对本病的了解程度，评估其家长有无焦虑等情绪改变。

（七）护理诊断

1. 营养失调　与摄入不足、消耗增加有关。

2. 潜在并发症　呼吸暂停。

（八）护理措施

1. 生活护理　出生后能进食者提倡尽早喂养，对有可能发生低血糖的患儿于生后 1 小时给予 10% 葡萄糖液 10mL/kg，每小时 1 次，连用 3 ~ 4 次；无法进食的如早产儿或窒息儿尽快建立静脉通路，保证葡萄糖输入。注意保暖，保持环境清洁，减少探视。

2. 密切观察病情　监测生命体征，观察患儿反应，注意有无震颤、多汗、呼吸暂停等，如患儿出现呼吸暂停者应立即进行皮肤刺激、吸氧等处理并及时通知医生。

3. 健康教育　加强围生期保健，避免窒息、感染等的发生；母亲患糖尿病的出生后要定期监测小儿血糖水平；给家长介绍有关育儿知识，提倡尽早进行母乳喂养；教会患儿家长观察患儿病情变化，如出现喂养困难、精神差、多汗、呼吸暂停现象，可给患儿口服葡萄糖水或及时就诊。

十、新生儿低钙血症

（一）概述

低钙血症是指血清总钙低于 1.75mmol/L（7mg/dL），血清游离钙低于 0.9mmol/L（3.5mg/dL）。新生儿低钙血症是新生儿惊厥的常见原因之一。

（二）病因与发病机制

早期低钙血症多发生于出生 3 天内，多见于早产儿、低出生体重儿、母亲有糖尿病或妊娠高血压疾病的新生儿。晚期低钙血症发生于出生 3 天后，常见于人工喂养的足月儿。如低血钙持续时间长或反复发生，可见于母亲患甲状旁腺功能亢进、先天性甲状旁腺功能不全等疾病的婴儿。

（三）临床表现

主要为神经、肌肉兴奋性增高，表现为烦躁不安、肌肉抽动及震颤，可有惊厥、手足搐搦和喉痉挛等症状；惊厥发作时还伴有呼吸暂停和发绀；发作间期一般情况良好。

（四）辅助检查

1. 血生化检查　血清总钙＜ 1.75mmol/L，血清游离钙＜ 0.9mmol/L，血磷＞ 2.6mmol/L，碱性磷酸酶多正常。

2. 心电图　QT 间期延长，早产儿＞ 0.2 秒，足月儿＞ 0.19 秒，提示低钙血症。

（五）治疗原则

首先控制惊厥和喉痉挛，新生儿首选苯巴比妥，其次补充钙剂，可用 10% 葡萄糖酸钙，停喂含磷过高的牛乳，改喂母乳或钙磷比例适合的配方乳。

（六）护理评估

1. 健康史　评估患儿出生时是否低体重、早产；评估孕妇妊娠时有无糖尿病、妊娠高血压综合征、甲状旁腺功能亢进等病史。

2. 身体状况　评估患儿低钙血症发作时神志、面色、呼吸和肌张力改变，发作间歇期肌张力、腱反射有无异常。

3. 辅助检查　及时采集血液送检，收集血生化、心电图、CT 等检查结果。

4. 心理 - 社会状况　了解患儿家长对本病的了解程度，评估其家长有无焦虑等情绪改变。

（七）护理诊断

1. 营养失调：低于机体需要量　与体内钙、磷代谢紊乱有关。

2. 潜在并发症　惊厥。

（八）护理目标

新生儿血钙恢复正常，不出现惊厥。

（九）护理措施

1. 控制惊厥　遵医嘱用苯巴比妥或地西泮。

2. 补充钙剂，防止窒息　用 10% 葡萄糖酸钙每次 2mL/kg，用 5% 或 10% 葡萄糖液稀释至少 1 倍，经静脉缓慢注射。避免钙浓度过高引起心动过缓，甚至心脏停搏，心率应保持大于 80 次 / 分。确保输液通畅，避免药物外渗而造成局部组织坏死，一旦发现药物外渗，应立即拔针停止注射，局部用 25% ~ 50% 硫酸镁湿敷。惊厥停止后可改用口服补钙。

注意应在两次喂奶间期给药，禁忌与牛奶搅拌在一起，以免影响钙吸收。加强巡视，备好氧气、吸痰器、气管切开或气管插管等急救用物，一旦发生喉痉挛或呼吸暂停应立刻急救。

3. 健康指导　　向家长解释病因和预后，鼓励母乳喂养、多晒太阳，及时补充维生素 D 和钙剂。

十一、新生儿呼吸道感染的防治护理

新生宝宝呼吸中枢发育不成熟，新生儿肋骨间的肌肉较弱，呼吸主要靠膈肌的上下升降，采用腹式呼吸，而从婴儿起直至长大成人，都是用胸式呼吸。宝宝的呼吸很浅，且呼吸频率忽快忽慢。

在初生头两周呼吸较快，每分钟约 40 次，如果有 60 次以上就不正常了，应及时请医生检查。在睡眠时，新生宝宝的呼吸深度和节奏特别不规则，甚至会出现呼吸暂停的现象（几秒钟内），心率也会随之减慢，不过马上又会呼吸增快，心率也恢复正常。

虽然这些都是正常现象，但如果宝宝呼吸暂停的时间稍长，十几秒、20 秒以上，往往是有疾病的表现。如新生儿肺透明膜病，会出现呼吸暂停时间延长。如果新生儿在出生时有过窒息，在抢救后的恢复过程中，也会有呼吸暂停的情况。早产儿肺没有完全长好就出生了，呼吸会比一般足月儿更快（但也不应超过 60 次 / 分钟），且特别容易出现呼吸暂停的现象（这也是早产儿出生后要放在暖箱或监护室的原因）。

（一）呼吸道感染的分类

1. 上呼吸道感染　　新生儿呼吸道短，富含血管和淋巴结，一旦有感染时，容易引起水肿与堵塞。因此，新生儿上呼吸道感染时最容易出现鼻塞，主要表现为烦躁、哭吵不安，尤其是夜间睡眠差，吃奶时吃吃停停等，此时可多饮水，少量多次地喂奶，用吸涕器等将鼻涕吸出。由于新生儿呼吸道短小，上下呼吸道分界不明显，病情进展迅速，如果新生儿抵抗力差或感染的病菌 / 病毒数量大，毒力强，可使普通感冒进一步发展为支气管炎或肺炎，一旦出现上述症状不能及时缓解或进行性加重，应及时就医。

2. 下呼吸道感染　　新生儿期能引发下呼吸道感染的原因很多，大致可以分为两类：一类是吸入性肺炎，一类是感染性肺炎。如下。

吸入性肺炎又包括羊水吸入性肺炎、胎粪吸入性肺炎和乳汁吸入性肺炎。前两种肺炎主要发生在孩子出生前和出生时，由于种种原因引起胎儿宫内缺氧，胎儿缺氧后，会在子宫内产生呼吸动作，就可能吸入羊水和胎粪。这两种肺炎都比较严重，需要住院治疗。乳汁吸入性肺炎是由于新生儿（特别是早产儿、低体重儿）口咽部或食道的神经反射不成熟，肌肉运动不协调，常常发生呛奶或乳汁返流现象，乳汁被吸入呼吸道引发的肺炎。

另一类肺炎是感染性肺炎。新生儿患感染性肺炎有两种情况，一种是宫内感染，一种是生后感染。宫内感染肺炎是由于母亲在怀孕过程中感染了某些病毒或细菌，通过血液循环进入胎盘，后又进入胎儿的血液。

因此，在母亲怀孕期间，胎儿就患上了肺炎。而生后感染性肺炎则可以发生在新生儿期的任何时间。生后感染性肺炎是新生儿肺炎中最多见的，主要由各种病原微生物引起，以细菌或病毒感染为主，往往会因为成人而患肺炎。家庭成员若患有呼吸道感染或呼吸道带菌，就会通过空气或接触将病菌传给新生儿。由于新生儿抵抗力差，成人患普通感冒，孩子就有可能患肺炎。

此外，孩子其他部位的感染，比如脐炎、皮肤感染、口腔感染等，病菌也可以经过血液循环传播至肺部而引起肺炎。

（二）预防新生儿肺炎

新生儿肺炎是可以预防的，而且应该从母体里开始。对于羊水或胎粪吸入性肺炎，预防的关键是防止胎儿发生宫内缺氧。母亲在怀孕期间定期做产前检查非常必要，尤其是在怀孕末期，可以及时发现胎儿宫内缺氧的问题，如发现有妊高征、胎位不正、脐带缠绕、受压、过期妊娠等可能引起胎儿宫内缺氧的因素，产科医生会采取相应的监护和治疗措施，以尽量减少吸入性肺炎的发生及减轻疾病的严重程度。

对于感染引起的新生儿肺炎，从母亲怀孕期间就应该开始预防。怀孕的母亲要做好孕期保健，保持生活环境的清洁卫生，更要注意个人卫生，防止感染性疾病的发生。

孩子出生后，要给孩子布置一个洁净舒适的生活空间，孩子所用的衣被、尿布应柔软、干净，哺乳用的用具应消毒。父母和其他接触孩子的亲属在护理新生儿时注意洗手。特别要强调的是，患感冒的成人要尽量避免接触新生儿，若母亲感冒，应戴口罩照顾孩子和喂奶。由于成人呼吸道均有多种病原菌定植，对来探访新生儿的客人，要婉言谢绝。发现孩子有脐炎或皮肤感染等情况时，立即去医院治疗，防止病菌扩散。

一旦发现新生儿感染，必须立即上医院治疗，决不可抱有侥幸心理，以致错过最佳的治疗时机。

（三）新生儿肺炎的护理

改善宝宝生活环境，室内空气要新鲜，适当通风换气，开窗时要注意关门，避免对流风。室温最好维持在22～27摄氏度。保持适当湿度，冬天可使用加湿器（注意加水槽消毒）或在暖气上放水槽、湿布等。室内空气太干燥，影响痰液排出，呼吸更为困难。

注意穿衣盖被均不要影响孩子呼吸，建议着连体衣。经常给宝宝翻身变换体位，并以适当力度拍背，此举非常重要，可增加肺通气，减少肺淤血，促进痰液排出。

新生儿的食管括约肌功能尚不协调，胃的形状似平放的水袋，容易引起溢奶，护理不当时可引起窒息而危及生命，喂奶时为防止呛奶，应抱起或头高位喂奶，每吃一会儿奶，应让宝宝休息一下再喂。宝宝吃完奶后竖抱，将头置于肩上，轻拍背部直至打嗝。

入睡时将上半身稍垫高，并采取右侧卧位。一旦发生呛奶窒息，可见发绀、呼吸减弱或消失、口角或鼻腔内见到奶迹，此时，立即将新生儿面部朝下，用掌根拍打背部，使误吸的奶咳出，如仍无呼吸，则捏住鼻子予嘴对嘴呼吸，每分钟60次，并据有无颈动脉搏动决定是否做心脏按压，同时立即送医院抢救。

新生宝宝的生命体征是很脆弱的，新手妈妈又没有任何经验，如果无法对宝宝的健康状况进行判断，应积极寻求专业新生儿医师的帮助。唯有悉心、细心，才能使宝宝安全、健康地成长。

十二、新生儿肺炎

此病分为吸入性肺炎和感染性肺炎两类，是围生期新生儿最常见的疾病之一。吸入性肺炎指胎儿娩出时或娩出后，有效呼吸将胎粪、羊水或乳汁吸入至细支气管和肺泡，引起气管、细支气管阻塞而出现肺不张和肺气肿，同时胎粪内所含胆酸、胆盐等物质可引起化学刺激导致肺内水肿、充血等炎性反应。感染性肺炎可发生在宫内、分娩过程中或出生后，由细菌、病毒等引起。

（一）临床表现

1. 吸入性肺炎　足月儿和过期产儿多见，羊水或胎粪吸入，多有窒息史，在复苏后出现呼吸困难、青紫、呻吟、三凹征等。胎粪吸入者病情较重，且婴儿皮肤、指甲、口腔黏膜等均被胎粪染成黄绿色，患儿可出现呼吸衰竭、肺不张、肺气肿、持续胎儿循环和并发气胸、缺氧缺血性脑病等中枢神经系统表现。若并发气胸和纵隔气肿，病情会加重甚至死亡。听诊两肺可闻及满布干湿啰音或管状呼吸音。

2. 感染性肺炎　出生前感染的肺炎发病较早，在生后 24 小时内出现症状，体温不升或发烧，面色苍白或发绀，呼吸急促或减慢，严重者出现呻吟，肺部可闻及啰音。出生后感染的肺炎发病较晚，多在生后 5 ～ 7 天发病，一般情况差、体温不升或发热、反应差、哭声弱、呼吸浅促、口吐白沫、口周发绀、食欲差、易呛奶、呕吐。病情严重者可出现呼吸困难、呼吸暂停、三凹征，甚至呼吸衰竭和心力衰竭，肺部可闻及细湿啰音，金黄色葡萄球菌感染可合并脓胸、肺脓肿、脓气胸。

（二）护理诊断

1. 气体交换受损　与肺部感染有关。

2. 清理呼吸道无效　与呼吸急促、咳嗽反射功能不良有关。

3. 体温不升或体温过高　与肺部感染有关。

4. 潜在并发症　心力衰竭。

5. 营养失调，低于机体需要量　与摄入困难、消耗增加有关。

（三）护理措施

1. 保持呼吸道通畅　定时为患儿翻身拍背，以利于肺内分泌物排出。保持环境相对湿度在 55% ～ 65%，必要时采取雾化吸入和吸痰以湿化气道和促进分泌物排出。

2. 合理用氧　多采用鼻导管、头罩法供给氧气，维持氧分压在 60 ～ 80mmHg（7.9 ～ 10.6kPa），以改善呼吸功能和使患儿舒适。并发呼吸衰竭的给正压通气。

3. 维持正常体温　应注意采取保暖措施，将环境温度调节至中性温度，以减少耗氧，有助于改善缺氧症状，体温过高时实施降温措施，体温过低时更需注意保暖。

4. 保证营养供给　根据患儿病情采取适当喂养方式，病情严重者可用鼻饲管喂养，或静脉补液，喂养应遵循少量多次的原则，以防呕吐后误吸，护士在喂养时需有耐心，并注意观察反应。

5. 合理应用抗生素　抗生素治疗宜采用静脉给药，以保证药量和取得较好的疗效。遵医嘱采用抗菌谱广，对新生儿毒副作用小的抗生素。

6. 密切观察病情　新生儿病情变化快，应认真观察和做好记录，特别需观察患儿有无烦躁不安、心率加快、呼吸急促、青紫明显加重，以及肝脏的变化，以及时发现心力衰竭、气胸或纵隔气肿等并发症，并积极配合抢救工作。

十三、新生儿破伤风

新生儿破伤风是因破伤风梭状杆菌经新生儿脐部侵入引起的一种急性感染性疾病，

常在生后 7 天左右发病，临床上以牙关紧闭、苦笑面容、全身骨骼肌强直性痉挛为主要特征，故有"脐风""七日风""锁口风"之称，病死率高。

（一）临床表现

潜伏期大多为 4～8 天，发病越早，预后越差。起病时表现为咀嚼肌受累，患儿哭闹不安、张口和吸吮困难，随后牙关紧闭、面肌痉挛、口角外牵呈苦笑面容。1～2 天内发展为全身阵发性强直性痉挛，双拳紧握、上肢过度屈曲、下肢伸直，呈角弓反张。痉挛间歇期肌强直继续存在，轻微刺激如声、光、轻触等即可引起痉挛发作。重者可因呼吸肌与喉肌痉挛而起呼吸困难、窒息。患儿神志清楚，早期多不发热，频繁痉挛发作可致体温升高。度过痉挛期可在 1～4 周后症状减轻，逐渐好转。

（二）护理诊断

1. 有窒息的危险　与喉肌、呼吸肌痉挛有关。

2. 皮肤完整性受损　与脐带残端受破伤风芽孢杆菌感染有关。

3. 有受伤的危险　与反复抽搐有关。

4. 喂养困难　与患儿张口、吸吮困难有关。

5. 有感染的危险　与免疫低下有关。

6. 知识缺乏　家长及有关人员缺乏新法接生知识。

（三）护理措施

1. 镇静、控制惊厥

（1）注射破伤风抗毒素（TAT）：TAT 可中和血液中游离的外毒素，但对已与神经组织结合的外毒素不起作用。

（2）镇静剂的使用：首选安定 0.3～0.5mg/kg 静脉缓注，每 3～8 小时 1 次，尽量避免外渗造成局部组织坏死。其他如苯巴比妥钠、氯丙嗪、10% 水合氯醛等可每隔 4～6 小时交替使用。使用留置针，避免不良刺激。

（3）减少刺激：置于单间，病室安静、遮光、隔音。患儿戴避光眼罩，各种治疗护理操作应集中在镇静剂发挥作用后进行，动作要轻、细、快。

2. 保持呼吸道通畅　及时清理呼吸道分泌物，选头罩给氧，病情好转及时停氧，必要时在有效控制惊厥后行气管切开术。

3. 脐部护理　应改变局部无氧环境，以抑制破伤风芽孢杆菌的继续繁殖，选用 3% 过氧化氢或 1∶4000 的高锰酸钾溶液清洁脐部，再涂 2.5% 碘酒，用消毒纱布包裹，每天更换到伤口愈合。同时脐周可注射 TAT3000 单位，严重脐部感染或有脓肿时，须去除坏死组织以及进行引流。

4. 保证营养　发病初期喂养困难可给静脉高营养，必要时可给少量的全血、血浆或白蛋白。病情允许下胃管给予鼻饲，每次给奶量不宜过多，速度缓慢，鼻饲后患儿取侧卧位以防呕吐引起窒息。病情好转，可试喂母乳或用滴管、奶瓶喂养，以训练患儿吸吮和吞咽能力，需耐心细致喂养。

5. 密切观察病情变化　专人守护、监测生命体征。观察和记录惊厥发作的频率、持续时间、强度等，以及惊厥发生时患儿的面色、心率、呼吸及血氧饱和度等情况的改变。记录镇静剂使用的时间、种类和剂量，做好抢救准备。

6.抗感染 如下：①首选青霉素；②做好口腔护理，以防发生口腔炎；③保持皮肤干燥，定期翻身。

7.健康教育 向患儿家长讲授有关育儿知识，指导家长做好脐部护理，推广无菌接生法。

十四、新生儿胎粪吸入综合征

胎粪吸入综合征（MAS）是指胎儿在宫内或娩出过程中吸入被胎粪污染的羊水，导致呼吸道和肺泡机械性阻塞和化学性炎症，由于胎儿缺氧，出生后常伴缺氧缺血性脑病、颅内出血等多系统损害。足月儿和过期产儿多见。

（一）临床表现

患儿病情轻重差异很大。羊水吸入较少者出生时可无症状或症状较轻；胎粪大量吸入者可致死胎或生后不久死亡。

分娩时可见羊水中混有胎粪。多数患儿在生后数小时出现呼吸急促（呼吸频率＞60次／分）、呼吸困难、鼻翼扇动、呻吟、三凹征、胸廓饱满、发绀。两肺先有鼾音、粗湿啰音。如临床症状突然恶化则应怀疑气胸的发生，胸部摄片可确诊。

严重胎粪吸入和急性缺氧患儿常有意识障碍、颅内压增高、惊厥等中枢神经系统症状以及红细胞增多症、低血糖、低钙血症和肺出血等表现。持续性肺动脉高压因有大量右向左分流，除引起严重青紫外，还可出现心脏扩大、肝大等心衰表现。

（二）护理诊断

1.清理呼吸道无效 与胎粪的大量吸入有关。

2.气体交换受损 与气道阻塞、通气障碍有关。

（三）护理措施

1.保持呼吸道通畅 及时有效地清除吸入物，维持正常的通气功能。

2.合理用氧 选择与病情相适应的用氧方式，维持有效吸氧，改善呼吸功能。

3.保暖和喂养 注意保暖，细心喂养，供给足够的能量。

4.密切观察病情 如患儿出现烦躁不安、心率加快、呼吸急促、肝脏在短时间内迅速增大时，提示可能合并心力衰竭。应立即吸氧，遵医嘱给予强心、利尿药物，控制补液量和补液速度；如患儿突然出现气促、呼吸困难、青紫加重时，有合并气胸或纵隔气肿的可能，应立即做好胸腔穿刺及胸腔闭式引流准备。

5.健康教育 向家长讲述疾病的有关知识和护理要点，及时让家长了解患儿的病情，做好家长的心理护理。

十五、新生儿重症监护与呼吸支持

（一）新生儿重症监护（NICU）

新生儿重症监护室是为了对高危新生儿进行病情的连续监护和及时有效地抢救治疗及护理而建立的，其目的是减少新生儿的病死率。

（二）监护对象

（1）需要进行呼吸管理的新生儿，应用辅助通气及拔管后24小时内的患儿。

（2）需要急救的新生儿，如重症休克、反复惊厥、重度窒息、心力衰竭、肺出血等。

（3）胎龄＜30周、生后48小时内，或胎龄＜28周、出生体重＜1000g的所有新生儿。

（4）大手术前后，如先天性心脏病、肠闭锁、食管气管瘘、膈疝等。

（5）严重器官功能衰竭及需要全静脉营养、换血者。

（三）监护内容

NICU的新生儿随时都有生命危险，除认真细致观察病情外，可以利用各种监护仪器、微量快速的检测等手段，尽早发现患儿的病理生理改变，以便及时处理。

1. 心电监护 主要监测危重患儿心电活动，观察心率、心律及波形改变。

2. 呼吸监护

（1）呼吸运动监护：监测呼吸频率和呼吸波形及呼吸暂停。

（2）通气量和呼吸力量监护：应用双向流速和压力传感器连接于呼吸机管道，持续监测机械通气患儿的气体流速、气道压力，以便准确指导通气参数的调节，并减少并发症的发生。

3. 血压监护 直接测压法（创伤性测压法）是由动脉插入导管，并接通传感器，在荧光屏上连续显示血压波形及血压平均值。间接测压法（无创伤性测压法）用传统的气囊袖带，一般采用间接测压法。

4. 体温监护 监测皮肤温度和环境温度，使之稳定在患儿的中性温度。

5. 经皮血气监护 经皮氧分压（$TcPO_2$）监护仪和经皮二氧化碳分压（$TcPCO_2$）监护仪是无创伤性的，可以连续监测氧分压及二氧化碳分压。

6. 脉搏氧饱和度监护 应用脉搏氧饱和度监护仪可连续监测，无创伤、正确、简便、报警可调。

7. 微量血液生化监护 包括电解质、胆红素、血糖、肌酐等。

8. 影像学检查 利用移动式X线机、超声诊断仪随时对患儿进行心、胸、腹、脑部监测。

（四）患儿的护理

1. 入室时护理 患儿入室时，应将暖箱及保暖床预热，检查抢救单元各种设备，配合医师等；在做好常规护理（如测体重、静脉输液、连接各种监测仪并打开报警器等）的同时，协助医师做好首次实验室检查及其他必要的检查，如超声波、心电图等。

2. 入室后护理 护士应24小时不间断守护在患儿床旁，密切观察患儿病情变化，做好一般护理及特殊处理。对于每个特殊系统的疾病要重点观察并做好护理和记录，如呼吸及心血管系统。除监测记录心率、血压、呼吸、血气分析结果外，定时吸痰、分析痰液性质，做好胸部物理治疗，随时观察患儿的胸廓运动、紫绀、四肢温度等，用呼吸机者随时检查记录呼吸机参数；对于泌尿系统疾病，要侧重于称体重、记出入量、测血糖、电解质、渗透压、蛋白质等，及时观察患儿反应、精神状态，注意有无脱水及浮肿等情况；对于神经系统方面的疾病则要重点观察小儿意识、反应、哭声、瞳孔、肌张力等，并定时测量头围及前囟大小、张力。

（五）呼吸支持

1. 呼气囊正压通气给氧 凡经清除呼吸道分泌物及弹足刺激无自主呼吸或自主呼吸不充分者，应立即使用复苏囊和面罩或用气管插管正压给氧。操作时使新生儿颈部仰伸，吸净呼吸道分泌物，应用90% ~ 100%的高浓度氧，送气压力一般在1.47 ~ 3.92kPa（15 ~ 40cmH$_2$O），频率在每分40次左右。正常的通气应使婴儿面色转红，出现自主呼吸并达正常，心率在每分100次以上。操作中应随时观察患儿胸部活动度，是否两侧一致，随时调节送气压力。

2. 气道持续正压呼吸（CPAP）　在整个呼吸周期中都接受高于大气压的气体，特别在呼气的终末时提供正压，保持正常肺扩张而不陷闭，从而改善肺功能，增加PaO$_2$降低PaCO$_2$，CPAP适用于肺透明膜病、肺水肿、肺炎、肺出血、胎粪吸入综合征以及反复呼吸暂停和呼吸机撤离时，亦可用于预防拔管后肺不张。在自主呼吸存在，吸入氧浓度（FiO$_2$）为0.3 ~ 0.5,PaO$_2$低于8.0kPa（60mmHg）时即可应用。

3. 机械通气（即人工呼吸机）的应用

（1）适应证：用于各种原因引起的呼吸衰竭；严重呼吸性酸中毒,PaCO$_2$ > 9.3kPa（70mmHg）；严重低氧血症，在CPAP下吸氧浓度≥60%，而PaO$_2$ < 6.67kPa（50mmHg）；反复的呼吸暂停，应用CPAP治疗无效者。

（2）机械参数及初调值：新生儿肺的顺应性差，因此要求呼吸机有持续气流、时间循环和压力限制，并随时可调节以下参数。

1）最大吸气压力（PIP）：是决定潮气量的主要参数，提高PIP可增加潮气量和每分通气量,从而改善缺氧。肺顺应性尚好者,PIP初调值为1.47 ~ 1.76kPa(15 ~ 18cmH$_2$O)。对已有肺炎、肺不张，肺顺应性差者，预调PIP于1.96 ~ 2.45kPa（20 ~ 25cmH$_2$O）。

2）呼气末正压（PEEP）：初调为0.196 ~ 0.294kPa（2 ~ 3cmH$_2$O）；有肺不张、功能残气量减少时为0.39 ~ 0.58kPa（4 ~ 6cmH$_2$O）；在有阻塞性病变，功能残气量增加时为0 ~ 0.29kPa（0 ~ 3cmH$_2$O）。可稳定呼气时肺容量，改善肺内气体分布和通气、血流比值。

3）呼吸频率（RR）：是决定每分通气量和CO$_2$排出量的另一关键。初调值为每分20 ~ 25次，肺有病变者为每分30 ~ 45次。

4）吸入氧浓度（FiO$_2$）：一般初调值< 0.4，在有肺部病变时为0.4 ~ 0.8，提高FiO$_2$，可以提高PaO$_2$。

5）吸气与呼气时间比值（I/E）：正常健康肺吸气时间（TI）宜为0.5 ~ 0.75s，在肺不张时I/E比值为（1：1）~（1：1.2），在阻塞性病变为（1：1.2）~（1：1.5）。

（六）人工呼吸机应用注意事项

（1）应用呼吸机中要随时注意临床表现的改变，如皮肤、面色、胸廓运动及呼吸音的改变，复查血气分析来调整呼吸参数，每次常调整1个或2个参数，使血气分析维持在pH7.35 ~ 7.45，PaO$_2$9.31kPa（70mmHg），PaCO$_2$4.65 ~ 5.99kPa（35 ~ 45mmHg）。

（2）机械通气并发症最多见的为气漏（肺间质气肿、气胸、气栓、气腹等），高浓度氧可引起支气管肺发育不良，未成熟儿视网膜病及晶体后纤维增生症；气管插管时间较长者，往往伴有感染，感染后易导致肺不张。另外，气管插管又可引起脱管、移位、堵塞等。在应用机械通气中要注意随时观察病情，注意小儿面色、皮肤紫绀等情况，注意有无发热、痰液是否增多、胸部活动有无改变，注意心音及呼吸音的改变等，随时保持呼吸道通畅，并严格执行无菌操作,用氧时间过长时，需防止氧浓度过高，应随时处理。

（3）当患儿病情好转，自主呼吸建立及呼吸有力时，可以根据情况逐渐减少呼吸机的支持，降低 PIP、PEEP、FiO_2，每次调整呼吸机参数后均应检测血气分析，维持血气分析在正常范围之内，否则回到原来的参数。当 $FiO_2 < 0.4,PIP < 1.76kPa$，血气正常时，可改用 CPAP。如耐受良好，再逐渐降低 FiO_2，并于患儿吸气时拔管，改头罩吸氧。

（七）气道护理

对新生儿加强气道护理的目的在于改善机体供氧，保证生理需要的通气量，减少交叉感染，促进患儿康复。

1. 环境要求　理想的室内温度为 22 ~ 24℃，相对湿度为 55% ~ 65%。空气过于干燥可引起呼吸道分泌物黏稠，不易排出，气道黏膜纤毛功能受损易导致呼吸道不畅。

2. 体位　患儿头部应稍后仰，如头部过度后仰或前倾，压迫腭下部的软组织，或在进行操作时随意将物品遮盖于患儿头部或置于其胸部，均可造成患儿气道受压或通气不良。侧卧位均可。

3. 胸部物理治疗

（1）翻身：适用于有呼吸系统疾患者，目的是预防或治疗肺内分泌物堆积，促进受压部位的肺扩张。一般要求每 2 小时 1 次。

（2）拍击胸背：适用于肺炎、肺膨胀不全、气管插管及拔管后患儿。但颅内出血、心力衰竭及无炎症者不主张进行。其目的是通过胸壁的震动，促进肺循环，并使小气道内的分泌物松动，易于进入较大的气道，有助于吸痰。方法：半握空拳法或使用拍击器，从外周向肺门轮流反复拍击，使胸部产生相应的震动。拍击的速度与强度视患儿具体情况而定，一般新生儿的拍击速度为 100 次 / 分。

（八）气道吸痰

1. 鼻咽部吸引

（1）目的：清出口、鼻、咽部的分泌物，保持气道畅通；刺激产生反射性咳嗽，使分泌物松动，有利排痰。

（2）适应证：口鼻有奶块或呕吐物积聚，胸部物理治疗或雾化后，喉部或肺部听诊有痰鸣音者。

（3）操作注意点：操作前洗手，戴手套，患儿取侧卧位或头转向一侧。

选择合适的吸引器，调节好吸引器的压力，一般新生儿压力 < 100mmHg（13.3kPa），以能够吸出分泌物的负压为合适，不宜过高，以免损伤黏膜。

先吸引口腔，换管后再吸引鼻腔，以免患儿在喘息和哭叫时将分泌物吸入肺部。吸引时不要将吸引管的端孔或侧孔贴于口腔黏膜或舌面上，不要将吸引管强行插入鼻孔，待吸引管放置在正确位置后方可开始吸引。每次从吸引管放入、吸引至退出鼻或口腔的总时间 < 15 秒。吸引时应观察患儿有无发生哽咽、喘息、呼吸暂停、心率过缓和发绀等。如发生上述情况应立即停止吸引，给予吸氧等处理。观察吸引出的分泌物的量、色泽、黏稠度及吸引时发生的病情变化，并记录在护理记录单上。

2. 气管插管内吸引

（1）目的：清除气道内的分泌物，保障气道通畅即有效通气的进行。

（2）适应证：有气管插管和气管切开者。

（3）操作注意点：以 2 人协同操作为宜，一人负责吸引，一人负责吸引前后的加压操作及病情观察，以减少呼吸道感染的机会。操作前洗手，戴手套。选择表面光滑、通过人工气道阻力小、长度足够、柔韧度适度的无菌导管，调节好吸引器的压力，连接好复苏囊。

吸引前先提高患儿的吸氧浓度，以提高肺泡储备，预防吸痰时的低氧血症发生；再脱开呼吸机接口，于患儿吸气的同时在气管内滴入 0.2 ~ 0.5ml 的生理盐水，然后接复苏囊，纯氧通气 5 ~ 8 次。

插入吸痰管至气管插管内，退回 0.5 ~ 1cm，开始边吸引边螺旋式退出吸痰管，时间不超过 15 秒。吸引后再接复苏囊加压供氧 5 ~ 8 个呼吸周期，并根据病情决定是否需要重复吸引。吸引同时进行心电监护，如有心电图改变、心律失常及发绀等，立即停止操作，给予复苏囊加压供氧或接回机械通气，并严密观察和积极处理。更换吸痰管，吸引口、鼻、咽部分泌物。有条件者可以使用密闭式吸痰系统，吸痰过程中不需中断机械通气，且在操作中不会污染吸痰管，保证整个吸痰系统处于无菌状态，值得在临床上推广。在护理记录单上记录分泌物的量、色泽、黏稠度及操作时的病情变化。

第十七章 手术室护理

第一节 围手术期患者的护理

一、概述

围手术期也称手术全期，指患者入院确定接受手术治疗开始到手术治疗基本结束的时间。分三个阶段，即手术前期、手术中期（手术期）和手术后期。手术前期指从患者入院确定手术治疗到进入手术室接受手术这段时期。手术中期指从送患者到手术室实施麻醉，到患者接受预定手术的过程。手术后期指患者进入恢复室，终止于患者从手术相关的各种应激中恢复，手术治疗结束的时期。

手术是治疗外科疾病的一种重要方法，治愈疾病的同时也会有各种并发症和后遗症。外科护士在围手术期的主要职责有：术前全面评估患者的身心状况，采取措施使患者具备耐受手术的良好的身心条件；术中确保患者安全和手术的顺利实施；术后帮助患者尽快地恢复生理功能，防止各种并发症，实现早日全面康复的目标。

（一）分类

1. 根据手术时限分类　根据手术时限，可分为以下三种类型。

（1）择期手术：手术实施的迟早不会影响治疗效果，应做好充分的术前准备。如胃十二指肠溃疡的胃大部切除、疝气修补等。

（2）限期手术：手术时间虽然可以选择，但有一定的限度，不宜过久延迟，应该在一段时间内尽可能地做好充分的术前准备。如各种恶性肿瘤根治术。

（3）急症手术：需在短时间内手术，按照病情的轻重缓急重点做好必要的术前准备；情况紧急的要立即紧急手术，抢救患者生命。如脾破裂等。

2. 根据手术目的分类　根据手术目的，可分为以下四种类型。

（1）诊断性手术：目的是帮助医生确定或证实可疑诊断。例如淋巴结活检、乳腺肿物针吸活检和剖腹探查术。

（2）治疗性手术：目的是对病变、受损或先天畸形的组织器官进行修补或切除，达到治疗的目的；或是对有缺陷的器官进行修补，以改善其外形或增进其功能。例如乳癌根治手术、阑尾切除术、肠穿孔修补术、骨折的复位与内固定术、腭裂修补术。

（3）姑息性手术：目的是减轻无法治愈疾病的症状。例如为减轻疼痛，给晚期癌性疼痛患者实施的交感神经切除术；为解决进食问题，给晚期胃癌患者实施的胃空肠吻合手术。

（4）美容性手术：目的是改善外形，以患者的个人喜爱为其主要实施理由，是它与其他手术的主要区别。如隆乳手术、重睑手术、去皱手术等。

二、手术前患者的护理

（一）护理评估

1. 健康史　具体包括现病史、既往史、手术史、用药史、药物过敏史和个人史。

2. 身心状况

（1）生理状况：年龄、营养状况、体液平衡状况、感染情况，以及重要器官功能，如心血管功能、呼吸功能、神经系统功能、肾功能、肝功能、血液功能及内分泌功能。

（2）心理－社会支持状况：心理状况、家庭社会状况。

3. 诊断检查

（1）实验室检查：血、尿、大便常规；肝肾功能、电解质、血糖等生化检查；凝血功能情况；血型和交叉配血试验等。

（2）心电图检查：了解心功能情况，必要时做 24 小时心电监护。

（3）针对性检查：肺功能检查，血气分析检查，了解 X 线、B 超、CT 等检查情况，评估患者的病变部位、大小、范围、性质等。

（二）护理措施

1. 术前健康教育

（1）向患者及家属讲解关于手术的相关知识。如麻醉的方法、手术名称、手术时间、手术后可能出现的不适等。

（2）向患者及家属讲解术前戒烟、正确膳食、皮肤准备、洗胃、灌肠、置胃管和导尿等的目的和意义。

（3）向患者及家属讲解术前检查方法的意义及如何配合，有无特殊准备及注意事项。

（4）指导患者保证足够的休息和睡眠，提高对手术的耐受力。

2. 心理护理

（1）术前患者可因缺乏疾病知识、惧怕手术或其他问题而产生焦虑、不安的心理因素，故外科护士应熟练运用心理学知识做好心理护理。

（2）了解和掌握患者及亲属对疾病诊断、治疗、护理的认识程度及思想状况，通过认真分析，采取积极的护理措施，去除患者的焦虑、紧张、恐惧、不安、消沉、悲观等不良心理反应。

（3）忽视对亲属的心理指导，取得亲属的理解和支持，使双方对手术治疗有正确的态度和健康的心理准备，以便与医护人员更好地配合。

3. 术前常规准备

（1）呼吸道准备：术后患者常因伤口疼痛，不愿做深呼吸或咳嗽排痰，再加上麻醉的影响，易发生肺不张、肺炎。

1）指导深呼吸：训练患者做深呼吸运动，以利于肺泡的扩张，增加肺的通气量。

①胸部手术者，指导其腹式呼吸，即先用鼻慢慢深呼吸，尽量使腹部隆起，并坚持 10 ~ 15 秒，呼气时缩唇，腹肌收缩，气体经口慢慢呼出。

②腹部手术者，指导其胸式呼吸，即先用鼻慢慢深吸气，尽量使胸部隆起，呼气时尽量收缩胸腔，经口慢慢呼出。

2）指导咳嗽：指导患者学会有效咳嗽排痰。方法：让患者取坐位或半坐卧位，上身微向前倾。胸腹部手术患者，咳嗽时双手放在切口两侧，向切口方向按压来减轻切口张力。在排痰前，应先轻轻咳嗽几次，使痰液松动，再深吸一口气后，用力咳嗽，一般均可使痰液顺利排出。

3）戒烟：对有吸烟嗜好的患者，术前戒烟2周以上，以免呼吸道黏膜受到尼古丁的刺激而使痰液分泌过多，手术后发生痰阻气道的现象。

4）控制感染：若术前已有肺部感染或吐脓痰，术前3～5天，应口服或注射抗生素；痰液黏稠者，应用抗生素加糜蛋白酶做氧气雾化吸入，每日2～3次，雾化后拍背，帮助患者排痰。

5）控制哮喘：有哮喘的患者，术前一日可用地塞米松0.5mg做雾化吸入，一日2～3次，比口服给药的效果好，并可减轻支气管黏膜水肿，有利于痰液排出。

（2）胃肠道准备：目的是减少麻醉引起的呕吐和误吸，预防术中污染，减少术后腹胀和胃肠道并发症。

1）饮食：根据手术的种类、方式、部位、范围的不同，术前应给予不同的饮食。为防止因麻醉或手术过程中所致的呕吐而引起窒息或吸入性肺炎，胃肠道手术患者术前1～2日应给予少渣饮食，术前12小时禁食，术前4～6小时禁饮；非胃肠道手术患者一般不限制饮食，但在术前12小时禁食，术前4～6小时禁饮。

2）洗胃：幽门梗阻患者术前3日，每晚用温生理盐水洗胃，减少胃黏膜充血、水肿。

3）置胃管：胃肠道手术患者术前常规置胃管，减少术后腹胀和感染。

4）灌肠：除急诊手术患者严禁灌肠外，胃肠道手术患者术前晚用0.5%～1%肥皂水灌肠1次；直肠、结肠手术患者术前2日晚用0.5%～1%肥皂水灌肠1次，术前晚及手术日晨行清洁灌肠。

（3）手术区皮肤准备：皮肤准备的重点是充分清洁手术区域皮肤，但清洁皮肤仅能清除皮肤表面暂驻细菌，对常驻在皮肤深层的细菌，即使用消毒液亦难以清除。常驻在皮肤深层的细菌还可随汗腺、皮脂腺的分泌留于皮肤表面，形成新来的暂驻细菌，其数量与距皮肤准备的时间成正比。因此，皮肤准备越接近手术时间越好，一般在术晨准备。如皮肤准备时间超过24小时，应重新准备。此外，手术前一日还应洗头、理发、剪指（趾）甲，清洁皮肤后更换清洁的衣服。备皮用具首选一次性备皮刀或手术剪，剃去或剪除毛发，脱毛剂有些患者容易过敏。腹部手术和腹腔镜手术注意清洁脐部。

（4）术前适应性训练。

1）术中特殊体位训练：要求在特殊体位下手术的患者（如甲状腺手术，术中取头后仰、颈部过伸姿势），术前2～3天应在医生指导下进行相应的训练。

2）床上排便练习：多数患者不习惯在床上排尿和排便，再加上手术创伤和麻醉的影响，术后容易发生尿潴留和便秘，尤其是老年男性患者更易发生尿潴留。术后需要较长时间卧床者，术前应进行卧床大小便的练习，可减少或避免术后尿潴留及便秘的发生。

3）床上肢体活动：如患者术后需长时间卧床，应指导患者进行肌肉的收缩活动和关节活动。为防止术后压疮的发生，术前应指导患者床上翻身活动。

4.特殊患者术前准备

（1）营养不良：手术前应尽可能地改善营养状况，增强患者的抵抗力，提高手术的耐受力。可通过调整饮食或胃肠外营养给予纠正。血清蛋白在 30 ~ 35g/L 者，应有计划地给予高蛋白、高能量和高维生素饮食。若血清蛋白低于30g/L，可通过胃肠外补充营养。

（2）呼吸功能障碍：术前常规进行血气分析和肺功能监测，练习深呼吸和有效咳嗽，不应使用影响和抑制呼吸的药物。

（3）高血压：血压高于160/100mmHg时，术前应给予降压药，使血压稳定在一定水平，但并不要求降至正常后才做手术。

（4）心脏病：手术前鼓励患者积极配合治疗和护理，遵医嘱给予药物治疗，治疗期间观察药物的疗效和副作用。伴有心脏病的患者术前给予低盐和利尿药，纠正体液失衡；贫血患者术前应少量多次输血；急性心肌梗死患者发病6个月内不宜行择期手术，6个月以上无心绞痛发作者可在良好监控下实行手术；心力衰竭患者应在病情控制3 ~ 4周后再考虑手术。

（5）肝脏疾病：患有肝脏疾病的患者，术前需要长时间的准备。术前给予高糖、高维生素、高蛋白、易消化的饮食，改善营养状况；少量多次输入新鲜血及人体白蛋白，以纠正贫血、低蛋白血症，增加凝血因子，改善全身状况，增强手术耐受力。急性肝炎或严重肝功能损害者，除急症手术外，一般不宜做手术。

（6）肾脏疾病：肾脏疾病患者，应合理控制蛋白质等的摄入。

（7）糖尿病：糖尿病患者易出现切口感染和其他并发症。术前血糖水平在5.6 ~ 11.2mmol/L，尿糖（+ ~ ++）。原使用长效胰岛素或口服降血糖药者，术前均应改用皮下注射胰岛素，每4 ~ 6小时注射1次。手术应在当日尽早实施，尽量减少术前禁食时间。

5.手术日晨护理

（1）测量体温、脉搏、呼吸、血压。如有感冒、发热或有其他病情变化，均应报告医生，考虑是否延期手术。

（2）排空小便。下腹部手术、盆腔内手术及手术在4小时以上者均应安置导尿管，要妥善固定。

（3）胃肠道手术及上腹部大手术者，应安置胃管。

（4）检查手术野皮肤准备是否符合要求。需植皮、整形、关节手术者，手术区皮肤用70%酒精消毒后，用无菌巾包扎。

（5）取下义齿、发夹、眼镜、手表、首饰等，将贵重物品及钱财交护士长保管。

（6）根据医嘱，于术前半小时注射术前药物。

（7）准备手术需要的病历、X线照片、电子计算机断层扫描（CT）片、磁共振成像（MRI）片、引流瓶及药品等，随患者一起带入手术室。

6.急诊术前准备 应在抢救患者的同时，争取时间做好术前必要的准备。立即建立静脉输液通道，并嘱患者禁食禁饮。迅速做好血常规、尿常规、血型鉴定、配血、皮肤、药物过敏试验等。禁灌肠，禁给泻药，未明确诊断前禁服止痛剂。危重患者不做复杂的特殊检查，密切观察病情变化。

三、手术后患者的护理

（一）护理评估

1.手术情况　了解手术和麻醉方式，术中失血失液量、用药情况、补液量等。

2.身心情况

（1）身体情况：患者的意识状况、生命体征、切口状况，是否放置引流管等。

（2）心理情况：手术是否顺利、手术治疗效果等对患者的心理影响较大；术后皮肤完整性、正常的生理结构与功能的破坏，术后出现不适或并发症等，都会影响患者的心理。

（二）护理措施

1.一般护理　根据麻醉要求、手术部位，铺好麻醉床，备好必要物品，如吸氧装置、心电监护仪等。当患者送回病房时，病房护士和手术室医护人员将患者安全平稳地搬运到准备好的麻醉床上，仔细了解术中情况。

2.安置体位

（1）根据麻醉方式安置体位。

1）全身麻醉：去枕平卧，头偏向一侧，以防呕吐物或口腔分泌物吸入呼吸道。

2）硬脊膜外麻醉：平卧（不必去枕）6小时。

3）蛛网膜下腔麻醉：去枕平卧6～8小时，以防术后头痛。

（2）根据手术需要安置体位。

1）颅脑手术后，如无休克或昏迷，取床头抬高15°～30°、头高脚低斜坡卧位。

2）颈、胸部手术后，采用高半坐卧位。

3）腹部手术后，采用低半坐卧位。

4）脊柱或臀部手术后，采用俯卧或仰卧位。

5）四肢手术后，抬高患肢。

3.生命体征的观察　一般手术后的患者，体温、脉搏、呼吸应每4小时测一次。大型手术有可能发生内出血而出现循环、呼吸不稳定者，每15～30分钟测一次，直至病情稳定后改为1～2小时测一次。如术后体温持续升高不退或术后3天又出现发热，应寻找发热原因，尤其应警惕手术切口、双肺及尿路有无感染或其他并发症。脉搏、呼吸虽然随体温的变化而变化，但患者出现体液不足、失血、休克时，脉搏可增快变弱、脉压缩小、血压下降等；若出现脉搏增快、呼吸急促，也可能为心力衰竭的表现。患者的呼吸有时可因胸、腹带包扎过紧而受影响。所以当出现呼吸困难或急促时应先检查胸、腹带的松紧度，予以适当调整后，再继续观察有无呼吸道不畅等其他原因。

4.伤口、引流物的观察　手术后应观察伤口有无出血、渗血、渗液、敷料脱落及感染等征象。若伤口有渗血、渗液，应及时更换敷料，渗血可加压包扎止血；四肢伤口大出血时，可先用止血带紧急止血，然后再做进一步处理；若出血量较多，应立即通知医生，找出原因及时处理。对烦躁、昏迷患者和患儿，须使用约束带，防止自行抓脱敷料。大小便污染敷料后应立即更换，防止引起伤口感染。对植皮的患者应给予必要的制动措施。肢体手术应抬高患肢，促进静脉回流。术后应经常保持引流管通畅，防止引流管道阻塞、扭曲、折叠和脱落等。并严密观察和记录引流物的性状，发现有异常情况应立即与医生取得联系，以便及时处理。胃肠减压的胃管应通畅，做到有效减压。一般待患者有肛门排气、肠道功能恢复后，方可拔出。

5. 饮食和输液　手术后患者的营养及水的摄入非常重要，它直接关系到患者的代谢功能和术后的康复。术后恢复饮食的时间可根据下列两种情况而定。

（1）非消化道手术：视手术大小、麻醉方式及患者对麻醉的反应来决定恢复饮食的时间。

1）局部麻醉和小手术患者：术后不会出现或很少出现全身性的反应。术后即可进食或依患者要求给予饮食。

2）蛛网膜下腔和硬脊膜外腔麻醉：在术后 6 小时可根据病情需要给予适当的饮食。

3）全身麻醉：术后需待患者麻醉清醒、恶心呕吐反应消失后先给流质饮食，以后视情况改为半流质或普食。

4）大手术患者：在术后 2 ~ 3 日内，由于消化功能减退，患者食欲下降，甚至出现恶心、呕吐，此时进食亦少。护士应向患者多做解释工作，讲明术后饮食的重要意义，根据患者的饮食习惯和要求，逐步过渡到正常饮食。

（2）消化道手术：一般在术后 24 ~ 72 小时禁食，待肠道功能恢复、肛门排气后，开始进术后流质，以后给流质饮食和半流质饮食。上消化道术后 8 ~ 10 天、下消化道术后 4 ~ 5 天可改为软食或普食。禁食期间，应经静脉补充水、电解质和营养；若禁食时间较长，可通过深静脉给予营养支持，以促进合成代谢；并做好出入量记录，以便评估患者水、电解质及营养代谢情况。当患者能经口进食，且能满足每天能量的需要，应及时停止静脉营养支持，减少并发症的发生。

6. 疼痛护理　麻醉作用消失后，患者便开始感到伤口疼痛，24 小时内疼痛较为明显，24 小时后逐渐减轻。小手术后可口服止痛剂；大手术后 1 ~ 2 日内，按医嘱每间隔 4 ~ 6 小时肌内注射哌替啶。尽管术后疼痛被视为常见症状，但个体差异确实很大。首先，护士应对患者的疼痛做出正确评估，必须观察患者的面部表情、活动、睡眠及饮食等疼痛的观察指标，根据情况全面评价镇痛效果，以便做出适当调整。切不可机械执行医嘱，更不可让患者"忍受"疼痛。

7. 恶心、呕吐、腹胀的护理　术后恶心、呕吐常为麻醉反应，待麻醉消失后，常自行停止。若持续不止或反复恶心、呕吐、腹胀，应根据患者的情况综合分析，是否存在水、电解质紊乱，糖尿病酸中毒，尿毒症，颅内高压，急性胃扩张，肠梗阻，腹膜炎等情况。

8. 口腔护理　术后由于患者活动受限，生活自理能力下降，禁食期间唾液分泌减少、浓缩，易堵塞唾液腺的开口，导致腮腺和颌下腺炎及口腔炎。故应为患者做好口腔护理，尤其是昏迷患者。口唇干裂者应涂搽甘油。口腔护理前，若发现口腔黏膜糜烂或有小白点，及时进行真菌培养或涂片检查等。即使开始进食，也需协助保持口腔卫生。

9. 早期活动　患者术后如无禁忌，应早期活动，以促进全身功能的恢复。早期离床活动可增加肺通气量，有利于肺的扩张和分泌物的排出，预防肺部并发症；可促进血液循环，有利于伤口愈合，防止压疮和下肢静脉血栓形成；还可促进胃肠蠕动，增进食欲，防止腹胀和肠粘连；亦有利于膀胱功能恢复，防止尿潴留的发生。

但对早期离床活动，患者常顾虑重重，怕引起伤口疼痛，怕伤口出血、裂开等。为此，护理人员应多做耐心解释，以取得患者合作。

早期活动应根据手术及病情的轻重和患者的耐受程度，逐渐增加活动范围及活动量，对术后近期或病情危重的卧床患者，应鼓励患者在床上做自主活动或协助其翻身、拍背，以及活动肢体、做深呼吸、咳嗽排痰等。在病情许可的情况下，鼓励并协助患者离床活动，先在室内扶床活动或缓慢步行，再酌情到室外活动或户外散步，每次活动不能过累，以患者满意舒适为宜。防止患者摔倒，若出现心慌不适、脉速、出冷汗等，应立即扶助患者平卧休息。全身衰弱、病情危重或行四肢关节手术需限制活动的患者，均不宜过早离床活动。

（三）健康教育

因手术创伤的打击，术后活动量、进食量大减，绝大多数患者术后体重有所下降，自感身体虚弱，部分患者刚下床活动时感觉头昏、眩晕、四肢乏力，这些都会给患者增添心理负担。应帮助患者理解这些反应是术后正常现象，且一般为时短暂，不必为之顾虑。同一手术对不同患者来讲其心理反应及学习需求均有不同，不同手术对不同患者就更不相同，再加上每个患者的社会背景、经济条件、个性等个体差异，其心理反应及学习需求更为复杂。因此，要求护士有广泛的社会学、心理学及丰富的专业理论，针对每个患者所存在的心理生理状态，进行认真细致的分析，提供有针对性的个体化的心理支持和健康教育。

第二节 脑外科手术护理配合

一、开颅手术

1.适应证 颅内肿瘤，颅内血肿，各种原因引起的脑疝。

2.麻醉方式 全身麻醉。

3.手术体位 平卧或侧卧。

4.手术物品准备 棉片、吸收性明胶海绵、骨蜡、显微镜、头皮夹、电钻、线锯、咬骨钳、双极电凝器、铣刀、垂体咬钳、骨膜剥离器、神经剥离子。

5.手术步骤及护理配合

（1）固定头部，碘酒或乙醇消毒，常规铺巾。

（2）切口周围皮肤注入生理盐水，切开，头皮夹止血。

（3）切开帽状腱膜，将头皮瓣掀起，盐水纱垫保护。

（4）用骨膜剥离器剥离骨膜，头皮牵开器牵开，电钻钻孔，铣刀锯断，骨蜡止血，去骨瓣减压，用咬骨钳修平颅骨边缘，剪开脑膜，吸收性明胶海绵止血，切除瘤体。

（5）用颅骨钛钉固定颅骨。

（6）检查伤口，取出棉片，逐层缝合，包扎伤口。

6.手术护理要点

（1）患者由推车搬到手术台上时，应由两人同时平稳地抬起，抱好头部，防止头扭曲，注意保持呼吸道通畅。

（2）随时注意患者呼吸、脉搏及血压变化。

（3）可按需要注入脱水剂，防止脑水肿加重。

（4）术后患者呼吸和循环紊乱时，应暂留手术室观察，以免运送途中发生意外。

二、椎管肿瘤切除术

1.适应证 如下：①硬脊膜外良性肿瘤及恶性肿瘤；②髓外硬脊膜下肿瘤，如神经鞘瘤、脊膜瘤、马尾肿瘤、脂肪瘤；③髓内肿瘤。

2.麻醉方式 局部麻醉加强化麻醉或基础麻醉。

3.手术体位与切口 患者取俯卧位。做后侧正中纵行切口，切口视肿瘤的后部位而定。

4.手术物品准备

（1）特殊用物：椎板咬钳、长柄枪状镊、单齿拉钩、脊柱牵开器、脊柱自动拉钩、神经钩、各型号取瘤钳、显微器械、手术显微镜等。

（2）其他物品：敷料包（脑科包＋脑外加）、椎管器械、电刀、双极电凝器等。

5.手术步骤及配合

（1）先用甲紫做皮肤切口记号。

（2）手术野皮肤常规消毒，铺巾，粘贴无菌手术贴膜，保护手术切口。用安尔碘再次消毒手术野，切口处皮下及两侧椎旁肌内注射0.5%普鲁卡因，加利多卡因和布比卡因，做局部麻醉。

（3）做后侧正中纵行切口，切口视肿瘤的部位而定，应包括肿瘤上下各1～2个棘突的距离。

（4）切开皮肤、皮下组织，电刀切开肌层，电凝或头皮夹止血，用骨刀分离，后颅窝牵开器撑开两侧肌肉，充分暴露棘突。

（5）用棘突剪、咬骨钳、椎板咬骨钳咬除棘突，打开椎板，备骨蜡止血。椎板暴露后可看到黄韧带和脊髓外脂肪，脊膜外静脉丛出血用电凝止血。

（6）如发现是硬脊膜外肿瘤，根据肿瘤生长情况，可以分块或整个将肿瘤切除。

（7）如发现是硬脊膜内肿瘤，切开硬膜，先用11号尖头刀切开，再用脑膜剪纵行剪开硬膜，盐水棉片揩血，电凝止血，4×10弯圆针1号线在硬膜切口边缘每隔1cm做一牵引缝线，用蚊式钳重力将硬膜切口牵引吊起。

（8）探查蛛网膜是否正常，脊髓搏动有无消失。髓外肿瘤往往将脊髓推向一侧，在相应部位能见肿瘤，髓内肿瘤往往使脊髓膨大，如肿瘤已生长在脊髓表面，并可看到肿瘤组织，在此部位常能看到脊髓表面的血管增多、减少、曲张或分布不均。

（9）在手术显微镜下，将肿瘤切除，如肿瘤较小，先用4×10弯圆针细线将游离的一端做贯穿牵引线，在镜下仔细分离。如脊膜及脊髓有粘连处，用双极电凝止血后剪断。如肿瘤体积大，长在腹侧，可分块切除，减压后再做全部切除，以免损伤脊髓。如探查明确是髓内肿瘤，用20号长针头穿刺，探明质地，如为囊性可将液体抽出。如肿瘤浸润无明显边界时，用剥离子分离粘连，电凝切断血管做肿瘤大部切除，硬膜敞开以充分减压。如肿瘤有明显界限，可将肿瘤切除，切除范围接近肿瘤上下两极置牵引线后与脊髓分离，应用脑压板、息肉钳、枪状镊子、剥离子剪刀分离、切除肿瘤。

（10）用 10 号细导尿管插入硬脊膜下反复冲洗血液，用 4×10 弯圆针细线间断缝合脑膜，9×24 弯三角针中线逐层缝合肌层及皮肤，以干纱布棉垫覆盖切口。

6. 手术护理要点

（1）高颈位肿瘤手术时，因患者体位关系不易观察，又因生命中枢是重要部位，因此在手术过程中应密切观察患者生命体征，备好急救药，如有突然变化应及时抢救。

（2）术中配合手术进程，测定患者四肢感觉和运动，并与术前做对比，以便了解手术有无损伤脊髓。

（3）手术在局部麻醉下进行，当剥离牵拉肿瘤时，可引起剧烈的神经根痛，可用浸有 2% 利多卡因的棉片覆盖。

三、听神经瘤切除术

1. 适应证　听神经瘤。

2. 麻醉方式　气管插管全身麻醉。

3. 手术体位与切口　患者取患侧向上侧卧位，保持颈后伸展，枕下乳突后入路，此入路肿瘤全切率和面神经保留率高。

4. 手术物品准备　高速微型磨钻，面神经刺激仪，手术显微镜，后颅窝牵开器，后颅窝咬骨钳，显微器械，各型号取瘤钳。

5. 手术步骤及配合

（1）给患者导尿后摆侧卧位，如颅压高而脑室无明显扩大者，可于腰 4 ~ 腰 5 置腰穿针 1 枚，静脉快速滴入 20% 甘露醇 250 ~ 500ml，加入地塞米松 10mg。

（2）用甲紫做头皮切口记号。一侧听神经瘤一般多用旁正中 S 形切口，上端弯向外侧至上顶线上方，下端弯向中线，全长 8 ~ 10cm。

（3）手术野皮肤常规消毒、铺巾，粘贴无菌手术贴膜，保护手术切口。外侧耳部加覆纱布垫，用安尔碘再次消毒手术野，局部用 0.5% 普鲁卡因溶液做浸润麻醉。

（4）切开皮肤，皮下组织、帽状腱膜，干纱布拭血，电烙，头皮夹止血。

（5）有脑室扩大者，先于同侧侧脑室后角处钻孔，置放硅橡胶脑室引流管。

（6）电刀切开肌层，出血点均用单极或双极电烙止血，用自动拉钩牵开组织，暴露颅骨，用骨膜撬剥离骨膜、肌肉和肌腱，显示枕骨鳞部、乳突后部，颅骨上的出血可用骨蜡止血。

（7）电钻在枕骨鳞部钻孔，用鹰嘴咬骨钳扩大成 5 ~ 6cm 的骨窗，其范围上缘达横窦，外缘至乙状窦，内下方近枕大孔边缘。乳突气房被打开，可用带庆大霉素海绵和骨蜡封塞，如静脉撕裂出血可用双极电凝或吸收性明胶海绵敷贴止血。

（8）用生理盐水冲洗手术野，铺治疗巾，医师更换手套。如患者颅压高，可由脑室引流管放去脑脊液，或由腰穿针芯放出脑脊液，以降低颅压。用 11 号尖头刀切开硬脑膜，再用脑膜剪弧形剪开脑膜，用 4×10 弯圆针、1 号丝线将硬脑膜悬吊在骨窗外软组织上，使横窦和乙状窦尽量向外牵开。

（9）切除肿瘤，用吸收性明胶海绵及带线脑棉片敷盖在小脑表面，放置蛇式自动拉钩，用中宽脑压板将小脑半球牵引内侧，显露肿瘤。在手术显微镜下探查肿瘤四周的关系，用取瘤钳逐渐将肿瘤全部切除，在切除肿瘤过程中经常用面神经刺激仪测试，以免损伤面神经。

（10）肿瘤切除后用生理盐水冲洗手术野，清点脑棉片，取下拉钩，用4×10弯圆针、细线做间断缝合硬脑膜，硬脑膜外层放置血浆管引流条。用9×24弯三角针，4号线或7号线缝合肌层，中线间断逐层缝合皮下组织和皮肤，以干纱布棉垫覆盖切口。

6. 手术护理要点

（1）合理摆放体位，体位的安置应在顺应呼吸和循环功能、充分显露手术野的前提下，以患者舒适、安全、无副损伤为原则。选用厚度合适的海绵垫置于胸廓下，以利于呼吸，肩部应衬垫棉垫，以防臂丛神经损伤，在骨突部垫以软枕，以减少对骨突部位的压迫，并将患者肩部用固定带牵拉，使颈部伸直，利于手术野显露。

（2）由于听神经瘤位于岩骨、小脑、脑桥和延髓之间，累及听神经、面神经、三叉神经等，剥离肿瘤时易引起脑干及神经和动脉的损伤。术中密切观察患者的生命体征，备好新鲜的血液。

（3）护士在术者切肿瘤之前，应准备好面神经刺激仪。在术者使用面神经刺激仪测试时，细致观察患者面部神经反射情况，及时准确报告术者，为手术操作提供依据。

（4）术者用双极电凝器切除肿瘤时，护士注意双极电凝器功率的调节，不可过大，与神经相邻的出血用最小功率的双极电凝止血。为防止电凝镊尖黏着烧焦组织，应不断滴水于手术野。

（5）使用吸收性明胶海绵止血时，应把吸收性明胶海绵剪成适当大小，敷贴在出血点上，再用同等大小的带线棉片覆盖其上。

四、颅内外联合径路眶距矫正术

1. 适应证　颅内外联合径路眶距矫正术是治疗重度眶距增宽症的一种手术方式。

2. 麻醉方式　全麻插管麻醉。

3. 手术体位与切口　患者取平卧位。在发际上，两耳前连线做一皮肤切口。

4. 手术物品准备　准备开颅手术器械、电锯、电钻、上颌持骨钳、弯骨凿、拉钩、剥离子等器械。

5. 手术步骤及配合

（1）于发际上，两耳前连线做皮肤切口。将头皮向前向下剥离直至眶下缘。

（2）于额窦上方钻开颅骨做半月形颅骨瓣，并取下骨瓣保存回植。

（3）分离前颅窝底脑膜，即可看清筛板增宽情况。分离前宜静脉快速注射100ml20%甘露醇以降低颅压，避免牵拉等动作损伤脑组织，亦可行脑室穿刺降压或术前做腰穿降脑压并留置至术后。

（4）如筛板及鼻中隔增宽者可将筛板及鼻中隔呈菱形截除，注意分离鼻黏骨膜时不能损伤鼻黏膜，避免术后上行感染危险。若鼻中隔不宽，可将两侧筛板截除，保留中间骨桥。

（5）于距蝶骨嵴前 8 ～ 10mm 用摆动式电锯截断眶上壁。

（6）用电锯将眶四周骨质截断，此时整个眶即可内移。

（7）眶内移后，于眶上及内侧用额骨钻孔并用钢丝结扎固定。颅骨瓣亦钻孔回填，钢丝固定。眶外侧取自体肋软骨或髂骨填充。

（8）鼻背塌陷者应做整形。

（9）翻回头皮瓣，冲洗切口，分层缝合，包扎切口，置负压引流。

6. 手术护理要点

（1）此术常由多科协作完成，应准备充足的消毒手术衣备用。

（2）注意脉搏、呼吸、血压变化。

（3）此手术时间常在 8 小时以上，长时间角膜暴露易使角膜受损伤，术中应备角膜保护器或缝合眼睑，避免损伤角膜。

（4）手术中常出血较多，据报道出血量可达全身血容量的 60％以上，故应准备充足的血液备用，并保证输血通畅，必要时加压输血。

（5）术中因牵拉脑组织，可导致颅内压增高，应尽量避免过度牵拉，最好术前做腰穿，放出少量脑液降低颅内压，术后仍保持数天。

（6）术前及术毕清点手术器械及敷料，避免遗留在切口内。

（7）送患者回病房时注意腰穿管及各种引流管勿扭曲，并防止污染。

第十八章 急诊科护理

第一节 昏迷的护理

一、概念

正常意识状态的维持需要结构完整、功能健全的大脑皮质和脑干网状上行激活系统两者功能的协调一致，其中任一者的结构和功能异常都会出现不同程度的意识障碍。昏迷是严重的意识障碍，其主要特征为随意运动丧失，对外界刺激失去正常反应并出现病理反射活动，需迅速明确病因和诊断，积极治疗。

二、病因

（一）颅脑疾病

1. 中枢神经系统感染性疾病 见于各种脑炎、脑膜炎、脑脓肿等。

2. 脑血管病 见于脑出血、脑缺血、脑血栓、蛛网膜下腔出血等。

3. 颅脑外伤 见于脑震荡、脑挫伤、颅骨骨折、颅内血肿等。

4. 颅内占位性病变 如颅内肿瘤、脑脓肿等。

5. 其他 如颅内压增高综合征、癫痫、脑积水等。

（二）全身性疾病

1. 严重感染 败血症、感染性休克、中毒性痢疾、肺炎等。

2. 内分泌与代谢障碍 肝性脑病、肺性脑病、糖尿病酮症酸中毒、尿毒症、甲状腺危象、电解质平衡失调等。

3. 中毒 一氧化碳、强酸强碱、有机磷农药、安眠药、重金属等中毒。

4. 物理性与缺氧性损害 中暑、触电、淹溺、高原性昏迷等。

三、发病机制

正常情况下，人的意识活动包括"觉醒状态"及"意识内容与行为"。神经系统与意识直接相关的结构主要包括上行网状激活系统和大脑皮层。脑干网状结构接受各种感觉和外界刺激信息的传入纤维，发出大量投射纤维非特异性地投射到大脑皮质的区域，维持人的睡眠与觉醒状态。大脑皮质是思维、行为、记忆、情感和主意等意识内容活动的部分。当脑干网状结构上行激活系统抑制或大脑皮层广泛受损时，使觉醒状态减弱，意识内容减少或改变，即可造成意识障碍。

四、临床特点

（一）昏迷程度

1. 嗜睡 持续处于睡眠状态，能被唤醒，停止刺激后又入睡，能简单对话。

2. 昏睡 用较重的疼痛刺激或大声呼唤才能唤醒，可有自发性肢体活动，基本不能执行指令。

3. 浅昏迷 不能唤醒，对疼痛刺激有表情及回避动作，不能执行指令。

4. 深昏迷 对外界一切刺激均无反应，各种反射消失，生命体征常有改变。

（二）观察生命体征

1. 体温 体温升高常见于严重感染性疾病，体温下降见于乙醇中毒、周围循环衰竭，老年人严重感染时体温也可不升。

2. 脉搏 昏迷伴脉搏变慢，可见于颅内压增高、房室传导阻滞等；脉搏增快可见于高热或感染性疾病等；脉搏先慢后快伴血压下降，可见于脑疝压迫脑干、延髓生命中枢衰竭，提示预后不良。

3. 呼吸 呼吸深而慢，脉搏慢而有力，血压增高，为颅内压增高的表现；昏迷晚期或脑干麻痹时中枢性呼吸衰竭，可出现潮式呼吸、失调性呼吸、叹息样双吸气呼吸等。

4. 血压 血压急剧上升常见于脑出血、子痫、高血压脑病等；血压急剧下降可见于急性失血、心肌梗死、巴比妥类药物中毒、糖尿病昏迷、中毒性菌痢、中毒性肝炎、药物过敏反应等。

5. 意识与瞳孔 意识障碍的情况常作为正确理解颅脑损伤程度和判断预后最有价值的临床症状之一。脑震荡的意识短暂丧失又恢复，一般不超过30分钟，如果意识障碍时间延长，则可能有脑挫伤。如脱水治疗后意识障碍逐渐加重，则提示脑受压、颅内血肿的可能。昏迷程度加深，瞳孔不等大（患侧缩小），对光反射迟钝，以后瞳孔散大，对光反射消失，呼吸不规则，脉搏快慢不均，血压不稳定等，均为颅内压增高、脑疝的表现，提示预后不良。

五、护理目标

（1）生命危险者得到及时救护，确保生命安全。

（2）确诊病因治疗，无或减少并发症发生。

（3）无皮肤损伤及受伤情况出现。

（4）无肌肉萎缩或关节僵硬挛缩发生。

六、急救护理措施

1. 一般护理措施 安置患者，保证患者安全，加床栏防止坠床，必要时用约束带。患者取平卧位，松解领口，取出义齿，防止舌咬伤。头偏向一侧，给氧，准备吸痰用物，保持呼吸道通畅，做好气管内插管或气管发开以及机械通气的准备和护理。建立静脉通路，维持水、电解质和酸碱平衡，维持血压，遵医嘱给予镇痛、镇静、降温、解毒、促进脑细胞代谢和功能恢复的药物。

2. 密切观察病情变化

（1）实施监护，观察生命体征：严密监测患者的生命体征（体温、血压、呼吸、脉搏）及意识状态、瞳孔大小、对光反射并记录，准确记录出入液量。

（2）病因护理：观察病因去除后，患者的状况是否好转。如低血糖患者应用葡萄糖后是否神志转清；安眠药中毒患者经洗胃、解毒等处理后是否好转。

3. 做好基础护理和心理护理 保持床单位平整干净，做好患者口腔、皮肤护理，定时，翻身、拍背、按摩，防止肺部、泌尿系感染和压疮形成；留置导尿管者每 3 ~ 4 小时排放 1 次，每周更换 1 次导尿管，大便后用温水洗净肛门；帮助患者使各个关节处于良好功能位置，每日对各关节做被动运动，防止肌肉萎缩或关节僵硬挛缩；做好家属和患者清醒后心理安抚工作。

4. 各种导管的护理 注意输液管是否通畅，根据病情调整输液速度；注意各种导管如导尿管以及引流管如胸腔闭式引流管、脑室引流管等护理，记录引流液的量、性质以及引流是否通畅。如患者已留置胃管或鼻饲管，应定时观察其回抽液，以便早期发现有无应激性溃疡。

5. 健康教育 做好患者的相关疾病知识指导。如糖尿病患者，不得自行停药或增加药物剂量；对经过积极抢救后病情较稳定而病程较长的出院者，要指导家属和有关人员对患者进行细致的皮肤、口腔、肺部、泌尿系等部位护理，防止并发症发生；同时要训练患者的肢体，防止关节僵硬和肌肉萎缩，以促进康复。

第二节 咯血与呕血的护理

一、咯血

（一）概念

喉以下的呼吸道或肺组织出血，经口腔咯出，称为咯血。24 小时内咯血量 500ml 以上者或每次咯血量超过 20ml 者为大咯血。大咯血患者常因窒息而死亡，应早期检查确定病因，认真进行早期诊断活动。

（二）病因

引起咯血的主要病因是呼吸系统疾病，最常见的有支气管扩张、肺结核、肺癌、慢性支气管炎等。其他全身性疾病，如血小板减少性紫癜、流行性出血热等，以及异物伤、肺挫伤也可能发生咯血。

气管、支气管炎症使毛细血管通透性增加，红细胞渗出，引起血痰，若病变侵及小静脉，则导致咯血，侵蚀附近的血管，导致肺动脉、支气管动脉分支的破裂，则可引起大咯血。此外，肺循环压力增高，形成肺静脉系统小血管瘤样改变或闭塞性血管内膜炎，也可产生大咯血。

（三）临床特点

1. 症状

（1）在咯血前可有喉痒、胸闷、头晕等先兆症状。

（2）伴有咳嗽、咯痰、胸痛或发热。

（3）或伴有低热、盗汗、乏力、面色潮红。

（4）或伴胸闷、心悸、气急、咯泡沫样痰。

2. 体征 肺部啰音、呼吸音降低或有实质体征等。心率增快、心脏病理性杂音、呼吸困难等。杵状指（趾），多见于支气管扩张、肺癌、肺脓肿等。面色苍白，皮肤、黏膜出血，多见于出血性疾病。

（四）护理目标

（1）消除患者消极情绪，积极配合治疗。

（2）咯血减轻或停止。

（3）呼吸功能正常无其他并发症发生。

（五）急救护理措施

1. 一般护理

（1）做好心理护理，尤其精神紧张的患者，做好解释和安慰工作，并以认真热情的态度、敏捷的动作、娴熟的技术来获得患者的信任。

（2）安排患者在安静、舒适的病室，卧床休息。

2. 临床观察内容

（1）严密观察生命体征，监测血压、脉搏、呼吸及意识的变化，观察并记录咯血的次数和量。

（2）根据医嘱给予止血药和抗菌药，观察用药疗效及药物反应。

3. 药物观察内容　垂体后叶素有缩血管的作用，对毛细血管和小动脉的作用尤为显著。在患者输液过程中应严格控制滴速，最好用输液泵控制速度，观察患者是否有腹痛、便意、大便次数增多等情况。

4. 大咯血的抢救

（1）体位引流：立即将患者置于头低足高位引流，轻拍背部以利引流。

（2）保持呼吸道通畅，及时吸出口腔内的血块，必要时气管插管或气管切开。

（3）在解除气管梗阻以后，给予高浓度氧气吸入及适量呼吸中枢兴奋药，以改善缺氧。

（4）无自主呼吸者，立即行气管插管和人工呼吸机辅助呼吸。

5. 预见性观察　窒息是咯血患者死亡的主要原因。密切观察咯血窒息的早期特征，保持正确的体位引流，鼓励并指导患者将血轻轻咯出，以防血块堵塞气管。床旁准备抢救物品，如气管插管或气管切开包、吸引器、呼吸机、氧气等。

二、呕血

（一）概念

呕血是由于上消化道（食管、胃、十二指肠、空肠上肠、胰腺、胆道）急性出血所致。

（二）病因与发病机制

引起呕血的常见原因是消化系统疾病，如胃、十二指肠溃疡、肝硬化食管与胃底静脉曲张破裂、急性胃黏膜病变等，少数见于全身性疾病，如血液病、急性传染病等。

引起呕血的病因很多，其发病机制各不相同。消化性溃疡侵及血管可发生不同程度的出血；由于药物、酗酒引起胃黏膜糜烂或溃疡导致胃黏膜病变；肿瘤缺血性坏死引起糜烂、溃疡，侵袭血管导致呕血；门脉高压可导致食管－胃底曲张静脉破裂而呕血。

（三）临床特点

上消化道出血的临床表现以呕血和黑便为主要特征，常伴有周围循环衰竭症状。呕血前常有恶心感、上腹部不适、脉搏增快等先兆，出血早期短时间内可见急性周围循环衰竭征象，如头晕、心悸、出汗、恶心、口渴，排便前或排便后晕厥倒地，脉细无力，甚至触不到，血压下降；出血较多时，出现全身冷汗、四肢厥冷、少尿等休克症状。

（四）护理目标

（1）做好患者心理辅导，消除紧张情绪，积极配合治疗。

（2）呕血量得到控制，量减少或停止出血。

（3）保持呼吸道通畅，无其他并发症发生。

（五）急救护理措施

1.一般护理

（1）出血量大的患者绝对卧床休息，保持环境安静、温度适宜，注意保暖。

（2）专人护理，细微生活照顾，给予心理支持，消除恐惧。

2.临床观察内容

（1）严密监测血压、呼吸、体温的变化，观察呕血的量、颜色、性状并详细记录，记录24小时出入量。

（2）禁食，保证输血、输液通畅，以维持水电解质、酸碱平衡。对心、肺疾患患者应监测心脏功能，通过测定中心静脉压来控制输液速度。

（3）三腔两囊管的使用护理。

1）使用前检查气囊是否破损以及气容量。

2）做好患者的解释工作，以取得配合。

3）管道插入深度为60cm左右，若有胃液抽出，表示在胃内。

4）三腔管插入后，必须先向胃气囊充气。

5）将胃气囊充气200～300ml，然后轻轻提拉，到不能拉动为止，用止血钳将管口夹紧，以防漏气。

6）如胃气囊止血不成功，再将食管气囊充气100～150ml，再用一个0.5kg的物体牵拉，固定三腔管的位置。

7）胃气囊充气不够、提拉不紧是导致压迫止血失败的常见原因，如胃气囊充气少而又提拉过猛，则可使胃气囊进入食管下段，挤压心脏引起不适，出现恶心、呼吸困难、频繁早搏，有时提拉不慎，将胃气囊拉出阻塞于咽喉部而引起窒息，此时宜速放气囊，检查原因。

8）保持胃管通畅，观察引流液的量和颜色并及时记录，如见胃管内有新鲜血液流出，应立即通知医生。如在胃管内注入止血药（如去甲肾上腺素、凝血酶）进行治疗时，应夹管30分钟。

9）应注意口腔卫生，经常吸除痰液，不宜咽下，以免误入气管，引起吸入性肺炎。

10）一般情况下，三腔管压迫12～24小时，食管气囊放气15～30分钟，以免局部黏膜受压过久糜烂坏死。

11）出血停止后，须观察24小时后方可拔管，拔管前宜服石蜡油20～30ml，以防囊壁与黏膜黏着，拔管后要继续观察有无再出血现象。

3. 预见性观察

（1）窒息：大出血时头偏向一侧，嘱患者不要咽下呕吐物，床边备吸引器，必要时准备气管切开。

（2）如药物治疗、三腔两囊管止血失败，应及时通知医生，积极做好术前准备。

第三节 休克患者的护理

休克是临床各种严重疾病常见的并发症之一。现代医学认为，休克是由于机体受到各种强烈致病因素的侵袭，引起有效循环血量锐减导致全身组织灌注不足、细胞代谢紊乱和功能受损为共同特点的临床综合征。氧供给不足和需求增加是休克的本质。因此，休克治疗的关键环节是恢复对组织细胞的供氧，并促进其有效利用，重新建立氧的供需平衡和保持细胞正常功能。

一、病理生理

导致休克的原因虽各不相同，但有效循环血量锐减和组织灌注不足及产生炎性介质是各类休克共同的病理生理基础。目前，休克发病的病理生理机制主要有三个学说。

（一）微循环学说

20世纪60年代，Lillehei等通过大量的实验，观察了休克时器官血流量和血流动力学状态，认识到休克是一个以急性微循环障碍为特征的临床综合征，提出微循环学说。根据微循环改变，将休克分三期。

1. 微循环收缩期　又称休克早期。在此期，机体处于应激状态，受休克致病因素刺激，交感肾上腺髓质系统兴奋，大量儿茶酚胺及肾素－血管紧张素分泌增加，使心跳加快、心排出量增加，选择性使心、脑以外器官组织的微血管持续收缩，以保证心、脑等重要器官的血液灌流。儿茶酚胺又可刺激β受体，引起大量动静脉短路和直接通路开放，以增加回心血量，维持动脉血压的正常。

2. 微循环扩张期　又称休克期。当休克加重，小动脉和微动脉持续收缩，微循环内血流急剧减少，组织和细胞严重缺氧，经无氧代谢后大量乳酸堆积产生酸中毒，释放出的组织胺使毛细血管前括约肌松弛、微动脉扩张，血管床容量增大。而毛细血管后括约肌对酸中毒耐受力较大，仍处于收缩状态，导致大量血液滞留在微循环内，回心血量急剧减少。另外，由于大量血液淤滞于毛细血管床，毛细血管网静水压升高导致毛细血管壁通透性受损，血浆和电解质外渗，血液浓缩，黏稠度增加使回心血量锐减，有效循环血量进一步减少，血压进行性下降，重要器官灌注不足，休克进入抑制期。

3. 微循环衰竭期　又称休克晚期。由于微循环内血液浓缩、黏稠度增加和酸性环境中血液的高凝状态，使红细胞与血小板易发生凝集，在血管内形成大量微血栓，甚至发生弥漫性血管内凝血（disse-minated intravascular coagulation，DIC）。微血栓的广泛形成，血流完全受阻，导致组织和细胞严重缺氧、代谢紊乱以至变性坏死。当大量凝血因子和血小板被消耗，血管壁受到损害，机体可出现广泛性出血，最终导致重要脏器发生严重损害及功能衰竭。通常称该期为难治性休克或"不可逆"性休克。

（二）氧代谢学说

休克的本质是组织细胞缺氧，根据发展过程，将休克分为内脏器官缺氧期和全身器官缺氧期。从此角度去认识休克并指导救治，是休克认识史上的一大进步。由于缺氧，组织无氧代谢加强，糖有氧氧化受阻，使 ATP 生成显著减少，无氧酵解增强，乳酸生成显著增多，使组织发生代谢性酸中毒；应激状态下，机体儿茶酚胺和肾上腺皮质激素明显升高，机体蛋白质合成减少，分解增多，当具有特殊功能的酶类蛋白质被消耗后，可导致多器官功能障碍综合征；应激状态下，脂肪分解代谢明显增强，成为危重病人机体获取能量的主要来源。同时，上述激素水平的变化可促进糖异生，抑制糖降解，导致机体血糖增高。

（三）炎症反应和多器官功能障碍学说

严重的创伤、感染可刺激机体过度释放炎性介质，从而形成"瀑布样"连锁放大反应。20 世纪 80 年代后期，炎症性细胞因子相继被发现，如白介素、肿瘤坏死因子、集落刺激因子等，炎症反应在休克中的作用也日益被重视。90 年代形成该学说。因此，现代休克复苏的最终目标是预防多器官功能障碍。

二、临床特点

（一）临床表现及分期

根据休克的临床表现，将休克分三期。

1.休克早期　有效循环血量减少 <20%。患者表现为精神紧张、烦躁不安、面色苍白、四肢末端发凉、出冷汗、脉搏增快（<100 次 / 分）、呼吸增快、血压正常或稍高、脉压差减小、尿量正常或减少。

2.休克期　有效循环血量减少达到 20% ~ 40%。患者表现为表情淡漠、反应迟钝、血压进行性下降、脉搏细数（>120 次 / 分）、呼吸浅促，口唇及肢端发绀，可出现花斑纹，尿量减少、浅静脉塌陷。

3.休克晚期　有效循环血量减少 >40%。患者表现为意识模糊或昏迷、全身皮肤黏膜明显发绀，甚至出现瘀斑，四肢厥冷、脉搏微弱、血压测不出、呼吸微弱或不规则、无尿。若皮肤出现紫斑或消化道出血，则表示病情发展至 DIC 阶段。若出现进行性低氧血症和呼吸困难，一般吸氧不能改善呼吸状态，应警惕并发急性呼吸窘迫综合征。

（二）临床分级

休克的临床表现常随病情变化而改变，据此将休克分为轻度、中度、重度和极重度四度。

三、急救与护理

休克的治疗方法包括病因治疗和支持治疗。其中，病因治疗是休克治疗的基础。病因治疗必须与支持性复苏治疗有机地结合，才有可能提高休克的治愈率，特别是确立正确的休克复苏目标是休克治疗的关键。

（一）现场急救

低血容量性休克是院前常见急危重症之一，抢救及时可避免病情继续发展引起器官损害。院前抢救主要原则是同步进行补充血容量和积极止血、处理原发病两个方面。

1. 初步体检　检查患者的生命体征及受伤部位。疑有颈椎骨折者应给予颈托固定，不宜过多移动。

2. 休克体位　患者取休克卧位（头部、躯干抬高 20° ～ 30°，下肢抬高 15° ～ 20°），注意保暖。

3. 保持呼吸道通畅　迅速清除口鼻腔、呼吸道分泌物，立即给予氧气吸入，若因气道灼伤、毒气吸入、过敏反应引起的喉头水肿、颈部血肿压迫气管以及严重胸部创伤的患者，应立即建立人工气道。

4. 补充血容量　迅速建立两条（或）以上静脉通路，遵医嘱补液，维持有效循环。

5. 处理原发伤病　立即给予止血、包扎、固定和制动等，必要时可应用抗休克裤。具体处理原则和方法详见"第四章院前急救技术"。

6. 镇痛　剧痛时可肌肉或静脉注射吗啡 5 ～ 10mg 或肌肉注射哌替啶 50 ～ 100mg，但严重颅脑外伤、呼吸困难、急腹症诊断未明确的患者应禁用。

7. 转送　患者经现场急救处理后，立即转送至合适的医院作进一步救治。

（二）院内救治

1. 一般处理　给予休克卧位，有肺水肿或心衰者取半卧位。保持气道通畅，吸氧，保暖。

2. 补充血容量　除心源性休克外，补液是抗休克的基本治疗，是纠正休克引起的组织低灌注和缺氧的关键措施。目前容量复苏的一线选择仍然是晶体液，大量液体复苏时联合应用胶体液，必要时进行成分输血。近年来发现 3% ～ 7.5% 的高渗盐溶液有较好的扩容作用并能减轻组织细胞肿胀，可用于休克的复苏治疗。

3. 积极处理原发病　针对导致休克的病因进行针对性治疗。

4. 纠正酸碱平衡失调　休克时常合并代谢性酸中毒。当机械通气和液体复苏后仍无效时，可给予 5% 碳酸氢钠溶液静脉滴注，并随时根据血气分析结果进行调整。

5. 应用血管活性药物　在充分扩容前提下应用血管活性药物，维持重要脏器灌注压。

（1）血管收缩剂：常用多巴胺、去甲肾上腺素和间羟胺等。其中多巴胺是最常用的血管活性药，抗休克时主要取其强心和扩张内脏血管的作用。轻、中度休克多用 5 ～ 20μg/（kg·min）静脉滴注；重度休克多用 20 ～ 50μg/（kg·min）静脉滴注。

（2）血管扩张剂：分为 α 受体阻滞剂和抗胆碱能药两类。其中，前者包括酚妥拉明、酚苄明等，能解除去甲肾上腺素所引起的小血管收缩和微循环淤滞并增强左心室收缩力。酚妥拉明的作用快，持续时间短，常用剂量为 0.1 ～ 0.5mg/kg 加入 100mL 液体中静脉滴注。抗胆碱能药物包括阿托品、山莨菪碱和东莨菪碱。临床上较多用于治疗休克的是山莨菪碱（人工合成品为 654-2）。用法：10mg/ 次，每 15 分钟静脉注射给药一次；或者 40 ～ 80mg/h 持续静脉泵入，直至临床症状得到改善。

（3）强心药：包括兴奋 α 和 β 肾上腺素能受体兼有强心功能的药物，如多巴胺和多巴酚丁胺等，其他还有强心苷，如去乙酰毛花苷（西地兰），可增强心肌收缩力，减慢心率。

6.DIC 的预防及治疗　对诊断明确的 DIC，可用肝素抗凝，一般 1.0mg/kg，6 小时一次，成人首次可用 10000U（1mg 相当于 125U 左右）。目前，提倡小剂量使用，一般 3000 ~ 6000U/24 小时。DIC 患者不可贸然使用一般止血剂，以免血小板及其凝血因子被消耗而加重出血。也可使用阿司匹林、丹参注射液等抗血小板凝集及改善微循环；纤溶低下、栓塞者酌情使用溶栓剂，如氨甲苯酸等。

7.其他　包括应用糖皮质激素、加强营养代谢支持、免疫调节治疗、防治并发症和重要器官功能障碍，如急性呼吸功能衰竭、肾功能衰竭等。

8.中医治疗　根据中医辨证论治原则，采取：①益气养阴固脱法：可选用生脉注射液或参麦注射液静脉滴注，或独参汤、生脉散煎汤口服或鼻饲；②益气回阳固脱法：可选用参附注射液静脉滴注，或参附汤、四逆汤煎汤口服或鼻饲。

（三）护理措施

1.一般监测

（1）意识状态：意识是反映脑组织血液灌流和全身循环状况的指标。如患者神志清楚，对外界的刺激反应正常，说明患者循环血量已基本改善。

（2）生命体征：①血压：监测血压的动态变化是判断休克程度的重要指标之一。通常认为患者的收缩压 <90mmHg、脉压差 <20mmHg 是休克存在的表现。当血压回升、脉压差增大是休克好转的征象；②脉搏：休克早期，脉搏增快多出现在血压下降之前。若经过治疗，休克状况改善，脉搏搏动强度的恢复也早于血压好转。常用脉率 / 收缩压（mmHg）计算休克指数，帮助判定有无休克及其轻重程度，休克指数为 0.5 多提示无休克；1.0 ~ 1.5 提示有休克；超过 2.0 为严重休克；③呼吸：监测呼吸频率、节律、深浅度和动脉血气分析的变化；④体温：监测体温变化情况。

（3）皮肤温度和色泽：是反映体表血流灌注情况的指标。如患者四肢温暖、皮肤干燥、轻压指甲局部暂时缺血呈苍白色，松开压力后甲床色泽迅速转为正常，表明末梢循环已恢复、休克好转。

（4）尿量：尿量和尿比重是反映肾血液灌注情况的有效指标。尿量减少通常是早期休克和休克复苏不完全的表现。对疑有休克或已确诊者，应观察每小时尿量和 24 小时尿量，必要时留置导尿管。当尿量 <25mL/h、尿比重增加提示肾血管收缩和（或）血容量不足；当血压正常但尿量仍少且比重偏低，提示有急性肾功能衰竭的可能；当尿量维持在 40mL/h 以上时，提示休克已纠正。

2.特殊监测　包括中心静脉压、肺动脉楔压、心排出量和心脏指数、动脉血气分析、动脉血乳酸盐测定、DIC 的监测及胃肠黏膜内 pH 值监测等。

3.护理要点

（1）安置病房与体位：将患者安置于抢救室或 ICU 病房，采取休克卧位。昏迷、消化道出血、合并颅脑外伤等患者，头偏向一侧（颈椎骨折者禁用），防止呕吐物阻塞气道。

（2）保持呼吸道通畅，吸氧：多采用鼻导管或面罩吸氧，氧流量 2 ~ 4L/min，重度休克患者 4 ~ 6L/min，根据血氧饱和度监测结果调整氧流量及给氧方式。必要时气管插管或气管切开，建立人工气道，确保呼吸道通畅和有效供氧。

（3）体温控制：低体温（<35℃）可影响血小板功能，降低凝血因子活性，进而影响纤维蛋白的形成，增加创伤患者严重出血的危险，因此，尽早给予休克患者保暖是护理工作的重点，可通过提高环境温度或为患者加盖棉被、毛毯等措施，禁用热水袋和电热毯等体表加温措施；但感染性休克持续高热时，应给予降温处理。

（4）输液的观察与护理：迅速建立良好的静脉通道，补足有效循环血量。目前多主张应用深静脉置管术。

（5）用药护理。

1）应用血管活性药物的护理要点：①应用血管活性药物应由低浓度、小剂量、慢速度开始，切忌给药速度忽快忽慢；②注意观察药物的疗效及副作用，定时监测血压变化；③血管扩张剂必须在补足血容量的基础上使用；④对过敏、麻醉等引起的休克，在扩容开始的同时应尽早使用血管收缩剂维持血压，保证心、脑血液供给；⑤静脉滴注缩血管药物时，切忌外渗到皮下组织，防止引起局部微血管痉挛造成局部组织坏死。

2）应用肝素的护理要点：①用药前和用药过程中监测凝血时间；②注意有无过敏反应的发生。轻者可出现荨麻疹、鼻炎和流泪；重者可引起支气管痉挛、过敏性休克；③肝素使用过量可引起消化道、泌尿系、胸腔或颅内出血。若大出血不止，常用鱼精蛋白拮抗。

（6）维持重要器官功能的护理。

1）维持呼吸功能：保持呼吸道通畅，必要时给予气管插管或气管切开，呼吸机辅助呼吸。根据病情选用呼气末正压通气，使萎陷的肺泡扩张，促进肺换气功能恢复。预防性使用抗生素，避免因肺内感染导致肺功能进一步下降。给予高流量吸氧的患者，停用前先降低氧流量，逐渐停用，不宜骤停吸氧，防止发生 ARDS。

2）维持心功能：给予心电监护，了解心脏的节律和频率；在中心静脉压和漂浮导管监测下，动态观察心功能变化，及时给予相应的治疗。

3）维持肾功能：及时补足血容量，合理应用血管活性药物，改善肾血流量。留置导尿管记录每小时和 24 小时尿量，定时监测有关肾功能的各项血、尿指标。若有效循环血量、血压已恢复正常，而尿量仍 <20mL/h，且比重低，应警惕发生急性肾功能衰竭的可能。

4）维持脑功能：持续监测意识、瞳孔和生命体征的变化，保证氧气的供给。若颅内压增高，应限制输液总量，并用 20% 甘露醇 250mL 快速静脉滴注，或呋塞米 20 ~ 40mg 静脉注射，以减轻脑水肿，预防发生脑疝。高热患者采用冰袋、冰帽等方式进行头部降温，同时应用地塞米松 10 ~ 20mg 静脉注射，减轻脑水肿；补充 ATP、辅酶 A、细胞色素 C 及多种维生素等促进脑细胞代谢。

（7）中医护理：可酌情选择下列方法：①针刺法：热毒内陷者针刺人中、百会、大椎、曲池、涌泉穴，或用三棱针点刺十宣、曲泽、委中放血；②艾灸法：气虚阳脱者，艾灸神阙、气海、关元穴；③指压穴位法：先以指压人中、内关、涌泉穴，再以拇指重力按压足三里和三阴交等穴，以局部有酸痛感为度。如有亡阳症状者，除按压上述腧穴外，还应速灸百会、神阙，不计时间，以脉起汗收肢温为度。高热患者用手指推患者十指螺纹各 2 分钟，推压大椎、曲池、合谷、复溜各 2 分钟。

（8）心理护理：休克多为突然发病，抢救措施繁多，多种监护技术的使用，导致患者倍感病情危重而产生焦虑、恐惧等不良反应。抢救过程中，应保持病室安静，尽量减少紧张气氛。病情稳定后，及时做好病情解释工作，观察其情绪变化，指导患者学习减轻或消除焦虑等不良情绪的调节方法，主动配合治疗和护理。

（四）健康教育

发生感染性疾病或高热时应及时到医院就诊，避免耽误病情；服用药物后出现皮肤瘙痒、荨麻疹，气促等，应立即去医院就诊；加强自我保护意识，避免发生损伤。宣传发生意外伤害后应急处理办法，如伤口止血等急救措施。

参考文献

[1] 丁新生 . 神经系统疾病诊断与治疗 [M]. 北京：人民卫生出版社，2018.

[2] 王雪梅，张雪松 . 临床心血管疾病诊治与护理 [M]. 北京：人民卫生出版社，2018.

[3] 潘华山，王艳 . 运动医学 [M]. 北京：中国中医药出版社，2017.

[4] 姜凯 . 临床骨与手足外科疾病治疗实践 [M]. 北京：科学技术文献出版社，2019.

[5] 金星明，静进 . 发育与行为儿科学 [M]. 北京：人民卫生出版社，2020.

[6] 申昆玲 . 儿科临床操作技能 [M]. 北京：人民卫生出版社，2016.

[7] 王冬梅 . 现代临床护理实践 [M]. 天津：天津科学技术出版社，2020.

[8] 朱霞明，童淑萍 . 血液系统疾病护理实践手册 [M]. 北京：清华大学出版社，2016.

[9] 李宝丽，刘玉昌 . 实用骨科护理手册 [M]. 北京：化学工业出版社，2018.

[10] 何文英，侯冬藏 . 实用消化内科护理手册 [M]. 北京：化学工业出版社，2018.

[11] 陈燕 . 内科护理学 [M]. 北京：中国中医药出版社，2016.

[12] 陆静波，蔡恩丽 . 外科护理学 [M]. 北京：中国中医药出版社，2016.

[13] 付俊 . 普外科优质护理服务指南 [M]. 武汉：湖北科学技术出版社，2017.

[14] 郭莉 . 手术室护理实践指南 [M]. 北京：人民卫生出版社，2019.

[15] 徐金燕 . 急危重症诊疗与监护 [M]. 天津：天津科学技术出版社，2019.